EBERS

翻 开 生 命 新 篇 章

The History of the World in 100 Pandemics, Plagues and Epidemics

瘟疫编年史

世界史上100场疫病

［英］保罗·克瑞斯托（Paul Chrystal） 著

王 岳 陈文浩 译

科学普及出版社

·北京·

图书在版编目（CIP）数据

瘟疫编年史：世界史上 100 场疫病 /（英）保罗·克瑞斯托 (Paul Chrystal) 著；王岳，陈文浩主译 . — 北京：科学普及出版社 , 2024.8
ISBN 978-7-110-10730-0

Ⅰ . ①瘟… Ⅱ . ①保… ②王… ③陈… Ⅲ . ①瘟疫 – 医学史 – 世界 Ⅳ . ① R51-091

中国国家版本馆 CIP 数据核字 (2024) 第 072028 号

著作权合同登记号：01-2023-4686

策划编辑	宗俊琳　王　微　郭仕薪
责任编辑	孙　超
文字编辑	李琳珂　张凤娇
装帧设计	佳木水轩
责任印制	徐　飞

出　　版	科学普及出版社
发　　行	中国科学技术出版社有限公司
地　　址	北京市海淀区中关村南大街 16 号
邮　　编	100081
发行电话	010-62173865
传　　真	010-62179148
网　　址	http://www.cspbooks.com.cn

开　　本	880mm×1230mm　1/32
字　　数	432 千字
印　　张	15（彩插 32）
版　　次	2024 年 8 月第 1 版
印　　次	2024 年 8 月第 1 次印刷
印　　刷	北京盛通印刷股份有限公司
书　　号	ISBN 978-7-110-10730-0/R·925
定　　价	98.00 元

内容提要

以史为鉴，可以知兴替；以病为史，可以明当下。这本以疾病为主线的世界史，描述从新石器时代晚期至今持续数千年的瘟疫、流行病与大流行病对人类和全球社会的影响。

本书聚焦历史上臭名昭著的大瘟疫和地区疾病，包括霍乱、流感、腺鼠疫、麻风病、麻疹、天花、疟疾、艾滋病、中东呼吸综合征、严重急性呼吸综合征、寨卡病毒病、埃博拉病毒病、新型冠状病毒病等，同时涵盖了历史上不为人知但同样重要和致命的瘟疫，如军团病、鹦鹉热、脊髓灰质炎、汗热病、舞蹈瘟疫等。

全书按编年顺序写作，文笔纪实，不仅记述了瘟疫的流行病学调查、来源和传播媒介、发病率、死亡率、政府反应政策和相关解释、社会反应，还论述了瘟疫造成的心理问题，这些瘟疫对区域和国际造成的政治、法律和科学影响。世界各地关于瘟疫的流言、媒体和社交媒体的"化学反应"。

只要人类还生活于地表，就或许还有下一次瘟疫的到来。回看迄今 5500 年历史，发生过上百场瘟疫、流行病与大流行病。人类为了存活，究竟做过什么，产生了哪些历史后果？下一次，我们是否做好了准备，与之抗争？

著者简介

保罗·克瑞斯托（Paul Chrystal）

资深医学出版人，历史作家，杂志撰稿人，演讲者。毕业于英国赫尔大学和南安普顿大学，获古典学学位。毕业后从事医学出版工作35年，曾任耶鲁大学出版社编辑顾问，《约克郡考古学杂志》历史编辑，*Classics for All* 评论员和撰稿人，牛津大学出版社在线参考书目数据库古典学撰稿人。他出版了120余本书，题材涵盖古典史、英国社会史、军事史、制糖史、制酒史和饮料史。此外，他还为医务工作者开设教育课程，在南安普顿的旅游景点担任历史顾问，在BBC广播节目担任嘉宾主持。

译者简介

王 岳

法学博士，教授，博士研究生导师，北京大学医学人文学院副院长。《卫生法学》杂志主编，国家免疫规划专家咨询委员会委员，全国高等院校医事（卫生）法学教育联盟理事长，中国人体健康科技促进会医学人文与医院文化专业委员会主任委员。主要研究方向为卫生政策与卫生法学、医学人文与医患关系、医药政策与制度史。

陈文浩

伦敦大学学院科学、技术与社会专业理学硕士，北京大学医学人文学院科学技术史博士研究生。研究方向为医药政策与制度史。

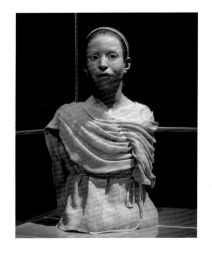

图 1 "重获新生"的弥尔蒂斯。1994—1995 年，考古学家在雅典凯拉米克斯的一个大型墓葬区中发现了一具 11 岁少女的遗骨，他们将她命名为"弥尔蒂斯"。法医分析表明，弥尔蒂斯和另外两具遗骨可能死于公元前 430 年雅典大瘟疫（引自 Tilemahos Efthimiadis）

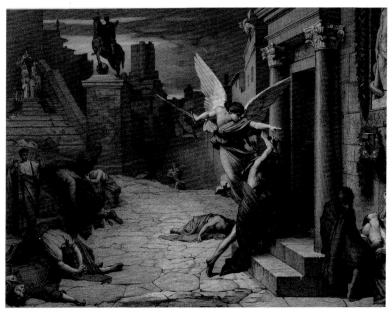

图 2 罗马帝国瘟疫期间，死亡天使正敲打着一扇门。在画的左边，台阶通向天坛圣母堂。在画的右边，可以看到一个供奉埃斯库拉庇乌斯的神龛，里面有一个雕像，还有一串铭文"AESCVLAP[IO] SERVATO[RI]"（由莱瓦瑟根据朱尔·德劳内的作品绘制，引自惠康画廊）

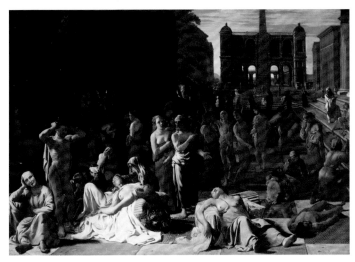

图 3　迈克尔·斯威特的《古城瘟疫》(约 1652—1654 年)，可能是指雅典大瘟疫（引自洛杉矶艺术博物馆）

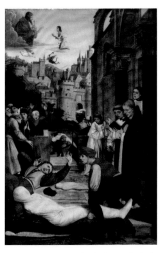

图 4　541—549 年汝斯汀瘟疫期间，圣塞巴斯蒂安为一个饱受瘟疫折磨的掘墓人祈祷(由约瑟·李菲克谢于 1508 年绘制，现藏于巴尔的摩沃尔特斯艺术博物馆)

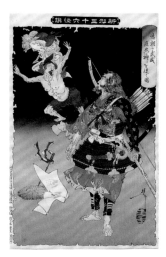

图 5　月冈芳年，《老臣驱魔退妖氛》，收录于《新形三十六怪撰》，1890 年 10 月。画作展现了一位日本武士源为朝正在驱赶"疱疮神"

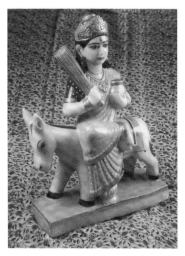

图 6 西塔拉·玛塔是印度教的一位女神，也是至高的杜尔迦女神的化身之一，她可以治疗痘疹、疮疡、尸毒、脓疱等疾病。她还能给那些受热病折磨的人带来清凉

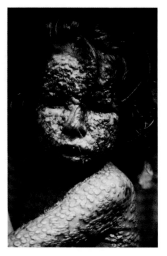

图 7 感染天花病毒的孟加拉国小女孩

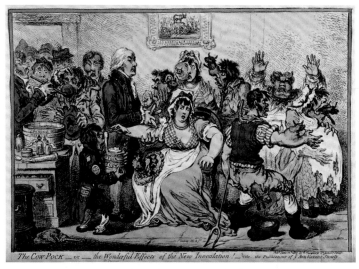

图 8 这幅漫画绘于 1802 年，描绘了爱德华·詹纳为患者接种牛痘预防天花的场景，表明了人们对新医疗技术的恐惧（惠康画廊藏品，编号：V0011069）

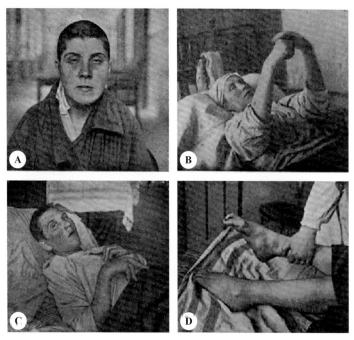

图 9　流行性脑炎（昏睡性脑炎）

A. "双眼无神"；B. "昏睡症"，患者可以以任何姿势睡着；C. 患者手部肌肉痉挛；D. 患者双脚肌肉痉挛（引自玛格丽斯·M.S：流行或时有时无的急性脑炎，莫斯科：政府出版社，1923 年）

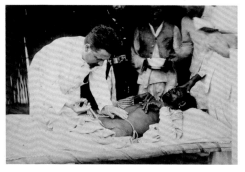

图 10　1897 年卡拉奇地区腺鼠疫暴发时，西蒙兹医生在给一名腺鼠疫患者注射血清。1882 年，卡拉奇地区处于隔离状态，腺鼠疫从孟买传入并暴发（引自惠康图书馆，可能由 R. 杰尔布霍伊拍摄）

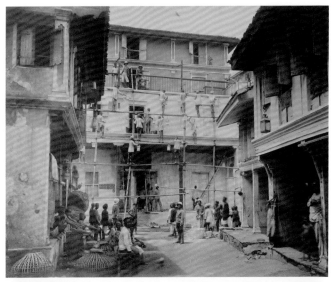

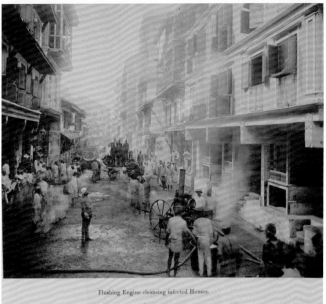

Flushing Engine cleansing infected Houses.

图 11　1896—1905 年被腺鼠疫吞没的孟买。1896 年，工人对受腺鼠疫影响的街区某一房屋进行清扫（引自惠康图书馆，由 C. 莫斯上尉提供）

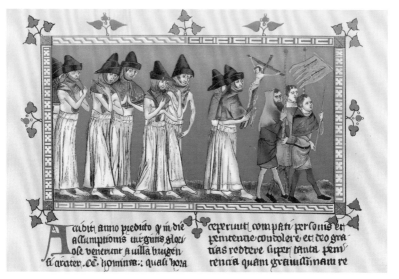

图 12 荷兰多恩尼克的苦修者通过抽打自己来赎罪，他们认为黑死病是上天对他们罪恶的惩罚（1349 年）

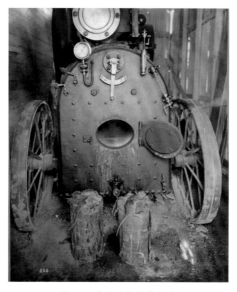

图 13 悉尼的老鼠焚化炉

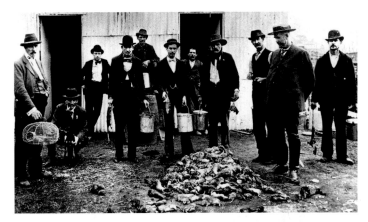

图 14 1900 年的悉尼，捕鼠者和一堆死掉的老鼠。在鼠疫暴发期间，老鼠的价格高达 6 美元 / 只

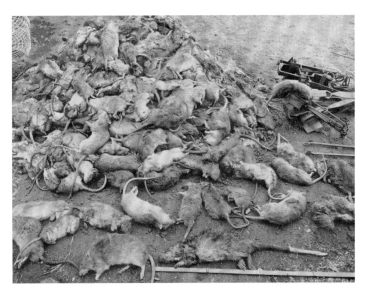

图 15 悉尼的一堆死老鼠，约有 600 只。悉尼鼠疫期间，数以万计的老鼠被杀死和焚烧。在码头担任制帆工的托马斯·达德利船长最早出现了症状，他一直住在达令港东部附近，他注意到那里有几十只死老鼠。此外，在生病前，他已经从厕所下水道里扯出过死老鼠

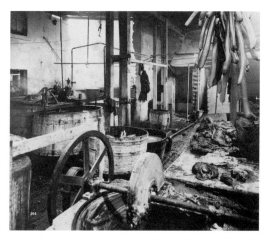

图 16　悉尼的萨顿森林屠宰场位于乔治街 761 号，其肉类准备区的卫生
状况显然不理想，这可能是导致瘟疫的一个原因（摄于 1900 年的悉尼
检疫区清洁行动期间，经乔治·麦克雷迪先生授权，引自新南威尔士州
图书馆米切尔图书馆，1900 年，第四卷，14—17，编号：FL1087836；
FL1064108；FL1064109；FL1087816）

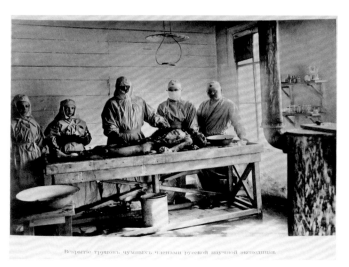

图 17　1910—1911 年，中国满洲里鼠疫死者的照片

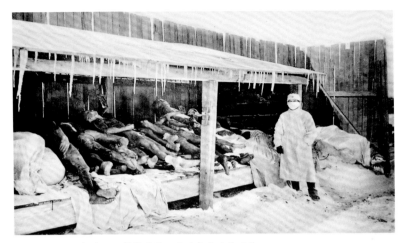

图 18　满洲里仓库里，等待科学研究的鼠疫死者尸体

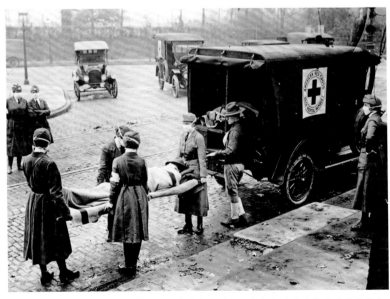

图 19　1918 年 10 月，值班中的红十字会汽车总队，担架上为圣路易斯的流感患者

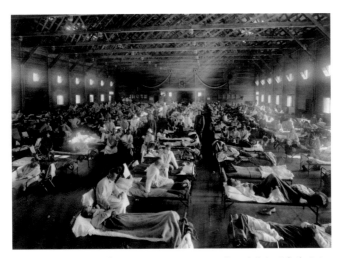

图20　在1918年流感大流行期间的福斯顿军营和堪萨斯州急诊医院。1918年3月,中国劳工军营里的工人中出现了流感。这种疾病很快蔓延到整个营地,1100名士兵急需在3周内住院治疗,此外还有数千名士兵在营地周围的医院接受治疗

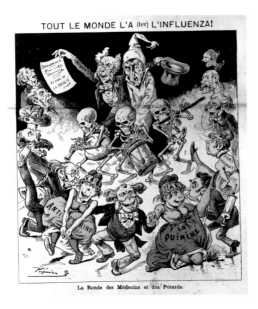

图21　"人人皆流感"——医生和药剂师们围成一圈跳舞。1890年1月12日,巴黎讽刺杂志《铃铛》描绘了一名不幸的流感患者被一群医生、药剂师、骷髅音乐家及代表奎宁和安替比林的舞女簇拥着向前走(贝潘·E.基约曼木刻版画,惠康画廊藏品,1889年)

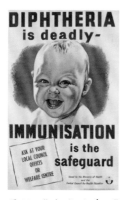

图 22 "白喉致命!"
——英国鼓励接种疫苗
的海报

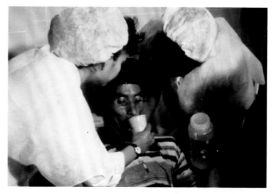

图 23 这位霍乱患者正在喝口服补盐液,以抵消他因霍乱引起的脱水 [引自美国 CDC 公共卫生图像库 (PHIL),#5301]

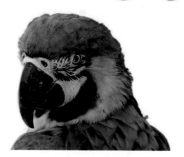

图 24 预防鹦鹉热的海报 (引自美国公共电视网宠物旅行网站)

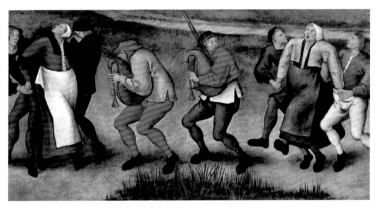

图 25　小彼得·勃鲁盖尔（1564—1638 年），《癫痫病患者去莫伦贝克教堂朝圣》（1564 年）中对舞蹈瘟疫的描绘

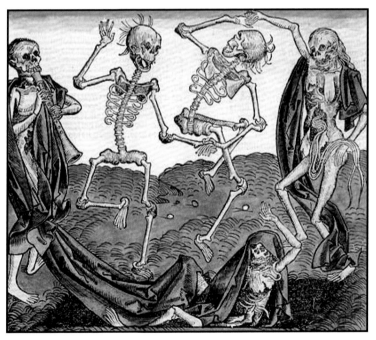

图 26　1493 年，根据汗热病患者创作的《死亡之舞》

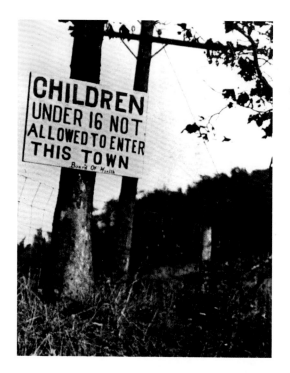

图 27　1916 年，在纽约市脊髓灰质炎流行期间，一棵树上张贴了禁止 16 岁以下儿童进城的公告（由美国出生缺陷基金会提供）

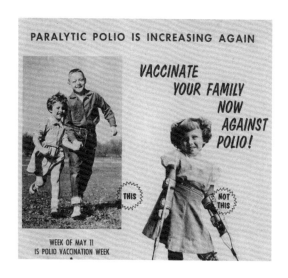

图 28　1956 年密苏里州，美国出生缺陷基金会的海报，主人公是辛迪·琼斯（由辛迪·琼斯提供）

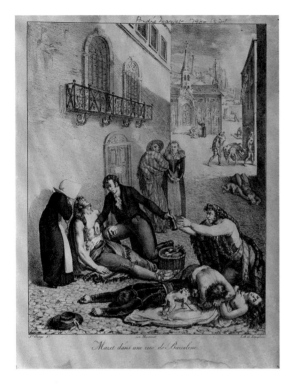

图 29　法国医生安德烈·马泽正照顾巴塞罗那街道上的黄热病患者（引自惠康图片库，作者为 J.阿拉戈、马丁内特、朗卢梅）

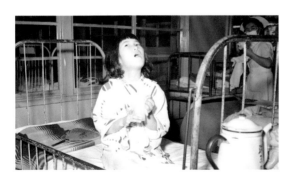

图 30　一名亚洲流感患者（1957—1958 年）

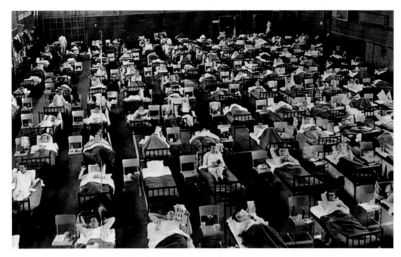

图 31　瑞典的亚洲流感患者

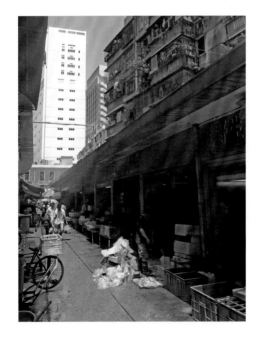

图 32　2019 年 COVID-19 大流行期间，中国深圳星湖路水产市场外的小巷（由丹尼尔·凯斯拍摄）

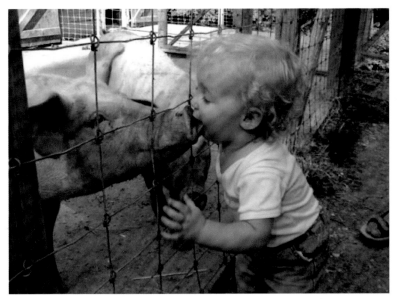

图 33　天哪！唯一的好消息是，不管媒体暗示了什么，人都不会从猪或猪肉上感染猪流感

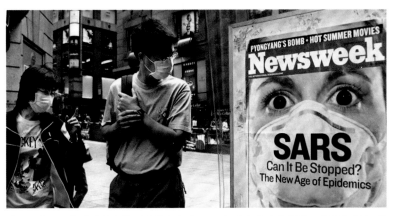

图 34　"2003 年的严重急性呼吸综合征（SARS）对全球造成恐慌，感染了 8000 多人，并造成 774 人死亡"。2019 年之前，全世界的政府似乎已经将此事遗忘，或者都进入了选择性失忆状态。2021 年，依然有些人忘记了 2003 年的教训（引自美联社，由卢世雄拍摄）

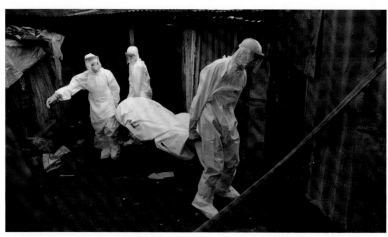

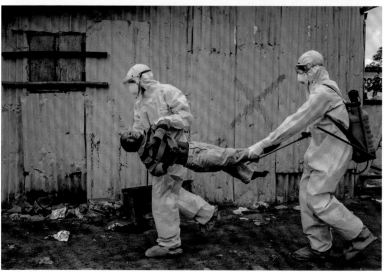

图 35　利比里亚的埃博拉病毒感染者

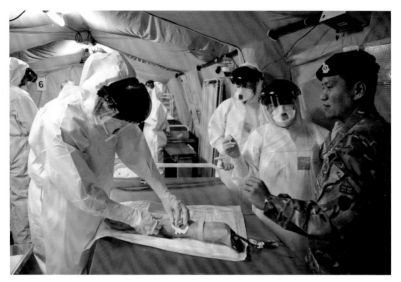

图 36　在约克郡附近的斯特伦索尔的一个陆军医疗服务训练中心，英国国家医疗服务体系的医护人员正在练习从一个假臂上抽取血样（由西蒙·戴维斯/英国国际发展署提供）

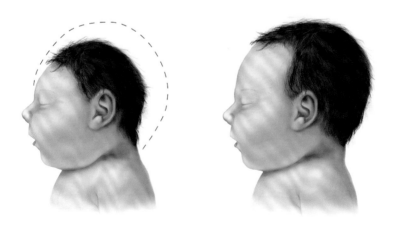

图 37　寨卡病毒病患者的小头症。左边的图片显示，孩子的头部尺寸明显缩小（引自美国疾病控制与预防中心）

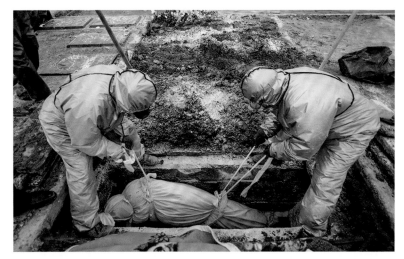

图 38 伊朗一名因 COVID-19 死亡者。在伊朗，真正死于 COVID-19 的人数几乎是其政府公布人数的 3 倍。有数据表明，截至 2020 年 7 月 20 日，伊朗已有 4.2 万人死于 COVID-19，而官方那日报道的死亡人数为 14 405 人

先生们，拥有最终决定权的是微生物。

——路易·巴斯德（1822—1895 年）

眼下，他想表现得跟他周围的人一样，好像相信鼠疫可以来临，可以消逝，可是人却不会变心……他们……回到了自己的家里……似乎战胜了鼠疫；他们忘却了一切痛苦，忘却了那些从同一列火车上下来而没有找到亲人的人。这些人正打算回到家里去证实他们所担心的事情，因为他们长期没有收到亲人们的音讯，心里早就滋长了战栗不安的情绪。对于这些又感到新痛苦的人来说，对于另一些正在为死去亲人沉痛哀思的人来说，情况就大不一样了：离别之情已达到了高潮。对于这些母亲、妻子、丈夫或情人来说，他们亲人的尸骨现在已经埋在死人坑里或已经化为灰烬，鼠疫依然存在。

——阿尔贝·加缪，《鼠疫》，1947 年

谨以此书献给 Anne、Rachael、Michael 和 Rebecca，以及其他对本书贡献卓著的人。

原　书　序

2019 年 COVID-19 大流行，为全世界的医学、经济、社会、政治和心理上都带来了巨大影响，没有任何国家能够幸免。

我们很快意识到，一些国家的政府和卫生服务机构，将其常见的错误（重复）行动、拖延和对公共卫生威胁的否认，归因于一个错误的判断——我们正处在一个"未知领域"，面对的都是亘古未有、闻所未闻、独一无二的问题。

新型冠状病毒当然是一种新型病毒，但自 2002 年以来，我们已经对冠状病毒、MERS 病毒、埃博拉病毒、寨卡病毒进行过重大研究，所以我们在如何对抗病毒方面仍处于领先地位。

COVID-19 大流行带来的问题，包括个人防护装备的保障、隔离管理、戴口罩、杜绝交叉感染、各种后遗症和应对群体疾病的手段，这一切被某些政府和卫生机构宣布为"未知领域"，以作为他们缺乏协作和思维混乱的借口，这是多数国家公共卫生措施的特点。

我的新书强有力地挑战了"未知领域"的论点，给出了 100多个明确的历史案例，证明我们完全能够应对 COVID-19 给世界带来的问题——无论是在史前时代还是 21 世纪，无论是西欧还是中国，无论是天花还是流感，无论是鼠疫还是脊髓灰质炎，无论是病毒变异还是疫苗接种，我们人类都曾面对挑战。世界对流行病反应的历史是值得借鉴的，先例只为后来人，悲惨的经历是为了避免重蹈覆辙。

当今世界，我们唯一要做的就是承认这一系列瘟疫的证据，承认其共通性，运用自文明开端以来无数次蹂躏世界的流行病中吸取的教训。事实上，无论人类在何处聚集，疾病和病毒都从未远离，它们伺机等待加入并破坏这场盛宴。

本书的创作过程，是一次引人入胜、具有挑战的冒险，我是在COVID-19大流行期间开始研究和写作的。虽然大流行病、流行病的历史是相对静态和确定的，但COVID-19相关的信息、事实和数字每天都在飞速变化。我必须鉴别假新闻和无端猜测，为所成之书留下可靠的记录，并对COVID-19大流行时代的生活和以前出现的每一种流行病、大流行病给出公正的结论。同样，少数国家毫无意义的防疫政策，对病毒来源互相指责的博弈，以及荒谬地将疫苗据为己有的做法应当予以曝光，并应该被严厉谴责。

我写这本书，旨在提供确凿的证据，证明病毒和群体疾病一直伴随也将永远伴随人类，并且希望表明，我们拥有丰富的全球经验和资源，在面对新型病毒及其变异体时，我们完全可以利用好这些经验，来应对它们注定会带来的挑战。在此基础上，还要着重展示前辈们如何应对特定流行病、大流行病，以及他们从他们前辈的经验中学到了什么（或错过了什么）。

如果说我在过去3年里学到了什么，那就是：肯定还会有一种新病毒，带着层出不穷的变异体袭击整个世界。它可能和新型冠状病毒差不多，也可能完全不同，但好消息是，我们有足够的科学知识和历史经验来告诉我们多数情况下该怎么做。我们需要更迅速、更精准地掌握科学和历史，而非止步于自欺欺人的"未知领域"。本书表明，所有国家都可以从中汲取昔日的教训，这些宝贵的教训是帮助我们拯救生命和健康的必要工具。

保罗·克瑞斯托

译者前言

在人类历史的长河中，疾病肆虐是无法避免的一部分。从古至今，瘟疫如影随形，给人类社会带来了巨大的影响和挑战。然而，无数次大瘟疫的暴发，并没有终结人类的文明，反而对人类、国家和民族产生着深远的影响。美国疾病控制与预防中心主任比尔·福奇曾经说过："任何人类行为都在公共卫生界内"。

保罗·克瑞斯托（Paul Chrystal）的这部 *The History of the World in 100 Pandemics, Plagues and Epidemics* 为我们展示了这些瘟疫对人类文明的冲击和改变。本书通过深入研究历史上 100 场重大的瘟疫事件，为我们呈现了一个真实且生动的世界历史画卷。从黑死病、西班牙流感到现代的 COVID-19，保罗·克瑞斯托以深入浅出的方式描述了每场瘟疫的起源、传播、病理特征和对人类社会的影响。他不仅讲述了瘟疫给人类带来的痛苦和死亡，还揭示了瘟疫对人类社会、经济和政治的重大影响，以及人们对瘟疫的抵抗和应对措施。

保罗·克瑞斯托毕业于英国赫尔大学和南安普顿大学，获古典学学位。毕业后从事医学出版工作 35 年，曾任耶鲁大学出版社编辑顾问、牛津大学出版社在线参考书目数据库古典学撰稿人。他出版 120 余部图书，题材涵盖古典史、英国社会史、军事史、制糖史、制酒史和饮料史，是佳作颇丰的一位资深医学出版人、历史作家、杂志撰稿人、演讲者。

通过保罗·克瑞斯托这本书，我们可以更好地理解瘟疫对人类社会的冲击，并从中汲取经验教训。瘟疫不仅是一场偶然的灾难，更是人类社会发展进程中的一个重要组成部分。每一次瘟疫都是对人类生存和发展的一次巨大挑战，同时也是对人类智慧和勇气的考验。

纵观人类与瘟疫的斗争历史，可以总结为以下几个阶段。

第一阶段是原始时期的无知与恐慌：在人类社会发展的早期阶段，人们对疾病的起因和传播机制缺乏了解，因此对疾病感到恐惧和无助。这导致一些原始宗教和神秘信仰试图通过祈祷、祭祀和咒语来驱散疾病。

第二阶段是科学探索与医学发展：随着人类社会的进步，科学方法的应用开始帮助人们更好地理解疾病。从古希腊的希波克拉底，到近代的伟大医学家，如路易斯·巴斯德等，医学的发展为人类对抗疾病提供了更多的工具和知识。虽然"医学是最古老的职业，但却是最年轻的科学"，所以这一阶段的重要里程碑显然是医学与现代科学"拥抱"，并深度融合，包括疫苗的发明、细菌学的建立，以及抗生素的发现和应用。

第三阶段是公共卫生与疫情控制：随着城市化和人类社会的迅速增长，疾病的传播也变得更加频繁和严重。公共卫生的概念和实践开始得到重视，包括建立卫生系统、改善饮用水和卫生设施、疫苗接种和卫生教育等措施。这些努力帮助人们更好地控制和预防瘟疫。

第四阶段是全球合作与疫苗接种：在现代全球化的背景下，疾病的传播速度更快，范围也变得更广。因此，全球合作和疫苗接种成为抗击疾病的重要手段。例如，世界卫生组织（WHO）等国际组织在疫情控制和疫苗接种方面发挥了重要作用。

尽管人类在与传染病的斗争中取得了显著进展，但仍然面临许多挑战。新的病原体不断出现，疫苗接种覆盖率不均衡，医疗资源不足等问题仍然存在。然而，通过科学研究、医学进步和全球合作，人类有望继续加强对抗疾病的能力，保护人类社会的健康和幸福。

保罗·克瑞斯托的这部 *The History of the World in 100 Pandemics, Plagues and Epidemics* 是一部引人入胜的读物，既具备了历史学家的严谨性和深度，又带有通俗读物的易读性和趣味性。他让我们重新认识了传染病的力量和人类的脆弱，也让我们对未来的传染病防控和公共卫生意识有了更深刻的认识。

无论是对历史感兴趣的读者，还是对公共卫生和传染病防控有所关注的人群，本书都是一部不可多得的读物。希望读者通过阅读能够更好地了解传染病的历史、现状和未来，并从中获得启示和思考。愿我们能够共同努力，共同抵御传染病的侵袭，为人类的健康和幸福贡献自己的力量。

王　岳

原书前言

　　就英国政府的计划、政策和能力而言，还不足以应对严重大流行病的极端需求，这场大流行病将在全国范围内产生影响。

　　——"天鹅座演习"的研究报告，曾被禁止发表 4 年

　　作者旨在展示从新石器时代到 21 世纪的流行病和大流行病，以及它们是如何影响和改变历史进程的。然而，本书绝非一部枯燥的瘟疫事件流水账，也不是列举死亡率和发病率的统计报告（当然，将这些重要数据收录在内也很有必要），而是用每个瘟疫事件相关的重要特征，对统计数据进行限定背景分析，进而有效加深我们在疾病管理和大流行病规划方面的认识。换言之，如果我们渴望更好地应对下一次大流行病，本书为政策制定者和普通读者提供了从历史中直接汲取的教训。遗憾的是，如果仅将 COVID-19 的发病率和死亡率降低到社会可接受的程度，那么下一次传染事件可能就在路上了。

　　从经验中学习，是我们的首要任务。在过去约 2500 年里，尽管科学家、医学专家和其他卫生工作者始终如一地做出值得敬佩的努力，但我们依然在很大程度上选择了无视、忽略一个问题：这一次次的流行病，向人类诉说了什么？如果我们要降低下一次流行病的影响，显然需要行动起来。瘟疫一波波地袭来，就如昼夜交替。但也有例外，如中国东北鼠疫和意大利鼠疫之后，我们已经吸取了一些教训。但是，

这些闪光的启迪和敏锐洞察，在历史上凤毛麟角。短期主义、折中主义、缺乏远见，以及有选择地"相信科学"，通常会导致很多恶果。例如，在 2019 年，就在新型冠状病毒"不出预料"地到来前的几个月，英国政府决定取消由内阁领导的"威胁、危险、恢复和应急委员会"，这是极端短视的行为。之所以说"不出预料"，是因为英国政府在 2020 年 10 月前一直禁止公开一次有多组织参与的防疫演习——"天鹅座演习"。该演习于 2016 年 10 月举行，假设了 H_2N_2 流感大流行的情况，指出了重症监护床位、个人防护装备、呼吸机和停尸间的短缺。但英国政府坚持认为，所有的建议都已落实，而后来的事件证明，根本没有。

他们可能会反驳说："我们还有紧急情况科学咨询小组！"确实有，但这个咨询小组仅仅是个临时委员会，其工作范围远远大于管控新型冠状病毒这一件事。大流行病是一个重大的长期问题，因此，我们需要一个长期的咨询小组，长期应对大流行病。这一小组的建议，应当尽量减少政府的干扰，并以最先进的科学研究为基础，才能做到不偏不倚。

截至本书成稿，这场大流行病在英国已造成超过 12.7 万人死亡，严重破坏了经济发展。然而，比起鼓足勇气应对疫情，英国完成脱欧仿佛比它重要多了，这不是什么尽如人意的预兆。这一糟糕的决定，也体现了全球大多数国家政府"只顾眼前"的行为。

本书能带来不一样的改变吗？这是一种天真的想法。然而，如果它能进一步提醒决策者，使他们循序渐进，更积极地思考问题，那么也算实现了编写本书的目的，即有助于我们减缓下一次大流行病的影响。

探索这一问题的文献其实很多，为此，在每章结尾处会附有几条参考文献，希望对读者有所帮助。

在我诸多作品当中，本书的研究和写作经验算是十分丰富的，因为它是在高度变化、不可预测的 COVID-19 大流行期间完成的。在某种程度上，本书难免被这一具有破坏性的全球性事件所定义。而现实世界的底色，将会使本书期望传达的信息更加深刻和紧迫。当下，我们必须从过往中学习，对未来有所规划。

历史期待着我们，历史也自有公断。

保罗·克瑞斯托

目 录

引子 / 001

从新石器时代到古代文明时期的瘟疫 / 017

开篇 新石器时代的瘟疫 / 018

第 1 章 中世纪以前的哈民忙哈 / 025

第 2 章 雅典大瘟疫（公元前 430 年） / 042

第 3 章 安东尼瘟疫（165—180 年） / 052

第 4 章 东汉的天花（200 年） / 058

第 5 章 塞浦路斯瘟疫（250—271 年） / 060

第 6 章 汝斯汀瘟疫：第一次鼠疫大流行（541—549 年） / 069

第 7 章 日本天花流行（735—737 年） / 096

中世纪 / 109

第 8 章 "黑死病"：第二次鼠疫大流行（1346—1353 年） / 110

第 9 章 拉古萨的鼠疫（1377 年） / 115

第 10 章 舞蹈瘟疫（1374 年亚琛，1518 年斯特拉斯堡） / 118

第 11 章 汗热病（1485—1551 年） / 125

第 12 章 西班牙斑疹伤寒（1489 年） / 133

16—19 世纪 / 141

第 13 章 流感大流行：亚洲、非洲（北非）、欧洲（1510 年） / 142

第 14 章　墨西哥天花流行（1519—1520 年）　　/ 153

第 15 章　可可里兹特利流行病（1545—1548 年，1576—1580 年）　　/ 159

第 16 章　智利天花流行与巴尔米斯医疗队（1561—1562 年）　　/ 165

第 17 章　16 世纪的鼠疫　　/ 172

第 18 章　南美疟疾大流行（1600—1650 年）　　/ 182

第 19 章　新英格兰传染病的流行（1616—1620 年）　　/ 185

第 20 章　17 世纪的鼠疫流行　　/ 187

第 21 章　马萨诸塞州天花流行（1633—1634 年）　　/ 204

第 22 章　中美洲黄热病的流行（1648 年）　　/ 207

第 23 章　波士顿天花（1677—1678 年）　　/ 211

第 24 章　美国黄热病流行　　/ 215

第 25 章　圣劳伦斯山谷天花（1702—1703 年）　　/ 230

第 26 章　冰岛天花流行（1707—1709 年）　　/ 233

第 27 章　18 世纪的鼠疫　　/ 234

第 28 章　北美洲麻疹的流行（1713—1715 年）　　/ 243

第 29 章　波士顿天花与"疫苗战"　　/ 248

第 30 章　新英格兰的白喉（1735—1741 年）　　/ 256

第 31 章　北美洲天花与监狱船（1775—1782 年）　　/ 261

第 32 章　安达曼人的麻疹悲剧（1789—1793 年）　　/ 264

第 33 章　费城黄热病流行（1793 年）　　/ 265

第 34 章　圣多明各黄热病（1802—1803 年）　　/ 273

第 35 章　19 世纪的鼠疫　　/ 278

第 36 章　第一次霍乱大流行（1817—1824 年）　　/ 287

第 37 章　第二次霍乱大流行（1826—1837 年）　　/ 290

第 38 章　格罗宁根疟疾（1829 年）　　/ 294

第 39 章　大平原地区的天花流行（1837 年）　　/ 295

第40章　北美斑疹伤寒（1847年）　/ 301

第41章　第三次霍乱大流行（1846—1860年）　/ 303

第42章　哥本哈根霍乱（1853年）　/ 309

第43章　不列颠哥伦比亚省的天花流行（1862—1863年）　/ 311

第44章　第三次鼠疫大流行（1855—1960年）　/ 315

第45章　第四次霍乱大流行（1863—1875年，威尔士）　/ 316

第46章　布宜诺斯艾利斯黄热病（1871年）　/ 318

第47章　斐济麻疹大流行（1875年）　/ 322

第48章　第五次霍乱大流行（1881—1896年，汉堡）　/ 323

第49章　俄罗斯大流感（1889—1890年）　/ 325

20 世纪　/ 327

第50章　20世纪的鼠疫　/ 328

第51章　第六次霍乱大流行（1910—1911年）　/ 342

第52章　昏睡性脑炎大流行（1915—1926年）　/ 344

第53章　美国脊髓灰质炎流行（1916年）　/ 347

第54章　20世纪的流感　/ 351

第55章　鹦鹉热大流行（1929—1930年）　/ 363

第56章　第七次霍乱大流行（1961—1975年）　/ 371

第57章　军团病（1976年）　/ 373

第58章　艾滋病大流行（1981年以来）　/ 375

21 世纪　/ 383

第59章　麻风病　/ 384

第60章　结核病　/ 394

第61章　严重急性呼吸综合征（2002年）　/ 401

第 62 章　中东呼吸综合征（2012 年）　/ 408

第 63 章　埃博拉病毒病（2013—2016 年）　/ 412

第 64 章　寨卡病毒病（2015—2016 年）　/ 428

第 65 章　新型冠状病毒病（2019 年以来）　/ 434

附录 A　安东尼瘟疫进攻哈德良长城　/ 450

附录 B　他们的合同　/ 452

附录 C　埃亚姆瘟疫村　/ 455

结语或墓志铭，取决于我们自己　/ 458

后记　印度：小心这个世界（2021 年 4—5 月）　/ 471

致谢　/ 472

引　子

  1999—2001 年，法国、丹麦和瑞典组建了一个国际多学科研究小组，其中包括哥德堡大学的多名考古学家，他们用先进的 DNA 测序技术在斯德哥尔摩西南方约 300 公里处的弗雷斯格尔登的一座石隧墓中，发现了世界上最古老的鼠疫杆菌的微量 DNA，距今已有 5000 年。

  2020 年 2 月 21 日，第 8 批来自中国内蒙古自治区的一线医务工作者，登上了空军的飞机，跨越 1000 多公里奔赴湖北省武汉市抗击 COVID-19 大流行。

  如果要证明疾病（传染病、瘟疫）或其他类似事件是人类文明中的一种常态，而且至少 5000 年来始终是我们不欢迎的"致命伴侣"，那么，上面提到的两个事件就是最好的证据。这两个事件恰好描述了本书的写作范围——从 5000 年前的新石器时代到 2021 年之间发生的 100 多场大流行病、流行病和瘟疫的暴发，以及在全球各地瘟疫流行和大流行病中的世界历史。所有疾病都有一个共同点：它们夺去了人们的生命，并还在持续伤害千千万万的人。

  由于其强大的杀伤力、隐蔽性和破坏性，这些灾难性的公共卫生噩梦，曾以各种方式扭转了历史潮流，决定了战争结果，影响了政治和宗教变革，破坏经济，消灭人口，扰乱社会、文化和教育秩序，这些结果并不令人惊讶。但从积极角度来看，大流行病对我们提出了挑战，并促进了科学和医学研究。就 COVID-19 而言，它推动了科学和医学研究进入目前基本未知的领域，旷日持久的国际谈判被搁置，国际合作达到新高度。自古希腊至今，所有的瘟疫都在警告着我们，国际社会在听取建议和执行工作时，大流行病一次又一次地暴露出缺陷。我们可以把这一切总结为：连续失败或没有能力为大流行病预留机会，如对大流行病的准备工作三心二意，没有正确或持续地"遵循科学"，或对大流行病和流行病实施严格、果断和高效的管理方案。

当然，有了近2500年的"后见之明"，保持明智并不困难。另外，如今任何一个理性的社会，都不会妨碍糖尿病或癌症患者的治疗，同时为应对下一次大流行病积攒资金——卫生预算，正是用在当下有需求的领域。不过，我们也有理由质疑，这些预算为什么不能在某种程度上同时做到：当下一次大流行病降临，就像如今的COVID-19，无论发生了什么，它都会扰乱并严重削弱和粉碎社会和经济结构。限制性地保护筹集到的资金并谨慎使用，把钱花在刀刃上，肯定会缓解未来疾病灾难和经济崩溃的影响。

威胁、危险、弹性和应急委员会（国家安全委员会的一个小组委员会）是更大的"内阁小组子委员会"的一部分，后者主要关注英国脱欧谈判，英国前首相鲍里斯·约翰逊冲动地解散了该委员会。他上任后不久就下手了，而且就在新型冠状病毒蔓延英国的6个月前。该委员会在没有任何正式议程的情况下被解散，这有待进一步探讨。后来，他任命了一位对疫苗推广负有（有限的）特殊责任的临时部长，在一定程度上纠错成功，但英国确实需要接受一个现实：大流行病规划，需要的可不仅是一位责任不清晰的临时部长，还需要认识到下一种大流行病到来的必然性。大流行病将在未来的某一年，竭尽全力再次毁掉我们的经济与社会。

我们经常听到"我们处于前所未有的时代"这句话，但这往往是句软弱的借口，意在掩盖自身的迟缓、拖延和管理不善。新型冠状病毒无疑是一种新型病毒，有其独特和具体的特征和科学挑战，包括宏大的疫苗开发推广计划，但历史上许多非医学科学的特征和应对COVID-19的有效实践，统统有据可查。另外，只要翻一下历史书和大量医学文献，我们就会发现自己并不是"身处前所未有的时代"，完全不是。本书上百次地证明了这一点：书中不仅描述了每一次大流行病、流行病和疾病暴发事件，还捕捉了它们致死与破坏的痕迹，以及给世界各国带来的教训，帮我们减轻下一次灾难的不幸后果。继往开来，我们要做的就是聆听和吸取这些深刻、沉重的教训，并加以调整和行动。

本书带我们踏上了一段旅程，回到新石器时代，亲临古希腊罗马和拜占庭的历史，进入中世纪和文艺复兴，然后发现和征服新世界，体验近代史、奴隶贸易、殖民主义，最后回到 21 世纪。我们开始了一段真正的世界穿梭之旅，飞过拉丁美洲和加拿大，穿越欧洲和俄罗斯，横渡非洲和中东、印度次大陆和太平洋，纵览东南亚、日本和中国，然后抵达澳大利亚和新西兰。

一路走来，我们发现了有效传播致命疾病的动物媒介。我们也许都知道大马蹄蝠、按蚊和携带鼠疫的"印鼠客蚤"，但单峰骆驼、鼯鼠、浣熊、果子狸、猕猴和各种珍奇鸟类的情况如何？我们描述了早期流行病中挽救世界的疫苗，考察了开创性的预防措施，例如，在东北鼠疫后和拉古萨鼠疫前，以及 1629 年意大利鼠疫后费拉拉市制订的防疫措施。我们乘上破败不堪的奴隶船、蜷缩在恶臭"棺材船"和凄凉的发热棚里，有时，也会在检疫所中痊愈。

瘟疫和大流行病往往会引起社会骚乱，因此，我们难免会被卷入如莫斯科鼠疫暴动，以及孟买、几内亚和塞拉利昂的动荡中。我们目睹了失控的群众对卫生工作者的暴力袭击，看到了迫害犹太人、原住民和吉普赛人的怪罪游戏，对麻风病、艾滋病患者的偏见至今仍然盛行。这些大流行病和地区流行病，也暴露了人类社会最糟糕的阴暗面。我们目睹了加拿大的种族灭绝、美国和太平洋岛屿的种族清洗，这些骇人听闻的事件，往往消灭了整个原住民部落。在奴隶贸易和以殖民主义为名的暴行时代中，一个黑种人的生命显然不那么重要，尽管当时他们认为这些暴行是时代裹挟之下的产物，但如今听来仍然令人震惊。种族主义、无端指责和边缘化，都以令人不安的方式频繁抬起丑陋的头颅。自古以来，生物武器就一直伴随着我们，如果它们落入歹人之手，一些传染性病原体就会成为潜在的大规模毁灭性武器。如今，全球气温正在上升，另一层意义上，气候变化无疑是助长流行病的同谋，而环保组织正在提高我们对无可辩驳的气候变化的认识。黑种人在死亡率统计中占比很高，而黑种人权利运动也在为世界上的黑种人、黄种人和少数族裔群体付出努力。

重要的是，本书描绘了流行病管理历史上的更早、更开明的成果：从公元前 430 年修昔底德造福后代的教育，到中国和日本古代的瘟疫记录、隔离设施、足够的个人防护装备、自我隔离、安全的葬礼、有尊严的尸体处理、社会疏远、边境管制、手和呼吸道卫生等。当然，除了几个值得称赞的案例，其他大多数都是在我们切实可行的情况下忽略的案例。

表 1 是本书所涉及的大流行病、地区流行病和暴发性疾病的清单。

表 1　常见流行病

名　　称	病原体	有无疫苗	防治措施
艾滋病	人类免疫缺陷病毒	无	安全的性行为；使用一次性针具。抗逆转录病毒治疗可以减缓疾病的进程，并可使感染者达到接近正常的预期寿命
霍乱	霍乱弧菌引起的小肠感染	有	最佳预防措施：接种疫苗；清洁的水供应和污水处理。早期补液治疗；重症者使用抗生素
COVID-19	新型冠状病毒	有	接种疫苗；筛查；追踪；社交隔离；洗手；戴口罩；严格遵守官方管控；呼吸卫生（咳嗽）礼仪——遮掩
舞蹈瘟疫	病因不详	不适用	
白喉	产生毒素的白喉棒状杆菌	有	

名　称	病原体	有无疫苗	防治措施
埃博拉病毒病	埃博拉病毒造成的一种人类和其他灵长类动物病毒性出血热	有，VSV-EBOV 疫苗	社区参与是成功控制疾病暴发的关键，还包括感染预防和控制措施、监测和接触者追踪、良好的实验室服务、安全和有尊严的葬礼
流行性甲型脑炎	流行性甲型脑炎又称昏睡型脑炎，但与锥虫经采采蝇入侵人神经系统所导致的"昏睡病"不同 这种疾病会侵入人的大脑，使患者处于雕像般的状态，说不出话来，一动不动	有，甲脑疫苗	避免去流行地区旅游，同时做好自我保护；尽早隔离传染源，切断传播途径
流感（流行性感冒）	由流感病毒引起的病毒性呼吸道疾病。四种流感病毒中有三种影响人类，分别为甲类、乙类、丙类	有	最佳预防措施：每年接种季节性流感疫苗
军团病	由军团菌引起，是一种严重的肺炎	无	
疟疾	疟原虫，一种单细胞微生物，可引起的虫媒传染病——疟疾，通常由受感染的雌性按蚊传播	无，但是推荐包括青蒿素在内的抗疟药物的组合进行治疗	使用蚊帐和驱虫剂；采取喷洒杀虫剂和排出积水等控制蚊虫的措施
麻疹	麻疹病毒，属于黏液病毒，可通过空气传播，引起具有高度传染性的病毒性呼吸道疾病	有，麻腮风三联疫苗	
中东呼吸综合征	新型人畜共患的冠状病毒（MERS 冠状病毒）引起的病毒性呼吸道疾病	无	一般卫生措施，如在接触动物前后定期洗手，避免接触患病动物

名　称	病原体	有无疫苗	防治措施
鼠疫（腺鼠疫、败血症鼠疫和肺鼠疫）	耶尔森菌	有	
脊髓灰质炎	由脊髓灰质炎病毒引起的一种高度传染性的病毒性疾病。它具有高传染性，主要通过粪–口（肠道）或口–口（口咽）传播	有	
鹦鹉热	一种人畜共患传染病，由鹦鹉衣原体引起，或接触了受感染的鹦鹉或其他种类的鸟类引起	无	抗生素治疗
严重急性呼吸综合征（SARS）	SARS 病毒引起的一种病毒学呼吸道疾病	无	同 COVID-19 的预防措施
天花	天花病毒	有	除实验室储存外，天花病毒已被消灭
汗热病	尽管可能是一种未知的汉坦病毒造成，但原因还是个谜。污水、恶劣的卫生条件和受污染的水供应可能滋生感染源		
黄热病	一种黄病毒属的 RNA 病毒引起的急性病毒性出血性疾病，通过被感染的雌性蚊子（通常是埃及伊蚊）叮咬传播	有	
寨卡病毒病	寨卡病毒主要通过被感染的伊蚊叮咬传播（埃及伊蚊和白纹伊蚊）	无	参照疟疾，寻求旅行健康建议；孕妇应特别谨慎

名　称	病原体	有无疫苗	防治措施
麻风病	麻风分枝杆菌引起的慢性细菌感染。它主要影响肢端的神经、皮肤、鼻腔内壁、上呼吸道	无，但可以用多重药物治疗	避免与未经治疗的患者密切接触
肺结核	常由结核分枝杆菌引起，通常影响肺部，但也可影响身体的其他部位。大多数感染是无症状的，故此称为潜伏性结核。大约10%的潜伏性感染会发展成活动性疾病。如果不加以治疗，大约50%的患者会死亡	无，治疗需要长期使用多种抗生素。随着多重耐药结核和泛耐药结核发病率的增加，抗生素耐药成为一个日益严峻的问题	戒烟；适当饮酒；避免与未经治疗的患者密切接触

大流行病，从来不只是单纯的流行病，还会伴随着重大的社会问题和社会危机。这里有一些与大流行病间接相关的因素，虽不必要，但在随后的大流行病期间，如果哪些国家想要避免事态进一步恶化，就必须对这些因素保持警觉，并及时纠错。

1. 必须保持和加强监测所有应申报的传染病。尤其对新型传染性病原体，如人类免疫缺陷病毒、严重急性呼吸综合征（severe acute respiratory syndrome，SARS）病毒变种、流感病毒和新型冠状病毒，它们可能、将会、也确实在不断地变异，并吞噬着我们。

2. 战争。多年来，作为流行病臭名昭著的伙伴，随着信息与通讯技术、卫生设施、医疗保健、疫苗生产和推广、杀虫剂生产和分配的破坏，战争会加剧和扩大大流行病常见的影响（惊醒它的另一个伙伴——饥荒）。

3. 要确保最高水平的疫苗安全。正如我们在 COVID-19 中发现的，变异在所有病毒"武器"中最具杀伤力。人们熟悉的大流行病，如麻疹、鼠疫，都有可能会卷土重来，而且拥有更强的适应力、更高的发病率和死亡率，以抵抗现有的治疗方法和疫苗。因此，对疫苗的有效性、适用性和药物警戒性进行有力的持续监测至关重要。

4. 免疫抑制（抑制免疫系统及其抗感染的能力）。可以由药物研发中许可存在的不良反应、在治疗各种癌症和骨髓及其他器官组织移植中使用的药物造成，也可以由治疗其他疾病的常规药物（不良反应）引发，或通过艾滋病、淋巴瘤等疾病自然发生。

5. 气候变化。气候变化可以促进大流行病的发生，例如，砍伐森林是世界范围内栖息地丧失的最大原因。栖息地的丧失，使野兽、鸟类和昆虫别无选择，只能迁徙到邻近的人群中，并有可能接触到其他动物或人，与他们交换病菌。这些新感染的生物，反过来可以感染新地点的人类，传播人畜共患传染病。气候的变化可以促进病媒的传播（如疟疾）进入以前的非流行区，使其成为流行区，并将病原体引入新的宿主。气候变化也会促使人口的迁移流动，如迁移到较凉爽的地区，以避免寄生虫和侵袭性疾病，但会导致更多的潜在性感染。

总体而言，统计数据相当可怕：截止到 2021 年 4 月 18 日，全球死于 COVID-19 的总人数超过 300 万。英国占了其中的 4.23%，而英国人口仅占世界总人口的 0.87%。就像战争或自然灾害中的伤亡记录一样，读者很容易对本书中涉及的每个惨痛事件中的死亡人数麻木，并且很快就会习惯，以致死亡率统计数字后面的那些"0"毫无意义。事实上，对于著名作家笔下的死亡记录，我们更该谨慎那些圆圈，不过是他们修饰"巨大数字"的漂亮符号罢了。

我们应该记住，尽管所引用的许多死亡率数字代表了一种死亡，但它对患者的家属造成了深远的心理影响。以 COVID-19 为例，这些数字也往往掩盖了另一个附带伤害——由于应对 COVID-19 是医疗保健系统的首要任务，成千上万患有癌症和其他疾病的患者无法进行我们所谓的"常规治疗"，因此遭受痛苦和死亡。

到 2021 年 4 月，英国约有 12.7 万人死于 COVID-19，去问问他们的家属和朋友感受如何。我们有必要为死者家属多做考虑，留意所有大流行病相关死亡所引发的社会后果和心理影响。死亡率统计不仅是"巨大数字"，每个数字背后都埋藏着个人的悲剧和刺骨的伤痛。

背景：大流行病、瘟疫和流行病的定义与无关因素

外来移民、犹太人、吉普赛人，以及黄种人和黑种人等边缘群体，往往背黑锅，并因此受到迫害。

——拉纳·霍加斯，《医疗中的黑种人》（2020 年）一文的核心论点

在生物医学实验室出现之前，在现代医疗系统发展起来之前，在全球交通急剧增长之前，在通过船舶、铁路、汽车、飞机运输之前，以及在信息通过印刷业和互联网传播之前，人们对大流行病和流行病知之甚少，主要的体验来自于民间疗法、迷信和庸医的混杂。腺鼠疫、霍乱、黄热病和天花等致命疾病的到来和传播，紧随其后的高发病率和高死亡率，导致了大规模的破坏和混乱，阻碍了人们的正常生活，让他们无法谋生，无法放心吃饭，无法接受教育，无法祭祀神灵，甚至无法举行有尊严的葬礼。

在某个时代，患者只能自生自灭，因为瘟疫往往带来耻辱的标签和大规模的人口外流，于是当局接过了埋葬死者、照顾患者和穷人的任务。人口减少可能会造成遗产被盗，街头抢劫，以及庸医和江湖术士激增，他们不惜利用、伤害受惊脆弱的同胞。在欧美国家，外来移民、犹太人、吉普赛人，以及黄种人和黑种人等少数群体，经常受到指责和相应的迫害。那些留在城市和城镇的流民经常被强制疏散，但当他们好不容易到达陌生的新目的地时，却又面临流离失所。

令人惊奇的是，这不完全是令人绝望的乌托邦式泡影。仅以南美洲和北美洲为例，有时在天黑后的街道上，患有疾病的居民会点燃篝火，希望能把传染病"熏出来"。他们还会聚集在杂货店、小旅店和房屋中唱歌和喝酒，以驱逐流行病。在墨西哥，霍乱、天花和伤寒等流行病也造就了类似的场面，部分民众可能会意识到，自己是在向当局抗议示威。1849—1850年，虽然黄热病肆虐了巴西，但有个最积极的结果：它引发了一场人民急需的关于卫生设施的全国性辩论。

然而，无论过去还是现在都有一种潜在的不祥之感，这是因为，恐惧的外衣、不确定性、社区和常规的丧失，以及人们"所知的社会"的逐渐消亡，加剧了对日常生活的背离，突如其来的大规模死亡，使这个混乱的新世界变得更加沉重。修昔底德是亲历公元前430年雅典瘟疫的目击者，也是患者，他描述了毫无防备的城市是如何惊慌失措地努力应对迅速蔓延的毁灭性疾病的。另外，他还强调了一个与当今有关的主题——恐惧和惊慌使社会的混乱加剧，还加重了对个人的心理影响。恐惧会夸大疾病的传播。恐惧的破坏性仍是历代瘟疫的一大特点，这些瘟疫使准备不足的社会措手不及，如中世纪的鼠疫、20世纪80年代的艾滋病，以及近年来的埃博拉病毒病和COVID-19。

当然，信仰与发起瘟疫、传播瘟疫并造成随之而来的死亡和毁灭也有很大关系。古往今来，从古希腊到今天，接踵而来的大流行病，让我们一次次地见证了"上帝"的怒火。曾经，人们多认为疾病是惹恼了上帝而必须付出的代价——罪恶和傲慢无法容忍。例如，基督教的神是"神圣的医生"，根据善变和无能的男人和女人所犯下的罪行，审判恶劣的行为，在大地上制造和分配难以言喻的痛苦、死亡和毁灭。此外，在瘟疫期间，不乏狂热者煽动人们对上帝的恐惧。性生活混乱会受到极为严厉的惩罚，麻风病、梅毒和鼠疫患者被社会残酷地排斥、伤害和边缘化。如今，对麻风病和艾滋病患者的偏见持续存在。对于神职人员来说，他们除了要维护"道德"正确之外，还有一种拯救自我灵魂的方法。比如，教会规定要做的七件善事包括探望患者和埋葬死者，他们这样做就能上天堂；不这样做，就会在地狱里被燃烧。在如此沉重的道德责任下，神职人员成为大流行病中受影响最大的群体。

大多数人都会感到绝望并奋力一搏，来限制和缓解大流行病，而且有许多富有同情心的无私之人，他们把相互帮助，尤其是帮助穷困的弱势群体和老年人，视为自己的事业。至少在发达国家，我们能够受益于21世纪的分子病毒学、流行病学模型和加速疫苗设计的所有奇妙创新，但可悲的是，有时人类不愿意继续前进。2020年，一种恐慌在一些人身上蔓延开来（也许只是单纯出于自私），超市的手推车上装满了卫生纸。很多国家完全没想起过去的警告，COVID-19大流行表明，这些国家没有为流行病做出任何必要或充分的规定，尤其是在医疗保健设施、护理院、疾病管理和疫苗研究方面——而过往的流行病、大流行病曾如此大声地警告过我们。

COVID-19为我们这些不是科学家的普通人带来了一张全新的词汇表。以下有一部分概念，在COVID-19影响下，我们已经对它们越来越熟悉。

聚集性疫情：按地点和时间分组、疑似大于预期数量的病例汇总，即使预期数量可能还不确切。

接触性传染病：通过直接接触在人体间传播的疾病，如瘟疫（plague 或 pestilence），第一次被提到是在1535年。

地方病：在一个地理区域内的人群中持续存在和（或）常见的一种流行疾病或病媒。

流行病学：医学的一个分支，主要处理疾病的发生、分布和可控性，以及与健康有关的其他因素。

流行病：在特定社群或国家流行的疾病被称为流行病（epidemic）。这只假定了传染性因素，但非传染性疾病，如糖尿病和肥胖在许多国家也普遍存在，但不属于传染性疾病。美国疾病控制与预防中心将流行病定义为"在某一特定时期，在特定地区或特定人群中，出现比预期更多的疾病、伤害或其他健康状况的案例。通常认为这些病例有一个共同病因或以某种方式相互关联"。"epidemic"一词源于《荷马史诗》中的词 epidemios [epi+demos（向、对＋人）]；希波克拉底在《流行病学》一书中把该词医学化了，当时指某一特定地区在特定时期内传播扩散的一系列临床综合征，如咳嗽、腹泻。修昔底德在描述雅典大瘟疫时，提供了史上第一个关于流行病的描述。

外源性：流行病有一个外部原因或来源。

免疫力：生物体通过特定抗体或激活白细胞使其抵抗特定感染或毒素的能力。

暴发：世界卫生组织将疾病暴发定义为"超出正常预期的疾病病例的出现。病例的数量因致病因子及既往和现在接触该因子的规模和类型而异"。专家一致认为，正如《斯特德曼医学辞典》所承认的，"该术语应限于较小事件"。

死亡率和患病率：死亡人数／总人数；感染人数／总人数。

大流行病：世界卫生组织将大流行病定义为"发生在全世界或非常广泛的地区，跨越国际边界，通常影响大量人口的流行病"。

鼠疫：一种瘟疫、传染病，是苦难、灾难、灾祸、天灾的代表，是任何催毁人或动物健康的恶性疾病，死亡率很高的流行病（1548 年），尤其是腺鼠疫（1601 年）。

痘：以皮肤上的斑点或暴发性脓疱为特征的不同疾病的名称，如天花（1819 年）、梅毒（1503 年）。

偶发性病：不经常和不定期发生的疾病。

疫苗：用于刺激抗体的产生和提高对一种或几种疾病免疫力的物质，由疾病的病原体及其产物或合成的替代物制备，经处理后可作为抗原而不诱发该疾病。

病媒：（流行病学中的概念）携带并将传染性病原体传播到另一个生物体的媒介。

病毒：一种传染源，通常由蛋白衣壳内的核酸分子组成，只能在宿主的活细胞内繁殖。

人畜共患病： 由非人类动物（通常是脊椎动物）传入人体的病原体（一种传染源，如细菌、病毒或寄生虫）引起的传染病。

1. Martin P., 2,500-year Evolution of the Term Epidemic. Emerging Infectious Diseases. (2006) 12, 976–980.
2. Hogarth, Rana, A., Medicalizing Blackness: Making Racial Difference in the Atlantic World, 1780–1840 (2020).

全球化、哥伦布大交换与四骑士

全球化是大流行病的主要特征和一个促进因素。以克里斯托弗·哥伦布（1451—1506年）命名的哥伦布大交换，是15—16世纪美洲、西非和旧世界之间植物、动物、文化、人口、技术、思想和疾病的大量交换。它也可以指1492年哥伦布航海后几个世纪里的欧洲殖民化与贸易。众所周知，在船舱里纵横交错的不仅有农产品，还有携带病菌的人口货物，以及年复一年作为病媒的船舱本身。

入侵物种（包括传染病）是哥伦布大交换的副产品。虽然农业的变化大大改变了全球人口，但哥伦布交换最重要的直接影响是文化交流和各大洲之间的人员转移（包括自由人和被奴役者）。而最有害的结果是，传染病不受限制地从旧世界传入新世界。

当然，今天的全球化仍是传染病传播的关键因素之一，它从流行病中创造了大流行，跨越政治或自然边界而造成大量死亡。与中世纪的疾病传播唯一不同的是，现在的传播效率高得多，速度也快得多。病毒搭上了喷气式飞机、快速列车、飞速行驶的汽车和卡车，而不是驶向东方的慢船、马和牲畜。

1. Crosby, Alfred, *The Columbian Exchange: Plants, Animals, and Disease between the Old and New Worlds* (New York, 2009).

2. Crosby, Alfred, *The Columbian Exchange: Biological and Cultural Consequences of 1492*. (Westport, 2003).

3. Nunn, Nathan; 'The Columbian Exchange: A History of Disease, Food, and Ideas'. *Journal of Economic Perspectives*. 24 (2010): 163–188.

来自拔摩岛的约翰是所有警世故事的大成者，他非常有资格写《启示录》。据迦太基著名作家德尔图良（约 155—240 年）在《治疗异教徒的"良方"》中所说，约翰被罗马皇帝多米蒂安投入沸腾的油中，但奇迹般毫发无损，最后被逐出罗马。

《启示录》第 6 章描述了 4 个骑着白马、红马、黑马和绿马的人物。在撒迦利亚的版本中，他们被描述为"上天派来巡视大地"。以西结将这四骑士描述为"瘟疫、战争、饥荒和死亡"。

在约翰的启示中，第一个骑士骑着白马，手持弓箭，头戴王冠，以一个征服者的形象向前骑行，召唤瘟疫、瘟疫基督或反基督者。第二个骑士拿着剑，骑着红马，是为引发战争而来。第三个骑士骑着黑马，拿着天平，象征着饥荒的到来。第四匹马是淡绿色的，骑士是死神，陪同的还有冥王哈迪斯。《启示录》写道："他们得了权柄，各自掌管 1/4 的地方，用刀剑、饥荒、瘟疫，以及野兽杀人。"

基督教的末日观认为，"天启四骑士"作为最后审判的预言者，给世界设定了一个终结的时间。

战争、饥荒和瘟疫

白马上的骑士身着炫耀性的蛮族装束。当他的马继续奔跑时，他正在弯弓搭箭，以便向外传播瘟疫。在他的背上，挥动着装满毒箭和各种病菌的铜箭筒。

——维森特·布拉斯科·伊巴涅斯，《启示录的四骑士》

当你阅读这本书时，不可能不对本书所提及的无处不在的瘟疫感到震惊，特别是它与战争和饥荒的密切联系。卡特赖特和比迪斯将这种灾难性的结合体描述如下。

瘟疫、饥荒和战争相互作用，产生了一个序列。战争把农民赶出他们的田地，毁坏他们的庄稼，庄稼的毁坏带来了饥荒；饥饿和虚弱的人们很容易成为瘟疫袭击的受害者。这三种都是疾病：瘟疫是人类的动乱；无论是由恶劣的天气还是由虫类或细菌的入侵直接造成，饥荒是植物和牲畜的混乱产物；尽管存在争议，但战争也可以视为一种大规模的精神错乱。

——弗雷德里克·卡特赖特，《疾病改变历史》，1994 年

饥荒还有一个缺点，那就是鼓励人们在城镇和村庄囤积食物，这反过来又吸引了感染鼠疫的老鼠。

尽管不具有普遍性，但我们还是会在历史中一次又一次地见证这种可怕的三者联盟，这在许多传染病和区域中都很明显。当然，如上所述，《圣经》和其他典籍中的"启示录四骑士"对这三者的联系进行了生动、影响深远的宣传，其中瘟疫、饥荒和战争三人合谋将死亡引入聚会。几个世纪以来，全球各地许多宗教、文化和文明中敬畏上帝的人都相信，并被鼓励去相信，他们的战争是神圣的（正当的），而饥荒和疾病是一种公正的福报，回报给生活在罪恶中或违背神的人。

在《新约·启示录》和《旧约》的预言书《撒迦利亚书》《以西结书》中，四骑士被称为预言者，可以预兆上帝因愤怒和复仇而施加的惩罚。从那时起，四骑士就被牢牢地留在了西方信徒和非信徒的记忆深处。

1. Beale, G.K., 1999, *The Book of Revelation* (3rd ed.). Grand Rapids, MI.

2. Ibáñez, Vicente Blasco, 1916, *The Four Horsemen of the Apocalypse.*

3. Lenski, Richard Charles Henry, 2008, *The Interpretation of St. John's Revelation.* Augsburg Fortress Publishers.

4. Morris, Leon, 1988. *The Book of Revelation: An Introduction and Commentary* (2nd ed.). Leicester.

从新石器时代到
古代文明时期的瘟疫

开篇　新石器时代的瘟疫

而这种菌株，具有我们所知道的鼠疫中腺鼠疫所必需的一切遗传成分。因此，现在可以得知，这种鼠疫具备巨大传播潜力，它传播的时间比我们想象的要长得多。

——柯尔斯滕·博斯，马克斯·普朗克研究所研究员

我们的故事开始于新石器时代（公元前 10 000 年—公元前 4500 年）晚期，在斯德哥尔摩西南方 185 英里处的弗雷斯格尔登的一座石隧墓穴中。1999—2001 年，法国、丹麦和瑞典组建了一个国际多学科研究小组，包括哥德堡大学的考古学家，他们利用先进的 DNA 测序技术，揭示了世界上最古老的鼠疫细菌的微量 DNA。该研究小组还报告了一个意外的发现：他们可能确定了人类历史上的第一次大流行病，这种疾病在早期通过新贸易和运输路线，肆虐了整个欧洲和亚洲。

最初，人类倾向于居住在山区、丘陵或在广阔的平原上。采猎者的人口密度非常低，几乎没有所谓的"拥挤"现象。但是，当采猎者来到平原上寻求更多的空间和肥沃的土地时，事情开始发生变化，我们称之为"农业革命"。这里有个严重的问题，一旦定居下来，我们的采猎者就必须保护自己的土地、牲畜和家庭，以对抗具有相同生活方式、愿望和目标的其他人的利益竞争。俗话说"人多力量大"，因此在新石器时代，第一批人口最后在原始城市文明中共存。拥挤的定居点，允许并促进了专业化的职业群体、等级制度和社会阶层、盈余的经济开发、公共建筑，以及写作和阅读。略带讽刺的是，当这些城市中心

开始发展出更先进的卫生设施时，却面临着创造另一个疾病传播渠道的风险，即供水污染。对他们的祖先——采猎者来说，这不算什么大问题，因为他们主要仰赖流动的淡水河流，或是专门在隐蔽的灌木丛、树林中挖出水坑。在人类历史上，这些新生的文明首次为传染病、群发性疾病的扩散传播提供了理想条件。一种传染病一旦有了一定数量的易感人群，就会迅猛发展，并且往往是成倍增长。人群的形成基本上也是传染病传播的载体，并逐渐发展为流行病，然后成为大流行病。

新定居、日益驯化的生活，也使人类更亲近土地。他们耕种的土壤中充满了细菌，没有从土壤中感染到的疾病，也会从动物身上获得。当然，新石器时代的人天真、无忧，无法意识到自己的主要食物来源（土壤）和赖以生存的伙伴（动物）有能力杀死他们。随着动物的出现，人畜共患疾病也随之而来。就这样，疾病与人类长达数千年的持续斗争开始了，疾病的媒介不断绕开人类的免疫系统，而免疫系统与病媒发生了持续永久的冲突。

多年来，驯化和非驯化的动物都有责任，因为人身上每10种传染病中就有6种是人畜共患的。下面列举一些例子并附上"罪魁祸首"：结核病来自牛和鸟类、炭疽病来自食草的牲畜、麻风病来自老鼠、狂犬病来自狗、狐狸和蝙蝠、水痘来自鸡、麻疹来自犬瘟热或牛瘟、普通感冒来自马。此外，在新石器时代，一些职业，如屠夫、皮匠、农民特别容易感染疾病。表2显示了我们可以从家庭动物身上感染到的疾病。

表2　英国发现的人畜共患疾病

疾病	微生物	主要宿主	传染人类的一般模式
炭疽	炭疽杆菌	牲畜、野生动物、环境	直接接触、食入、吸入
动物流感	甲型流感病毒	猪、其他牲畜、人类	直接接触

（续表）

疾病	微生物	主要宿主	传染人类的一般模式
禽流感（鸟类传染病）	甲型流感病毒	家禽、鸭	直接接触
牛结核病	牛型结核分枝杆菌	牛	未杀菌的牛奶、暴露于结核病牛
弯曲杆菌病	弯曲杆菌属的细菌	家禽、农场动物	与动物直接接触、生肉、牛奶
猫抓病	汉赛巴尔通体	猫	猫咬、猫抓
牛痘	牛痘病毒	啮齿类动物	直接接触（通常是与猫类）
隐孢子虫病	隐孢子虫	牛、绵羊、宠物	受污染的水、直接接触
囊尾幼虫病或绦虫病	带科绦虫	牛、猪	生的或未煮熟的肉类
类丹毒	类丹毒杆菌	猪、鱼、环境	直接接触、污染物、环境
鱼缸肉芽肿或游泳池肉芽肿	海分枝杆菌	鱼类	与鱼类、受污染的水接触
贾第虫病	蓝氏贾第鞭毛虫	人类、野生动物	受污染的水、食入
出血性结肠炎和溶血尿毒症综合征	志贺毒素大肠杆菌	反刍动物	直接接触、食物传染
汉坦病毒肺综合征	汉坦病毒	啮齿动物	排泄物的气溶胶
戊型病毒性肝炎	戊型肝炎病毒	猪、野熊、鹿	未煮熟的动物肉类
棘球蚴病（包虫病）	棘球蚴	狗、绵羊	食入了狗排泄的虫卵
钩端螺旋体病	钩端螺旋体	啮齿动物、反刍动物	被尿液污染的水或直接接触

疾病	微生物	主要宿主	传染人类的一般模式
李斯特菌症	李斯特菌属细菌	牛、羊、土壤	乳制品、肉制品
羊跳跃病	羊跳跃病病毒	绵羊、松鸡	直接接触、蜱虫叮咬
莱姆病	伯氏疏螺旋体	蜱虫、啮齿动物、鹿、绵羊、小型哺乳动物	蜱虫叮咬
淋巴细胞性脉络丛脑膜炎	淋巴细胞脉络丛脑膜炎病毒	啮齿动物	直接接触
羊痘	羊痘病毒	绵羊、山羊	直接接触
羊衣原体病	流产衣原体	绵羊、农场动物	直接接触、气溶胶
巴斯德菌病	巴斯德杆菌属	狗、猫、许多哺乳动物	咬、抓、直接接触
鹦鹉热	猫衣原体	鹦鹉类鸟类、家禽、鸭子	气溶胶、直接接触
Q热	贝纳柯克斯体	牛、绵羊、山羊、猫	气溶胶、直接接触、妊娠产物、污染物
狂犬病	狂犬病病毒和其他类狂犬病病毒属	英国的蝙蝠	咬或抓
鼠咬热	念珠状链杆菌	鼠类	咬、抓、牛奶、水
癣	皮肤真菌	许多动物种类	直接接触
沙门菌病	沙门菌	家禽、农场动物	直接接触动物、生肉、其他生食
链球菌败血症	猪链球菌	猪	直接接触、肉类
链球菌败血症	兽疫链球菌	马	直接接触
弓蛔虫病	犬/猫弓首蛔虫	狗、猫	食入

疾病	微生物	主要宿主	传染人类的一般模式
弓形体病	弓形虫	猫、反刍动物	食入粪便中的病菌或肉类
白喉（人畜共患）	白喉棒状杆菌	牛、农场动物、狗	直接接触、牛奶

引自 https://www.gov.uk/government/publications/list-of-zoonotic-diseases/list-of-zoonotic-diseases

一些新石器时代的文化，如库库特尼文化（公元前 5500 年—公元前 2750 年），从喀尔巴阡山脉延伸到乌克兰，不知怎么就消失了。一场毁灭性的瘟疫能为其湮灭提供合理解释吗？甚至在更早的时候，在现代土耳其的加泰土丘的发掘工作中，考古学家已经发现了约公元前7000 年存在疟疾和呼吸道疾病的证据，甚至可能还有鼠疫和肠道痢疾。该文化遗址的人口约有 1 万人，是一个传染贮源。

前文提到的瑞典坟墓里发现了 78 具骸骨，它们被随意杂乱地堆在一起。令人惊讶的是，DNA 研究得出的结论是，这群人受到了鼠疫变种的折磨，不是腺鼠疫，而是一种肺鼠疫。具体而言，当科学家重新检查一具年轻女性骸骨的两颗牙齿的 DNA 时，发现了耶尔森菌的基因序列，这种杆菌正是导致鼠疫的病菌。迄今为止，科学家们认为这种疾病源于距瑞典数千里以外的亚洲。但它出现在遥远的西方，就在瑞典，而且是在这么久远之前——这是古病理学的一个决定性时刻。在这一真正重要的发现之后，鼠疫的起源正在被重新评估。

艾克斯 – 马赛大学的遗传学研究员尼古拉斯·拉斯科凡报道说，这具女性遗体牙齿上的细菌，可能是整个大陆流行病的最早证据，也解释了为何同时代的欧洲人口数量突然神秘地暴跌。

当拉斯科凡在女性牙齿上发现鼠疫耶尔森菌时，他还检查了大约在同期被埋葬的其他 77 具骸骨，这表明死亡人数激增，可能是由一种致命的流行病引起的。事实上，墓中的一位年轻男子的牙齿上也有鼠疫细菌的痕迹。而这个墓穴中的耶尔森菌菌株，与所有其他被测序的都不同。重点是，该团队认为，这一菌株早在 5700 年前就与其他已知菌株产生了分化。

科学家们正将注意力转向这些移民和商人所携带的病原体，并搞清楚他们是怎么死亡的。一些人认为，这是了解鼠疫和其他病原体是如何走向致命的关键一步。丹麦技术大学和哥本哈根大学的宏基因组学研究员西蒙·拉斯姆森说："我们通常认为，这些超级病原体一直存在，但其实并非如此。"他还说："瘟疫是从一种相对无害的有机体进化而来的。最近，同样的事情也发生在天花、疟疾、埃博拉病毒病和寨卡病毒病身上。"

尽管腺鼠疫具有巨大的历史和现代影响和意义，但人们对其起源和活跃期仍不甚了解。最重要的是，目前还不清楚耶尔森菌究竟在何时何地获得了毒力特征，使其能通过跳蚤媒介定居和传播。2018 年，德国耶拿的马克斯·普朗克人类史学研究所领导的一个国际研究小组，对两个 3800 多年历史的耶尔森菌的基因组进行分析，结果表明，腺鼠疫起源于青铜时代。研究人员鉴定出的菌株是从伊拉克萨马拉地区的一座双人墓葬中发现的，他们在死时身染相同的菌株。发表在《自然·通讯》杂志上的这项研究表明，该菌株是迄今测序到的最古老菌株，包含腺鼠疫特有的毒力特征。此外，它也是造成汝斯汀鼠疫、黑死病和 19 世纪鼠疫流行的罪魁祸首。

在这项研究中，研究人员分析了萨马拉坟墓中的 9 具遗骸。其中 2 例在死亡时感染了耶尔森菌；他们被埋在同一个坟墓里，约有 3800 年的历史。对其人类 DNA 的分析表明，这些人很可能来自萨马拉地区的斯鲁巴那亚文化，与考古证据相符。马克斯·普朗克人类学研究所的克里斯滕·博斯说："这两个人似乎有相同的耶尔森菌菌株。"这个菌株具备人类所知腺鼠疫类疾病中所需的全部遗传成分。因此，我们现在所知的具备传播潜力的鼠疫，存在的时间比我们想象的要更久。

研究人员将收集到的数据与先前测序的耶尔森菌菌株结合起来，计算出他们新发现的世系年龄约为 4000 年。这将鼠疫的历史推后了

1000 年。该研究的主要作者、马克斯·普朗克人类学研究所的玛丽亚·斯皮鲁指出："我们的耶尔森菌菌株来自约 4000 年前，其具有通过跳蚤将鼠疫有效传播给啮齿动物、人类和其他哺乳动物所必需的全部遗传特征。"

1. Spyrou, Maria A. et al, 2018 Analysis of 3800–year-old *Yersinia pestis genomes* suggests Bronze Age origin for bubonic plague, *Nature Communications*.

2. Andrades Valtueña, Aida; "The Stone Age Plague and Its Persistence in Eurasia". *Current Biology*: CB. 27 (23) (2017): 3683–3691.

第1章　中世纪以前的哈民忙哈

2020 年 2 月 21 日，来自中国内蒙古自治区的第 8 批一线医务工作者乘坐空军的飞机，跨越 1000 多公里奔赴湖北省武汉市抗击COVID-19 大流行。

在上古时期的中国，我们发现了一些最早的证据，证明了瘟疫的存在，这种可怕的疾病自公元前 5000 至公元前 4000 年就开始残害世界各地的人民。在内蒙古，有一个鲜有人知的远古村落哈民忙哈（以下简称哈民）遗址，这是鼠疫（也被称为黑死病）最早的表现形式之一，甚至到今天，这种疾病还在到处祸害生灵。

2011 年冬至 2015 年夏，来自长春的吉林大学考古队取得了一个戏剧性的重大发现。这一发现将改变我们对世界史的总体认识，尤其是对古生物的认识。考古学家发现了一个新石器时代的村庄遗址，包括 29 间带门和炉灶的单间房屋。在 2011 年的挖掘中，还发现了其他人类繁荣活动的迹象，如 10 个灰坑、3 座坟墓和附近的 1 条护城河，考古学家从中挖掘出 100 多件陶器碎片、玉器、石器，以及由骨、角和贝壳制作的工艺品。2012 年，考古学家又发现了半地穴式房址、19 个灰坑、6 座墓葬、2 条周边护城河，从中发掘出 500 多件文物，包括陶器、玉器、石器、骨器和贝壳等。

这里的人口可能不到几百人，但在几天，最多几周内就失去了近百人。在村子里，有一间 210 平方英尺（1 平方英尺 ≈ 0.093 平方米）的小屋，有 97 具被焚烧过的骸骨，被粗鲁地扔在地板中间，这间小屋明显是用来埋葬这些"危险人物"的。其中，有半数年龄在 19—35 岁，其他人更年轻，但没有更年长的人。这堆改变世界的杂乱尸骨表明，幸存的村民们急于摆脱这些半死不活的人，并尽可能对他们进行有效隔离。

人类学家认为，这些村民可能死于一种未知但毒性很强的致命传染病，死亡速度如此之快，造成了如此大的恐惧，以致他们在恐慌的情况下免除了通常的葬礼仪式，试图摆脱村庄的瘟疫并逃离。我们有理由认为，这些村民把死气沉沉的患者从村里赶出来，烧毁了茅草屋，导致屋顶坍塌，然后慌忙逃离村庄，一去不复返。直到 2011 年冬天考古学家的到来，牺牲者一直躺在那里 5000 年，没有被打扰。

哈民遗址受害者的年龄，与在中国东北的庙子沟出土的另一个史前集体墓葬中发现的牺牲者年龄基本吻合。研究团队领导人朱泓和周亚威写道："这种相似性或许表明，哈民遗址的成因与庙子沟遗址的成因相似。也就是说，可能都与一种急性传染病暴发有关。"同时，位于中国西北的喇家遗址也与之类似。

2015 年 7 月 27 日，欧文·亚鲁斯在《生活科学》上报道称："该团队在《吉林大学社会科学学报》上发表了他们的第二项研究。"（在美国体质人类学家协会网站上有他们成果的英文摘要）

虽然这种推断感染的确切病理仍然未知，但可以明确一点，气候变化在流行病传播中的作用。哈民遗址不是该地区唯一的新石器时代遗址，但在那里，我们发现了类似的流行病、集体埋葬和遗弃家园的模式，尽管它发生在不同时期。所谓的全新世气候最适宜期是一个共同的因素，它使北极附近的温度上升了 4℃。哈民地区的流行病发生在这个温暖气候期的末期，这个气候期大约从公元前 7000 年持续到前 3000 年，在内蒙古这样的内陆和相对高海拔地区，它会产生更明显的影响，比在中国沿海或南方这样保持相对温暖的地方更难生存。

在全新世气候最适宜期，"由于较高的降雨量，当前中亚的沙漠地区被森林广泛覆盖，中国和日本的暖温带森林正向北延伸"。这个文明的崩溃似乎是因为北方的沙漠迅速侵占其领土，迫使其人民向南方迁移。有趣的是，或者说令人担忧的是，我们今天正处于另一个气候变化时期，世界再次成为一个比以往更温暖的地方。

1. Aruna Li, 2015, The excavation of the Neolithic site at Hamin Mangha in Horqin Left Middle Banner, Inner Mongolia in 2011, *Chinese Archaeology* 14.

2. Colledge, Sue, 2019, "Neolithic population crash in northwest Europe associated with agricultural crisis" *Quaternary Research*: 1–22.

3. Downey S.S., 2016, European Neolithic societies showed early warning signals of population collapse. *Proc. Natl. Acad. Sci.* 113, 2016; 9751–9756.

4. Leafloor, Liz (27 July 2015) "Prehistoric Disaster: Nearly 100 Bodies Found Stacked in Ancient House in China". *Ancient Origins*. 9 May 2020.

圣经时代、古希腊、古罗马与中国古代

帝国的版图很大，微生物的体积很渺小，但两者都通过征服领土和身体，用死亡、疾病和破坏来塑造历史。

——濮德培，2020 年 7 月 4 日

圣经时代之前

从现有的疾病记录来看，《圣经》的历史并不算长，《旧约》是在公元前 6 世纪至公元前 1 世纪写成的，远远晚于公元前 8 世纪成书的《荷马史诗》《赫西俄德》。在古埃及的石碑、墓画、纸莎草和阿卡德石板上，都有关于传染病的记录。它们的范围远远超出了近东地区，延伸到了印度和中国。人类历史上第一次有流行病的记录，是在公元前 3180 年的第一王朝法老曼普斯统治时期发生于埃及的"大瘟疫"。公元前 3 世纪，埃及牧师兼历史学家马内托在他的法老名单中指出，曼普斯统治埃及长达 18 年。在他统治期间，发生了许多怪事和一场大瘟疫。这是我们第一个公共卫生检测的例子，这门学科可以追溯到第一次有记录的流行病。

我们采取预防措施以避免或减轻传染病的第一个记录是在公元前1770 年的一块阿卡德石碑上，当时的国王基姆利里姆曾告诉他的文书，向他的王后西普图发一份防感染措施，以防她被一个名叫南娜的仆人所感染，这名仆人已经表现感染症状。国王明智过人，有着高度的防感染意识，他建议王后不要与南娜共用杯子，也不要接触和使用南娜用过的椅子和床。

狂犬病的首次出现，是在巴比伦的法律文件《埃什嫩那法典》中，其中记载了人被狗咬伤可能会致命；宠物咬人，主人将被罚款。有趣的是，对咬伤"人"并导致其死亡的罚款金额是 40 谢克尔银圆，但对感染和杀害奴隶的罚款是 15 谢克尔。

《圣经》中的瘟疫

我在儿时读《圣经》中的故事时，一件印象最深的事就是，人类曾无数次与瘟疫擦肩而过——它们是由疾病、饥荒和战争构成的不祥之物。其中比较著名的瘟疫是《出埃及记》中记载的古埃及瘟疫（见下文）。数次瘟疫代表了上帝对埃及人的不满，因为埃及人拒绝让他的子民以色列人回归家园。

河水变成血水

青蛙堵塞尼罗河

危害牲畜的虱子和蚊子暴发

大量野兽和苍蝇

牲畜瘟疫

疥疮

夹杂着冰雹的火雷爆

蝗虫肆虐

三天的黑暗

所有埃及人头胎夭折

当然，这里的"瘟疫"是泛指的，显然其中有两种隶属于医学和兽医学上的瘟疫。其他的则是间接的（昆虫引起和传播的疾病），因为它们会导致饥荒（蝗虫、苍蝇、虱子和蚊子）。一方面，虽然这些记载都不是准确的历史事件，但在某种层面，它们确实十分生动地说明了与"罪与罚""末日审判"等早期末世论信仰。另一方面，一些学者认为这里的"瘟疫"是一种隐喻，代指一段时期内气候变化造成的自然灾害，而且都集中在尼罗河三角洲的皮拉美西城。例如，拉美西斯二世统治时期恰逢一个异常温暖潮湿的气候时期，随后气温骤降，导致尼罗河断流，其三角洲附近产生泥泞滩涂。一种理论认为，这种气候条件非常适合生长名为"勃艮第血藻"的藻类，它们死亡时会将水染成红色，看起来就像鲜血。还有一种理论认为，水变红的罪魁祸首是铬化细菌。藻类会吸引大量的虱子和苍蝇，同时导致蛙类逃离河流寻找新的栖息地，这又会让蚊子大量滋生。"三天的黑暗"可能是指该地区火山活动的结果。

《撒母耳记》上说，公元前 1141 年，以色列人在与腓力斯丁人的战斗中损失了 4 万人。但他们不甘示弱，又谋划了一场起义，这次是他们的约柜游行，很快又损失了 3 万多人。更糟的是，最终腓力斯丁人从以色列人手中夺取了约柜，但动乱导致了"肿块"暴发。当他们在把约柜搬到其他城市期间（亚述、迦特和埃克伦），这种痛苦一直跟着他们。腓力斯丁人不久就发现，约柜才是导致这种持续灾难的传播媒介，所以腓力斯丁的领袖决定把约柜还给以色列人，同时用 5 块金块、5 只金鼠作为道歉礼物和祭品。但不久后，在伯利恒有 70 个以色列人死去，后来又有 5 万以色列人病死。一些学者认为，这次暴发的是腺鼠疫，同时伴有腹股沟淋巴结炎。

如果以色列人背弃上帝，他会应许进行审判，审判的内容就包括瘟疫（《利未记》）。《民数记》《申命记》都提到了一条"火蛇"，很可能象征引起麦地那龙线虫病的麦地那龙线虫，这是一种因饮用被污染水源引起的寄生虫感染，在这一时期的木乃伊中可以检测出这种线虫。

在大卫王因计算以色列人的数量而犯罪后，上帝派人用 3 天的瘟疫消灭了 7 万人 [《撒母耳记（下）》]。阿摩司预言，上帝将对以色列国发出若干审判，包括瘟疫，类似于埃及所承受的瘟疫（《阿摩司书》）。当上帝派尼布甲尼撒国王洗劫耶路撒冷时，他对犹大国发出了几项审判，包括瘟疫（《耶利米书》）。

总的来说，《圣经》中提到瘟疫近 100 处，主要是在《旧约》中。我们知道，在《启示录》中提到了瘟疫，提到了世界末日和耶稣基督的第二次降临，并预言了瘟疫和经济崩溃的征兆。

《启示录》中写道："这些见证人有权柄，能够闭塞天空，以便在他们预言的日子里不降雨，并有能力使水变成血，随心所欲地用各种瘟疫袭击大地。"还写道："因此，她的灾祸要在一天内发生——死亡、悲痛和饥荒——她要被火烧死，因为审判她的主能力强大。"

瘟疫在希伯来圣经中的《何西阿书》中也有提到："我要把他们从阴间的权势中赎出来；我要把他们从死亡中救出来。'死亡啊，你的灾祸在哪里？阴间啊，你的毒刺在哪里？'"

《马太福音》中警告说："你们要小心，不要让人欺骗你们……你们要听见战争和战争的谣言，不要惊慌，因为这一切事都要实现，但结局还没有。因为人民与人民相争，国家与国家相争，各处必有饥荒、瘟疫、地震。这些都是忧患的开端。"

《圣经》中的瘟疫，往往属于"神对人类罪孽的审判"。有时神会对不信神的人发出瘟疫，如上面埃及奴役压迫以色列人时。另一些时候，神会对自己的子民降下瘟疫，审判他们的罪责。虽然上帝派出了许多先知给犹太人，但他们从未远离罪恶。所以耶利米传达了上帝的话："他们虽然禁食，我也不听他们的祈求；他们虽然献上燔祭和谷祭，我也不接受。但我要用战争、饥荒、瘟疫吞灭他们。"（《耶利米书》）。

1. Ehrenkranz, N. Joel, 2008, Origin of the Old Testament Plagues: Explications and Implications, *Yale J Biol Med*. 81(1): 31–42.

2. Freemon, Frank R., 2005, Bubonic plague in the Book of Samuel, *J R Soc Med.* 2005 Sep; 98(9): 436.

3. Greifenhagen, F.V. 2000. "Plagues of Egypt". In Freedman (ed.). *Eerdmans Dictionary of the Bible. Amsterdam*, p. 1062.

古希腊与古罗马

我们对早期传染病、病毒和大流行病的研究，由于文献中缺乏大历史学家、百科全书式学者或医生的详细信息和分析而受到困扰，我们原本期待他们能记下这些信息。然而，希波克拉底（约公元前470年—公元前360年）、修昔底德（约公元前460—公元前400年）、老普林尼（约23—79年）、索兰纳斯（约1—2世纪）和盖伦（约129—210年）确实提供了一些有用的信息，使我们能在不同程度上明晰大流行病和流行病的暴发过程、症状，以及社会经济和政治影响，且这些结果都祸及了整个古希腊与罗马世界。令人沮丧的是，我们不能100%确定瘟疫所涉及的具体微生物种类。因此，在某些情况下，我们不能确定这种瘟疫或传染病是鼠疫、天花、埃博拉病毒病或斑疹伤寒中的哪一个。

希波克拉底是第一个相信疾病是自然造成而非源于神明的古代医生。正如罗伊·波特所言："他把疾病从天上带到了人间。"

希波克拉底和他的门徒知道许多我们熟悉的传染病，包括败血症、肺结核、疟疾，可能还有脊髓灰质炎和流感。关于疟疾，他很了解这种病与死水的关系，并熟悉4天一周期和3日一周期的这两种疾病（每3天发热1次或隔天发热1次）。简而言之，《希波克拉底文集》试图以系统和合理的方式治疗每一种已知的疾病。有些人认为，疟疾在公元前500年之前尚未传入希腊。根据1902年诺贝尔生理学或医学奖得主罗纳德·罗斯爵士（1857—1932年）在《希腊的疟疾》一文中所说："疟疾就像许多肥沃地区的瘟疫一样，毁坏了人们的健康，减少了对经济生存至关重要的土地，从古希腊时代到20世纪初，疟疾始终存在，是

'古典文明衰落的决定性因素'。"

　　疟疾（恶性疟原虫）在整个意大利和罗马帝国的其他地区普遍存在，尽管人们曾试图改善沼泽地和河流平原的排水状况。在翁布里亚的卢格纳诺附近的一座5世纪的公墓中，47个墓里几乎都存在着婴儿、新生儿或胎儿的遗体。这些胎儿来自流产，尤其是初产妇的流产，这是由于女性在妊娠的最后3个月常见的免疫抑制，是由疟疾引起的。作为传播媒介的雌性按蚊，很可能是被孕妇胎盘中的某些化学受体所吸引。恩培多克勒（约公元前494年—公元前434年）封锁了西西里岛阿克拉加斯的一个峡谷，因为人们发现它的地形像一个漏斗，南风会招致蚊子，从而引发胎盘疟疾。老普林尼曾引用希腊医生伊卡提达斯的话："男人得了疟疾，可以通过与刚来月经的女性同房来治愈。"

　　在帝国罗马，疾病是生活中一个不可忽视的事实，这主要是由于城市的拥挤、复杂的污水处理系统和公共浴室提供了传染机会；由于砍伐森林导致地下水位上升，加剧了疾病在沼泽地的传播。人们会认为罗马人（至少是上流阶层）拥有这些公共浴室、带清洗设施的厕所、下水道系统、喷泉和来自水渠的清洁饮用水，会享有不错的个人卫生条件，而且基本上不会有慢性胃病、传染病和肠道疾病的困扰。但现实并非如此，《寄生虫学》杂志有一篇文章，是由剑桥大学考古学和人类学系的皮尔斯·米切尔领导的一项研究，他们发现，浴池和诸如此类的东西并不能保护罗马人免受恼人的、令人尴尬的寄生虫的困扰。

　　米切尔和他的团队"撸起袖子"，使用来自粪坑、下水道、垃圾坑、墓葬和其他遗址的考古证据来评估寄生虫对整个欧洲、中东和北非的影响。对罗马人来说不幸的是，对上述设施及古代厕所、人类墓葬、粪便化石的分析清楚表明，与更早的铁器时代相比，肠道寄生虫在古罗马并没有像预期那样减少，而是增多了。

　　米切尔说："罗马人发明的令人难忘的卫生技术，似乎没有带来我们所期望的健康益处。"他发现，在罗马帝国传播最广的肠道寄生虫是鞭虫和蛔虫，它们通过被粪便污染的食物传播。米切尔总结说："它可能是通过人们做饭不洗手或用粪便施肥而传播。"此外大量传播的还有阿米巴虫，一种导致痢疾的原生动物，有血性腹泻、腹痛和发热。它是通过饮用被粪便污染的水而感染的。

虱子和跳蚤等外来寄生虫在罗马人中一样常见（与后来的维京人一样），因为那里的洗浴方式并不普遍。考古学者在约克郡主要的下水道发掘中表明，尽管罗马人经常洗澡和洗厕所，但他们还是系统地破坏了所有良好的公共卫生手段，如不用卫生纸，不单独洗手，人人公用的海绵棍子，这些都是痢疾、腹泻和寄生虫的滋生地。

老普林尼最著名的现存作品是 37 卷本的《自然史》，这是一部古罗马的百科全书，其中收录了皮肤病、"地衣"的功效和麻风病的资料，这些资料来自许多比他更早及与他同时代的作者。

索兰纳斯对肺结核进行了精细的描述："痰液起初是鲜红色，然后变浑浊，再然后变成蓝色或绿色，最后变成白色和脓性，味道不是甜就是咸。声音或嘶哑或高亢，呼吸困难，脸颊发红，身体其他部位呈灰白色。患者气色很憔悴，在某些情况下，胸腔内还有嘶嘶声或喘息声。"

盖伦是古罗马最高产的希腊语作家，他的作品构成了拜占庭帝国和欧洲几千年来的医学教育基础。盖伦还是一位疟疾专家，许多被他诊断为"发热"的患者，都曾患有疟疾。在医学史上具有里程碑意义的一点是，在他看来，发热不是一种症状，而是一种疾病，症状是反复发作的颤抖、僵硬、出汗、灼热和特有的脉搏。此外，盖伦也曾向天花宣战。

在当时，看医生是富人才能享受的特权。经济拮据的人则一直使用传统民间疗法，有时是伪医学疗法，并把他们的信仰寄托在神灵、巫术和庸医身上。正如老普林尼所说，成千上万的人活在没有医生，甚至没有药物的环境中。

在当时，迷信绝不是什么罕见之物，它无处不在，充斥着人们的生活。在这个世界上，黑猫进入房子，蛇从屋顶掉到院子里，都被认为是不吉利的。其他还包括，看到一尊神像在流汗，马驹生下来有五条腿，羊长着猪脑袋，猪长了人脸，一头横冲直撞的公牛跑上三层楼，还有一头牛开口说话，一尊雕像歇斯底里地大笑……在这样的世界里，面对端着托盘的服务员打喷嚏，或在客人站起来的时候扫地，也都是不吉利的，但在闪电时吹口哨是很正常的。在这样的世界里，听到你只应该在集市日剪指甲必须从食指开始，而且要保持安静，在海上不能剪指甲。在意大利的某些城镇，法律明令禁止女性拿着纺锤在街上走，而这确实也成了罗马女性的一种标志。

如果把迷信放到某种时代背景下来看，罗马人可能并不比其他文化和社会更迷信。例如，1900年，乔治·奥威尔在《上来透口气》一文中写到他小时候在农村听老太太们讲的故事："游泳很危险，爬树很危险……所有的动物都很危险……马会咬人，蝙蝠会钻进你的头发，耳虫会钻进你的耳朵，天鹅会啄断你的腿……公牛会折磨你……生土豆是致命毒药，蘑菇也是（除非是杂货店里买的）……饭后不洗澡，不然会死于抽筋……如果用煮鸡蛋的水洗手就会得疣……生洋葱能治百病。"跟罗马人比起来，这些说法不更迷信吗？

早在古希腊之前，在提格拉特·皮莱塞一世（公元前1114—公元前1076年）和尼布甲尼撒（公元前630—公元前562年）的统治时期，流感菌株一再肆虐当时的人口密集中心——中亚、美索不达米亚和南亚。公元前1103年，该病毒还肆虐着古巴比伦。在亚述国王萨尔贡二世统治时期（公元前722—公元前705年），尼尼微也有一次流行病。

在修昔底德对雅典瘟疫的描述之前，我们在希腊和罗马文献中看到了一些瘟疫，可追溯到西方文学的开端。举一些例子：约公元前750年，在荷马史诗《伊利亚特》的开篇，太阳神阿波罗向希腊军队释放了一种"肮脏的瘟疫"，因为希腊军队统帅阿伽门农拒绝归还他的祭司克律塞斯的女儿。这里提到的瘟疫是一种人畜共患的疾病，始于特洛伊战争的第10年，在希腊士兵被阿波罗的箭射中后，骡子和狗将这种疾病传播给了他们。希罗多德揭示了从特洛伊战争中回国的克利特尔战士如何引入瘟疫，感染居民和耕牛，最后导致家园被废弃的。也许这两场瘟疫之间存在联系？索福克勒斯在《俄狄浦斯王》中描述了底比斯的一种疾病，它影响了农作物、牛和人（甚至未出生的婴儿）。修昔底德讲述了瘟疫是他所在时代的众多灾难中的一种，此外还有地震、饥荒和干旱。

　　神话记载，埃涅阿斯和他的手下在特洛伊城陷落后，在地中海周围航行，寻找他们要建立罗马的土地。瘟疫此时就出现在罗马文明的初期。在罗马早期，历史学家李维·留斯告诉我们，罗马第三代国王图卢斯·奥斯蒂吕斯（公元前673—公元前642年），因为怠慢敬神事务，于公元前642年的瘟疫期间暴毙。在他的统治末期，罗马也被不祥的征兆困扰：一场石头雨落在阿尔班山上；一个超自然的声音响起，抱怨阿尔班人没有表现出应有的虔诚；一场瘟疫袭击了罗马。图卢斯一心挑起战争，所以他最初拒绝在瘟疫期间停止发兵，从而带来许多地区的死亡、痛苦和敌意。图卢斯自己也因瘟疫而病倒。所以说，狂妄自大让人一事无成。

　　李维在《罗马史》中还多次提到了鼠疫和瘟疫，包括公元前437年（瘟疫，庄稼稀疏）、公元前437年（由于瘟疫侵袭人民）和公元前436年（连年瘟疫，不见消退）。事实上，在《罗马史》中，李维一共记录了16次这种或那种疾病感染罗马人的情况。李维认为，疾病可以与战争、饥荒相提并论，是一个国家可能遭受的最严重的灾难之一。他得出的结论是：人们把这些灾难归因于"神的愤怒"。

　　大约在雅典瘟疫发生的3年前，李维告诉我们，罗马也受到了类似影响，发生了一场长达2年的瘟疫。这或许就是后来雅典瘟疫的源头？可能是通过迦太基和其他贸易路线带到了希腊。

　　公元前412年，雅典发生了一场流感大流行。我们通过希波克拉底的记录可以得知，当时大流感在希腊北部肆虐，李维也说它在罗马城肆虐。首先，希波克拉底有如下描述。

　　在塔苏斯岛（爱琴海北部岛屿）……少数人出现严重发热，症状非常温和，很少伴有出血，而且从不致命。耳朵周围肿胀，很多是在两侧，不伴有发热，因此医生不会让患者躺在床上。最终症状几乎都会自行消失，不会带来太大麻烦……没有炎症或疼痛，它们会消失，没有任何关键迹象。儿童和成年人都会患上这种病，大多是在广场和体育场锻炼的人，但很少有女性被感染。许多人干咳，没有痰，并伴有声音嘶哑。在某些情况下，早期炎症伴有局部疼痛，有时是一侧睾丸，有时是双侧睾丸。这些病例中，有些伴有发热，有些没有。大多数都伴随着许多疼痛。但是患者其他方面都没有疾病，因此不需要医疗救助……那些逐渐衰弱的人，带着咽喉炎（肺结核）的症状躺在床上……许多人，事实上大多数人都死了。在那些躺在床上的人中，我不知道有谁活了很长时间，他们死得比其他疾病患者还要突然。

——希波克拉底，《流行病学》，改编自弗朗西斯·亚当斯的翻译

以下是李维的描述。

在那一年（公元前 412—公元前 411 年）之后……暴发了一场瘟疫，虽然它的威胁多于它造成的直接死亡，但它使人们对论坛和政治的关注少于对家园和患者的关心……国家算是逃过一劫，考虑到患病者如此之多，死亡人数却很少。因为当瘟疫之年过去……玉米短缺，粮食收成减少。

——《罗马史》

李维（《罗马史》）讲述了公元前 390 年高卢人洗劫罗马时发生的瘟疫，很可能是疟疾。

高卢人现在在一个大锅形状的山谷里扎营，那里的条件很差，干燥、暴热、尘土飞扬——与他们习惯的高卢气候和环境截然不同。他们很快就受到了流行病的困扰，毫无疑问，未埋葬的死者尸体腐烂，加剧了这种情况。

据说亚历山大大帝（公元前 356—公元前 323 年）死于尼布甲尼撒二世神庙中的流感。然而，还有一堆关于其死因的说法，包括疟疾和伤寒（当时在巴比伦都很流行），《新英格兰医学杂志》上的一篇论文将他的死亡归因于伤寒，并发肠穿孔和上升性麻痹。其他一些疾病也符

合以上这些症状，如急性胰腺炎和西尼罗病毒。不出意外，这些推测都能清楚描述当时流行的疾病。

希腊历史学家狄奥多罗斯·西库鲁斯（约公元前90—公元前30年）记录了发生在公元前592年的一场瘟疫，利比亚的迦太基人发生头痛、昏迷，最终死亡。在公元前396年的锡拉库扎围攻战中，瘟疫再次袭来，沼泽地的卫生状况很差，疟疾也是推波助澜，许多士兵和水手死于这种疾病，埋葬队伍不堪重负，尸体被匆忙埋葬，随后又无法完成新的埋葬，空气中弥漫着尸臭。对感染的恐惧，可能阻碍了对患者的适当照顾。传染的原因据说是迦太基人和他们对希腊神庙和坟墓的亵渎。如果说迦太基的将军希米尔科采取了任何措施来对抗瘟疫，那也是无效的。迦太基人的士气因为这种疾病而急剧下降，战斗力也随之下降。

公元前293年，希腊药神阿斯克勒庇俄斯从埃皮达罗斯神庙中被请进了罗马万神殿。这是由于在瘟疫期间，人们在恐慌中查阅了《西卜林书》的建议，此时一条蛇从埃皮达罗斯的神庙里爬出来，将神像运到罗马船的桅杆上后停了下来（我们今天熟悉的英国医学会标志"蛇缠柱"就源于此）。在埃皮达罗斯神庙中，祈求看病的人会习惯性在墙上刻下治疗方法，或竖起纪念碑，以帮助后来的各类患者。传说中，那条蛇突然跳下帆船，在台伯岛登陆，在那里迅速建造了一座阿斯克勒庇俄斯神庙，接着瘟疫很快消退，神庙变成了病患和垂死者的诊所，声名远播，因为总是传出奇迹般的治愈传闻。之所以选择这个岛建立神庙，可能是它的环境有利于控制病毒传播。

1. Grmek, Mirko, D.,1983, *Diseases in the Ancient Greek World*, Baltimore.

2. Ross, Ronald, Malaria in Greece, 1906, *Jnl Trop.Med.* 9, 341–7.

3. Scheidel, Walter (2009) Disease and Death in the Ancient City of Rome, *Princeton/Stanford Working Papers in Classics*.

4. Smith, Christina A., Plague in the Ancient World: A Study from Thucydides to Justinian, *The Loyola University History Department Student Historical Journal* 28.

血吸虫病和其他古代传染病

有记录显示，其他传染病在古代世界也很流行。例如，血吸虫病是一种寄生虫感染，从远古时代起就与人类文明携手并进。我们在古埃及的纸莎草中找到了证据，而亚述的医疗文献也记载了很可能是血吸虫病的迹象和症状。同样，《圣经》段落描述的一种流行病（一种"诅咒"），应该与血吸虫病在美索不达米亚的传播有关。如今，血吸虫病仍影响着全球 2 亿多人口，它的存在残酷地提醒我们，预防、控制和治疗顽固的热带疾病，依然困难重重。

血吸虫病是由裂体吸虫属的扁形虫（吸虫）引起的。在人类病理学上，导致这种疾病的最关键物种是埃及血吸虫（造成泌尿生殖器疾病）、曼氏血吸虫和日本血吸虫（会造成肠道 / 肝脏疾病）。埃及血吸虫在非洲和中东地区流行，曼氏血吸虫在非洲、亚洲（中东）、中美洲和南美洲流行，日本血吸虫在亚洲东部流行。2018 年，斯特凡诺·迪·贝拉报告说："由于有 7 亿多人生活在流行区，而且越来越多的人迁移到非流行区，全世界有 2 亿人面临尿路、肠道和肝脏血吸虫病的风险。尽管医学在进步，但肝脏纤维化和膀胱癌，仍是血吸虫慢性感染的压迫性合并症。"

血吸虫病被认为是"全球公共卫生领域最重要的水生疾病"，这反映了水在其传播过程中的根本性作用。水和生命总是密不可分，因此，千百年来，血吸虫病出现在古代文明中并不意外。它的起源可追溯到约 6000 年前，具体是在叙利亚北部的一个早期农业定居点哈鲁拉村发现的人类骨骼遗骸（公元前 5800—公元前 4000 年）之中。有人认为，血吸虫病是在第五王朝法老统治时期（约公元前 2494 年—公元前 2345 年）通过猴子和奴隶传播到埃及。

从公元前 1500 年开始，在埃及莎草纸上的病历中，22 次提到血吸虫病，这表明它并不罕见，还讲述了一种以阴茎分泌物为特征的疾病。为预防这种疾病，古埃及人被建议避免使用被污染的水，渔民、农民和其他经常与河流接触的人，被建议戴上亚麻布阴茎护套。

自 21 世纪初以来，分子生物学技术的进步，使我们得以研究 DNA 的特定片段。在此之前的 1910 年，埃及（亚历山大市）卫生、海事和检疫委员会主席兼细菌学教授马克·阿尔曼德·鲁弗在《新英格兰医学杂志》上发表了一篇论文，报道了他对埃及第二十王朝（公元前 1250—公元前 1000 年）木乃伊的研究："在第二十王朝的两具木乃伊的肾脏中，我在显微镜下发现了大量血吸虫的钙化卵，大部分位于直小管中。"这篇论文推动了 1973 年曼彻斯特埃及木乃伊项目的成立，从此，世界各地收藏的木乃伊信息开始被登记在册。

1990 年，迪尔德等在已知感染血吸虫病的埃及木乃伊的脸颊、内脏和胫骨中检测到一种血吸虫循环阳极抗原。1992 年的一项类似研究，使用了从努比亚（350—550 年）找到的 23 具木乃伊的干燥皮肤和大脑样本，结果表明，其中 65% 的人患有血吸虫病。

2014 年，在分子生物学技术的帮助下，科学家从内赫特·安赫木乃伊的肝脏中发现了曼氏血吸虫，从肠道样本中发现埃及血吸虫的 DNA。

脊髓灰质炎病毒，被推测是阿尔戈斯南部勒纳的一名 40 岁男性的股骨轴细长（或瘫痪）的原因。另一些研究员认为他们已经在埃及木乃伊上发现了天花的痕迹。人们在一个铁器时代的希腊女性遗体上发现了脊柱变形，原因推测是结核病。

1. Di Bella et al., 2018, History of schistosomiasis (bilharziasis) in humans: from Egyptian medical papyri to molecular biology on mummies, *Pathogens and Global Health*, 268–273.

2. Mahmoud, Adel A.F. 2004, Schistosomiasis (bilharziasis): from antiquity to the present, *Infect Dis Clin North Am*, 207–218.

3. Ziskind, Bernard, 2009, Urinary schistosomiasis in ancient Egypt. *Nephrology Therapy*, 658–661 [Article in French]

中国古代的传染病

关于中国古代的传染病，我们的困扰在于如何正确解释，因为传统的中医概念不适合翻译成西方语言，而且中国的汉字直到公元前3世纪才接近现代汉字的形式。更早的编年史、甲骨文和墓志中的记录，是用象形文字书写的，这就导致了所有文字记载的不精确性。尽管如此，人们还是试图对流行病进行量化。例如，威廉·麦克尼尔认为，中国从公元前243年到14世纪的黑死病之间，一共发生了99场流行病。

最古老的记录，出现在商代（约公元前1600—公元前1046年），是以甲骨文的形式记录在肩胛骨和龟甲的碎片上。许多疾病都有自身的特征，但我们关注的是各种致命的季节性流行病和血吸虫病的病例。例如，《礼记·月令》中记录了季节性疾病，其中"秋热"表明有疟疾，冬季流行伤寒和破伤风。后来我们还发现了结核病和麻风病的证据。

古代印度医学

苏斯拉他是一位古印度名医，也是《妙闻集》的主要作者。该书是现存最重要的古代医学论文之一，是阿育吠陀的基础文本之一，涵盖了普通医学的几乎所有方面，可以追溯到500年。在现存的184章手稿中，它包含了对1120种疾病、700种药用植物、64种矿物来源的制剂和57种动物来源制剂的描述。该文本在外科技术方面也很突出。人类第一次对麻风病的描述就出现在《妙闻集》中，此外还提到了霍乱和疟疾。

Sharma, P. V., 1992. History of medicine in India, from antiquity to 1000 A.D. New Delhi Yi Zeng, Infectious Disease in China, https://www.jst.go.jp/astf/document2/45pre.pdf.

古代日本医学

在上古时代的日本，人们认为疾病是由神明带来的，或者是邪灵召唤来的。治疗和预防主要基于宗教仪式，如祈祷、咒语和驱邪。后来，药物和放血疗法也被普遍使用。

从 608 年起，一批有抱负的日本年轻医生陆续被派往中国深造，可见中国对日本医学的影响十分巨大。982 年，丹波康赖完成了 30 卷的《医心方》，这是现存最古老的日本医学著作。该书涵盖了疾病及其治疗方式，主要根据受疾病影响的器官进行条目分类。它完全基于古老的中国医学著作，以阴阳概念作为致病理论的基础。

汉方医学是日本传统医学，它是在中医传入后，根据日本文化和传统进行调整和修改而产生的。日本传统医学借用了大部分中医疗法，包括针灸、艾灸、传统中药学和食物疗法。

1. Y. Motoo, 2011, "Traditional Japanese medicine, Kampo: its history and current status". *Chinese Journal of Integrative Medicine.* 17 (2): 85–87.

2. Yamada, Terutane, 1996, "The Tradition and Genealogy of the Kampo Medicine". *Japanese Journal of Oriental Medicine* 46 (4): 505–518.

尽管无法特别精确，但古代世界确实让我们对瘟疫、大流行病如何影响人类社会，有了一些经验和了解。

——玛丽·比尔德，《泰晤士报》，2021 年 5 月 8 日

第 2 章　雅典大瘟疫

（公元前 430 年）

　　我将简单地列出它的性质，并解释它的症状，如果它再次暴发，学生或许可以通过这些症状来识别。我有资格这样做，因为我自己也得过这种病，而且还观察过其他人的病程。

——修昔底德，《伯罗奔尼撒战争史》

　　修昔底德笔下的雅典瘟疫栩栩如生，这是一场令人震惊的公共卫生灾难，包括雅典在内的所有古代城市，以前都没有遭受过这样的灾难。伯里克利在殉国将士的葬礼上做出激动人心的爱国主义演说后不久，流行病突然出现了，这形成了一种鲜明对比，在描述人类生命的脆弱时，赋予了它更多的现实性和恐怖之感。

　　雅典瘟疫是在伯罗奔尼撒战争的第 2 年，对雅典城邦造成巨大破坏的流行病。当时雅典正被斯巴达军队围困，尽管雅典人仍有机会获胜。在接下来的 3 年里，城内大部分人都被感染了，据说死亡人数多达 7.5 万~10 万人，占城市总人口的 25%。疫情暴发于公元前 430 年 5 月初，随后，在公元前 428 年夏天和公元前 427 至公元前 426 年的冬天又出现一次。它前后持续了 5 年。修昔底德的记录是我们的主要资料来源，普鲁塔克的记载则贡献寥寥。在修昔底德之前，人们普遍认为是诸神将瘟疫降临人间，以惩罚人们的不敬、傲慢或邪恶。我们在希罗多德笔下，以及《出埃及记》《伊利亚特》中都了解了这一点。

是哪位神明让他们争吵的呢？是朱庇特和勒托的儿子。因为他生国王的气，派了一场瘟疫来祸害人民，因为阿特柔斯的儿子羞辱了他的祭司克律塞斯。

——《伊利亚特》

值得注意的是，修昔底德在他的历史书中没有给诸神留出笔墨。这在他对雅典瘟疫的描述中尤为明显。借此，修昔底德也开创了历史学的一个传统，成为后来历史学家的典范。

雅典人的领袖伯里克利在瘟疫的前一年按惯例发表葬礼演说，目的是在处于战争的城市中鼓舞军队和公民的士气，他歌颂了雅典人和雅典成就。如果说伯里克利激动人心的演讲对饱受战争摧残的雅典是一种动力，那么第 2 年的演讲则完全起到了反作用。无论是斯巴达人还是雅典人，谁都没能预料瘟疫暴发，会对双方的战争带来毁灭性的影响。

公元前 430 年，这场瘟疫袭击了雅典，在它拥挤、窒息的市中心和比雷埃夫斯港无情地蔓延开来。斯巴达国王阿希达穆斯二世（公元前 476—公元前 427 年）从一开始就决心转移战争方向，所以派遣了一个新代表团高调进入雅典，让遭到严重削弱且心事重重的雅典人服从斯巴达的种种要求。然而，代表团被拒绝进入雅典。沮丧之余，阿希达穆斯二世入侵了阿提卡，却惊讶地发现那里没有一个希腊人。伯里克利在采取大撤退策略时，早已预料到了阿希达穆斯二世的计划，早将所有居民疏散到雅典城墙内。实际上，大量移民从阿提卡的乡下涌入了一个原本就非常拥挤的城市。灾难性的后果就是，这加剧了雅典本已令人难以忍受、不卫生的居住条件，并且让长期物资短缺、食物和水供应不足的问题暴露得更加严重。迁徙的昆虫、虱子、老鼠和生活垃圾自然也相应增多。人们往往低估这一切对雅典周围流离失所的农民而言是多么大的生活改变。他们被迫把自己的所有财产留给斯巴达人，以换取在拥挤的雅典城市中毫无指望的新生活。毫不意外，他们心中有很多不满。

由于拥挤的环境，完全无法保持个人距离，而且卫生条件糟糕，因此雅典成为各种疾病的温床。棚户区在废墟上、神庙里或工事周围拔地而起，拯救生命的雨水槽很快变得污水横流。

战时雅典的拥挤和地狱般的环境臭名昭著，喜剧作家阿里斯托芬曾开玩笑说："雅典老百姓甚至住在酒桶、墙缝和鸽子笼里，被烟熏得睁不开眼睛。"修昔底德写道："垂死的患者在街道上翻来覆去，一个挨一个……"而索福克勒斯似乎也暗示了这场瘟疫，他在《俄狄浦斯王》（约公元前 430—公元前 423 年）的开篇，宙斯的祭司将底比斯对当时雅典的情况进行了生动描述。

> 因为这个城市再也无法从失控的死亡态势中抬起头来。一场瘟疫降临在大地上……火焰之神，邪恶的瘟疫，已经扑向我们，踩踏着这个城市。

这场瘟疫是雅典战败的一个主要因素，它消灭了训练有素的水手和一线将士，包括伯里克利和他的两个儿子帕拉勒斯、桑提普斯。瘟疫大大削弱了雅典的军事力量，士气一落千丈。

伯里克利死因如何？修昔底德只写道："他在战争开始后活了 2 年 6 个月。"也就是说，死于公元前 429 年。直到约 500 年后，我们从普鲁塔克的著作中得知"瘟疫夺去了伯里克利的生命"，死去的还有"他的一些亲密朋友，他儿子桑提普斯和帕拉勒斯，他妹妹，还有许多其他家庭成员"，以及"那些对他管理城市最有用的人"。

然而，普鲁塔克的消息来源相当模糊，这位传记作者似乎只是在猜测伯里克利的死因，甚至涉嫌传播假消息。

雅典城邦有 1/2～2/3 的人口死亡。雅典的人力严重枯竭，就连外国雇佣兵也拒绝受雇于一座被猖獗的瘟疫笼罩的城市。因为担心传染，斯巴达甚至放弃了入侵阿提卡的计划。根据修昔底德提供的死亡数据，这种疾病对雅典军队和平民人口的影响显然是毁灭性的。公元前 430 年夏天，当雅典向迦勒底人和波提狄亚开战时，"疾病"吞噬了军队，还有"阿伽门农……他带着他的船队回来了，在不到 40 天的时间里，有 4000 人死于瘟疫"。

后来，在描述疾病的卷土重来后（公元前 427—公元前 426 年），历史学家写道："死于此病的步兵 4400 多人，骑兵有 300 多人，其他人口死亡不计其数。更令人不安的是，瘟疫并不是眼下唯一令人担忧的问题。"

关于这场疾病的源头，修昔底德讲述了一种传染病从埃塞俄比亚开始，经过埃及和利比亚进入希腊和波斯世界，然后蔓延到更广阔的地中海地区。据记载，瘟疫是通过比雷埃夫斯港传入雅典的，这是城市最繁忙的港口，也是唯一的食物和补给来源。地中海东部的大部分地区也受到瘟疫波及，尽管程度较轻。这是一种十分致命的瘟疫，严重程度前所未有，那时的医生没有经历过如此残酷的流行病，不仅深感无助，而且成批地死亡，因为医生与感染者接触最深。根据修昔底德的说法，直到公元前 415 年，雅典人才恢复足够的元气，发动了一场新的重大进攻——灾难性地远征西西里。

修昔底德告诉我们，症状包括先前健康状况良好的人突然受到剧烈头痛和结膜炎的袭击。喉咙、舌头变得血淋淋，喷出异常恶臭……接着是打喷嚏、声音嘶哑，之后疼痛很快蔓延到胸部并剧烈咳嗽。患者不仅开始咯血，还遭受极度痛苦的胃绞痛，随后是呕吐和"无效干呕"发作（也许是打嗝）。当胃部受累，便会引起腹泻。医生知道的症状各种各样：胆汁排放、水疱、溃疡、情绪低落、四肢坏死、脑损伤、记忆丧失……

城市里大多数地方都有刚死去的尸体。随着危机失控，人们不知道自己将会遭遇什么，开始蔑视神的财产和祭品。人们尽可能地处理尸体，这完全违背了所有的传统埋葬礼仪。许多人只能寻求最不体面的葬礼：利用有条件人的尸体，他们把自己家人的尸体扔在陌生人的柴堆上点燃；有时，他们把抬着的尸体扔到另一具正在燃烧的尸体上，扭头走开。

虽然许多尸体未被掩埋，但野兽不会碰这些腐肉，因为吃了会马上死去……垂死之人的身体一个个被摞上去；垂死挣扎的动物在街上打滚，口渴想要喝水，聚集在所有喷泉周围……

关于雅典瘟疫到底是什么流行病，众说纷纭。目前已经有 30 种疾病的假说，包括埃博拉病毒病、鼻疽病、斑疹伤寒、伤寒、炭疽、麻疹和中毒性休克综合征或天花。鼻疽病是一种人畜共患的传染病，主要见于马，但也可感染其他动物，如狗、猫和山羊。人类可以通过与这些动物的密切接触而感染。

当然，这种推测是毫无意义的，正如修昔底德本人所言：

所有关于其起源和原因的推测，如果能够找到足以应对如此巨大灾难的原因，我会留给其他作家，无论是业余的还是专业的。对我自己来说，我将简单地记下它的性质，并解释它的症状，如果它再次暴发，学生可能会认出它。我有资格这样做，因为我自己也患过这种病，也观察过别人的病情。

1999 年 1 月，马里兰大学举办了第 5 届年度医学会议，纪念了这段臭名昭著的疾病史，主题是"雅典瘟疫"。会议上得出结论：杀死希腊人的疾病应该是斑疹伤寒。杜克大学医学咨询教授大卫·杜拉克说："流行性斑疹伤寒是最好的解释了。它在战争和贫困时期最为猛烈，死亡率约为 20%，患者在大约 7 天后死亡，有时会引起一种惊人的并发症——手指和脚趾尖端的坏疽。"雅典瘟疫具有以上所有特征。在斑疹伤寒病例中，进行性脱水、虚弱和心血管虚脱会导致患者最终死亡。

另一个强力的候选疾病是病毒性出血热：修昔底德提到"医疗工作者的风险增加"，这是比斑疹伤寒更严重的病毒性出血热（如埃博拉病毒或马尔堡病毒）在人与人接触传播方面的特征。修昔底德的描述，进一步吸引了人们将其与病毒性出血热的特征和症状发展的顺序、通

常在第 8 天致命的结果进行比较。一些科学家将修昔底德的用词"lygx
kene"（希腊语：λύγξκενή）解释为"不寻常的打嗝"，而现在这一症状
被认为是埃博拉病毒病的常见表现。

罗马伊壁鸠鲁派的哲学家卢克莱修（公元前 94 年）支持出血热的
说法。他把雅典瘟疫症状描述为有"出血性"或黑色的分泌物从七窍
流出。卢克莱修引用了两位希腊西西里的科学前辈（恩培多克勒和阿
克隆）的说法，因为他是他们的追随者。他是一位医生和作家，虽然
阿克隆的原作已不存在，但据报道，他在前往雅典抗击瘟疫后于公元
前 430 年去世。在这里，他下令在街上生起大火，以净化空气，并为
患者提供一些救济。当时迷信盛行，尤其是在兜售古老的神谕方面。
卢克莱修认为，瘟疫不仅体现了人类的脆弱性，还体现了宗教和信仰
神灵的无用性。

雅典瘟疫是一个完全不可预测和无法预见的事件，导致了古希腊
有记录以来最大的生命损失，以及雅典社会的崩溃。修昔底德描述了
社会道德的崩溃，并补充说，人们不再遵守法律，他们认为自己已经
被判了死刑。同样，公民开始挥霍钱财，不再谨慎储蓄。当富裕的亲
戚去世，穷人会拿到遗产，一夜暴富，社会阶层被彻底颠覆。总体而
言，雅典人的行为开始变得不道德，因为多数人知道自己活不了太长，
不用再过虔诚的生活及受诸神的奖赏。

神庙变成不虔诚的贫民窟，里面塞满了雅典难民。很快，又挤满
了尸体和垂死之人。希腊人祖传的迷信开始发挥作用，他们将瘟疫视
为诸神更偏爱斯巴达的证据。这种观点得到了一个神谕者的支持，阿
波罗本人（疾病与医药之神）将为斯巴达参战。但当阿波罗被雅典人
问及"他们是否应该参战"时，他却回答说："如果他们全力以赴，
胜利将属于他们，阿波罗将与他们同在。"令人震惊的是，一个更早
期的神谕曾警告说："一场斯巴达挑起的战争将会来临，并带来一场
瘟疫。"

瘟疫削弱了雅典的国际实力及其与对手共同发展的能力。许多幸
存的雅典人都是外侨（享有部分公民权的外侨），他们伪造证件、贿赂

官员以隐藏原始身份。其中一些人被捕后沦为奴隶。这导致了更严格的认可公民身份的法律规定，减少了国家战时可征用的士兵数量，并加速了雅典外侨的个人待遇和权利的下滑。

伯罗奔尼撒战争爆发 2 年后，这场瘟疫给雅典带来了巨大的军事、经济和社会灾难，从此一蹶不振。雅典随后被斯巴达彻底打败，失去了在古希腊世界的"超级大国"地位。

这是一场空前的灾难，不仅改变了伯罗奔尼撒战争，也改变了整个希腊历史，进而改变了世界历史。虽然战争在第一波疫情后的近 26 年才结束，但毫无疑问，这场大瘟疫改变了战争的进程（至少是雅典战败的一部分原因），并在很大程度上塑造了后来的和平时代，播下了削弱并摧毁雅典民主的种子。

——凯瑟琳·克莱迪斯，希腊国家博物馆常驻学者，芝加哥洛约拉大学古典研究客座教授，《雅典大瘟疫能给我们带来什么》，载于《大西洋月刊》，2020 年 3 月 23 日

克莱迪斯继续解释了修昔底德作为瘟疫受害者、亲历者获得的深层体验。

修昔底德被史学界称为"政治现实主义之父"……前无古人后无来者，他了解恐惧、利己主义是如何引导个人决策，进而决定国家命运的……他坦率地看待这种疾病所能利用的实际和道德弱点。他尖锐地指出，雅典的拥挤，住房和卫生设施的缺乏，使疾病传播得更迅猛，增加了伤亡人数。他意识到，由于人们对重要的公共卫生和安全措施缺乏关注，这种瘟疫才得以生根发芽，并使其影响愈演愈烈。

1994—1995 年，在雅典古老的凯拉米克斯墓地外的挖掘工作中，发掘出了一座万人坑和近 1000 座坟墓，年代在公元前 430 年至公元前

426 年。这个竖井形状的公墓里，总共有 240 具遗体，其中至少有 10 名儿童。这些骸骨被随意堆在一起，中间没有隔着土壤层，没有古希腊人通常对死者及其葬礼表现出的任何应有的关心和尊严。

第三文物保护局考古学家艾菲·巴兹奥托普鲁·瓦拉瓦尼说："这个集体坟墓没有什么纪念性。我们发现的祭品都是些普通甚至廉价的陪葬器皿，带一些红色小图案的黑色陶罐，公元前 5 世纪后期的白色细颈有柄长油瓶。尸体在死后一两天内就被下葬了。这些因素指向了恐慌状态下的大规模埋葬，很可能就是因为瘟疫。"

"弥尔蒂斯"，这是考古学家给一个 11 岁的雅典小女孩取的名字，她的遗骸是在 1994—1995 年修建凯拉米克斯地铁站时，在一个乱葬坑里被发现的。法医分析表明，弥尔蒂斯和万人坑中的另外两具尸体，均死于雅典瘟疫期间的伤寒。

1. Mitchell Berger, 2015, Influenza, not Ebola, More Likely the Cause of 430 BCE Athenian Outbreak, *Clin Infect Dis* 61, 1492–1493.

2. Morens, David et al., 1992, "Epidemiology of the Plague of Athens", *Transactions of the American Philological Association 122*, 271–304.

3. Papagrigorakis, M.J., 2006, "DNA examination of ancient dental pulp incriminates typhoid fever as a probable cause of the Plague of Athens." *International Society for Infectious Diseases*, 10, 206–214.

4. Papagrigorakis, M.J., 2011, Facial Reconstruction of an 11–year-old Female Resident of Athens, *Angle Orthodontist* 81.

罗马帝国的瘟疫和其他疾病

79 年的伊苏维火山爆发后因两点而著名：对庞贝的破坏和赫库兰尼姆的保护。鲜为人知的是，在这场造成 10 000 人死亡的灾难发生后，一种流行病席卷了坎帕尼亚地区。学者们认为，这可能是一场暴发性疟疾，还伴随着炭疽的暴发。

2000 年，当 NASA 戈达德太空研究所的理查德·斯托瑟斯统计整个西方历史上有记录的瘟疫情况时，发现了一个奇怪的巧合，很多大流行病发生在火山大爆发后不久。他说：

> 众所周知，火山会将含硫气体喷入平流层，在那里硫与水蒸气结合形成硫酸气溶胶。这些气溶胶屏蔽了来自太阳的一些辐射，因此降低了地球表面的温度……这些喷发之后是平流层的干雾，使太阳光变暗，使大气变冷，导致降水量增加，许多粮食作物歉收。源自亚洲或非洲某个致命疫情在火山爆发后的 1～5 年蔓延到整个地中海地区。人们相信，至少在 5 个案例中，造成大规模死亡的传染病是真正的瘟疫。

5 世纪的西班牙历史学家奥罗修斯谈到了 125 年席卷努米比亚（主要包括现代阿尔及利亚、利比亚、突尼斯）和尤蒂卡（现代突尼斯）的两场瘟疫，分别造成 80 万和 20 万人死亡（夸张）。在此之前还有一场蝗灾，造成了北非沿海地区的严重饥荒，疾病和饥荒甚至蔓延到了意大利。

疾病在罗马帝国生活中是不可避免的、毁灭性的。有各种可能的原因，如污水处理系统、公共浴室、卫生和垃圾、市民的饮食，还有环境问题，如砍伐森林。罗马人为了促进城市扩张大量砍伐森林，导致地下水位上升，在沼泽地区产生了连锁反应，导致了疾病的高传播率。这又吸引了大量幼虫，携带吸血昆虫传播的疾病。例如，蚊子和其他生物媒介传播的疟疾。在前文中我们已经看到了疟疾是如何持续困扰罗马人的，以及在卢格纳诺出土的儿童骨骼如何被证明是疟疾宿主。

在庞贝附近的奥普隆蒂斯的一家石榴店挖掘出土的一对双胞胎的骨骼，显示出几乎可以断定为先天性梅毒的疾病迹象。如果这一点被证实，就推翻了长期以来的流行观点——这种令人厌恶的疾病是由哥伦布在 15 世纪从新大陆传入欧洲的。

2015 年，全球约有 4540 万人感染梅毒，当年就有 600 万新增病例，并导致约 107 000 人死亡。1990 年的死亡人数更是高达 202 000 人。20 世纪 40 年代青霉素的出现，使梅毒的死亡率直线下降，但自 2000 年以来，许多国家的感染率再次上升，并往往与人类免疫缺陷病毒合并出现。

"羊须疮"是一种在罗马发现的疾病，当时被认为是通过接吻传播的。这是一种皮肤病，通常从下巴开始，再蔓延到整个面部，有时还会扩散到身体的其他部位。虽然它很少引起医学上的合并症，但对患者自己和亲眼见到的人来说，难免会不舒服。罗马人甚至会通过烧灼瘢痕来消除这种令人痛恨的疾病。

根据路易吉·卡帕索教授的说法，由于罗马人家里污染严重，呼吸道疾病，尤其是炭疽病很常见。灯具、烹饪和壁炉不断排放出碳。碳使罗马人的肺部产生了病变，后来在对骨骼和木乃伊的研究中被检测证实。骨膜炎或骨膜痛也是当时的一种慢性疾病，由骨膜（骨周围的一层结缔组织）炎症引起，主要表现为骨骼的压痛和肿胀。

1. Capasso, Luigi, 2000. "Indoor pollution and respiratory diseases in Ancient Rome". *The Lancet*. 356 (9243): 1774.

2. Gigante, Linda. "Death and Disease in Ancient Rome." *Innominate Society*.

3. O'Sullivan, Lara. 2008. "Deforestation, Mosquitoes, and Ancient Rome: Lessons for Today". BioScience. 58 (8): 756–760.

4. Stothers, R.B., 1999. Volcanic dry fogs, climate cooling, and plague pandemics in Europe and the Middle East. Climatic Change 42, 713–723.

5. Vuorinen, Heikki S., 2010. "Water, toilets and public health in the Roman era". *Water Supply*. 10 (3): 411–415.

第3章　安东尼瘟疫

（165—180 年）

安东尼瘟疫是罗马帝国三次极具破坏性大流行的第一次，其他两次是塞浦路斯瘟疫（249—262 年）和汝斯汀瘟疫（541—542 年），这两次瘟疫因其高死亡率而震撼了罗马帝国。

——凯尔·哈珀，《罗马的命运：气候、疾病和帝国的终结》

从战场上归来的胜利军队带回祖国和带给家人、朋友的不仅仅是战利品，还有瘟疫。因性传播疾病和其他疾病有时会潜伏在士兵体内，并感染他们的行李车，随时可能传播给新的人群。安东尼瘟疫或者叫"盖伦瘟疫"，很有可能是一场天花，在马可·奥勒留·安东尼统治的鼎盛时期（161—180 年）出现，摧毁了罗马军队，并可能在军队从帕提亚战争（161—166 年）回国后杀死了罗马帝国 500 多万人。甚至有人认为，估计帝国总人口的 1/4～1/3 死亡，即 6000 万～7000 万人死亡。

安东尼瘟疫起源于 200 年中国汉朝瘟疫的西侧分支。众所周知，这场瘟疫加速了西罗马帝国的衰落，导致其在 300 年后灭亡。

这场瘟疫可能夺走了路奇乌斯·维鲁斯皇帝的生命，他死于 169 年，死前与马可·奥勒留共同执政。168 年，当维鲁斯和马可·奥勒留从战场返回罗马后就病倒了，症状与食物中毒类似，几天后死去。但现在有学者认为，维鲁斯可能死于天花。另一些人认为，马可·奥勒留在 11 年后同样死于瘟疫。

传说和历史事实往往纠缠不清，这导致瘟疫如何发展到能传染人类，也有了两种不同的解释。一种是，据说维鲁斯在入侵塞琉西亚时，打开了该城的一座封闭的坟墓，就像打开潘多拉魔盒那样释放了疾病。这表明，这种流行病被认为是一种超自然的惩罚，因为罗马人违反了对众神的誓言，没有掠夺该城市。另一种说法是，有一名罗马士兵打开了巴比伦阿波罗神庙中的一个金匣子，让瘟疫扩散而出。历史学家阿米亚努斯·马塞林（330—400 年）所著的《功业录》，以及不太可靠的《罗马皇帝传》，这两个 4 世纪文献记载，都把疾病的暴发归因于罗马人亵渎了神的圣所。其他罗马人更倾向于指责基督徒拒绝崇拜神灵而激怒了他们，愤怒的神灵将瘟疫作为对人类的惩罚。

马可·奥勒留因此开始警告基督徒的政策，但适得其反。基督徒认为有义务帮助身患重病的陌生人，并"爱你的邻居"。因此，他们会为那些生病无法自理的人提供最基本的需求，如食物和水。在危机时期，基督教提供了一定的末世论和存在论的意义，为那些幸存之人提供安慰，承诺天堂，也为死后的生活提供了保证。这种对来世救赎的承诺引发了信仰的高峰，也为以后基督教在君士坦丁一世统治时期的兴盛奠定了基础。

演说家埃利乌斯·阿里斯泰德（117—181 年）在《神圣故事》中生动描述了瘟疫。该瘟疫于 165 年夏天在士麦那的郊区暴发。说明这场天花是在战后军事行动之前发生的，也说明帕提亚战役促成并加剧了已经在东方形成的瘟疫暴发。165 年，阿里斯泰德本人也得了瘟疫，但幸运地活了下来，于 171 年创作了《神圣故事》，其中记录了近30 年来他在梦中获得的阿斯克勒庇俄斯的大量预兆和启示。安东尼时期的瘟疫，似乎在罗马找到了清晰的传播路径。

安东尼瘟疫似乎从中国沿着丝绸之路传到了罗马帝国，在泰西封、塞琉西亚（底格里斯河沿岸的主要城市）和其他城市中心，以及来自东方的商船上肆虐。历史学家张磊夫推测，根据中国史书上的记载，这场瘟疫可能在 166 年前也在中国东部地区暴发了。在 165—166 年冬季，罗马人围攻美索不达米亚的塞琉西亚期间，它首次被引入罗马帝国，成为公共卫生问题。所有的消息来源都认为维鲁斯的军队在胜利返回时将疾病带回了西部。罗马和各省都受到了影响，军队受到的打击尤其严重。许多资料中都提到了对罗马人力受损的担忧，例如，阿米亚诺斯·马塞林和奥罗修斯，以及欧特罗庇厄斯，后者报告说瘟疫非常严重："在罗马和整个意大利及各省，大多数人都受到了影响，军队中的士兵被虚弱所折磨。"这很成问题，因为帝国东北边境此刻受到威胁，而且在1世纪60年代末马科曼战争中也难以动员足够的力量。据马塞林的记录，瘟疫在帝国西部肆虐，波及了高卢和驻扎在莱茵河沿岸的军团，最北到达哈德良长城。

休假的士兵和水手回到军营，感染了其他军团成员和船员，进而加速了瘟疫在武装部队的传播。28个军团，共约有15万名受过严格和昂贵训练的人暴露在病毒中，许多人都死了。因此，马可·奥勒留不顾一切地抓壮丁充实军队，被释放的奴隶、战俘、罪犯和角斗士都被招募进来，由此产生了训练不足，纪律涣散的军队。角斗士减少，意味着在罗马和整个帝国内的竞技比赛减少，这也使罗马人民深感不满，他们在国家危难时期，渴求更多娱乐。167年，日耳曼部落200多年来首次越过莱茵河。敌人的这种胜利加速了罗马军队的衰落，与经济危机一起，成为帝国衰落和垮台的早期信号。

帝国官员优特罗皮乌斯说，整个帝国有大量人口死亡。根据卡西乌斯·迪奥的说法，9年后的189年，该疾病再次暴发，导致罗马城每天有多达2000人死亡，其中1/4死于感染，总死亡人数估计有500万，在一些地区，该疾病导致多达1/3的人口死亡，并再次摧毁了罗马军队的队伍。

这种巨大的死亡人数，严重减少了国库的税收来源，政府收入急剧下降。它还减少了军队的招募人员、公职的候选人、商人和农民。农场的生产能力下降，因为农民减少意味着更多的土地无人耕种，这对税收产生了进一步的打击。农作物短缺导致通货膨胀和物价急剧上涨，以及食品供应量减少。手工业者和工匠的减少，也意味着生产力的下降，直接影响了当地经济。劳动力的短缺导致在疫情中幸存的那些人的工资上涨，而商人和金融家的减少，导致国内和国际贸易的被迫中断。

因此，安东尼瘟疫的一个长远后果影响，就是掀起了罗马帝国在西部衰落的渐进过程。汉娜在《通向危机之路》一书中认为，"罗马文化、城市主义、城市和省份之间的相互依存关系"有助于瘟疫的传播，从而为帝国崩溃埋下了隐患。拥挤的城市、糟糕的饮食和营养不良，以及缺乏卫生措施，使罗马城市成为疾病传播的大坑。瘟疫沿着连接城市和外围省份的陆上和海上贸易路线肆意传播。

凯尔·哈珀在《罗马的命运：气候、疾病和帝国的终结》一书中认为，"社会发展的悖论和自然固有的不可预测性共同导致了罗马的灭亡"。当一段有利的气候时期结束时，气候变化导致了新的灾难性疾病的出现，包括安东尼瘟疫。哈珀认为，安东尼瘟疫是罗马帝国时期三次极具破坏性大流行中的第一次，其他两次是塞浦路斯瘟疫（249—262 年）和汝斯汀瘟疫（541—542 年），这两次瘟疫由于高死亡率沉重打击了罗马帝国。当罗马帝国试图保持军队的力量和完整性，扩大帝国的疆域，开拓四通八达的贸易网络，维护城市的规模和数量时，这些大流行病却使帝国无助地走向衰落。

关于安东尼瘟疫的主要文献资料，包括盖伦的《论自然能力》，列出了瘟疫若干症状，以及马可·科尼利厄斯·佛朗托的《书信集》，他是马可·奥勒留的导师。盖伦的《论治疗方法》中有两处提到了瘟疫。在 166 年，盖伦从罗马回到位于派伽蒙的老家。在他的《描述和治疗人类身体的主要疾病》一文中，提到了发热、腹泻和咽部炎症，以及9 天后皮肤干燥或脓疱溃烂。正是这些症状描述，使现代学者们得出结论，这种疾病很有可能是天花。

13 世纪圣杰罗姆在《编年史》中记录的这场瘟疫，最早暴发是在168 年，当时"一场瘟疫占据了许多省份，并影响了罗马"。4 年后，疫情愈演愈烈，"一场大瘟疫席卷了整个世界，罗马军队几乎全军覆没"。迪奥称，疾病造成的死亡因大规模"投毒"而加剧，这些投毒是由配备尖锐针头和致命化合物的有偿罪犯进行的，对他来说，这是他遇到过的最严重的瘟疫，在罗马，"一天内经常有 2000 人死亡"。

希律王证实，在大约 190 年，罗马城暴发了一场严重的瘟疫。继而整个意大利都受到影响和感染，人和牲畜纷纷倒下。医生建议康茂德大帝逃离罗马，躲到一个更安全的地方，并建议留在城里的人好好利用熏香和其他芳香剂，让腐败的空气远离自己，或者驱散屋里的病媒生物。当然，对人类和家里的生物来说，这些方法都是无效的。

第二次大流行病发生在德基乌斯（249—251 年）和加卢斯（251—253 年）统治时期。这场瘟疫于 251 年在埃及暴发，并由此感染了整个罗马帝国。它的高死亡率再次严重打击了军队，并造成大量劳动力短缺。据历史学家佐西穆斯记载，瘟疫直到 270 年仍在肆虐，就连当时的皇帝"哥特人征服者"克劳狄二世（268—270 年）都命丧于此。

根据人口学研究，在安东尼瘟疫期间的平均死亡率为 7%～10%，在城市和军队中甚至高达 13%～15%。

马可·奥勒留对他所看到的一切深感担忧，他的臣民变得狂妄自大，散播假新闻，帝国陷入无政府状态。在《沉思录》的一段文字中，他表达了这种焦虑。

辞别人世时，从未有过说谎、虚伪、奢侈和骄傲的嗜好，这是一个人最好的命运。然而如俗话所说，当一个人拥有足够的以上"嗜好"，再结束自己的生命则是仅次于最好的一次旅行。而你决定顺从恶吗？还没有引导自己从这种瘟疫逃开的经验吗？因为理智的丧失就是一场瘟疫，比围绕着我们的气候腐败和变化都更像一种瘟疫。因为气候的腐败就动物而言是动物的瘟疫，而理智的丧失就人而言是人的瘟疫。

——《沉思录》

1. Bruun, Christer, 2007, "The Antonine Plague and the 'Third-Century Crisis'" in Olivier Hekster (ed.), Crises and the Roman Empire, Leiden/ Boston (Impact of Empire, 7), 201–218.

2. Gilliam, J.F., 1961, "The Plague under Marcus Aurelius". *American Journal of Philology* 82, 225–251.

3. Harper, Kyle, 2017, *The Fate of Rome: Climate, Disease, and the End of an Empire*, Princeton University Press.

4. Littman, R.J., 1973, "Galen and the Antonine Plague". *American Journal of Philology*, 94243–255.

5. Tomlin, R.S.O., 2014, "Drive away the cloud of plague": a Greek amulet from Roman London. In Collins, Rob, *Life in the Limes: Studies of the people and objects of the Roman frontiers*, Oxford, 197–205.

第4章 东汉的天花

（200 年）

这是一个"极其不祥之兆"。

——166 年罗马派往汉朝的贸易代表团，
引自拉乌尔·麦克劳林，《罗马与遥远的东方》

汉朝（公元前 202 年至公元 220 年）包括西汉和东汉，是中国自秦朝以后的第二个统一王朝，由起义领袖刘邦建立，并由刘氏家族统治。汉朝纵贯 4 个世纪，是中国历史上的一个黄金时代，缔造了中华文明的身份认同，其影响一直延续至今。

天花传入中国的时间，比侵入地中海地区稍晚。在这次天花流行之前，汉朝有 6000 万人口，到了第 400 年，疾病、黄河流域的干旱和东汉灭亡后长期的政治动荡，共同造成了 1000 万中国人口死亡。162 年，汉朝官廷为感染者建立了一种专门治疗传染病的医院"庵庐"。这可能是中国历史上第一所公共的临时性流行病医院，也是世界上最早的传染病医院之一。到南北朝时期，隔离治疗已经发展成正式医疗制度。

168 年，汉桓帝（132—168 年）驾崩，刘姓宗室的一个 11 岁男孩继位，史称"汉灵帝"。他是一个软弱无能的统治者，统治期间国内起义和动乱不止。其中规模最大的一次是 184 年的"黄巾起义"——这是一场农民起义，正是由 1 世纪 70—80 年代多次暴发的致命瘟疫引发的。死亡人数越多，幸存者就会愈发怨恨皇帝，认为他有权力去结束百姓的痛苦。然而，汉灵帝没有去治理瘟疫，而且更糟糕的是，他还向老百姓征收重税。因此，农民开始求助方士，寻求神奇的治疗方法。其中一个叫张角的方士吸引了大量的追随者。到了 184 年，张角带领他的追随者发动起义反抗朝廷。虽然汉军最终击败黄巾军，但在接下来的 10 年里农民起义还是接连爆发。

葛洪是第一位准确描述天花症状的中国古代医学家，但张磊夫在 20 世纪 30 年代曾猜想，在汉桓帝、汉灵帝统治时期（132—189 年），于 151 年、161 年、171 年、173 年、179 年、182 年和 185 年曾多次暴发并困扰东汉的天花瘟疫，可能与欧亚大陆西部边缘的安东尼瘟疫存在关联。张磊夫认为，安东尼瘟疫于 166 年暴发时，恰逢来自"大秦"的罗马帝国使团登陆汉朝交阯郡（越南北部），以及"安敦"的代表访问汉桓帝官廷。"安敦"可能是马克·奥勒留·安东尼或更早的皇帝安东尼·庇护的音译。

拉乌尔·麦克劳克林写道，166 年罗马使团访问汉朝，可能开创了罗马远东贸易的新时代，但同时也是"极度不祥之兆"。他认为，天花的源头其实是中亚的某个孤立的人类群体，分两路传播到中国和罗马世界。从埃及到印度的考古记录也证明，瘟疫对罗马在印度洋的海上贸易造成了"不可挽回的损失"，也沉重打击了罗马在东南亚的商业活动。

1. de Crespigny, Rafe, 2007. *A Biographical Dictionary of Later Han to the Three Kingdoms (23–220 AD)*. Leiden, 600.

2. Hill, John E., 2009. *Through the Jade Gate to Rome: A Study of the Silk Routes during the Later Han Dynasty, First to Second Centuries CE*, 27.

3. Liangsong, Li, 1997, Brief view on arrangement of infectious diseases and hospital for infectious diseases in ancient China, *Chin J Med History*, 1,34–37.

4. McLaughlin, R., 2010, *Rome and the Distant East: Trade Routes to the Ancient Lands of Arabia, India, and China*, London, 59.

5. Pulleyblank, Edwin G., 1999, "The Roman Empire as Known to Han China". *Journal of the American Oriental Society*. 119 (1), 71–79.

第5章　塞浦路斯瘟疫

（250—271 年）

> 人人都在颤抖，逃离，躲避传染病，蛮横地对待自己的朋友。
>
> 就像阻止了瘟疫患者，就能阻止死亡本身一样。
>
> ——迦太基的庞修斯，《塞浦路斯传》

3 世纪的一场危机也被称为"军事无政府状态"或"帝国危机"。这是一场规模最大的灾难，从 235 年持续到 284 年，不仅发生了军事、经济上的灾难，还有瘟疫本身。

250 年，罗马帝国正在迷失，情况非常糟糕。当罗马帝国的统治者遭遇了接连不断的蛮族入侵、叛乱和僭越者篡夺权力，帝国危机彻底爆发了。这一切都始于 235 年皇帝亚历山大·塞维鲁的独子被暗杀，他只能宣布马克西米努斯·特拉克斯为新皇帝，他是一个军团的指挥官。马克西米努斯（被元老院当成农民）是第一个"兵营皇帝"，从军队中出身的统治者，他缺乏一切罗马贵族具备的就任资格：政治经验、支持派系、财富、伟大的祖先和世袭的皇位。这次暗杀，开启了一个长达 50 年的混乱时期，期间至少有 26 人要求登上皇位，多数是罗马军队的杰出将领，他们分别对帝国全境或部分地区行使皇权。

238 年是"六帝时代"灾难性的一年，所有自封的统治者（马克西米努斯、戈尔迪安一世、戈尔迪安二世、普皮纽斯，以及有英国血统的巴尔比努斯和戈尔迪安三世）都死了。

268 年，帝国已分裂成三个割据对抗的国家：高卢帝国、帕尔米拉帝国（包括东部的叙利亚帕拉斯特纳省和埃吉图斯省）和以意大利为中心的罗马帝国本身。然后，情况变得更加糟糕：瘟疫开始肆虐帝国。塞浦路斯瘟疫源于 250 年复活节前后的埃塞俄比亚。它在第二年传播到罗马，又蔓延到希腊，并进一步向东侵袭叙利亚。

我们已经看到前一个世纪的安东尼瘟疫如何耗尽了罗马军队的人力、技能和经验，并摧毁了罗马的经济。249—262 年，塞浦路斯瘟疫也使罗马帝国再次陷入困境，以至于亚历山大等一些城市经历了人口从 50 万到 19 万的暴跌，下降率 62%，尽管这些人可能并非都死于瘟疫，有些人可能只是在恐慌中逃亡他乡。据亚历山大城的主教说：

> 这座巨大城市不再拥有众多的居民，包括婴儿和高龄老人。至于 40—70 岁的人口，以往也比现在多得多。我们把 14—80 岁、有权享受公粮救济的人口都登记进去了，现在看来，青少年也不比老人多。

瘟疫极大地削弱了罗马帝国抵御蛮族入侵的能力，而饥荒等其他问题也难以解决，许多农民进入城市寻求庇护，农场被遗弃，生产停滞。所有政治动荡中，军队由于缺乏统一领导，也被进一步稀释，再加上一长串无能的短命皇帝，他们都无法阻止瘟疫的蔓延，其中两位还死于瘟疫（251 年是霍斯蒂利亚，270 年是克劳迪乌斯二世），这也加重了帝国的惨状。

迦太基的主教圣塞浦路斯认为，这种流行病是"世界末日的征兆"，因此这场瘟疫便以他的名字命名，据估计，仅在罗马城每天就有 5000 人死亡。是什么疾病导致了这场大流行？很可能是天花、大流感，也有可能是病毒性出血热、埃博拉出血热。但是没有任何资料提到天花的最明显特征——全身皮疹。尤西比乌斯在写于 4 世纪初的教会历史中，描述了 312—313 年暴发的一次更像天花的疾病。尤西比乌斯称这是一种"与塞浦路斯瘟疫不同的疾病"，甚至明确描述了典型的脓疱疹症状。塞浦路斯瘟疫中的四肢腐烂、永久性衰弱，与天花症状是不符合的。

如果是腺鼠疫，不符合病理学、季节性或演示图形。至于霍乱、斑疹伤寒和麻疹，那就更不沾边了，但每种都有不一致的地方。在康茂德统治时期的天花疫情和塞浦路斯瘟疫之间，隔了有两代人，这意味着整个人口会再次被感染。

流感大流行也是其中一种可能，它在古代世界也是众所周知，尽管当时关于普通流感和大流行的文字描述凤毛麟角。塞浦路斯瘟疫是一种急性发作疾病，伴有灼热和严重的胃肠道紊乱，其症状包括结膜出血、血便、食管病变和四肢坏死。这些迹象与一种诱发暴发性出血热的病毒引起的感染相似。

2014 年，当意大利卢克索考古队在埃及底比斯古城西岸的哈瓦（Harwa）和阿克曼鲁（Akhimenru）墓葬群工作时，发现了鼠疫患者的骸骨，塞浦路斯瘟疫在考古证据方面终于有了进展。人们曾试图通过用石灰掩埋及焚烧尸体的方式来抑制疾病传播。意大利考古队还发现了三座石灰窑和被焚烧过的鼠疫患者的遗体。他们试图从遗体中提取 DNA，但是失败了，因为埃及的气候会导致 DNA 完全破坏。

不管是什么原因，塞浦路斯瘟疫消灭了帝国的大多数人口，造成了人力、粮食生产和军队招募方面的严重短缺——就像之前的安东尼瘟疫一样。它的最大影响是在 3 世纪的重重危机中，进一步削弱了罗马帝国的实力。

迦太基的庞修斯是《塞浦路斯传》的作者，他描述了瘟疫在迦太基的残酷肆虐。

之后，暴发了一场可怕的瘟疫，可恨的疾病大肆破坏，挨家挨户侵袭颤抖的人民，日复一日地搞突然袭击，带走了无数生命，那些人全都死在家里。人人都在颤抖，逃离，躲避传染病，蛮横地对待自己的朋友。就像阻止了瘟疫患者，就能阻止死亡本身一样。

——迦太基的庞修斯，《塞浦路斯传》

屡见不鲜的"找替罪羊"骚乱开始，人们将"世俗迫害"被归咎于基督徒。50年后，信奉基督教的北非人亚挪比乌为他的新信仰辩护，以免被异教徒妖魔化。

基督教传向世界之后，瘟疫也被带到了各地……但反对者说，神给我们带来瘟疫、干旱、战争、饥荒、蝗虫、老鼠、冰雹，以及其他破坏性的东西，损害人的财产，因为神被你们的错误和过失激怒了。

——亚挪比乌，《驳异教论》

圣塞浦路斯一直在对信徒说教，绝望地安抚他们，他们并不比其他遭遇瘟疫的人更幸运，他在《死亡之路》一文中，对可怕的身体症状进行了生动描述。

眼睛的疼痛、发热和所有肢体的疼痛，在我们和其他人中都是一样的，只要我们分享这个时代的共同肉体……这些都是信仰的证明。当身体的力量消散时，肠子也会随着水流消散；来自最深处的火焰燃烧喉咙的伤口；肠子颤抖着，不断呕吐着；眼睛因血液的力量而着火；致命的腐烂、感染使一些人的脚或其他肢体损坏；由于身体的衰退，虚弱盛行，你会变瘫、变聋或变瞎。

——圣塞浦路斯，《死亡之路》，引自哈珀，《罗马的命运》

疾病在帝国的各个角落肆意蔓延，基督徒将其造成的痛苦与殉道者必须承受的疾痛联系起来，以试图让这种痛苦更加高尚，而其他人只能在焦虑和恐慌中挣扎。人们猜测，这种瘟疫是通过"腐败空气"传播到整个帝国，也可能是通过衣服传播的，甚至仅仅是因为看了感染者一眼。

3世纪的大危机仍在持续，军营里的皇帝们从未放弃腐败的政策，不断贿赂军队以确保在内战中的优势，不断降低的货币值，引发了严重通货膨胀，破坏了经济的方方面面。人民开始诉诸黑市，国库的税收岌岌可危，因为基本税收是以食物、货物的形式来支付的。

各支军队被内部的分歧和战斗所纠缠，忽视了莱茵河和多瑙河流域的卡皮人、哥特人、汪达尔人、阿勒曼尼人等蛮族对边境的入侵，以及来自东方的萨珊人的攻势。沿海低地国家的气候变化，海平面上升，居民流离失所，被迫寻找新的土地定居。

270 年，瘟疫仍在肆虐，一个事件涉及克劳狄乌斯二世的死亡。下面是《罗马皇帝传》中的记载。

> （270 年）天赐的机遇大大促进了克劳狄乌斯的军事成功。因为聚集在哈埃米蒙图斯（巴尔干半岛）的蛮族部落的大量幸存者被饥荒和瘟疫所困，克劳狄乌斯不用再进一步征服他们……同时，斯基泰人试图在克利特尔岛和塞浦路斯掠夺，但他们同样被瘟疫所扰，因而被打败了。

在瘟疫的推波助澜下，这场危机促使罗马军队进行了全面改革——罗马人从这场完美的风暴和混乱中吸取某些教训，以防它再次发生。军队在应对外部威胁方面彻底失败，它被滥用于个人利益和好处。在伽利埃努斯（253—268 年）统治时期，参议员严禁在军队中服役，这有两个好处：一是减少了参议员参与反叛的可能；二是取消了军队中古老的贵族世袭爵位。军官必须通过自己的努力爬升，不能再依赖特权。这样做的结果是，皇帝获得了丰富经验、选拔更严的军官队伍。为了赢得对高卢、帕尔米尼叛军的胜利，皇帝奥勒良部署了舰队骑兵，而非通常的步兵。戴克里先甚至进一步增加了骑兵数量，以确保更灵活、机动地部署军队。戴克里先统治的范围不仅限于罗马附近，这样他的快速机动部队能更快速地抵达冲突地区。他在帝国东方城市地区拥有掌控权，形成了"四帝共治"，这是一个由 4 个连续在位的皇帝组成的制度，4 人分别镇守于曾漏洞百出的帝国边界。

1. Harper, Kyle, 2017, "Solving the Mystery of an Ancient Roman Plague". *The Atlantic*.

2. Harper, Kyle, 2015, "Pandemics and Passages to Late Antiquity: Rethinking the Plague of c.249–70 described by Cyprian," *Journal of Roman Archaeology* 28, 223–260.

3. Stathakopoulos, D. Ch., 2007, *Famine and Pestilence in the late Roman and early Byzantine Empire*, 95.

赫德修斯《编年史》

赫德修斯（400—469 年），也叫艾蒂卡斯，是罗马加利西亚（现葡萄牙查韦斯省）阿可弗拉维的一名主教。他编纂了一部《编年史》，是关于 5 世纪伊斯帕尼亚部分地区的最佳文献，也是唯一一部关于 5 世纪蛮族入侵和定居罗马的详细历史资料。《编年史》内容始于 379 年，采用 4 个平行的时间线和历史材料，写作目的是描绘西罗马帝国，尤其是伊比利亚社会的日益瓦解，因此毫不奇怪，书中呈现的是一个非常黯淡、灾厄缠身的 5 世纪社会。他读过《多马福音》，其中的预言为世界将在 482 年 5 月毁灭，没有任何事情能减轻灾难。"战争、饥荒、瘟疫和死亡，肆虐世界各地的四大灾难，神通过先知预言都实现了"。我们也听说过"饥饿的母亲食其子"、主教与异端斗争、蛮族入侵。"皇帝的旋转门"表明了西罗马帝国政局不稳定。《编年史》到 468 年突然中断，原因不是任何启示，而是因为作者本人去世。

拜占庭帝国、欧洲、亚洲和非洲

505 年，瘟疫在一次军事围困中苏醒。在阿纳斯塔西战争期间，萨珊王朝卡瓦德一世领导的军队对阿米达城（现代土耳其的东南部）进行围困。这次围城总共持续 73 天，其后果令人生畏。城内有 8 万百姓在随后的报复行动中死亡。波斯人将城内百姓所有男人捆起来，囚禁在圆形剧场，最终死于饥饿或饥饿带来的问题。女人也饥肠辘辘，开始吃土块、旧鞋底，"以及街道和广场上其他可怕的东西"。出卖身体是她们的一条生路，她们以身体跟波斯人换取食物，但食物不足时，波斯人也抛弃了她们，任其自生自灭。据（伪）约书亚的记载，接下来发生的事惨绝人寰。女人聚集在一起讨论吃人，出去结伴制服弱势群体，包括其他老弱妇孺，或煮或烤，吃掉这些受害者。"烧烤的气味"让波斯人意识到发生了什么，他们只能通过酷刑或处决来阻止这种行为。

其后果也同样残酷。城里的动物已经习惯了遍地饿殍，以大量尸体为食，以至于在战争结束、尸体腐烂后开始攻击活人，以满足对人肉的渴望。动物们拖家带口地围攻市民、农民，落单的旅行者也会被它们撕咬。

如果这些记录都是真实的，能很好地说明围困双方的人性，会为了胜利或生存沉沦到何种地步。但同时这些故事也可能是基督教作家为了某些目的杜撰的，以世俗的黑暗堕落令人厌恶，来宣传末日审判的宗教思想。这或许是早期的假新闻。

无论故事真假，军事围困本身就会带来可怕的后果。560 年，战争结束后的阿米达城谣言四起，说波斯人还要回来。据历史学家以弗所的约翰（约 507—588 年）回忆说，这引起了居民的"愤怒、疯狂和狂热"，因为压断了这个城市的最后一根弦，在过去 50 年里，这个城市经受了一次围攻蹂躏，接着在 3 个月的瘟疫中又损失了 3 万人口，经济也彻底崩溃了。女性和儿童是这种群体疯狂的主要心理受害者，他们开始"像狗一样汪汪叫，像山羊一样咩咩叫，像猫一样喵喵叫，像公鸡一样咯咯叫，模仿所有动物的声音"。更多的社会焦虑开始浮现，成群结队的"困惑不安的人在夜里蹒跚而行，四处参观墓地"。他们"唱歌，愤怒，互相撕咬"，声音凄厉，像喇叭和号角；他们指天发誓，"就像魔鬼附身"。不由自主地狂笑、"不雅谈话和邪恶亵渎"响起。他们上蹿下跳，从墙上倒挂，跳下来，摔倒在地，裸体打滚。他们并不觉得自己还活着。

古代的生物武器

我们必须追溯到公元前 1500 至公元前 1200 年赫梯人的历史文本，以了解最早的生物武器是如何使用的。这段文字记录了土拉菌病的受害者如何被驱赶到敌人的领土上，引发了对方的一场流行病。土拉菌病是一种传染病，也被称为兔子热、鹿蝇热，由土拉热杆菌引起，主要攻击皮肤、眼睛、淋巴结和肺部。一些学者认为，亚述人用麦角菌（黑麦上生长的一种寄生真菌）给敌人的水井下毒，人摄入麦角菌后，会产生生物碱，引发麦角菌病。

在公元前 590 年的西利亚战争中，雅典和"近邻同盟"，用有毒的鹿食草给德尔斐附近被围困的基拉镇水源投毒，守军因腹泻而极度虚弱，因此失守。根据希罗多德的说法，在前 4 世纪，斯基泰人弓兵会将箭尖浸入人和蛇的腐尸，或浸入粪水和血液中，目的是用致命细菌（产气荚膜梭菌、破伤风梭菌等）和蛇毒杀伤敌人。

在公元前 184 年与帕加马国王欧迈尼斯的一场海战中，迦太基将领汉尼拔在锅里装满了毒蛇，并指示水手把它们扔到敌船甲板上。约公元前 130 年，罗马指挥官阿基利乌斯在被围困的敌方城市水井中投毒。大约在 198 年，帕提亚城市哈特拉（今伊拉克摩苏尔附近）通过向塞普蒂米乌斯·塞维鲁率领的罗马军队投掷装满活蝎子的罐子击退了他们。与斯基泰弓兵一样，罗马士兵将他们的剑浸入粪便和尸体中，使敌人感染破伤风梭菌。

1. Elton, Hugh, 2018. *The Roman Empire in Late Antiquity: A Political and Military History*. Cambridge.

2. Greatrex, Geoffrey, 2002, *The Roman Eastern Frontier and the Persian Wars (Part II, 363–630 AD)*. London.

3. Mayor, Andrienne, 2003. *Greek Fire, Poison Arrows and Scorpion Bombs: Biological and Chemical Warfare in the Ancient World*. Woodstock, NY.

第6章　汝斯汀瘟疫：第一次鼠疫大流行

（541—549 年）

这个时期发生了一场瘟疫，人类被其消灭殆尽。

——拜占庭历史学家普罗柯比,《战争史》

拜占庭皇帝汝斯汀统治期间（527—565 年）暴发的一场瘟疫（汝斯汀瘟疫），是第一次鼠疫大流行中的一段插曲。它也是历史上的第一次鼠疫大流行，是由鼠疫耶尔森菌引起的，具有高度传染性。这种瘟疫无情地蹂躏了整个地中海地区、欧洲、阿拉伯半岛和近东地区，对萨珊王朝和罗马帝国，尤其是对君士坦丁堡造成了灾难性的影响。

普罗柯比（500—565 年）写道，每天城里有 5000 人死亡，因此在瘟疫肆虐的 4 个月里，死亡人数高达 12 000 人。他的话是有些夸张，但当时的死亡率确实很高。尤其是在君士坦丁堡。估计整个罗马帝国有 50 万人死亡。不过，我们知道，古典作家经常用漂亮的圆圈指代"很多"或"一个大数字"。395 年，罗马帝国分裂为西罗马帝国和东罗马帝国。东罗马帝国即拜占庭帝国，首都是君士坦丁堡，于 1543 年灭亡，存在了 1000 多年，而西罗马帝国早在 410 年就灭亡了。瘟疫在帝国分裂后的 200 年中起起伏伏，但从未真正消失过。590 年的罗马瘟疫（拜占庭帝国），627—628 年的谢罗瘟疫（美索不达米亚），664—689 年的不列颠群岛瘟疫，698—701 年的瘟疫（美索不达米亚、拜占庭帝国、叙利亚和西亚），以及 746—747 年的瘟疫（拜占庭帝国、西亚、非洲）。一些学者估计，到 750 年瘟疫结束时，死亡人数约为 5000 万，占当时世界人口的 10%。第一次鼠疫大流行，尤其是汝斯汀瘟疫在医学史上意义重大，因为它是有记录以来第一次肆虐全世界的鼠疫，带来了大量死亡、经济、政治动荡和社会破坏。

直到 2013 年，研究人员才得以证实早期的猜测，即汝斯汀瘟疫实际上是由鼠疫耶尔森菌导致的鼠疫大流行。在吉尔吉斯斯坦、哈萨克斯坦和中国边境的天山地区，发现了与汝斯汀鼠疫菌株的祖先密切相关的古代和现代鼠疫耶尔森菌株。这表明，汝斯汀鼠疫起源于这些地区或附近地区，这比普罗柯比记载的"源于埃及培琉喜阿姆"早了 300 多年。

汝斯汀瘟疫被认为是历史上第一次有记载的鼠疫耶尔森菌引起的流行病，其根据是文献中对该疾病临床表现的文字描述（如普罗柯比的记载），以及在该时期的古墓遗址中发现的耶尔森菌 DNA。

一篇发表在《自然·遗传学》和《柳叶刀》上的研究表明："汝斯汀瘟疫起源于中亚。作为整个物种中最基础的现有菌株——鼠疫杆菌在中国青海被发现。在德国从汝斯汀瘟疫受害者的骨骼中分离出鼠疫耶尔森菌的 DNA 样本后，发现目前在天山山脉中找到的现代菌株与汝斯汀瘟疫菌株相比是已知最基础的。"

这一发现表明，横跨欧亚草原的游牧民族（如匈奴和后来的匈人）的扩张，在将鼠疫从中亚的源头传播到西欧亚大陆方面发挥了一定作用。

早期的鼠疫耶尔森菌 DNA 样本，是在公元前 3000—公元前 800 年的骸骨中发现的，范围遍及西亚和东亚。

汝斯汀有一个不怎么光彩的荣誉，那就是以他的名字命名的瘟疫。他本人在 542 年感染了这种瘟疫，并幸运地存活下来。不过，他的帝国在被瘟疫袭击后不久就削弱了。从那个时代的金币上可见，他的脸部有些浮肿，可能是鼠疫腹股沟腺炎造成的。

普罗柯比在其系统性著作《战争史》中为我们提供了关于汝斯汀

瘟疫的最佳证据和细节。全书共 8 卷，详细记载了汝斯汀采用了修昔底德的历史学模式进行的战争。普罗柯比有意大量引用修昔底德的历史，以使自己叙述具有修昔底德一般的权威性和荣誉感。普罗柯比在另一本《秘史》中，与其他作家一样将瘟疫归咎于汝斯汀，认为他的"不公正、反复无常"，以及对祸乱宫廷的妃子西奥多拉宠信激怒了神。普罗柯比后来担任贝利萨留将军的法律秘书，并在汝斯汀在意大利、巴尔干和非洲的整个战役中随军同行。542 年，他亲身经历了君士坦丁堡的瘟疫。

其他资料来源，还有历史学家早期叙利亚东正教会领袖以弗所的约翰，他在环游整个帝国过程中写下了松散却充满激情的《教会史》。该书记载了从凯撒大帝时代到 588 年间 600 多年的历史。542 年，约翰被汝斯汀派遣到小亚细亚规劝异教徒，并为 7 万异教徒进行洗礼。他还在特拉勒斯修建了一座大型修道院，以及 100 多座其他修道院和教堂，大部分都建在被拆毁的异教寺庙上。546 年，他与汝斯汀共谋，迫害了君士坦丁堡内外的异教徒。

此外，还有教会历史学家埃瓦格里乌斯，当时还是个安提阿孩童。他本人在 542 年患了鼠疫，并幸存下来。不过后来，瘟疫夺走了他的第一任妻子、几个子女、一个孙子和很多仆人。他成为安提阿的律师和名誉级长，并在 6 世纪末写了 6 卷本《教会史》，跨度从 431 年到 594 年。然后是阿加提亚的《历史》，他是一名律师和诗人，续写了普罗柯比的历史，重点记录了 558 年君士坦丁堡的第二次瘟疫。

拜占庭人不知道该如何减轻瘟疫的传染性，隔离、社交距离、某种形式的封锁，都在绝望中被尝试过了。

后来，当他们的朋友来访时，他们甚至不愿意承认那些人是朋友，他们把自己关在房间里，假装没有听到，尽管门被撞开了，很明显，他们害怕那人是魔鬼中的一个。但对有些人来说……他们在梦中看到了异象，似乎在他们上方的"生物"手中遭受了同样的事情，或者听到一个声音向他们预言，他们被记录在将死之人的人数中。

——普罗柯比，《战争史》，亨利·布朗森·德文英译本，

勒布图书馆藏，1914 年

但他们所能做的只有宗教仪式，无助地祈祷救赎。对帝国的人民来说，瘟疫只是愤怒的神明降临在他们身上的超自然力量。

普罗柯比也描述了这种瘟疫的超自然因素。

> 许多人都看到了各种各样的超自然生物，伪装成人类的形象。遇到这些幻影的人，认为他们的肢体哪个部位被幻影击中，就是被疾病缠住了。起初，碰到这些超自然生物的人试图通过口念神之名和其他方式驱散它们，但什么也没发生。

普罗柯比没有忘记，即使瘟疫肆虐，汝斯汀也要继续征税，向幸存的人民高额征税以弥补死者带来的税收减少，以及农业与贸易的混乱。

> 当瘟疫席卷整个已知的世界，尤其是罗马帝国，摧毁了它大部分的农村，必然留下一片荒芜，汝斯汀冷酷地对破产的自由人伸手。即使在那种灾难下，他也毫不犹豫地要求缴纳赋税，不仅评估每个人的税额，还要求他们支付病死邻居的税额。

君士坦丁堡的粮食价格飞涨。汝斯汀花费巨资来资助对外战争，包括对迦太基附近的汪达尔人和意大利的奥斯特罗格人王国。他大举兴建宏伟的教堂，如圣索菲亚大教堂。他还颁布遗产法，以更高效地收缴病死者的无归属遗产。但他在为瘟疫患者、垂死者和死者的公共卫生服务上却十分吝啬。

汝斯汀瘟疫从何而来？人们猜测最多的源头——非洲。根据埃德萨的雅各布（死于 708 年）的说法，"大瘟疫始于埃及南部的库什（努

比亚）地区，时间为 541—542 年。厄瓦格利乌斯（死于 594 年）认为，瘟疫源于阿里 – 哈巴沙（今埃塞俄比亚和苏丹东部），可能是由于当时的地域歧视，认为疾病来自炎热地区。叙利亚人迈克尔根据已丢失的《以弗所约翰年谱》认为，瘟疫始于埃及边境的库什和希米亚尔（现在的也门）。一块 543 年的石碑上记录了希米亚尔的埃塞俄比亚统治者阿布拉哈如何在疾病袭击当地之后修复了马累水坝；《瘟疫·塞特纪事》记录了阿里 – 哈巴沙被大流行病袭击一事。早期的阿拉伯文献记载，鼠疫是努比亚、阿比西尼亚的流行病。根据学者彼得·萨利斯的说法，"6 世纪初的地缘政治背景（即阿里 – 哈巴沙与罗马结盟对抗希米亚尔和波斯），可以说是这场瘟疫从非洲传播到拜占庭的重要前提"。

普罗柯比告诉我们，瘟疫源于东方，它在到达君士坦丁堡前就传播到了埃及苏伊士运河附近的培琉喜阿姆，从此进一步传播到整个帝国。这与来自红海沿岸的说法相一致，如果法老的运河仍在通航，可能通过船只上的老鼠传播。这场瘟疫可能起源于罗马与印度半岛的商业联系，也可能源于与努比亚、阿里 – 哈巴沙密切的宗教联系。

到了 543 年，这种瘟疫出现在意大利，并在同年抵达叙利亚和巴勒斯坦。在那里，传染病蔓延到波斯帝国，感染了波斯军队和国王库斯罗一世，导致他们撤退到底格里斯河以东无瘟疫的卢里斯坦高地。图尔的格雷戈里讲述了圣加伦当时从疾病中拯救了高卢的克莱蒙费朗人民的事迹。比德记录了 664 年瘟疫对英国、爱尔兰造成的破坏。有人推测，瘟疫可能早在 544 年就传播到了爱尔兰。阿加提亚记录了 558 年瘟疫在君士坦丁堡的第二次暴发。

普罗柯比写道，疾病和由它带来的死亡无处不在。

> 在这段时间里，有一场瘟疫，整个人类几乎被消灭。现在，自天而降的灾难，勇敢的人可能会给出一些解释……它始于居住在天堂的埃及人。然后它分裂，向一个方向，朝着亚历山大和埃及的其余部分移动；向另一个方向，它来到埃及边界上的巴勒斯坦。从那里传播到整个世界，总是向前移动，在对它有利的时候

旅行。它似乎按照固定的安排移动，在每个国家停留一段时间，毁灭一切。它在任何方向直到世界的尽头，好像害怕地球的某个角落可能逃脱它。因为凡是有生命的地方，即使在岛屿、洞穴、山脊也不会放过。如果它经过任何土地没有被传染，它还会回来。

普罗柯比描述了症状：受害者突然发热，尽管很少或根本没有身体表现，如颜色或体温的变化；发热患者没有炎症，医生可能有理由相信他的患者没什么大碍，而且肯定不会死。但还是有相当多的担忧，因为很快就出现淋巴结肿胀，即像扁豆一样大的黑色脓疱，要么在腹股沟出现，要么在腋窝，在某些情况下，也会在耳朵旁边和大腿的不同部位。病变出现在最接近个人首次感染疾病的淋巴结附近，腹股沟是淋巴结的常见部位，跳蚤会将腿视为容易攻击的目标。简而言之，淋巴结正受到攻击。在没有任何明显原因的情况下，还出现了渗血；疲劳之后是脱水、谵妄或昏迷，结果往往是一命呜呼。当时的医学界在治疗和预后方面完全不知所措。对不同的患者，同样的治疗方法就会显示出不同的结果。即使有人侥幸康复，那也不是因为医生做了什么。

而这，将是后来近东暴发瘟疫的标配。普罗柯比告诉我们，当瘟疫离开君士坦丁堡，又传播到波斯，在那里它"杀死"了比在拜占庭更多的人。

他继续描述了一些受害者遭遇的昏迷和谵妄，同时也向筋疲力尽的护理人员致敬，他们努力照顾垂死的亲人，成为疾病的间接受害者，就像患者本身一样。昏迷者不认识亲近的人，并且整日昏睡；他们会在睡觉时吃东西；一些人也会被社会忽视，由于缺乏食物而死。那些患有谵妄的人同时伴有失眠症，甚至妄想症，怀疑"人们"会来找他们；他们会变得极度兴奋，冲出去大声尖叫。人人像同情患者一样同情护理人员，因为当患者从床上掉下来，在地板上打滚时，他们必须不断地把他们抓回床上；当患者冲出家门时，他们必须推推搡搡地尖叫着把他们推回去。

我们根据文献了解到，瘟疫期间的叙利亚，很多人会故意砸碎陶器。这可能是底层公民的打砸抢烧（也是大流行病的常见特征），可能是人们经历集体创伤性休克的表现，甚至可能是为了扰乱和净化空气的绝望挣扎。

厄瓦格利乌斯描述了面部肿胀，接着是喉咙痛，这都是早期症状，而部分感染者还患有腹泻。一旦出现腹股沟水疱，疾病进展就会加速，这时还会出现谵妄，感染者通常在2～3天死亡。许多人在水疱坏死时，在巨大的痛苦中死去，而一些患者全身长出黑色水疱，很快就死了。还有一些人吐血而死。

随着身体对疾病的免疫对抗，当泡状物长到很大时，它们会化脓、破裂，在这种情况下，患者通常会康复，尽管事后经常遇到不自主的肌肉震颤。因此，医生发现已经形成了痈疽，有时会对这种泡状物进行治疗。幸存下来的人，大腿和舌头都会严重萎缩，这是典型的鼠疫后遗症。

孕妇面临的风险尤其大。一些孕妇是死于误食，其他则是在分娩时和婴儿一起死去。但普罗柯比报告了例外情况：有三名分娩中的孕妇幸存下来，尽管孩子没能保住；一名孕妇在分娩过程中死亡，但婴儿顺产并幸存下来。阿伽提亚斯告诉我们，年轻男性中死亡人数最多。人类不是这种传染病的唯一受害者，动物中，如狗、老鼠和蛇，都感染了这种疾病。然而，资料中没有提到瘟疫传播到牲畜身上，如果发生了，肯定会加剧混乱。

以弗所的约翰对瘟疫及其对巴勒斯坦和君士坦丁堡的影响进行了最生动也最怪异的描述。然而，必须承认，作为基督徒，他的末日写作基于一种信念，即他所见证的现实之惨状不亚于世界末日。他描述了一些混乱的场景，在这些场景中，人们在公共场合痛苦地倒下。由于害怕无人埋葬，或者害怕成为拾荒者的猎物，许多人戴上了身份标签，并在可能的情况下避免离开家，实行自我隔离。他还描述了一栋房子，由于里面散发着恶臭，人们都避之不及。当门终于被撞开时，人们发现有20多具尸体已经腐烂。许多人在疾病产生症状之前和之后都看到了可怕的幻觉。在典型的世界末日文学中，约翰并不认为这些是幻觉，而是提供了对另一个世界（即来世生活）的洞察。约翰记录，可以看到"鬼船"在海上无舵漂浮，最终被冲到岸上，船上的人早就死于瘟疫了。他还讲述了水手们的报告，说他们在巴勒斯坦沿海看到了一艘幽灵般的青铜船，船上有"无头的桨手和怪物"。

鼠疫本身有三种类型：腺鼠疫、肺鼠疫和败血症型鼠疫。在其他两种菌株开始活跃之前，腺鼠疫必须先存在，除非患者身上有病蚤，否则它不会直接传染给人。我们可以从普罗柯比的描述中推断，淋巴结病变在汝斯汀瘟疫中是最致命的。当鼠疫杆菌侵入肺部时，就会发生肺鼠疫，它具有高度传染性，通过空气和飞沫传播。因为普罗柯比观察到鼠疫没有直接的传染性，肺鼠疫的主要症状是浅呼吸和胸闷，所以认为这种类型可能不是很活跃。当感染进入血液时，就会导致败血症，此时患者离死亡就不远了。然而，阿伽提亚斯说，一些受害者好像是死于脑卒中发作，这表明败血症型是存在于 6 世纪的疫情。据统计，腺鼠疫死亡率大约 70%，肺鼠疫的死亡率超过 90%，败血症型鼠疫死亡率近 100%。虽然在汝斯汀瘟疫期间，这三种形式都可能存在，但腺鼠疫明显占主导地位。

在古代世界的异教和基督教观念下，遵守合宜的丧葬仪式是非常重要的。为何全盘放弃丧葬仪式，普罗柯比给我们提供了一些解释。

现在，拜占庭的疾病持续了 4 个月，其毒性最大的时期持续了约 3 个月。起初，死亡人数比正常人多一点，接着死亡人数进一步上升，后来每日死亡人数达到 5000 人，再后来甚至突破 1 万人，而且还在上升。

起初，每个人都负责埋葬自家的死者，但很快就演变成将自家遗体扔进别人家的坟墓，要么是偷偷摸摸，要么是使用暴力。很快就出现了混乱和无政府状态，有些人包括城里的权贵阶层，停尸好几天都无法下葬。

当城里所有的坟墓都被死人塞满时，人们把城市周围所有的空地一个个地挖开，把死人扔在那儿，然后离开。后来，挖这些"壕沟"的人也无法跟上死者的数量，便爬上西凯的防御工事塔楼，揭掉屋顶，把尸体随意丢在里面。他们把尸体堆叠起来，把所有塔楼都堆满了，再铺上屋顶。结果，城里弥漫着一股恶臭，反而给居民带来了更大的困扰。

——普罗柯比，《战争史》

所有传统的埋葬仪式现在都被放弃了。死者没有送葬队伍，没有人吟唱圣乐。取而代之的是，人们把尸体扛在肩上，带到海边，扔在小船上堆成一堆，任其漂流到任何地方。好一点的消息是，城内各政治派别（绿党和蓝党）放下了恩怨，彼此帮助不认识的人，丝毫不考虑他们的政治态度。事实上，"那些过去可耻卑鄙的世俗之人，放弃了日常的不义之举，勤奋地履行宗教职责……不是因为他们刚刚受到的感召，而是因为对眼下的事情感到极度恐惧"。然而普罗柯比告诉我们，这不是持久的信仰转变，因为瘟疫一过，那些幸存的人又恢复了以前的世俗葬礼。

虽然汝斯汀一心想的都是征税、自己的病和所谓的"贝利萨留的叛国罪"，但还是试图对这场灾难做些什么。他命令宠妃西奥多拉和官廷卫队帮助处理尸体。西奥多拉本身是朝廷官员，是负责处理和发送皇帝信件的谘议官（即法律文秘）之一。她对这场混乱的反应措施是，在斯奇亚（加拉达）的金角湾挖一些巨大的万人坑，雇人收集尸体运到那里埋葬。虽然这些坑据说可以容纳 7 万具尸体，但尸体很快还是溢了出来。

当然，这造成了灾难性的社会和经济混乱。城市贫民首当其冲，但瘟疫很快蔓延到了较富裕的地区。面包稀缺，饥饿笼罩着这座远近闻名的繁华都市。一些受害者实际上是死于饥饿而不是瘟疫。许多民居直接变成了坟墓，因为全家人都死于瘟疫，而外人根本无从知晓。街道被废弃，所有行业集体消失。544 年，汝斯汀一世的平抑物价政策取得了部分成功，但随着税基人口的萎缩，城市财政压力急剧上升。为厉行节约，教师和医生的工资被暂停发放，所有重要公共娱乐活动的预算被大幅削减。奴隶发现自己没了主人，主人也没有了奴隶。大多数工作都停止了，包括投资项目和基础设施。当瘟疫终于过去，农作物在田间腐烂，通货膨胀率急剧上升，而且汝斯汀一世继续拼命收税，他将税收从公民建设项目转移支付到教堂建设当中，他可能认为这样能够安抚上帝，不再让下一场瘟疫降临他的帝国。

农村地区受影响相对较小，但遭受感染的地区还是被荒废了。这反过来又影响了城市地区，因为城市是靠丰收来避免粮食短缺的。在叙利亚和巴勒斯坦一带，瘟疫在播种后蔓延到农田，庄稼成熟后无人收割。551年，一种疾病（可能是炭疽热）袭击了农户养的牛，导致无法耕种，这又进一步加深了生存危机。叙利亚人迈克尔说，在可能的情况下，一些农活只能用骡子或马来完成。

瘟疫同样折磨着军队和修道院。菲罗斯托尔吉乌斯（368—439年）是一位非同质派的教会历史学家，他描述了瘟疫对军队的破坏。如此多的死亡自然导致了征兵来源不足的问题，帝国越来越多地雇用蛮族充实军队。"因此，当他（汝斯汀）是皇帝时，整个地球几乎都被罗马人和蛮族的鲜血染红了"。这就是这一时期整个帝国战争的结果。在汝斯汀的最后几年，几乎没有人自愿参军或被强征入伍。对罗马人来说幸运的是，瘟疫也同样袭击和削弱了波斯帝国。帝国的广大地区都感受到了它的影响。在意大利，东哥特人重新开始了战争，非洲各国暴发了新的起义。来自东方蛮族部落的新威胁升级了，而由巴彦人重新统一的亚洲阿瓦尔人的剩余部分聚集在帝国边境。巴彦一世带领阿瓦尔人和一些保加利亚人进入潘诺尼亚，并于568年建立了他们的王国。科特里古尔汗袭击了巴尔干地区。

修道院也深受其害。在君士坦丁堡，记录列出了542年前的80多座修道院，但在瘟疫之后，大部分都消失了。就像士兵被关在封闭的营房里一样，僧侣们总是被传染性极强的疾病所折磨，如腺鼠疫。

以弗所的约翰令人不安地指出，君士坦丁堡的官员在瘟疫到达这座城市之前 2 年就知道了，但在公共卫生规划方面没有做任何事情，让这座城市为反乌托邦的到来做好准备。以弗所的约翰写道，每当入侵一个城市或村庄，它就猛烈而迅速地袭击该城，甚至是 3 英里外的郊区。瘟疫一直待在一个地方，直到完成"使命"扎下根后，才继续向前进军，但速度很缓慢。当然，这也使得瘟疫能在到来前被可靠地预测到。君士坦丁堡的人们在 1～2 年前就收到了瘟疫即将来临的消息。

不幸的是，对于拜占庭人来说，腺鼠疫及其死灰复燃，并不是君士坦丁堡和更广阔帝国的人民必须忍受的唯一可怕的灾难。在《秘史》中，普罗柯比还讲述了自然灾害（洪水和地震）及蛮族的入侵，这些都在汝斯汀统治时期给帝国造成了巨大的破坏。他断言，至少有一半幸存者后来死于瘟疫。普罗柯比认为，这种诅咒的原因是"上帝背弃了帝国"，因为它是由一个邪恶皇帝统治的。如果需要什么证据的话，皇帝主持修建的圣索菲亚大教堂的原穹顶在一场地震后轰然倒塌，场面壮观。

当然，普罗柯比并不孤单。基督教作家普遍认为瘟疫是上帝对人类罪恶的惩罚，并引用《启示录》文字作为描述瘟疫的模型。例如，撒迦利亚在《米提林》中写道："众所周知，这是撒旦带来的灾难，他受上帝之命来毁灭人类。"

在安提阿附近，年轻的圣西门含泪向基督祷告，得到了这样的启示："这个民族的罪恶很多，你为什么要为他们的疾病而烦恼呢？因为你们爱他们并不比爱我更多。"然而，据说神还是给了圣西门医治信徒的能力。通过这种方式，许多感染疾病的人拜访了圣西门并被治愈。托尔斯的格雷戈里告诉我们，圣加尔从瘟疫中奇迹般拯救了他的羊群。这个记载清楚地表明，人们将为自己的罪付出代价，但可以通过虔诚的信仰来逃脱瘟疫的蹂躏。

瘟疫最后离开了君士坦丁堡，转向"波斯人的土地"并导致那里的人口几乎全部死亡。到了 749 年，鼠疫再次暴发，1346—1360 年摧毁了拜占庭的东半部分，1347—1352 年摧毁了欧洲。

与早期的大流行病一样，汝斯汀瘟疫引起了帝国民众广泛的焦虑、恐慌和混乱，破坏了经济，耗尽了军队，并破坏了拜占庭帝国内外生活的所有其他方面的稳定。然而，虽然这场瘟疫对汝斯汀帝国产生了强大的影响，但它只是众多影响因素中的一个，战争、气候变化和宗教动乱等其他因素也影响了帝国的稳定。

1. Bragg, Melvin, 21 January 2021, In Our Time: The Justiniac Plague, BBC Radio 4.

2. Damgaard, Peter de B.; et al. 2018. "137 ancient human genomes from across the Eurasian steppes". Nature. 557 (7705): 369–374.

3. Harbeck, Michaela "*Yersinia pestis* DNA from Skeletal Remains from the 6th Century AD Reveals Insights into Justinianic Plague". *PLOS Pathogens*. 9 (5).

4. Little, L. K., 2008, *Plague and the End of Antiquity: The Pandemic of 541–750*. Cambridge.

5. Morelli, Giovanna; et al. 2010. "Yersinia pestis genome sequencing identifies patterns of global phylogenetic diversity". *Nature Genetics*. 42 (12): 1140–1143.

6. Osen, William, 2008, Justinian's Flea: Plague, Empire and the Birth of Europe.

7. Rasmussen, Simon. 2015. "Early Divergent Strains of Yersinia pestis in Eurasia 5,000 Years Ago". Cell. 163 (3): 571–582.

8. Wagner, David M. 2014 "Yersinia pestis and the Plague of Justinian 541–543 AD: a genomic analysis". *The Lancet*. 14 (4): 319–326.

中东、近东、欧洲南部和西北部的瘟疫

当时是历史处于古典世界消亡和中世纪开始的一个十字路口，瘟疫是其中的一个关键因素。早在鼠疫发生的 800 年前，这种大范围的瘟疫已经吞噬了地中海沿岸的土地，东至波斯，北至不列颠群岛和爱尔兰。541—750 年，它一直零星地存在着。这一段时期，拜占庭帝国正在不断强盛，罗马教皇和修道院的权力地位突出，伊斯兰教兴起，阿拉伯帝国迅速扩张，法兰克高卢的卡洛林王朝崛起。

我们现在必须考虑的是近东和中东、欧洲南部和西北部的瘟疫，这些瘟疫在 562—1346 年的现代伊朗、伊拉克、叙利亚、土耳其、黎巴嫩、以色列、沙特阿拉伯和埃及等地夺走了数百万人的生命。这些瘟疫可能是汝斯汀瘟疫的复发，也可能是另一种病原体，通过贸易或从各个战区返回的军队传入本地区。

由于一些原因，中东地区暴发的疫情在历史书中相对较少提到，原因可能有：近东和中东的早期文献作者不愿接受和面对这个问题；瘟疫和霍乱之间的术语混淆；抄写员倾向于忽视自己国家以外的受影响地区；对疫情进行宗教解释，忽视或掩盖部分事实；将原始资料翻译成西方语言缺乏人手；西方历史学家依赖早期西方历史学家和旅行作家，而不是考虑来自更东方的原始资料。

《祖克宁编年史》为我们提供了 743—745 年"叙利亚大屠杀"的细节，指出这场瘟疫"仍然能在一天内埋葬 500 人"。《祖克宁编年史》是一部用叙利亚克语编成的编年史，记录了从创世到 775 年的事件，是一部重要的历史资料。

> 那时，神向我们发出这些最残酷、最可怕的灾祸，刀剑、掳掠、饥荒和瘟疫，因为我们的罪和我们的手所从事的恶行。上帝说，我要向他们降下四种灾祸，用刀杀，用狗吃，用地上的飞禽走兽吞食撕碎，我还要把他们交给地震……这就是阿拉伯人的军队在他们之间的屠杀。他们用他们的血淹没大地，鸟、兽甚至狗都来争抢他们的肉。人与人之间互相掠夺，瘟疫践踏着他们。因此，如果有人出去，刀剑就会阻止他；如果他待在家里，瘟疫和饥荒就会带走他。人们从四面八方听到的只有悲哀和苦难。

史书接着绘声绘色地描述了所有葬礼的暂停，以及在街上"像垃圾一样"腐烂的尸体。

汝斯汀瘟疫对该地区的影响如此之深，以至于黑暗时代似乎没有其他传染病，但不是出于任何病毒学的理由，而是这场大流行病把大多数人口都带进了坟墓，以至于传染病缺乏重要的人群基础。春季热又叫间日疟，是当时一种常见的流行病。

在更西和北部潮湿阴暗的土地上，如盎格鲁撒克逊人当中，我们有黄疸、胸膜炎和肺炎传播的证据，还有听起来很神秘的"晕死病"，可能是指偏瘫，即脑卒中引起的部分瘫痪。潮湿、肮脏和烟雾缭绕的生活条件，只能降低人们对传染病的抵抗力。

1. Cameron, M.L., 2008, *Anglo Saxon Medicine*, Cambridge.
2. Pearse, Roger, 2010, The plague and famine under Hisham–from the Chronicle of Zuqnin. Posted on 4 August, 2010; https://www.roger-pearse.com/weblog/2010/08/04/the-plague-and-famine-under-hisham-from-the-chronicle-of-zuqnin/.

这个时代，希波克拉底、老普林尼、索兰纳斯、塞尔苏斯和盖伦的古典医学作品得到了其他作品的丰富补充，包括马塞勒斯·恩皮里库斯的《药品》（约400年）、塞维利亚的伊西多尔的《词源学》（636年），以及奥里巴修斯（约320—400年）、温迪西亚斯（约364—375年）、努米底亚的卡西乌斯·费利克斯（约450年）和特拉里斯的亚历山大（约525—605年）等的作品。

当然，还有一些原始的医学信息来源，如《水蛭书》，提供了现实经验、天书和魔法相融合的内容。其中最受欢迎的是《伯德医书》和《补救法》。前者将疾病分为外部表现的疾病（上册）和内部表现的疾病（下册）；后者收录了约200种药方，包括一种治疗发热伴有谵妄症状的药方。伯德（735年）在主张将患者与社区隔离时，就意识到了控制感染的重要性。

法兰克王国的瘟疫（541—590年）

法兰克王国是罗马时代之后西欧最大的蛮族王国。从古典时代晚期到中世纪早期由法兰克人统治。它也是法国、比利时、荷兰、卢森堡和德国等现代国家的前身。

据图尔斯的格雷戈里记载，在540年代后期，汝斯汀瘟疫袭击阿拉莱特（亚尔，现属法国）及其周边地区后，法兰克王国相继暴发了多次瘟疫。市民报告各种预兆，为了赎罪，人们开始举行游行、祈祷和守夜。

格雷戈里还报告571年在迪威尔（第戎）、阿瓦利肯、卡比永（索恩河畔沙隆）、卢格杜努姆（里昂）这几座城市的瘟疫。他描述，这种瘟疫会在腋窝、腹股沟造成类似蛇咬的伤口，患者在2～3天神志不清地死去。从这些症状上看明显是腺鼠疫。在582年，格雷戈里再次报告了那波马提俄斯（纳博讷）的流行病。据他所说，584年，阿尔比市民大多数死于一场瘟疫。

马西利亚（马赛）在588年遭到了瘟疫袭击。在那里，国王贡特拉姆严格规定饮食，只能吃大麦面包和水，以此减轻患者的痛苦。格雷戈里还断定，一艘来自伊斯帕尼亚的船就是最初的传染源，疫情反复好几次。590年，他记录了另一场瘟疫在维维尼尔和阿维尼奥流行，与此同时，在教皇伯拉纠二世统治下的罗马暴发瘟疫。一些历史学家和流行病学家认为，鼠疫在2个世纪的反复肆虐中，夺去了多达5000万条人命。随着军队人数的减少，法兰克王国的边界迅速落入东部的哥特人和汪达尔人手中。

爱尔兰莫希尔瘟疫（544年）

544年，爱尔兰利特里姆郡的一个小镇发生了瘟疫，这是爱尔兰第一次有记载的瘟疫。汝斯汀瘟疫在535—536年袭击了莫希尔并横行肆虐。爱尔兰瘟疫的到来，似乎与 543 年抵达高卢的汝斯汀瘟疫的西进轨迹相一致。550 年，爱尔兰又出现了另一场流行病——"软骨病"，集中在香农地区。

莫希尔的曼砍（464—538 年）是一个圣徒，据说在爱尔兰建立了许多早期教堂。曼砍可能死于 535—536 年极端天气事件引起的饥荒。一些以盖尔语写作的爱尔兰编年史记载如下："536 年面包产量低"（《阿尔斯特年鉴》），"536—539 年面包产量低"（《艾尼斯洛恩年鉴》）。536 年、540 年和 547 年还有三次大型火山爆发。此时的极端天气事件是前 2000 年北半球最严重、持续时间最长的降温事件，是由热带或冰岛大规模火山爆发产生的大面积大气尘幕造成的，这导致了不合季节的天气，农作物歉收和世界性的饥荒。

莫希尔曼坎小镇是以圣·曼坎的名字命名的，他在这里建立了莫希尔－曼坎修道院。我们从该镇西南的三个邻镇找到了汝斯汀瘟疫的证据，这三座城镇在古代的名字都源于 tam-lacht，意为"大规模瘟疫埋葬地"。已确认的莫希尔曼坎的腺鼠疫群葬地包括塔姆拉格·莫尔、塔姆拉格·比格和塔阿姆拉格瓦利。

莫希尔曼坎的诺埃尔·麦克洛克莱因解释说，塔阿姆拉格瓦利的意思是"城镇或道路上的瘟疫埋葬地"。塔姆拉赫塔（Taibhleacht）的地名源于 tamh 或 taimh，意为"非自然死亡"，如瘟疫病亡；leacht 意为"床"或"坟墓"。这是一个埋葬瘟疫死者的地方，死者往往埋在普通坟墓里。路过这里的人习惯在坟墓上放置一块石头，直到堆起一座"石山"。塔姆拉特·比格和塔姆拉特·莫尔的瘟疫是同源的。一些大流行病、流行病已经在这三个城镇深深刻下了名字。他继续补充道，塔姆拉赫塔遗址的数量表明"6 世纪的大规模灭绝"，如果不是大范围的恐慌，肯定会造成恐惧。这是一种瘟疫，有些人在不到一天的时间里就死去了，有些人生病但康复了，有些人没有受到影响。这种看似随机的传染性和死亡率可能被大众解释为，甚至被神职人员宣扬为神选择的证据。

莫希尔和附近的艾尔贾拉损失惨重，这导致当地人大举修建环形堡垒，因为在那些神秘、随机的死亡之后，人们渴望一种安全和保证，但随之而来的是抢牛和奴役。恐怖和恐慌心理，可能促进了人们对基督教的信奉，以及对圣曼坎的崇拜，这反映在爱尔兰各地涌现了大量修道院。从此，圣曼坎由于能抵御瘟疫而备受人们的尊崇。

当时出现气候事件的更多证据来自 536 年，当时，普罗柯比在他的《战争史》中记录了对汪达尔人的战争，"在这一年里，一种最可怕的预兆发生了：太阳黯淡无光，看起来非常像日食，因为它的光束模模糊糊"。

1. Dooley, Ann, 2007 (ed.). *The Plague and Its Consequences in Ireland*. *Plague and the End of Antiquity: The Pandemic of 541–750*. Cambridge, 215–230.

2. Haley, Gene C. 2002. "Tamlachta: The Map of Plague Burials and Some Implications for Early Irish History". 22, *Proceedings of the Harvard Celtic Colloquium*. 96–140.

美索不达米亚瘟疫（562 年）

君士坦丁堡的拜占庭人认为瘟疫来袭不是他们自己的问题，不过等他们意识到这个灾难性错误后为时已晚。瘟疫离开君士坦丁堡后，沿着普罗柯比所描述的路线向东行进，并袭击了美索不达米亚，尽管具体地点不得而知。后来的阿拉伯作家将此描述为"贾兹拉（阿拉伯语中意为半岛或岛）瘟疫"，这是阿拉伯人对美索不达米亚（两河之间的土地）的称呼。562 年，它在阿米达（今土耳其东南部的迪亚巴克尔）"杀死"了 3 万人，并在 599 年再次发动袭击。

590 年发生的罗马瘟疫，是宗教影响公共健康的一个绝佳例证。它其实是汝斯汀瘟疫的延续，不过主要在罗马暴发。这次疫情是腺鼠疫、败血症型鼠疫、肺鼠疫三种的结合，其中腺鼠疫最流行。与早期的传染病一样，它被统治者视为"上帝的惩罚"：教皇格里高利（540—604年）下令，它只能通过全城的忏悔游行来阻止，通过圣母玛利亚的"调解"乞求怜悯。显然更糟的是，这种游行更加致命，它使得大量市民彼此亲密接触，疾病在严重缺乏社交距离的场合急剧传播。甚至有记录称，当人们在罗马街道上行进的过程中就会突然晕倒或暴毙。尽管如此，大游行仍在持续，因此说这是宗教影响公共健康的典型案例，人们付出了沉重的代价。令人惊讶的是，当瘟疫减缓时，教廷认为正是信众的游行平息了上帝的怒火，结束了传染。

1. Ahmad Fazlinejad, 2018, "The Black Death in Iran According to Iranian Historical Accounts from the 14th through 15th Centuries." *Journal of Persianate Studies* 11; 56–71.

2. Christensen, P. 2016, *The Decline of Iranshahr*. I.B. Tauris.

3. Ehsan Mostafavi, 2020. "Plague in Iran: Past and Current Situation." *Department of Epidemiology, Pasteur Institute of Iran*, Tehran, Iran, 1–22.

4. Farrokh, K., 2009, *Shadows in the Desert*. Osprey Publishing.

波斯萨珊帝国的"谢罗瘟疫"（627—628 年）

"谢罗瘟疫"的名称源于萨珊国王卡瓦德二世（628 年），他的乳名是"谢罗"或"希罗"。卡瓦德二世是在 1920 年后上台的，他的父亲科斯劳二世（590—628 年）在灾难性的战争中耗尽了萨珊王朝的财富，试图摧毁拜占庭帝国。萨珊贵族最终推翻了科斯劳二世，并在他的位置上加冕谢罗王子为卡瓦德二世。

卡瓦德二世冷酷无情：他杀死了所有兄弟，以阻止他们挑战他的王位，然后开始与拜占庭人进行和平谈判，启动了在科斯劳二世战争期间被破坏或摧毁的许多城市的重建计划。但是瘟疫有其他的计划，它的介入确保了谢罗没有时间完成他的任何计划。628 年秋，疾病夺去了他的生命，他仅仅统治几个月时间。由于当时所有可能继承王位的合法男性继承人都被处决了，因此他7岁的儿子阿尔达希尔三世（628—629年）继承了王位，他的统治由维齐尔·马－阿杜·古斯纳斯普作为摄政王监督。但摄政王很快被推翻，他和年轻的皇帝都被暗杀了。

卡瓦德二世的死亡动摇了萨珊帝国，该帝国仍在努力从科斯劳二世的战争和瘟疫中恢复过来。当阿拉伯穆斯林在伊嗣侯三世统治期间（632—652年）入侵时，萨珊帝国太弱而无法击退他们：瘟疫引发了不稳定，导致萨珊帝国的崩溃。

阿姆瓦斯瘟疫（638—639年）

阿姆瓦斯瘟疫是一种腺鼠疫流行病，在穆斯林征服该地区的末期折磨着叙利亚，很可能是汝斯汀瘟疫的又一次复燃。这是始于7世纪20年代的伊斯兰第二次有记录的瘟疫，也是第一次直接影响穆斯林的瘟疫。阿姆瓦斯是1世纪罗马军队的驻地马斯－尼科波利斯（叙利亚）的阿拉伯语名字，到3世纪初已发展成一个小型城市。在巴勒斯坦被称为阿姆瓦斯之后，瘟疫先袭击了驻扎在当地的阿拉伯军队，然后蔓延到叙利亚、巴勒斯坦，并影响到埃及和伊拉克，最终在639年10月18日的闪瓦鲁月（伊斯兰历的第10个月）平息。这场瘟疫夺去了多达2.5万名士兵及其家人的生命，包括军队高级指挥官，并导致叙利亚当地基督徒大量死亡和流离失所，同时引发通货膨胀和囤积。639年，2年前多达2.4万名士兵的穆斯林军队只剩下了4000人。这场瘟疫在叙利亚长达9个月的干旱期首次暴发，阿拉伯人称为"灰烬之年"。这导致了叙利亚和巴勒斯坦的饥荒，由于免疫力减弱和城镇、村庄食物的储备吸引了受鼠疫感染的啮齿动物，从而加剧了鼠疫。

在指挥官死后，穆阿维耶被任命为叙利亚总督，为他在661年建立倭马亚哈里发铺平了道路，而疾病的复发可能导致了该王朝在 750 年的垮台。叙利亚农村人口的减少可能导致了阿拉伯人在这片土地上的重新定居。

有趣并且重要的一点是，穆斯林确保他们从瘟疫中吸取了应对瘟疫的经验教训。哈里发奥马尔及其高级军官乌布·乌拜达·伊本·阿尔贾拉的传统叙事，为后来中世纪伊斯兰神学对流行病的回应提供了参考。在关于宿命论和自由意志、禁止逃离或进入受瘟疫影响的土地和传染病的辩论中，引用了来自他的叙事原则。

在 688—689 年和 744—745 年，叙利亚 - 巴勒斯坦几乎每 10 年就有一次瘟疫复燃。在 688—689 年，仅巴士拉就在 3 天内损失 20 万人。在 704—705 年，瘟疫重新出现在美索不达米亚西北部。这种趋势持续了一整个世纪，直到 746—749 年的大暴发，当时鼠疫导致君士坦丁堡、希腊和意大利 20 多万人死亡，抑制了倭马亚王朝叙利亚、巴勒斯坦的人口增长，削弱了倭马亚王朝的权力，导致当地的阿巴斯运动的兴起，并导致倭马亚王朝在 750 年被推翻。在接下来一年里，这种疾病似乎凭空消失了，但现在的人们相信，它只是在中世纪鼠疫卷土重来之前潜伏起来了。

死于瘟疫，被当时的人认为是一种殉难，正如大马士革的历史学家伊本·阿萨基尔（1175 年）的一首诗歌中写道：

> 有多少勇敢的骑士和美丽贞洁的女人在阿姆瓦斯山谷被杀。
> 他们遇到了上帝，但上帝并没有亏待他们。
> 当他们死时，他们在天堂里不会再受到委屈。
> 我们忍受着上帝知道的瘟疫，我们在死亡的时刻得到了安慰。

阿姆瓦斯瘟疫经常被引用，在关于宿命论的辩论中，如果一个人逃离或留在受瘟疫影响的地区，他们的死亡已经是命中注定。在伊拉克的卫城库法，杰出政治家和学者阿布·穆萨·阿尔·阿里（662 年）拒绝来访者进入自己家，因为他家里有人患了瘟疫。这不仅是禁闭和居家隔离的早期例子，而且揭示了早期人们拥有的传染和感染的知识。

1. Dols, M. W., 1974. "Plague in Early Islamic History". *Journal of the American Oriental Society*. 94, 371–383.

2. Sourdel-Thomine, J., 1960. "Amwas". In Gibb, H. A. R. (ed.). The Encyclopaedia of Islam, New Edition, Volume I: A–B. Leiden, 460–461.

英国瘟疫和"爱尔兰大死亡"（664 年）

盎格鲁撒克逊人的文献记载，揭示了在 526—1087 年英国出现过的 49 场流行病。在 6 世纪中叶，不列颠群岛可以被描述为不列颠人为主的土地，一片主要说威尔士语的土地，由好战的凯尔特王子统领，他们恐吓和掠夺自耕农民的产品。罗马人于 410 年离开不列颠群岛后，英国一直处在多民族割据的状态下，但本土的不列颠人仍成功地将盎格鲁人和撒克逊人（即最初由亨格斯特和豪萨率领的日耳曼移民）的活动限制在盎格鲁和肯特郡。在亚瑟王的统治下，信基督教的不列颠人与异教徒盎格鲁人、撒克逊人之间的贸易或社会交流几乎很少，甚至可以忽略不计。不列颠人与地中海地区有过一些贸易，但英格兰人是自给自足的小农经济。不列颠人收到了一种不太受欢迎的进口商品——鼠疫，它像其他货物一样，从欧洲大陆乘船到达不列颠群岛，"杀死"了一半的不列颠本土人口，但殖民地人口基本上毫发无损。圣·奥古斯丁在 547 年对英国基督教传教，也可能推进了传染病的传播。

这种英国瘟疫也被称为"卡德瓦拉德时代的瘟疫"，名字来自格温内思国王（655—682 年），他在 682 年死于这种疾病复发。

由于意识到本土人口的枯竭，英格兰人飞快向不列颠领土发动试探性突袭，却发现几乎没有反抗的声音。他们把这一情况告诉了石勒苏益格－荷尔斯泰因和丹麦半岛的亲戚（他们就是从那里来的）。生活在今天的汉堡以西的盎格鲁人看到了争夺土地的机会，于是大举入侵。英国人在瘟疫肆虐的不列颠本土，有计划地将自己的殖民地从威尔士边界扩展到苏格兰中部。于是，瘟疫改变了英国历史进程，盎格鲁人大举涌入了英国全境。

664 年的瘟疫，是英国历史上第一次有记录的流行病，由于持续时间长且与日食同时发生而引人关注。它发生在日耳曼人入侵和争夺领土的动荡时期。因为日食这一天文事件，它后来被称为"664 年黄色瘟疫"。据说这场流行病持续了 20 年或 25 年，导致了大量死亡、社会和经济混乱，以及宗教信仰的丧失。这场瘟疫可能是鼠疫，或许是第一次鼠疫大流行的余波，当然也可能是天花病毒。当时的历史学家比德在《历史著作》中说："它在诺森比亚，使无数人陷入悲惨的毁灭之中。"

829 年，坎特伯雷大教堂的教士几乎全军覆没（仅有 5 人幸存）。随后在 897 年，"在阿尔弗雷德最终击退丹麦人的入侵后，人和动物都出现了大量死亡"。坎特伯雷大主教圣埃尔菲格通过分发神圣的面包，平息了因尸体腐烂的恶臭而引起的瘟疫，这是早期文献对瘴气理论和疾病传播的记载。纽堡的威廉（1136—1198 年）描述的索尔韦半岛安南的瘟疫，被归咎于一名敌军的尸体，据说他的尸体被挖出并火化以后，瘟疫就消失了。

在第一次鼠疫期间（541—750 年），鼠疫耶尔森菌的多样性如何呢？当马克斯·普朗克人类历史科学研究所率领的一个国际研究小组，筛选了来自 21 个考古遗址的 183 份人类遗骸样本，以了解更多关于汝斯汀疫情时期细菌的传播、多样性和遗传历史，这个有趣的问题终于找到了部分答案。

在一项发表于《美国国家科学院院刊》的研究中，研究员描述了他们如何发现鼠疫菌株的多样性。在其他突破性的发现中，研究员能够"为英伦三岛存在贾斯蒂尼安瘟疫提供基因证据，以前只是根据模糊的文献记载进行假设"。因此，该研究小组在盎格鲁－撒克逊人的埃迪克斯山遗址中发现了英国最早的鼠疫病菌的基因证据。通过结合考古年代和这种鼠疫菌株在进化树中的位置，研究人员得出结论，该基因组可能与 544 年不列颠群岛的一场模糊描述的瘟疫有关。

根据《爱尔兰阿尔斯特和蒂格纳赫编年史》，瘟疫之前的 664 年 5 月 1 日发生了一次日食，又称"五月一日的黑暗"。当天北美洲的长岛附近确实发生了一次日全食，从爱尔兰也可以观测到一次日偏食。这是一种灾难的预兆吗？编年史作者以"瘟疫首先在佛塔尔特的伊斯平原（今爱尔兰的卡洛、基尔代尔地区）肆虐"的陈述，结束了这一年的条目。这场瘟疫后来也被描述为"大死亡"。《盎格鲁撒克逊编年史》也简要提到了它。比德在《英吉利教会史》（731 年）中也提到了日食和瘟疫，但比德搞错了一点，他将日食的日期定为 5 月 3 日。后来提到瘟疫年的记录，也来自比德的历史书。从帝王的视角来看，英国之所以没有受到太大的影响，是因为当埃德博尔德国王去世后，厄尔肯伯特（约 640—664 年）成功继承了王位。坎特伯雷大主教霍诺留斯死后，厄尔肯伯特于 655 年任命了第一位撒克逊人出身的大主教多斯德迪特。664 年 7 月，坎特伯雷大主教多斯德迪特去世，瘟疫在教会中产生了深远的影响。

据《阿尔斯特编年史》记载，英国还发生了一场地震（在布里塔尼亚的特雷莫托斯）。

根据爱奥那岛修道院院长、哥伦布的传记作者阿多曼的说法，除了现代苏格兰的大部分地区之外，这场瘟疫肆虐了整个不列颠群岛。和其他人一样，他也说这场瘟疫是"上帝对人类罪孽的惩罚"。阿多曼认为，居住在大不列颠北部的皮克特人和爱尔兰人幸免于难，是由于当地都建立了修道院，还有圣徒科伦巴的干预。阿多曼在瘟疫的受害者中间行走，声称他和他的同伴都没有感染。他在 697 年的一本著作中还将鼠疫描述为"在这个时代两次蹂躏世界大部分地区的大死亡"。

这场大死亡，很可能是 6 世纪席卷爱尔兰的布伊德·科奈儿瘟疫的卷土重来。那场瘟疫持续到 665 年，并在 667—668 年卷土重来，随后潜伏了大约 15 年，在 683—684 年再次暴发，当时它被描述为"男孩的死神"。由于免疫力低下，儿童似乎是它的易感人群。一本古代文献《四大师之编年史》中提到，"在爱尔兰，有很多神职人员和世俗百姓死于这种必死的命运"。

700 年，编年史记录爱尔兰暴发了饥荒、瘟疫和人吃人的现象，持续了 3 年。但似乎这还不够残酷，当时还暴发了一种疑似手足口病的传染病。

1. Kohn, George C., 2007. *"Yellow Plague of 664". Encyclopedia of Plague and Pestilence: From Ancient Times to the Present.* Infobase Publishing.

2. Maddicott, J.R., 1997. Plague in Seventh-Century England, *Past & Present*, Volume 156, Issue 1, 7–54.

3. Shrewsbury, J.F.D., 1997. The Yellow Plague, *Journal of the History of Medicine and Allied Sciences*, 4, 5–47.

君士坦丁堡的瘟疫（698—701 年）

我们从忏悔者西奥法尼斯那里得知，在君士坦丁堡、叙利亚和美索不达米亚暴发了鼠疫。他告诉我们，瘟疫持续了 4 个月，在君士坦丁堡造成了大量死亡。皇帝莱昂提奥斯（695—698 年）果断地处理了这一问题，下令摧毁君士坦丁堡内奥里翁货运港的一个市场，并疏浚港口。该市场出售动物，人们怀疑它们是鼠疫的宿主，也是从叙利亚进口受感染动物的源头。由于这场瘟疫，阿拉伯军队被迫暂停军事行动。据叙利亚人的记录，叙利亚的瘟疫又持续了 2 年。

西西里岛和卡拉布里亚瘟疫（745—748 年）

君士坦丁堡的《尼可弗罗斯简史》（828 年）和《忏悔者西奥法尼

斯编年史》两部历史著作告诉我们：745—748 年出现在西西里岛和卡拉布里亚的腺鼠疫，在君士坦丁五世统治期间，肆虐于君士坦丁堡，蔓延到东部的莫内姆巴西亚和希腊大陆及岛屿。一个城镇莫内姆瓦西亚位于伯罗奔尼撒东海岸的小岛上，大致属于今天的拉科尼亚。该岛通过一条不长的堤道与大陆相连。

　　早期的瘟疫感染者身体相对健康。然而，747—748 年的瘟疫发生在君士坦丁堡，该城被 740 年的地震、743—744 年的内战和饥荒反复摧毁。正如我们看到的，饥荒催促着人们囤积和储存物资，这反而又吸引了携带瘟疫的跳蚤寄生在人和动物身上。人群免疫力普遍较低，免疫系统低于标准，这简直是疾病传播的理想条件。当时的政治形势很复杂，因为罗马处于法兰克人的保护下，而拉韦纳已经落入伦巴第人手中。同时，许多人质疑瘟疫和地震是否是"上帝对教义政策失误的惩罚"。我们可以参考圣尼克弗洛斯、圣西奥法尼斯编年史和圣西奥多的研究资料。西奥多（759—826 年）是拜占庭的希腊修道士，也是君士坦丁堡斯托迪奥斯大圣约翰修道院的院长。西奥多对瘟疫的描述，出现在他叔叔柏拉图的葬礼演说中，西奥多的父母塞尔吉奥斯和尤费米亚也是死于瘟疫。这三个文献作者都是反对"破坏圣像运动"的重要角色，所以尼克弗罗斯将瘟疫归咎于君士坦丁五世和其他人"举起手反对圣像"而招致上帝的不满，也就不足为奇了。

　　西奥法尼斯将瘟疫描述为"鼠疫性腹股沟淋巴结炎"，死亡发生得极为迅速，以至于计划参加葬礼的哀悼者在葬礼之前就死了。尼克弗洛斯谈到"死亡率"和"可怕的死亡"。第二年夏天（747 年），君士坦丁堡的城市闷热潮湿，瘟疫再次猖獗。所有熟悉的症状都出现了，包括心理和身体症状：精神不稳定的受害者问候陌生人却冷漠亲友；毫无动机的谋杀；幻觉；像僵尸一样四处游荡；街边疯子的胡话被解释为神秘的预言，甚至有些预言已经成真；没有足够的活人执行严格的宗教葬礼，尸体被随意地丢弃在葡萄园、蓄水池、田地和花园里。城镇成了鬼城，"40 座人口稠密的城市在 2 个月内变成荒地"。尼克弗洛斯描述，瘟疫在秋天突然消失，和它降临的速度一样快，这更加证明了"上帝给了他的子民致命一击"。

君士坦丁堡无疑遭受了最大的损失，但我们也从教皇撒迦利亚在748年写给圣卜尼法斯的一封信中得知，罗马被教廷放弃了，而伊斯兰文献告诉我们其他一些地区遭到了破坏。奇怪的是，记载中也提到，"瘟疫（或者说上帝）在百姓的衣服、神职人员的袍子、教堂的悬挂物、门和门楣上，用橄榄色的十字架做出标记，以示致命的惩罚，与这种符号发生联系的人，应该毫无疑问地迎接即将来临的死亡"。尼克弗洛斯说，这"引起了巨大的悲伤和冷漠"。这会让很多人联想到《出埃及记》中的瘟疫，上帝命令以色列人在门上涂抹公羊的血，以避开死亡天使的召唤。以色列人得到了上帝的帮助，但君士坦丁堡人却未能幸免。

瘟疫的影响显然不止于君士坦丁堡附近，其对整个汝斯汀帝国的社会、经济和政治结构产生了深远的影响，正如自542年以后发生的那些事情。它削弱了国力，引发了附带后果——大规模人口减少、生产力和消费减弱、农业减产、社会动荡、军力短缺、宗教动荡、文化中断。

1. Creighton, Charles, 1891. *A History of Epidemics in Britain (Volume I of II) from A.D. 664 to the Extinction of Plague*, Cambridge.

2. Turner, David The Politics of Despair: The Plague of 746–747 and Iconoclasm in the Byzantine Empire *The Annual of the British School at Athens* Vol. 85 (1990), pp. 419–434.

在9世纪，当瘟疫最终消失时，巴士拉的学者对疾病的历史做了简要的总结。后来的穆斯林历史学家认为这些"瘟疫之书"非常权威，但对我们来说，它们是有选择性和不完整的。

汝斯汀瘟疫和随后该地区的瘟疫显然使帝国暴露在进一步的社会政治和军事危机中，并容易受其影响。瘟疫对欧洲、近东地区和基督教历史的长期影响是巨大的。随着疾病传播到地中海周围的港口城市，然后到他们的内陆地区，哥特人重新焕发了活力，他们与君士坦丁堡的冲突达到了更高的水平。就在之前，汝斯汀从汪达尔人手中夺回了北非，从东哥特人手中夺回了意大利大部分地区。恢复整个罗马帝国的前景看起来很好，西方大部分地区可能会欢迎他的军队。然而，就在汝斯汀的军队即将夺回整个意大利和西地中海海岸的紧要关头，瘟疫削弱了拜占庭帝国。如果战争继续下去，西罗马帝国和东罗马帝国将会重新统一。虽然征服确实发生在554年，但统一是短暂的。568年，伦巴第人入侵意大利北部，打败了留守的小股拜占庭军队，建立了伦巴第人的王国。高卢遭受了苦难，想必英国也是如此。

社会和文化发生了彻底不可挽回的变化。高死亡率降低了城市的人口规模，神职人员大量减少，社会中更有文化的群体也是如此。死亡、萧条和人口损失耗尽了军团的招募资源，因此拜占庭帝国不得不缩减其野战部队。不仅西部的进攻在565年后被放弃了，南部的防御也被削弱了，在接下来的1个世纪里，伊斯兰教能够独立于埃及和叙利亚，为伊斯兰教在该地区的发展和传播带来了一个重要的机会。希腊、阿拉伯和德国的统治持续了几个世纪。

一些学者估计，到600年，这场瘟疫可能使地中海地区的人口减少到一个世纪前总人口的60%。如此高的死亡率，自然会导致社会和经济的严重破坏。

第 7 章　日本天花流行

（735—737 年）

　　日本对瘟疫带来的后果特别警觉，有着不寻常的警惕性，他们采用了中国的方法，在广大民众中报告疾病的暴发，以至于 21 世纪的一些发达国家仍无法与之比拟。

天花简史

　　天花是通过呼吸传播的，它可引起发热、呕吐和皮疹，很快就会有充满脓液的水疱遍布身体。这些水疱会变成结痂，留下瘢痕。约有 1/3 的病例是致命的，还有 1/3 的患者通常会失明。天花在古代就已存在，并侵入了埃及、印度和中国等地。尽管天花的起源仍然未知，但根据在三具木乃伊上发现的类似天花的皮疹，人们认为它可以追溯到公元前 3 世纪的古埃及。在 4 世纪中国东汉出现了高度类似天花的疾病的最早文字记录。我们也发现了来自 7 世纪印度、10 世纪小亚细亚的早期文字。

　　与其他流行病一样，天花的全球传播与几个世纪以来群居文明、探索和扩大的贸易路线、殖民化的增长和传播相伴而行。在 11 世纪的十字军东征期间，天花被带到了欧洲。当欧洲人开始探索和殖民世界的其他地方时，天花也随之而来。天花对世界历史产生了重大影响，特别是给美洲和澳大利亚等非本土天花地区的原住民带来了影响。在早期与外来人口接触期间，这些民族因天花和其他外来疾病而迅速衰败。

天花可能与雅典瘟疫（公元前430年）有关，当然也与塞浦路斯瘟疫有关，它加速了帝国的衰落和灭亡。400年左右，印度医学文献记录了一种以脓疱和疖子为特征的疾病，说"脓疱是红色、黄色和白色的，并伴有灼痛……皮肤上似乎钉有米粒"。和往常一样，在为死亡和破坏寻找理由时，印度人认为流行病是神的惩罚。幸存者们编造了一个女神——湿陀罗，将该疾病拟人化。在印度教中，湿陀罗女神既能引起高热、皮疹、潮热和脓疱，也能治疗这些天花的症状。

340年，中国炼丹大师葛洪描述了天花和麻疹是两种不同的疾病。7世纪，一个埃及基督教牧师阿然也大抵如此描述。710年，天花因倭马亚对西班牙的征服而重新传入欧洲。对天花最清晰的描述，来自9世纪波斯医生拉齐，在《天花和麻疹之书》一书中，首次区分了麻疹和水痘。

15世纪末，哥伦布的船队首次将一系列致命的疾病带到美洲，而当地居民对这些疾病没有天然的免疫力：麻疹、天花、百日咳、水痘、鼠疫、斑疹伤寒和疟疾。这些疾病都在新大陆发挥了"高效杀手"的作用。在世界范围内，天花是18世纪死亡的主要原因，每年估计有40万欧洲人死亡，包括5位在位的欧洲君主。然后，在俄罗斯每7个出生的孩子中就有一个死于天花。大多数人在其一生中的某个时刻被感染，大约30%的人死于这种疾病。在西方，每10个人中有一个死于天花，其中一半是儿童。有1/3的失明是由天花导致的。在所有的感染者中，有20%～60%的人死于天花，超过80%的感染儿童死亡。

在日本北部，阿伊努人的数量在19世纪急剧减少，这在很大程度上是由于涌入北海道的日本定居者所带来的天花等传染病。

普法战争引发了1870—1875年的天花大流行，夺去了50万人的生命。虽然普鲁士军队强制推行疫苗接种，但所面对的法国士兵没有接种疫苗。法国战俘中暴发的天花蔓延到德国平民和欧洲其他地区。最终，这场公共卫生灾难在德国和英国激发了更严格的立法，但在法国没有。

1849年，加尔各答的所有死亡人数中有近13%是由于天花造成的。1868—1907年，印度大约有470万人死于天花。1926—1930年，共有979 738例病例，死亡率为42.3%。天花是非洲的外源性疾病。关于非洲天花事件的最古老的记录之一是与大约568年的大象战争有关。568年，埃塞俄比亚军队在围攻麦加的战斗中感染了这种疾病，并将其带回了埃塞俄比亚。

安哥拉的天花很可能是在1484年葡萄牙人定居该地区后不久引入的。1864年的疫情导致25 000名居民死亡，占该地区总人口的1/3。1713年，一艘来自印度的船只在开普敦停靠，船员们将感染者的衣物带上岸后，南非暴发了一场疫情。许多定居的欧洲人因此遭受了痛苦，科伊桑人的整个部族被灭，后来疫情一直蔓延到卡拉哈里沙漠。第二次暴发出现在1755年，再次影响到白种人和科伊桑人。1767年的第三次暴发也同样影响了科伊桑人和班图人。

在1840年，持续的奴役再次将天花带到了南非开普敦，夺去了2500人的生命，然后在19世纪40年代又将天花带到了乌干达。据估计，在1831年，高达80%的格里夸人部落因天花灭绝，直到1899年，肯尼亚所有的部落都被消灭了。沿着扎伊尔河流域的一些地区，没有人在流行病中幸存下来，天花使这片土地上的人口完全消失。在埃塞俄比亚和苏丹，19世纪有6次流行病的记录：1811—1813年、1838—1839年、1865—1866年、1878—1879年、1885—1887年、1889—1890年。

在中美洲和南美洲，天花对塔万廷苏尤（即印加帝国）的影响甚至比对阿兹特克人的影响更具破坏性。从哥伦比亚开始，甚至在西班牙入侵者首次到达之前，天花就已经迅速蔓延。印加公路系统可能促进了这种疾病的高效传播。几个月内，这种疾病就杀死了印加皇帝瓦伊纳·卡帕克、他的继任者和大多数其他领导人。在几年内，天花夺走了60%～90%的印加人口，欧洲其他疾病浪潮进一步削弱了他们。

北美的原住民也没有逃脱。第一次有记录是 1789 年在澳大利亚暴发的疫情，摧毁了原住民，可能杀死了东海岸约 50% 的原住民。天花是由抵达新南威尔士殖民地的第一支英国定居者船队或由其他来到澳大利亚的游客带来，如访问阿纳姆地和金伯利的马卡桑航海家。天花掠夺了许多波利尼西亚人的生命。阿尔弗雷德·克罗斯比在他的主要作品《生态帝国主义：欧洲的生物扩张，900—1900 年》（1986 年版）中指出，1840 年，一艘载有天花的船被成功地隔离，防止了在新西兰的毛利人中发生流行病。新西兰唯一的一次重大疫情是 1913 年的天花流行，它影响了新西兰北部的毛利人，并在 1914 年报道中几乎消灭了复活节岛的拉帕努伊人。

在 20 世纪，天花可能导致了全世界 3 亿～5 亿人的死亡。在 20 世纪 50 年代初，世界上每年估计有 5000 万例天花病例。1967 年，据世界卫生组织估计，有 1500 万人感染了这种疾病，当年有 200 万人死亡。在 19 世纪和 20 世纪的疫苗接种运动成功之后，世界卫生组织在 1979 年 12 月明确了全球根除天花这一事实。

人痘接种

最早控制天花传播的方法之一是使用人痘接种，用相对较轻的天花（变种）患者的渗出物，感染一个正常人，以实现可控和可恢复的感染，为以后提供免疫力。通过人痘接种，人们通常会出现与天花有关的症状，如发热和皮疹。然而，死于人痘接种的人比自然获得天花的人要少得多。

这种接种天花的做法可能是在 8 世纪的印度或 10 世纪的中国发展起来的，并传播到 17 世纪的土耳其。到 18 世纪初，英国皇家学会正在讨论接种的做法，而 1713 年的天花疫情则进一步激发了人们的兴趣。然而，直到 1721 年，英国才记录了第一例接种疫苗的案例。

1. Crosby, Alfred. 1989, *Ecological Imperialism AD 900–1900*, London.
2. Hopkins D.R. 2002. *The Greatest Killer: Smallpox in History*. University of Chicago Press. Originally published as *Princes and Peasants: Smallpox in History* (1983).
3. Nicholas, R. 1981. "The goddess Sitala and epidemic smallpox in Bengal, India". *J Asian Stud*. 41 (1): 21–45.
4. Whipps, Heather. 2008, "How Smallpox Changed the World", *LiveScience*, June 23, 2008.

日本的瘟疫

我们很幸运，日本关于疾病，尤其是流行病的信息数量比包括西欧在内的大多数国家都要丰富。这是因为日本人很有远见，从 700 年前后开始就在社区中采用了中国人报告疾病的做法。这些报告中的很多案例都被纳入了宫廷记录。不过，这些报告的质量一般，因为 900 年后各省和京城之间的通信减少了，许多地方上的疫情无疑没有上报给朝廷。更重要的是，即使报告系统运行良好，资料来源也没有提供关键事实，如疾病的性质、受影响的地区或死亡率水平。此外，在 1100 年之前，日本基本上没有可参考的地方流行病详细记录。但总比什么都没有强，这是早期疾病报告的常态。

早期日本对疾病的描述、诊断和治疗受到中医的巨大影响，而来自印度的佛经也决定了人们对疾病和医学的看法。尽管如此，日本对疾病的看法也受本土文化的影响，人们普遍认为这是恶魔附身，需要由巫师和巫医来驱除。地理在流行病学中起着重要作用。日本为所谓的"海岛流行病学"提供了一个很好的例子；它的相对孤立意味着，只要与大陆的交流保持在最低限度或保持零接触，日本就能保持流行病的相对零暴发。然而，一旦一种传染病被引入该国，凭借原始土壤的免疫力，它就能穿过那些密集的人口，而这些人口几乎没有机会发展对它的抵抗力。因此，几个世纪以来，免疫力只是非常缓慢地建立起来。此外，日本多山的地形和通讯，意味着流行病会在不同时间到达不同地区。

我们可以把1600年（当时日本闭关锁国，禁止与大多数国家进行贸易等往来）之前日本的流行病史分为四个时期：从文明初期到700年，当时对疾病知之甚少；700—1050年，是一个严重的流行病时期；1050—1260年，是过渡时期，一些历史上的致命疾病成为人们口中的流行病；1260—1600年，尽管从西方传入了一些新的瘟疫，但总体上疾病较少。在约550年之前，几乎没有发现瘟疫的证据。不过，在那之后，疾病的确凿证据开始出现了。《日本纪》（即宫廷历史）记录，在552年，很多人患上了一种疾病，同时，一尊佛像连同经书从朝鲜半岛赠送给日本天皇，疾病也随之而来。天皇将疾病的暴发归咎于外来宗教，下令销毁了这些礼物。585年，朝廷再次毁灭佛像，《日本纪》记载，许多人身上长满了疮，"就像严重烧伤一样"，表明这是一种发热病。尽管有人认为585年的流行病是麻疹，但也有学者将其视为日本历史上首次暴发天花。

从585年到7世纪末这段时期，是一个瘟疫报告的空白期，要么是真的几乎没有报告流行病，要么是发生过无法确认的瘟疫。后者似乎更有可能，因为在这段时间里，日本向中国派遣了11名遣唐使，又从中国接待了7名使节，并与朝鲜进行了约80次外交行为。不过，从698年开始，流行病在日本才真正开始迅速发展，8世纪有34次流行病记录，9世纪有35次，10世纪有26次（尽管记录的质量有所下降），11世纪有24次，其中16次发生在1000—1052年。这些疾病显然是从亚洲大陆传入的，因为日本人到中国和朝鲜去熟悉优越的大陆政治和文化体系，并频繁进行贸易。

疾病对日本社会产生了显而易见的影响，限制了经济发展，影响了税收制度、地方政府、土地使用权、劳动、技术、宗教、文学、教育和生活的方方面面。从积极的角度来看，由于日本人在很早就经受过如此多的疾病创伤，因而能够建立起免疫力屏障，并躲过了16世纪与西方接触后困扰印加人、阿兹特克人和其他国家的那些最严重的流行病。

我们只能确定日本的 5 种疾病：天花、麻疹、流感、流行性腮腺炎和痢疾。808 年，鼠疫可能也能算来过，当时它正在地中海和中东地区肆虐。阿拉伯的商人和水手经常光顾中国、韩国和日本的港口，同时也沿着丝绸之路活动。

这 5 种（或 6 种）疾病中，最致命的还是天花（日本也称"丧痘"）。我们知道 735—737 年、790 年、812—814 年、853 年、915 年、947 年、974 年、993—995 年、1020 年和 1036 年发生了一连串流行病。天花对成年人尤其致命，到 1100 年甚至更早时期，它可能已经成为日本人群中的普遍流行病。

735—737 年的日本天花流行，是"世界史上最早的有据可查的天花流行"，也被称为"天平时代的流行病"，这是一场严重的流行病，它使日本的大部分地区陷入困境，日本人口减少了 30%。它对整个日本的经济和宗教都产生了重大影响。正如我们所看到的，日本人对流行病的后果特别警觉，因此效法中国的方法，即在广大民众中报告疾病的暴发，即使是 21 世纪的一些发达国家，仍然无法与日本的这种警觉性相比。在 735—737 年，这种记录方式，证明了其迅速确认天花的显著作用。

根据《续日本纪》，天花疫情于 735 年 8 月首次出现在九州北部福冈的太宰府的一个国际港口，人们将感染源头归咎于一个渔夫，他在朝鲜半岛滞留时感染了这种疾病。该疾病在当年和第二年迅速蔓延到整个九州北部，导致大量佃农死亡或放弃耕种，农业产量迅速暴跌，引发严重饥荒。有份文献如此写道："近期，从没有如此残酷的事情。"

《续日本纪》是一部日本皇室委任编写的日本史书，完成于 797 年，是继《日本纪》之后的《六国史》中的第二部，其次是《日本国志》。它是记载奈良时代的最重要的历史文献。这部史书涵盖了从 697 年文武天皇开始统治到 791 年神武天皇统治的第 10 年，共 95 年、

9 个朝代。

另外两份记录描述了天花的症状和治疗。这种疾病最初表现为发热，患者在床上难受地躺 3～6 天。在发热减退和斑点开始消失后，腹泻很常见。患者还患有咳嗽、呕吐、流鼻血和反胃等症状。接受过中国、印度和日本传统医学培训的政府医生参与了救护和治疗，他们采取各种缓解天花症状的措施，包括用被子给患者保暖，喝大米粥，吃煮熟的葱来止泻，以及强制给没有食欲的患者喂食。以往的药根本没有用，医生建议患者不要吃生鱼或生冷的蔬菜水果，不要喝水、洗澡、性交，或者吹风淋雨。医生还将红豆面和鸡蛋清混合在一起涂在皮肤上，还有其他离谱的建议，包括用经血洗澡，或用月经布包裹婴儿以擦去瘢痕；还建议用蜂蜜、蚕茧粉、白铅或猎鹰羽毛粉和猪油的混合物。

就在事情似乎有所缓和的时候，737 年，一队日本官吏误打误撞地经过了九州北部，当时疫情正以致命的速度在那里蔓延。看着身边的同事死去，这支人数减少的队伍决定不再继续他们原定的朝鲜半岛之行，而是带着天花回到了奈良，并在不知不觉中把它传播到了日本东部和奈良。从那时开始，这场瘟疫继续肆虐着日本。一个直接的影响是财政方面，而不是公共卫生方面。因为到 737 年 8 月，日本全国范围内都有免税的规定。

从税收记录中，我们能够一瞥死亡率的情况：仅在 737 年，京畿附近的泉省就损失了 44% 的成年人口，而九州北部的丰后和日本东部骏河的死亡率约为 30%。所有已知地区的平均死亡率约为 25%。3 年内，人口损失可能高达 25%～35%，使这场流行病的死亡率与 14 世纪欧洲的鼠疫相当。社会各阶层当然都受到了影响，许多官廷贵族因天花而丧生。这种流行病在各地造成了严重的社会动荡、人口迁徙和劳动力减少，对建筑业和农业（尤其是水稻种植业）造成了巨大损害。

天花还导致日本人口增长的停滞。据估计，8 世纪的日本总人口为600 万，到 1050 年依然变化不大。瘟疫导致了村庄的荒废，整个乡村管理制度都形同虚设。瘟疫破坏了农业，田地无法耕种。743年，在735—737年暴发的瘟疫之后，贵族们试图通过颁布政策，授予永久私人田产的形式来鼓励农民耕种，刺激农业发展。但瘟疫导致了人口流失，劳动力短缺。8世纪和9世纪颁布了法令，将农民与他们的土地绑定在一起，但收效甚微。劳动力短缺也影响了寺庙建设和水稻种植，到800年，建筑工程和征兵工作彻底停滞了。

瘟疫的反复暴发也对日本的宗教产生了深远影响。佛教的突破性引进是在一场天花瘟疫中实现的。作为一种超验的宗教，佛教完全适合于疾病暴发的环境。早期的信徒们向佛教伸出援手，因为它提供了庇护健康的承诺。在735—737年的天花流行之后，圣武天皇通过下令建造雄伟的皇家寺院——东大寺和巨大的佛像，以及遍布全国的分寺和佛像，来增加国家对该佛教的支持。据说，仅铸造东大寺大佛的费用就几乎掏光了国家的财政。

今天的祇园祭是7月17—24日庆祝，最初就是为了摆脱平安时代的流行病。869年，在一场瘟疫过后，位于平安京（今天的京都）东部的祇园神社首次举办了这个节日。以66根长矛代表日本各县，放在队伍的末端并在城市中游行以祛除疾病。970年，这个节日演变成一年一度的祭祀活动，反映了京城疾病之频繁和流行。

993年，在首都附近的北野地区举行了一个驱赶瘟神的活动，朝廷为此建造了两顶巨大的神轿，佛教僧侣诵读经文并奏乐。几千市民聚集在一起向神明祈祷。神轿载着瘟疫之神被人群抬到几英里外的海里冲走，象征送走了天花。然而，毁灭性的天花浪潮继续冲击着日本列岛：790年，它通过中国港口再次回传，主要肆虐于30岁以下的年轻人口；812—814年，通过北九州进入日本，并在东部诸岛上涌动。根据记录，"近一半的人死亡"。853年，疾病在蔓延到农村之前，主要集中在首都平安京。然而，这次疾病主要攻击的是成年人。925年，醍醐天皇在41岁时感染了这种疾病。935—993年暴发的天花疫情特别严重。993年，一条天皇成为受害者，享年仅15岁。这种疾病在首都暴发迅速，有70名五品以上的官员死亡，大街上遍布尸体，为饥饿的狗和秃鹰提供了食物。1020 年，天花再次光临九州，可能是前一年大陆入侵者的功劳。一本当地人的日记中写道："28 岁及以下的人特别容易感染"。在 1000 年左右，这种疾病已成为日本的一种地方病，因此这次暴发时的破坏性较小。

天花的频繁、普遍和流行性，使这种疾病在日本民俗和神话中根深蒂固，其代表形象是天花妖（疱疮神）或天花鬼，这是一种在生活中传播天花的妖怪。人们试图通过安抚天花妖的愤怒来缓解疾病，或者试图战胜这个妖怪，因为已经无从治疗。在那个时代，天花被认为是怨灵作祟，"怨灵"是一种神话生物，能回到现实世界寻求报复。与天花有关的神明还包括住吉三神。宽政年间（1789—1801 年）出版的一本书中记载："被感染的家庭会供奉疱疮神以求康复。"

天花鬼害怕红色的东西和狗，所以人们会在明处陈列各种红色人偶。在冲绳，他们试图在身穿红衣患者面前奏三线琴（一种本土乐器）、跳狮子舞来赞美和安抚疱疮神，甚至焚香沐浴，献上鲜花以求健康。在冲绳，我们还发现了用琉球语创作的天花歌谣，目的是颂扬疱疮神，以从致命感染中康复。即使是在今天的日本，包括茨城县和鹿儿岛县也保留着传统的祛除天花的民俗舞。

"红色疗法"不仅出现在日本，从 12 世纪起也流行于欧洲，当法国国王查理五世染上天花时，他身穿红色衬衫、红色长袜和红色面纱。英国女王伊丽莎白一世在 1562 年患天花时，被裹在一条红色的毯子里，放在燃烧的火堆旁，其他欧洲君主也采用了类似的治疗方法。日本的许多皮肤病学教材认为，红光能减轻天花的症状。这一说法在中国、印度、土耳其和格鲁吉亚得到效仿。在非洲西部，约鲁巴的天花之神守潘那与红色有关。

诺贝尔奖获得者尼尔斯·雷伯格·芬森赋予了"红色疗法"科学支持，他声称用红光治疗天花患者可以减轻瘢痕的严重程度，后来还制订了红细胞疗法的规则。这种说法一直延续到 20 世纪 30 年代，直到当时的科学家宣布它是假的。

麻疹

998 年和 1025 年，麻疹袭击了日本。10 世纪和 11 世纪的编年史《荣华物语》指出，这种疾病呈现出"大量鲜红斑点的皮疹"。瘟疫于夏初从平安京开始，高级官员的夫人首先受到影响。没有外国人死于这种疾病，这为"海岛流行病学"提供了证据。

1025 年，麻疹卷土重来，对在 998 年的疫情中没有染上麻疹的各个阶层人士造成伤害。京城似乎受害最深，尽管有文献说"天下之人"都感染了这种疾病。

流感

流感于 862—864 年、872 年、920 年、923 年、993 年和 1015 年在日本暴发。与天花和麻疹不同，流感往往在春末秋初的季节流行，在冬末春初发作。862—864 年和 872 年的流感特别严重，在京城和周边地区造成大量死亡，尽管死亡率依然低于天花和麻疹。

腮腺炎

一些文献记录表明，腮腺炎（"肿胀病"）在 959 年、1029 年的日本平安时代流行。在这两次流行病中，历史学家都指出，其患病特点是颈部肿胀。

痢疾

痢疾（红痢）在 861 年、915 年和 947 年的夏末秋初流行。痢疾通常与其他感染同时发生，如 735—737 年的天花流行。861 年的痢疾流行之后，862 年和 864 年还出现了流感，915 年和 947 年，天花也随之而来。1025 年的麻疹疫情，也可能与平安时代贵族当中的痢疾感染有关。在贵族的日记中记载，当染上痢疾时，他们很快就会失去食欲，出现发热症状。

疟疾

疟疾（寒战）对当时的日本人来说是一个谜。医生仍不知道这种疾病是由蚊子携带的，虽然有一名宫女发现疾病暴发的地方经常能看到蝴蝶。日本是一个遍布沼泽的国家，因此，疟疾对改造湿地为稻田的农民影响尤其严重。

1. Farris, William Wayne, 1985. *Population, Disease, and Land in Early Japan, 645–900*. Harvard University Asia Center. 51–52.
2. Jannetta, Ann Bowman, 2014. *Epidemics and Mortality in Early Modern Japan*. Princeton University Press.
3. Diseases of the Premodern Period in Japan https://www.mitchmedical.us/human-disease/diseases-of-the-premodern-period-in-japan.html.

流行病的影响及其缓解措施如表 3 所示。

表 3　公元前 430—公元 737 年，流行病的影响及其缓解措施

名　称	日　期	疾　病	影　响
雅典瘟疫	公元前 430 年	疑似斑疹伤寒	雅典被斯巴达打败的一个主要促成因素。它削弱了雅典的军事力量，并永远削弱了其在古希腊的霸权地位
安东尼瘟疫	165—180 年	天花	由于军队的衰弱，催生了罗马的衰落和灭亡
汉朝流行病	200 年	天花	汉朝的崩溃和人口的减少
塞浦路斯瘟疫	250—271 年	病毒性出血热，疑似埃博拉出血热	进一步削弱了罗马，使其在 3 世纪的危机中容易遭到蛮族的入侵。发生重大的军事改革
汝斯汀鼠疫	541—542 年	腺鼠疫	严重破坏了拜占庭帝国的稳定

名　称	日　期	疾　病	影　响
谢罗埃鼠疫	627—628 年	腺鼠疫	削弱了萨珊帝国
阿姆瓦斯、叙利亚鼠疫	638—639 年	腺鼠疫	削弱了倭马亚帝国的势力，导致衰落
英国鼠疫	664 年	腺鼠疫	触发了盎格鲁人对英国传统领土的入侵；坎特伯雷大主教迪斯迪特死于瘟疫，引发了宗教动荡
日本流行病	735—737 年	天花	对日本文化和传统的全面破坏

中世纪

第8章 "黑死病"：第二次鼠疫大流行

（1346—1353 年）

先祈祷，不行就跑。

——摘自阿隆索·德·奇里诺博士,《给外行的鼠疫实用指南》

（约 1431 年）

1348 年这一年，我们孤独而无助。

我亲爱的朋友如今在哪里？

那些心爱的面孔去向何方？

深情的话语，愉快的谈话又去了哪里？

——彼得拉克（1304—？ ）

对佛罗伦萨诗人彼得拉克来说，鼠疫是一种"几百年来未见的疾病""践踏并摧毁了整个世界"。它很可能发源于印度，通过亚洲和北非蔓延到欧洲。鼠疫可能是在 1348 年 7 月底至 8 月初由梅尔科姆雷吉斯（现在的威茅斯）的一只受感染的老鼠或跳蚤带到英国的。然后，它通过西南地区传播到布里斯托尔，再向东传播到牛津和伦敦，在 11 月初以每天 1.5 英里的速度到达这些地方。在欧洲，估计约有5000 万人死于"黑死病"，也被称为"大死亡"或"大瘟疫"。人口从约 8000 万下降到 3000 万。在农村和城市中，至少有 60% 的人口死于此病。后来，又过了整整 200 年，人口才恢复到 13 世纪 40 年代初的水平。

1347 年的鼠疫大流行，在 14 世纪或 15 世纪的任何欧洲语言中都没有联系到"黑色"。事实上，"黑死病"直到 1755 年才在英语中被用来描述鼠疫大流行，当时它被翻译成丹麦语 den sorte død，意为"黑色的死亡"。像往常一样，穷人受到的影响最大，他们蜗居在单层的茅草屋里。老鼠在土炕上钻来钻去，爬上墙壁，在屋顶上做窝，被堵住的跳蚤随时会从屋顶上掉下来，感染下面的居民。经济条件好一点的话，房子通常还有一层，对老鼠和跳蚤的吸引力较小。

"黑死病"的可怕之处在于，它不仅杀死了数百万人，还引发了大规模的集体癔症、受虐狂式的游行和对犹太人的迫害。犹太人被指责，被栽上了各种罪名，包括通过将青蛙和蜘蛛混入油和奶酪的混合物以污染食品。毫无意外，针对他们的残害随之而来。据《日耳曼犹太杂志》报道说，在"黑死病"发生前后，至少有 235 个犹太社区被消灭。

英格兰的佛兰德织工和商人也分担了一部分罪名，并作为替罪羊遭遇了暴力。

亨利·奈顿是莱斯特圣玛丽修道院的修道士，也是这场鼠疫的亲历者，包括他在内的一些作者，为我们留下近乎疯狂的文字，记录下了那段最黑暗的日子。他们的作品往往是歇斯底里、假新闻和阴谋论的混合产物，读来令人坐立难安。奈顿在写于 1378—1396 年的《编年记》中写道："大地吞噬了科林斯和亚该亚的许多城市；在塞浦路斯，山脉被夷为平地，河流淹没了附近的城市。"当然，奈顿和其他人都认为，"黑死病"是由上帝的怒火造成的。

在这里，奈顿谈到了令人震惊的死亡率和经济损失，但他似乎更关心和愤怒的是一些更自私的问题：死之前的债务、工人减少，以及工人要求达到行业薪资水平的诉求。

痛苦的瘟疫从南安普顿渗透到海岸，来到布里斯托尔，在那里，几乎整个城镇的人都死绝了，就像突然死亡一样。在莱斯特，圣伦纳德小教区死了 380 多人，圣十字教区死了 400 多人，圣玛格丽特教区死了 700 多人，总之，每个教区都有很多人死亡。然后，林肯主教赋予每一个牧师权力，让他们听取忏悔，并全权赦免，除了债务问题，在这种情况下，临死的人在条件允许的情况下，应该在活着时候偿还债务，或者在死后其他人可以用他的遗产抵债。

同年，各地都发生了羊瘟（可能是炭疽病），以至于有的牧场里死了5000多只羊，这些死羊后来腐烂得野兽和秃鹰都不敢吃……牛羊在田野上和庄稼地里肆意游荡，没有人去驱赶或聚拢它们，因为没有仆人，没有人知道应该做什么。因此，许多庄稼因无人收割而烂在田里……

同时，国王发出手谕，要求收割工人和其他劳动者的薪水不得超过正常水平。但劳动者十分固执，不听国王的命令，但如果有人想雇用他们就必须给足酬劳，要么放弃水果和庄稼，要么满足工人的愿望……各种工作都需要人手，人们很难想会出现这样严重的人力缺乏。因此，所有生活必需品都变得昂贵了。

——亨利·奈顿《英格兰史》，载于 E.K. 肯德尔的《英国历史资料》

事实上，1349年爱德华三世的《劳工条例》，是他将劳工工资限制在瘟疫前水平上的一次失败尝试。该条例不仅反映了鼠疫造成的劳工短缺，而且还预示着社会结构的重组。

整个欧洲的人都在疯狂地寻找鼠疫的源头。有些人把鼠疫归咎于风中吹来的看不见的微粒，有些人则说是井水有毒，当然还会栽赃给犹太人。一些人选择以放纵的生活来面对鼠疫；一些人则开始自我隔离，过起了隐居生活；一些人抛弃家业去了乡下。村庄、城镇，甚至整个城市都禁止患者进入。然而，一切都失败了。尸体被随意抛在大街上，或被投入到危机中埋葬。一些人的堕落程度达到了人性的底线，例如，自己已经被感染了，却闯入民宅，威胁要感染里面的所有人，除非给钱。绝望的时代呼唤绝望的手段，一些人建议焚烧芳香的木材和草药，另一些人建议采用特殊的饮食、放血疗法，甚至新的睡眠姿势。有钱人尝试用黄金和珍珠研磨的药物。逃亡仍是最好的选择，如果连逃亡都做不到，那么就只剩下认命和祈祷了。

薄伽丘（1313—1375 年）在《十日谈》中提到了一种不常见的鼠疫后果。

> 于是出现了一种前所未闻的做法，就是一个女人不论以前多么文雅、俊俏、高贵，病倒后会毫无顾忌地招聘一个男佣人，不管老少，并且只要病情需要，会毫不害羞地像在另一个女人面前那样露出自己身体的任何部位。痊愈的女性日后往往不如以前那么贞洁，也许和这种情况有关。此外，有许多人屈服于（鼠疫），而这些人也许本可以逃脱死亡。

还有另一种治病的方法：抽鞭子。"鞭笞者"是一群宗教狂热者，通过公开展示强烈的自我鞭笞和受虐狂式的忏悔来展示热情并寻求赎罪。在早期，自我鞭笞是作为惩罚和忏悔的手段，对不听话的神职人员和教友实施。1259 年鼠疫肆虐意大利时，翁布里亚的隐士拉尼罗·法萨尼召集了自我鞭笞的游行队伍。该运动首先在佩鲁贾被采用，后来发展成由平信徒和神职人员组成的鞭笞者兄弟会，并在 13 世纪中期传播到波兰、德国和低地国家。14 世纪中叶，对"黑死病"感到恐惧的鞭笞者试图减轻他们所担心的即将到来的神圣审判。1349 年，教皇克莱门特六世谴责了鞭刑，康斯坦茨会议（1414—1418 年）也谴责了鞭刑。

天主教会的谴责只是加强了这一举措的指导，以至于它在"黑死病"期间达到了最受欢迎的程度。许多信徒身穿白袍，拖着十字架在欧洲各地游荡，同时将自己鞭打成一种宗教狂热。到达一个城镇后，教友们会直奔教堂，那里的钟声会向乡亲们宣布他们的到来。然后，弟兄们会搬到一个空地上，围成一圈，把衣服脱到腰部，然后在圈内走动，直到被主人叫停。然后他们会倒在地上，摆出十字架的姿势，将三根手指举在空中（伪证者）或脸朝下（通奸者）。

尽管鞭笞者在欧洲大陆很受欢迎，但他们在英国并没有真正流行起来。1349 年，一支庞大的队伍穿过英吉利海峡，来到伦敦，但英国人天性保守，即使在那个时代也拒绝这样展示自己。海因里希·冯·赫福德是这种痛苦仪式的亲历者之一，他写道：

> 每根鞭子包括一根棍子，末端挂着三根打结的绳子，两根尖锐的金属从两边穿过结的中心，形成一个十字架，其末端延伸到结外，长度接近一粒小麦或更小。他们用这些鞭子抽打和鞭打赤裸的身体，直到他们的身体青肿，血流成河，溅到附近的墙上。我看到，当他们鞭打自己时，有时那些金属碎片是如何深深地刺入皮肤，甚至要拔半天才能把它取出来。
>
> ——海因里希·冯·赫福德《纪年记》，1300—1370 年

> 一些愚妇准备好衣服，接住被鞭笞者的血，涂在眼睛上，说这是神血。
>
> ——让·傅瓦萨，约 1337—1405 年

鞭笞者不允许说话，不能与异性接触，避免刮胡子、洗澡或换衣服，要睡在稻草上。讽刺的是，一些城镇开始注意到，鞭笞者偶尔会将鼠疫带到尚未出现疫情的地方，因此，他们被拒绝入境。

驱逐鼠疫还有其他同样不成功的措施：吃芥末、薄荷酱、苹果酱和辣根，以平衡饮食中的湿、干、热和冷；用洋葱或蛇抹在你的疱上；把鸽子切开抹在受感染的身体上；喝醋，吃砒霜、水银或 10 年的糖浆；坐在火边或下水道里驱除热病；用草药熏蒸房屋净化空气。医生测试患者尿液的颜色，甚至品尝尿液，来确定健康状况。

第 9 章　拉古萨的鼠疫

（1377 年）

医学史家认为，拉古萨的防疫法令是中世纪医学的最高成就之一。

——扎拉塔·布拉西纳·拖米奇，2015 年

1348 年，鼠疫席卷了威尼斯、米兰等城市，市政官员以令人钦佩的良好意识和敏锐的洞察力，制订了紧急公共卫生措施，这些距今 700 多年的防疫措施，是今天关于社交距离、表面消毒等最佳手段的前身。当时的卫生官员有个很好的想法，人们必须警惕对待交易货物，因为疾病可能在物体和表面上传播，而且人人都必须尽其所能地限制彼此的接触。每个人都是防疫的第一责任人。

1377 年，当鼠疫袭击拉古萨王国（今杜布罗夫尼克）时，它引发了历史上第一次已知的强制隔离案例。该港口的工作人员自发通过了一项法令，要求对所有入港船只和贸易商队进行强制检疫，以筛查感染情况。该法律规定，"那些来自鼠疫疫区的人不得进入拉古萨，除非他们在姆尔坎岛或卡夫塔特镇度过 1 个月，以达到消毒的目的"。兹拉塔·布拉兹纳·托米奇（2015 年）解释说，姆尔坎是该市南部的一座岩石荒岛，而卡夫塔特位于陆路商人前往拉古萨商队道路的尽头。托米奇补充说：

一些医学史学家认为，拉古萨的隔离法是中世纪医学的最高成就之一。通过命令将健康的水手和商人隔离 30 天，拉古萨官员显示了对潜伏期的非凡理解。新来的人可能没有表现出鼠疫的症状，但他们将被关押足够长的时间，以确定他们实际上是否没有疾病。

我们现在所用的"防疫隔离"（quarantine）一词源于 quarantino，即意大利语的"40 天"，40 这个数字对中世纪的基督徒来说具有特殊含义。当传说中的大洪水淹没地球时，下了 40 个昼夜的雨，耶稣也曾在旷野禁食 40 天。这个名词在近代被引入医疗健康，如医生建议产妇分娩后休息 40 天。

拉古萨也是第一个开设国家资助的检疫所或临时鼠疫医院的城市（位于姆列特岛）。

简·斯蒂文斯·克劳肖（2016 年）解释说，检疫所（lazaretto，即传染病医院）这个名字来自 Nazaretto，而 Nazaretto 是一座潟湖岛的名字，威尼斯的第一家永久性鼠疫医院就建立于此。这种医院既是医疗中心，又是检疫设施。这是一种人性化地照顾外来移民和感染鼠疫的本地人的防疫设施，同时能使他们与健康人隔离。在 Nazaretto 里，鼠疫患者将获得新鲜食物、清洁被褥和其他促进健康的治疗，所有这些都由国家财政负担。这种设施还可以充当疗养院，附带墓地，还有专门消毒或销毁感染物品的仓库。在 1625 年疫情暴发期间，伦敦只设立了一些"田野小屋"；在德国，连乌伯林根这样的小城镇也设有隔离医院。在疫情期间，医院病房资源挤兑也是常见的。1630 年，佛罗伦萨的圣米尼亚托有 82 张女患者床位容纳了 412 人，93 张男患者床位容纳 312 人。

克劳肖还谈到了威尼斯的情况：

鼠疫医院是十分出色的早期公共卫生设施，市政府投入了巨额资金。无论威尼斯是否发生瘟疫，这些设施都有人长期值班，警惕着疑似携带传染病的船只进入。

鼠疫医院的存在，还说明了威尼斯医疗设施兼顾了宗教职能和贫困救济职能，并在整个欧洲建立起了影响深远的公共卫生模式。

下面两种流行病——舞蹈瘟疫和汗热病，与前文提到的所有疾病都有很大不同。疯狂的舞蹈瘟疫不是一种传染病，但它也"具有传染性"，因为一些旁观者发现自己也无法抵制诱惑，纷纷加入大规模的舞蹈当中。

1. Tomic, Zlata Blazina, 2015. *Expelling the Plague: The Health Office and the Implementation of Quarantine in Dubrovnik, 1377–1533.* McGill-Queen's University Press.
2. Stevens Crawshaw, Jane L., 2016. *Plague Hospitals Public Health for the City in Early Modern Venice*, London.

第 10 章　舞蹈瘟疫

（1374 年亚琛，1518 年斯特拉斯堡）

当一个人被这只不怀好意的野兽所控制时，他会同时有一百种不同的感觉。一个人哭泣、跳舞、呕吐、颤抖、大笑、脸色苍白、哭泣、昏厥，遭受巨大的痛苦，几天后，如果没有人帮助你停下，你就会死去。

——弗朗西斯科·吉罗拉莫·坎切列里，1817 年

当马文·盖伊、威廉·米奇·斯蒂芬森和艾维·乔·亨特写下《在街上跳舞》这首歌，玛莎·里夫斯和凡德拉一家在 1964 年录制了它的流行版本，当米克·贾格尔和大卫·鲍伊在 1985 年将它的 MV 奉献给全世界时，他们中的任何一个人都不会知道，自己是在唤醒 14 世纪、17 世纪欧洲著名的"舞蹈瘟疫"的一段记忆。

作家霍勒斯·麦考伊也是如此，他是"舞蹈马拉松"的资深拥护者，1935 年他写了一本小说《他们射杀马，不是吗？》，讲的是"大萧条"时期一群背景迥异的人拼命赢得一场舞蹈马拉松的故事。1969 年，西德尼·波拉克根据小说改编指导了同名电影，似乎他们二人也没有意识到，这本书是长时间随机舞蹈不可或缺的背景故事。医学史告诉我们，马文·盖伊和霍勒斯·麦考伊都不是率先抵达终点的人。

舞蹈狂躁症（又称舞蹈瘟疫、圣约翰之舞和圣维图斯之舞）是一种社会－医学现象，主要发生在 14 世纪和 17 世纪的欧洲大陆。它是

指一群人放肆忘我地聚集跳舞，有时一次数千人，有时持续数周。这种狂躁症折磨着男人、女人和孩子，他们经常跳舞，直到精疲力竭。第一次大暴发是在1374年的德国亚琛，并迅速蔓延到整个欧洲。1518年在斯特拉斯堡发生了另一场疫情。

就寿命和病例数量而言，它可以与鼠疫、天花和流感相媲美。在几个世纪里，舞蹈瘟疫在许多地方折磨了成千上万的人民。关于它的病因人们毫无头绪，所以毫无意外地出现了很多替代解释，如民间医学、迷信、灵魂附体和凭空猜测。当然，音乐家们也会参与进来，为跳舞的人们伴奏，期望用音乐治愈他们。然而也是一场徒劳，反而鼓励了更多的人加入其中。今天，我们仍旧对这种疾病的原因一无所知。

现在，各种理论层出不穷。有人认为起因是一种宗教狂热。也有人认为，人们这样做是为缓解中世纪的生活压力，特别是经常暴发的瘟疫、洪水，以及自身的极度贫困——毕竟，跳舞是不花钱的。还有人指责神职人员的腐败。对于一些人来说，狼蛛病是由狼蛛、间斑寇蛛、地中海黑寡妇、草原蜘蛛中的某一种叮咬引起的，尽管这种叮咬和狼蛛病之间的联系从未被证实过。有一种"狼蛛舞"显然是从狼蛛病的治疗方法演变而来。它最初的相关描述出现在11世纪，在16—17世纪意大利南部，特别是在塔兰托周围很常见。当时的想法是，受害者需要参与狂热的舞蹈以避免狼蛛毒素，已知的唯一解药是在特定的音乐中跳舞，以分离血中的毒液。

塔兰托人在跳了很长时间的舞后，聚在圣保罗教堂里，一齐到达精神恍惚的高潮，普遍的绝望被塔兰托人的风格化呼喊所支配，这就是"危机呐喊"，一种以各种声调发出的喊声。还有的人沉溺于其他活动，如用藤蔓捆绑自己，互相鞭打（让人联想到罗马的酒神节仪式），上演模拟角斗，大量狂饮，然后跳进海里。如果没有音乐伴舞，一些人就会死亡。患者通常有类似舞蹈狂的症状，如头痛、颤抖、抽搐和幻觉。

更有甚者，把施洗者约翰或圣维图斯（舞者守护神）牵扯进来，说舞蹈狂躁症是圣人们发出的诅咒，因此也称为"圣维图斯之舞"或"圣约翰之舞"。他们的证据是，舞蹈狂躁症的受害者经常在供奉圣人的场所结束表演，并向他们祈祷，努力结束舞蹈，疾病往往发生在圣维图斯的节庆前后。还要有人声称跳舞者是被恶魔或撒旦附身了，必须进行驱魔仪式。

在 17 世纪，舞蹈狂躁症被医学家诊断为"西登纳姆舞蹈症"，这是一种神经系统疾病，其症状与舞蹈狂躁症相似：一种以快速、不协调的抽搐动作为特征的疾病，主要影响面部、手部和脚部，由儿童时期感染 A 组 β 溶血性链球菌引起，在 20%～30% 的急性风湿热患者中常见。

还有人提出，这是一种群体性癔症（也称群体性精神障碍、流行性歇斯底里或群体性歇斯底里、群体性疯狂），具体定义为，"影响一个有凝聚力群体成员的疾病迹象和症状的迅速蔓延，源于涉及兴奋、丧失或功能改变的神经系统紊乱，因此无意识地表现出身体的不适，没有相应的病因"。舞者们似乎处于一种无意识状态，无法自控。根据同时代的资料记载，参与者往往不在自己居住的地方跳舞，而是从一个地方跳到另一个地方，而其他人会在沿途加入。根据巴塞洛缪（2001年）的研究，这些外来的舞者带来了当地人看来很奇怪的习俗和行为，以及"身着奇装异服、手持木棒"。当然，还有不太文明的行为，巴塞洛缪指出，有些人"裸体游行"，并做出"猥亵的手势"。有些人甚至发生了性关系，而其他人则表现得像动物一样，蹦来蹦去。当时的瑞士医生帕拉塞尔苏斯（1493—1541 年）将这种情况命名为"舞蹈症"，并将其表现归结为三种：不正常的精神状态、无法解释的身体疾病和无端的欲望。

许多人长期不知疲倦，特里尔附近一家修道院的院长回忆说："在一次惊人的流行病中，一群产生幻觉的舞者跳来跳去长达 6 个月，其中一些人在摔断肋骨或腰椎后死亡。"舞者们尖叫、大笑和哭泣，有些人还唱歌。舞蹈狂躁症的旁观者如果拒绝加入，有时还会被他们拳脚相加。参与者对红色有一种奇怪的厌恶。在米德福特《16 世纪德国的疯狂史》中，指出舞者们"根本无法感知红色"；而巴塞洛缪的研究写道："据说舞者无法忍受红色，往往一看到红色就变得很暴力。"有些人断言，他们的世界淹没在"一片红色的血海中"。

舞者们还对尖头鞋表现出一种莫名的反感，但同时又喜欢自己的脚被碰撞。不出所料，他们一般都伴有各种疾病，包括胸痛、抽搐、过度喘气、癫痫发作和幻觉。

18世纪末的弗朗西斯科·吉罗拉莫·坎切列里（1751—1826年）是一名作家、图书馆管理员和藏书家，他对这种情况颇有研究，他告诉我们："最好的和唯一的急救措施就是音乐。"农民似乎特别容易受影响，尤其是在炎热的夏天，他们会被困意和倦怠征服，恢复活力的唯一途径就是在吉他伴奏下跳舞。

> 我们发现，这个可怜的农民躺在那儿，呼吸困难。我们还观察到，他的脸和手已经开始发黑。他的病是众所周知的，人们带来了吉他，弹奏的和声让他一激灵，首先从脚开始动，然后是腿，然后用膝盖跪着，不久就摇摇晃晃站了起来。最后，在一刻钟的时间里，他开始蹦了起来，离地面足足有两尺高。他猛呼一口气，动静巨大，让旁人感到害怕。不到一个小时，他手和脸上的黑色就消失了，面色如初。
>
> ——坎切列里，1817年

舞蹈瘟疫的暴发可以追溯到7世纪，这种强迫性的痴迷舞蹈的最早的知名事件发生在1021年的德国科尔比克（现在的萨克森－安哈尔特州），有18个农民开始在教堂周围唱歌和跳舞，扰乱了圣诞夜的礼拜。这些狂欢者不顾劝阻，手拉手跳起了"罪恶的圆圈舞"，拍手、跳跃、齐声歌唱。据当地年鉴记载，愤怒的牧师诅咒他们整年都要跳舞，以惩罚他们的无耻行为。这竟然十分奏效，直到下一个圣诞节，这些舞者才重新获得身体控制权。疲惫和悔恨让他们陷入了深深的睡眠，其中一些人再也没有醒过来。

在1237年的一个事件中，一大群孩子从爱尔福特到阿恩施塔特

（约 12 英里），一路跳着舞，这与在同一时期的传说"哈尔默恩的魔笛手"十分类似。另一起事件发生在 1278 年，大约 200 人在荷兰马斯特里赫特附近的默兹河上的一座桥上跳舞，导致大桥倒塌，全部溺水而亡。

1374 年 6 月 24 日，最大的一次舞蹈瘟疫从亚琛开始，并蔓延到德国、荷兰和比利时的其他城市，甚至卢森堡和意大利，1375 年、1376 年再次复发，1381 年出现在奥格斯堡。1428 年发生在瑞士北部沙夫豪森的另一起事件中，一名修道士跳舞而死，同年，有人看到瑞士苏黎世的一群女性在疯狂地跳舞。

1518 年 7 月，在法国斯特拉斯堡，特拉菲亚夫人走出家门，突然在街上跳起舞来。这不像是一种快乐的舞蹈，更像是一种狂躁症（动作类似 20 世纪 60—70 年代流行的"阿呆舞"）。尽管她的丈夫苦苦哀求，但她还是继续跳，直到傍晚才疲惫不堪地倒下。周围的人都认为事情到此为止，但第二天，特拉菲亚夫人又开始狂舞，很快就有约 400 人紧随其后，尽管她的身体依然痛苦。到第三天夜里，她的全身被汗水浸透，双脚仿佛泡在血池里。她被人们捆在一辆马车上，带到附近山上的一个圣地进行"治疗"。那 400 人里也有几个人死了。根据密歇根州立大学医学史学家约翰·沃勒在《柳叶刀》杂志上发表的文章所说："有一本当地年鉴提到，在很短一段时期内，由于男女老少都在炎热的夏天跳舞，每天大概有 15 人丧命。"

与 1374 年的疫情一样，斯特拉斯堡的舞蹈热，可能是由当时的社会背景引发的。当地居民面临着连续的歉收、粮食（面包）价格达到历史最高点，梅毒传入，以及麻风病和瘟疫的复发，人群中蔓延着严重的痛苦和焦虑感。对阿尔萨斯的居民来说，那是一个非常难熬的时代，也许狂热舞蹈是阿尔萨斯人宣泄的出口。

1536 年在巴塞尔又发生了更严重的事件，患病者是一群孩子；1551 年在萨克森安哈尔特州，患者只有一名男子。17 世纪，医学教授格雷戈尔·霍斯特记录了人们反复跳舞的事件，他写道：

有几名女性每年都去德雷菲尔豪森（乌尔姆附近）的圣维图斯教堂……没日没夜地疯狂跳舞，直到在狂喜中倒下。后来她们又清醒过来，几乎没有任何感觉，直到来年 5 月，她们在圣维图斯节前后被迫来到那个地方。据说其中一名女性连续跳了 20 年，还有一个跳了整整 32 年。

除了狂喜之外，跳舞还带给她们额外的好处，可以帮助驱逐舞者的身体疾病，在一整年里保持健康，直到下次……许多舞者可能在心理上受到了困扰，其他人则是出于恐惧或适应的需要而参加。舞蹈狂热，仍然是最早记录的集体歇斯底里的形式之一，并被描述为一种"精神流行病"。沃勒总结说：

> 毫无疑问，1374 年、1518 年的流行病确实发生过。来自几个城镇的几十部可靠的年鉴详细描述了 1374 年的事件。而 1518 年的疫情过程可以在市政命令、布道和文艺复兴时期的医生帕拉塞尔苏斯留下的生动描述下窥见全貌，这些疫情，代表了一个真实而引人遐想的历史谜团。

欧洲的舞蹈瘟疫在 16 世纪中期戛然而止。有一种合理的解释是群体癔症。群体癔症涉及遍布人群的症状出现，但没有明确的身体来源。换句话说，在大众心理疾病中，大脑使患者认为他们受到某种疾病的折磨——尽管大脑本身是疾病的创造者和策划者。这并不意味着症状不真实，大众心理疾病可能有合法的身体表现，但没有证据表明这些症状是由神经系统以外的东西（如毒药或病菌）产生。

1. Bartholomew, Robert E., 2001. *Little green men, meowing nuns, and head-hunting panics*. McFarland. Jefferson NC.
2. Waller, J. 2009. "A forgotten plague: making sense of dancing mania". *Lancet*. 373 (9664):624–625.

3. Waller, J. 2008. *A Time to Dance. A Time to Die: The Extraordinary Story of the Dancing Plague of 1518*. Cambridge.
4. *Strasbourg 1518*, BBC 2, 20 July 2020. Artangel project directed by Jonathan Glazer films lone performers around the world dancing till they drop.

第 11 章　汗热病

（1485—1551 年）

城市里比战场上还要危险。

——托马斯·莫尔反思"汗热病"，

1517 年 8 月 19 日给伊拉斯谟的书信

当时，在伦敦和英国其他地方，出现了一种前所未有的疾病——"汗热病"，它使许多人突然死亡，尽管它似乎找不到任何媒介，而受空气和个人的体质影响。在不到 24 小时里，患者一般会死亡或彻底康复。

——大卫·休谟，《英国史》

汗热病在各种语言中有着不同的名字，包括 the Sweat、Sweats、English sweating sickness、English sweat、sudor anglicus、the Swat、hote iylls、hote sicknes、Stup-Gallant、Stoupe Knave and Know thy Master、Posting Sweat、the New Acquainance。这是一种恐怖的传染病，至今笼罩在一片迷雾之中。从 1485 年开始，它在一系列的流行病中折磨着英国和后来的欧洲大陆。最后一次暴发是在 1551 年，此后这种疾病仿佛消失在历史当中。在这期间，1506 年、1517 年和 1528 年都有散发。1551 年的疫情发生在 7 月 7 日，前后持续了 23 天，其间有近千人死亡。症状来得很突然，往往几小时就一命呜呼。其原因仍然不明，尽管有人猜测，它是一种未知的汉坦病毒造成的。多年来，人们还提出了疟疾、风湿热和流感的说法。疟疾是指发热，表现为阵发性的寒战、发热和定期反复出汗。

1517 年，伦敦挤满了外国工匠，1528 年弗朗西斯一世正忙于攻打意大利——这两件事显然都有利于疾病的传播。无论这种疾病的确切性质如何，它都将与英格兰人口中的许多其他与免疫力低下的有关传染病相提并论：斑疹伤寒、脑热、流行性感冒、坏血病、白喉、天花、麻疹、猩红热、丹毒等。1886 年，《科学》期刊得出一个结论："在这个时代，英国没有被瘟疫所消灭，这真是一个奇迹。"

该疾病于 1485 年 9 月 19 日在伦敦暴发，导致亨利七世的加冕仪式推迟到 10 月 30 日。这种疾病最令人震惊的特点之一是它可以迅速致死。有许多关于人们突然死在街上的报告。当时住在伦敦的法国医生托马斯·福雷斯蒂尔在谈到这种疾病时写道：

> 我们看到两个人站在一起说话，他们都感染上了。另外，在邻近的地方，我们看到一个人的衣服被拿走了，而且感染很严重。另一个走在街上的人也因感染而倒下了。

福雷斯蒂尔的文字是我们最早的资料来源，写于 1490 年。他指出，伦敦的死亡率很高，有 15 000 人死亡；牛津的死亡率更高，而且是急性发病，"突然出现严重的肿胀和疼痛，脸部和全身发红，并且连续发作，由于烟雾和毒液的影响，出现严重的头晕和头痛……"

他补充说，一些患者身上出现了黑斑。似乎这种疾病最危险的阶段是最初的几小时，那些在最初 24 小时内存活的人将会继续康复。

福雷斯蒂尔和理查德·格拉夫顿（1569 年）都将这场瘟疫描述为"新"事物，因此它可能不是以前流行病的复发。约翰·凯厄斯对症状学进行了补充。生于 1510 年的凯厄斯是爱德华六世、玛丽一世和伊丽莎白一世的宫廷医生。1551 年暴发瘟疫时，他是什鲁斯伯里的一名医生，他在《汗厥症治疗刍议》（1552 年）中描述了该病的症状和体征，这仍是我们对该病的主要资料来源。

他以一句铿锵有力的"这种病不是单纯的出汗……而是发热"作

为开篇。这种疾病突然发作，引起焦虑，接着是打冷战，有时有非常剧烈的头晕、头痛和癫痫，背部、肩部和四肢剧烈疼痛，并伴有疲惫感，"肝脏和近胃部疼痛"。发冷阶段可能持续半小时至 3 小时，之后热感和出汗就开始了。典型的出汗是在毫无预兆的情况下突然开始的。发热、头痛、谵妄、脉搏加快和强烈的口渴伴随着出汗，心悸和胸痛也是常见的症状。包括凯厄斯在内的观察者都没有注意到皮肤糜烂的情况。在病程的最后阶段，要么出现全身衰竭，要么出现不可抗拒的睡眠冲动。凯厄斯认为，如果患者自己屈服，这将是致命的。液体和电解质失衡，可能是死亡的实际原因。

一次发作，并不能产生免疫力的屏障，有些人在死亡之前会有几次发作。该病通常发生在夏季和初秋。相对富裕的成年男性病情最为严重，特别是神职人员。与其他许多中世纪疾病不同，它似乎对孩子和高龄老人没有太多影响。它在农村地区最为流行，但也严重影响了生活在伦敦的贵族，以及牛津和剑桥的学生。然而，凯厄斯指出，最容易感染这种疾病的患者"要么是富有的人，要么是安逸的人，要么是不愿意放弃刻板印象的人，要么是比较贫穷的人，如闲人、喝好酒的人"。

在后来的暴发中，红衣主教沃尔西在 1517 年、1528 年两次感染了这种疾病，尽管它夺走了他家里许多人的生命，但他本人两次都康复了。1502 年 3 月，威尔士亲王（亨利八世的哥哥）亚瑟及其妻子阿拉贡·凯瑟琳可能就是被汗热病折磨的，他们的病被描述为"一种空气中散发出来的恶臭"，其他理论认为这是肺结核、"黑死病"和流感。凯瑟琳最后康复了，但亚瑟于 1502 年 4 月 2 日在路德洛城堡去世，年仅 15 岁。亨利八世的王后安妮·博林也感染了这种疾病，但她也活了下来。安妮的姐夫威廉·凯里却没能幸免。这种疾病对年轻人和富人的偏爱，导致它被贫穷阶层称为"时髦男青年杀手"，因为他们观察到当时的富家子弟是如何不成比例地受到影响。事实上，它在选择感染者方面，类似于 1918 年的西班牙流感大流行，更易感染健康、强壮的 25—35 岁男性。不过，我们确实需要对这一人口群体保持谨慎，因为这些男性普遍在社会上有头有脸，因此患病也比下层百姓更令人印象深刻。

汗热病的经济影响甚至侵入了都铎文化，1604 年，莎士比亚在戏剧《一报还一报》中，把汗热病与战争、处决和贫穷这三大人口缩减因素并列，剧中的奥弗顿夫人哀叹她的贸易损失："因此，什么战争，什么汗热病，什么绞刑架，什么贫穷，我都被风俗侵蚀了。"

1507 年暴发了第二次疫情，同年晚些时候第三次更严重的疫情又来了，这次疫情也蔓延到了加来港，在那里，疫情主要波及长久在国外工作的英国人。

这次的疫情是致命的。1528 年第四次疫情复发时，在一些地区有半数人口死亡，达到了流行病的程度。它于 5 月底在伦敦暴发，造成恐慌和死亡，并迅速蔓延到英格兰大部分地区，虽然它没有影响苏格兰，但确实到达了爱尔兰，大法官休·英格是最著名的受害者。由于瘟疫没有传播到苏格兰和威尔士，所以被称为"英格兰汗热"。它对生活在英格兰的外国人的影响似乎不那么严重。1881 年，阿瑟·博尔迪埃在巴黎人类学会发表了一篇题为《关于欧洲白发人种对汗症的特殊敏感性》的论文。在论文中，他提出了一个有趣但未经证实的理论，即汗热病并不只影响英国人，而是倾向于感染盎格鲁-撒克逊人的后裔，对凯尔特人的后裔则没有影响。

这种疾病也影响到了国王亨利八世的宫廷，如前所述，据说安妮·博林王后感染了这种疾病，但活了下来。编年史学家爱德华·霍尔谈论了这种疾病如何影响国王的宫廷和伦敦的贵族："突然出现了一种被称为汗热病的瘟疫，使他（国王）的所有目的都变了。这场疾病十分残酷，甚至在短短 2 小时内就能夺人性命，一些人在晚餐时很开心，另一些人在晚餐时很沮丧。许多人就那样死在国王的庭院里，有克林顿勋爵、威尔顿的格雷勋爵，以及许多骑士、绅士和官吏。"

许多英国人试图通过逃往爱尔兰、苏格兰和法国来躲避这种疾病，但没有成功，只能客死异乡。约翰·凯厄斯写道："它像影子一样跟着英国人。由于伦敦的死亡率如此之高，亨利八世暂停了工作，离开了伦敦，并经常更换行宫。"1529 年，托马斯·克伦威尔因该病失去了他的妻子和两个女儿。

这种疾病突然在汉堡暴发，迅速蔓延，几周内有 1000 多人死亡。它席卷了东欧，于 12 月抵达瑞士，向北到达斯堪的纳维亚半岛，向东到达立陶宛、波兰和俄罗斯。除了 1346 年克雷西战役后当时由英国控制的加莱区外，意大利和法国都没有这种疾病的病例。它还在佛兰德斯和荷兰出现，9 月 27 日上午在安特卫普和阿姆斯特丹同时出现。在每个地方，它流行的时间都很短，一般不超过 2 周。到了年底，除了在瑞士东部以外，这种疾病突然消失了，一直持续到第 2 年。此后，该病在欧洲大陆上再也没有出现。

该病的最后一次大规模暴发发生在 1551 年的英国。约翰·凯厄斯写下了上面提到的"目击者报告"。亨利·马钦日记中这样写道：

> 7 月 7 日，伦敦开始了一场新的瘟疫……7 月 10 日（1551 年）国王摆驾从威斯敏斯特移至汉普顿宫。由于身边出现了死亡，国王陛下仓皇出逃，在伦敦的新瘟疫中，死去的包括商人和贵族的男女老少。7 月 16 日，在山姆布里奇山的一张床上，苏佛克的两位公爵也死了……从 7 月 7 日到 19 日，伦敦尸体遍地，了无生机。

1551 年的哈利法克斯教区年鉴中有记载，1644 年，德文郡蒂弗顿暴发了"出汗病"。马丁·邓斯福德在蒂弗顿教区的历史回忆录中记载，443 人被埋葬，其中 105 人死在 10 月。

1718—1918 年，类似的疾病在法国持续暴发，当时一名士兵在皮卡迪出现症状（当年的两个病例之一），被称为神秘的"皮卡迪汗症"或"米利亚热"，随后在 196 个地方流行。诗人约翰·丘吉尔于 1764 年在布洛涅成为受害者，1840 年、1880 年的疫情尤其具有破坏性。

罗伯茨在《英国医学杂志》上写道，"这两种疾病之间有很大的相似性"，尽管它伴随着皮疹，但英国的疾病并不具备这一特征。亨利·蒂迪解释说，这是因为约翰·凯厄斯的报告适用于几小时内死亡的暴发性病例，在这些病例中可能来不及出现皮疹。1906年，皮卡迪汗症袭击了夏朗德地区的6000人，在几天内让很多家庭无人生还。细菌学家安德烈·尚特梅斯领导的一个研究委员会将感染归因于田鼠携带的跳蚤。亨利·蒂迪发现，"没有实质性的理由怀疑英国汗热病和皮卡迪汗热病的身份。"他将这种流行病描述为"暴发性"，并指出发作是短暂的，2～3周后就会减弱，一些患者症状轻微，但在其他患者中，死亡率在30%～40%。

至于皮疹，蒂迪指出是在第3～4天出现的，并带有两个特点：红斑和"闪闪发亮的白斑"。纤毛虫凝聚并形成水疱，遍布全身，但有一个奇怪的例外：皮疹在手腕处突然停止，形成"在其他地方就像火山喷发平息后的痕迹一样的一圈手镯形的瘢痕"，如1918年的两个病例。蒂迪提醒我们注意迈克尔·福斯特的警告："我们不应该草率地认为它是一种近乎绝迹的疾病……"（《现代的汗热病》，1919年）。

汗热病究竟是由什么引起的？其病原体仍然未知，但最有可能的"嫌疑人"是污水，当时恶劣的卫生条件和被污染的水源，为感染源提供了温床。第一次可确认的暴发是在1485年8月，玫瑰战争结束之前。这引起了英国人的猜测，它莫非是由亨利七世招募的雇佣兵从法国带来的？然而并没有关于疾病影响都铎军队的报告。1485年6月，即亨利及其雇佣军、心怀不满的约克人和坚定的兰开斯特人于1485年8月7日登陆米尔福德港之前，汗热病可能早已潜入英国。它很有可能是从约克郡 - 林肯郡海岸的某处登陆英国的，源头是俄罗斯和斯堪的纳维亚半岛的进口货物或船员。

据《克罗兰编年史》记载，德比伯爵一世托马斯·斯坦利是理查三世的主要盟友，他为国王的军队贡献了30%的兵力。在亨利七世登陆的消息传出后，以及亨利在博斯沃思战役中战胜理查之前，他以对方流汗为借口，拒绝与理查三世一起从位于兰开夏郡的家前往诺丁汉。

社会环境问题可能也为汗热病创造了条件。神学家伊拉斯谟是另一个疾病的幸存者，他于1511年夏在伦敦感染了这种疾病，在写给约克大主教的医生弗朗西斯的信中，他解释了英国人建的房子根本没考虑通风问题，拥挤的地板极不卫生，因为有的房屋20年都没有翻新，所以让"唾沫、呕吐物、狗尿和男人的尿、啤酒和鱼的渣滓，以及其他难以言喻的污物"发酵了。街上的情况也好不到哪儿去，垃圾被随意地从窗户里扔出来。伊拉斯谟声称，"即使在20年前，如果我进入空置几个月的房间，我都会立即发热"。还有其他学者将汗热病归咎于英国潮湿、多雾的天气。

"回归热"可能也是一个因素。这种热病是由蜱虫和虱子传播的，它和汗热病一样，最常发生在夏季。症状包括突然发热、发冷、头痛、肌肉或关节疼痛和恶心，也可能出现皮疹。这些症状一般持续2～9天后消失。然而，回归热的特点是在蜱虫叮咬部位出现突出的黑色结痂，随后出现皮疹。

迄今最有说服力的论点来自几名研究员，他们注意到症状与汉坦病毒肺部综合征相吻合，并提出一种未知的汉坦病毒作为病因。汉坦病毒是通过吸入啮齿动物的粪便传播的，在出血和合并心肺疾病之前，会发生与汗热病类似的症状。1993年，这种疾病袭击了新墨西哥州的纳瓦霍人，并以其所在地区命名为"四角病"。它与汗热病有许多相似之处，促使研究员将其作为潜在的原因。

与汗热病一样，汉坦病毒的特点是突然出现发热、关节疼痛和头痛。随后是呼吸急促和迅速发展的肺水肿，通常需要机械通风，尽管有现代医疗干预，但死亡率仍高达35%～40%。汗热病是在人与人之间传播的，而汉坦病毒通常不是。尽管1997年有一份报告指出，在阿根廷暴发的汉坦病毒可能存在通过人与人接触的感染。

微生物学家爱德华·麦丝威根在《新科学家》2004年的一篇文章中提出，汗热病可能是一种炭疽中毒症，受害者可能是被生羊毛或受感染的动物尸体中的炭疽孢子感染的。

1. Evans, E. 1886. The Sweating Sickness. *Science*, 8 (186), 190.

2. Heyman, Paul. 2018. "The English Sweating Sickness: Out of Sight, Out of Mind?" *Acta Medica Academica*. 47 (1): 102–111.

3. Roberts, L. 1945. "Sweating Sickness and Picardy Sweat". *British Medical Journal.* 2 (4414): 196.

4. Thwaites, Guy. 1997. "The English Sweating Sickness, 1485 to 1551". *New England Journal of Medicine.* 336 (8): 580–582.

第 12 章　西班牙斑疹伤寒

（1489 年）

　　上帝用小东西来惩罚埃及人，冰雹、青蛙和蚱蜢。法老的巫师伪造了摩西的所有伟大作品，但在制造虱子方面却丝毫没有成功。

——约翰·多恩，《布道》，1572—1631 年

　　无论何时何地，只要有大量的人在不太卫生的条件下挤在一起，就有可能出现斑疹伤寒的情况。斑疹伤寒与战争、监禁和饥荒造成的社会和健康动荡有着密不可分的关系。1489 年，当在塞浦路斯与土耳其人作战的西班牙士兵回到西班牙时，他们不知不觉地带来了斑疹伤寒。在格拉纳达战争（1482—1492 年）期间，西班牙在巴扎围攻摩尔人，有 17 000 名西班牙军队死于斑疹伤寒，是摩尔人死亡人数的 5 倍多。记载中提到"发热，手臂、背部和胸部出现红斑，注意力不集中，发展到精神错乱和坏疽性溃疡，并伴有腐肉的恶臭"。

　　该病从西班牙蔓延到意大利、法国，然后向北蔓延，出现一连串的小规模疫情。一些医生在著作中描述了这种疾病：吉罗拉莫·法兰卡斯特罗于 1546 年在《传染性疾病》一书中提到了 1505 年、1528 年的意大利流行病，并将其与鼠疫区别开；吉罗拉莫·卡尔达诺于 1536 年在《运用现代医学治恶疾》中描述了这种疾病；冯·扎沃尔齐兹于 1676 年在《军营的感染》中也有描述。

　　有些人认为，斑疹伤寒是在 16 世纪上半叶从西班牙传染到全世界的，但我们现在知道，斑疹伤寒在前哥伦布时代就已经存在于南美洲，

而且在 1519 年科尔特斯抵达维拉克鲁斯之前，墨西哥就发生了可识别的流行病。16 世纪末，斑疹伤寒在墨西哥高原地区杀死了 200 多万当地人口。

与斑疹伤寒有关的全球死亡人数令人震惊，它经常与大规模战争相伴。

1528 年	意大利那不勒斯：2.1 万名法国士兵。
1542 年	匈牙利：3 万名德国和意大利士兵。
1552 年	法国梅斯：1 万名士兵。
1557—1559 年	英国人口的 10%。
1618—1649 年	法国 30 年战争（1628 年）。德国总人口的一半；里昂有 6 万人死亡，利摩日有 2.5 万人死亡。
1756—1763	七年战争：数千人。
1812 年	拿破仑入侵俄国：55 万法国人；61 964 名俄国士兵。
1813—1814 年	欧洲：整个欧洲有 200 万人；德国有 25 万人。
1816—1819 年	爱尔兰：70 万人。
1847 年	加拿大：2 万爱尔兰移民。
1854—1856 年	克里米亚战争：13.4 万名士兵。
1914 年	奥地利入侵塞尔维亚：15 万塞尔维亚人和 3 万～6 万奥地利囚犯。
1917—1925 年	第一次世界大战和俄国革命；300 万俄国人（来自 3000 万个病例）。

这种疾病直接影响了战争的结果，并引发监狱中的感染、自然灾害和难民之间的广泛传播。斑疹伤寒往往发生在冬季，衣不蔽体缺乏保暖的人口中发病率较高，因为他们只能挤在一起取暖。

爱尔兰的斑疹伤寒流行，是在"无夏之年"的全球气温下降引起的饥荒中引发的。估计有 7 万人死亡。斑疹伤寒在 19 世纪 30 年代末再次出现，而在 1846—1849 年的爱尔兰大饥荒期间，又出现一场大规模斑疹伤寒流行。爱尔兰斑疹伤寒在高峰期传播到英国，也被称为"爱尔兰热"。它杀死了各个社会阶层的人，因为英国的虱子无处不在，不分阶级，但像往常一样，它对底层弱势群体的杀伤力最大。

1837 年，美国费城暴发了斑疹伤寒疫情。1843 年，美国第 14 任总统富兰克林·皮尔斯的儿子死亡。1865—1873 年，巴尔的摩、孟菲斯和华盛顿特区也发生了其他流行病。斑疹伤寒也是美国内战期间的著名杀手，尽管普通伤寒才是美国内战"营地热"的更常见原因。

在加拿大，斑疹伤寒在 1847—1848 年"杀死"了 20 000 多人，主要是被关押发热棚和其他非人道隔离点的爱尔兰移民，他们为了逃离爱尔兰大饥荒在拥挤的棺材船上感染的。当时的公共卫生官员显然既不提供足够的卫生设施，也不了解疾病是如何传播的。

1852 年，"泰康德罗加"号快艇因超载 795 名乘客从利物浦到澳大利亚维多利亚州菲利普港航行而臭名昭著。船上人满为患，卫生状况恶劣，船上的医生很快就慌了手脚。在此次航行中，有 100 名乘客死于斑疹伤寒。

1922 年，斑疹伤寒的流行在苏联境内达到了顶峰，在俄罗斯有 2500 万～3000 万个病例。波兰也遭到了破坏，据报告有 400 万病例，但到 1921 年，多亏有了公共卫生先驱们，如海伦·斯帕罗（1891—1970 年）和鲁道夫·魏格尔（1883—1957 年），事态才得到控制。在 1917—1922 年，斑疹伤寒造成俄国 300 万人死亡，主要是平民。1937 年和 1938 年，智利也发生了斑疹伤寒疫情。

在第二次世界大战期间，许多德国战俘在斯大林格勒战役大败后死于伤寒。在极其糟糕的条件下，斑疹伤寒的流行使那些战俘营的人、犹太人聚居区的居民和纳粹集中营的人丧生。

在卑尔根－贝尔森州集中营拍摄的录像中，可以看到乱葬岗的图片，包括死于斑疹伤寒的人。在特莱西恩施塔特和卑尔根－贝尔森州等集中营中，成千上万的囚犯死于斑疹伤寒，其中包括 15 岁的安妮·弗兰克和她 19 岁的妹妹玛戈特。在战后的混乱中，只有大规模新发明的 DDT 杀虫剂来杀死数百万难民身上的虱子，才能避免战后的重大流行病传播。2018 年，斑疹伤寒疫情在洛杉矶县蔓延，主要影响流浪者。2019 年，地区检察官伊丽莎白·格林伍德透露，她也因在洛杉矶市政厅的办公室被跳蚤叮咬而感染了斑疹伤寒。与许多其他疾病一样，斑疹伤寒并未消失。

30 年战争（1618—1648 年）结束后的 100 年，当流行性斑疹伤寒蔓延到欧洲时，德国损失了其总人口的 1/2～3/4。赫克瑟姆在 1739 年首次对斑疹伤寒和伤寒进行了区分。弗朗索瓦·布瓦西耶在 18 世纪的法国证实了这一点，并称之为外感型斑疹伤寒。

斑疹伤寒是一组传染病，包括流行性斑疹伤寒，也被称为斑疹热、红虱热、监狱热、丛林斑疹伤寒和鼠型斑疹伤寒（地方性）。这些疾病是由特定类型的细菌感染引起的。流行性斑疹伤寒是由普氏立克次体引起的，与其他立克次体属一样，是由寄生节肢动物传给人类的。流行性斑疹伤寒的主要媒介是人虱。人们可能会认为这种疾病是由受感染的虱子叮咬传播的，但事实并非如此。虱子在吸了人血后不久就会排便，人类宿主由于被咬后的局部炎症反应，自然会抓挠该处，并在此过程中自动接触人虱粪便中的生物体。

人们已发现普氏立克次体在虱子粪便中能保持传染性 100 天以上，偶尔也有新闻报道，医生和实验室人员吸入虱子粪便的气溶胶。吸入性传播的能力，加上长时间的活性期，使其成为一种高效率的生物传播媒介。

恙虫病，是由人类或啮齿动物身上的恙虫（一种收获螨属寄生虫）传播的恙虫东方体引起的。鼠伤寒是由猫和老鼠等动物身上的跳蚤传播的斑疹伤寒立克次体引起的，最著名的是来自挪威鼠，其毒性最弱。

1759 年，据估计有约 25% 的英国囚犯死于这种疾病，因此被称为"监狱热"或"拘留所热"。1 年后，它被正式命名为斑疹伤寒（typhus），此词来自古希腊语 tûphos（τύφος），意为"烟雾缭绕"或"朦胧的"，令人联想到感染者有时出现的谵妄和脑雾。它最初是由希波克拉底用来形容高热引起的精神错乱。

当囚犯们被挤在黑暗、阴暗、肮脏、恶臭的牢房里时，就会出现伤寒症，因为虱子很容易传播它。因此，"收押直到下一次开庭"往往等于直接判死刑。被带到法庭上的囚犯有时会传染给法庭成员。1577年，在牛津大学举行的巡回审判庭，后来被称为"黑色巡回法庭"，期间有300多人死于监狱热。1586年，埃克塞特的黑色巡回审判会，又发生了一次引人注目的疫情。在1730年坦顿的斋戒法庭上，"监狱热"导致了第一男爵、高级警司、警长和数百人死亡。事实上，在这个时候，死于"监狱热"的囚犯，甚至比被英国全国刽子手处刑的人还要多。在伦敦，"监狱热"经常在新门监狱的囚犯中偶发，再传播到民众中。1750年5月，伦敦市长塞缪尔·彭南特爵士和许多法庭官员在与纽盖特监狱相邻的老贝利法庭上受到致命感染。

此病在出现明显的症状之前，有10～14天的潜伏期。最早的症状通常是严重头痛和发热。在出现症状的第1周内，在腋下和躯干周围出现典型的斑丘疹、白皮疹，实际上有25%～80%的病例都会出现，这取决于人群。这种典型皮疹往往会扩散到全身，除了面部、手掌和脚底，也出现过轻度结膜炎和棕色毛茸茸的舌头。在严重情况下，脉管炎可能导致血管崩溃和多器官损害，如脑缺血或手指坏死。

大多数情况下，绝望地寻找对抗大流行病的疗法是漫长、艰巨的，而且经常难以捉摸。但偶尔，人们也会为解决方案如此简单愕然。在20世纪初，法国细菌学家和诺贝尔奖获得者查尔斯·尼科勒注意到，在接受热水澡和干净衣服后，一批斑疹伤寒患者不再具有传染性。1909年，他正确判断虱子是该病在人类之间传播的媒介。他的发现在第一次世界大战期间对西线战事有很大帮助，拯救了无数生命，建立了除虱站。不幸的是，东线没有这样的机构，导致10%～40%的感染者死亡，治疗患者的护士死亡率特别高。到战争结束时，流行性斑疹伤寒达到了顶峰，仅在俄罗斯就有超过300万人死亡，大部分是平民。波兰和罗马尼亚等国家也有几百万人死亡。除了战斗中的死亡和受伤，由于没有疫苗，斑疹伤寒是战争中最致命的疾病之一。它还导致了1918年的西班牙大流感。当德国在第二次世界大战中入侵波兰和苏联时，随着战争的进行，斑疹伤寒在战乱地区和贫民区重新出现，那里拥挤和不卫生的环境为虱子提供了完美的滋生地。

鲁道夫·斯特凡·魏格尔（1883—1957年）是一名波兰生物学家，也是第一种预防流行性斑疹伤寒的有效疫苗的发明者。在第一次世界大战中，魏格尔成为奥匈帝国军队的医疗官，并开始研究斑疹伤寒及其病因。他在洛瓦（现在的利沃夫）建立了魏格尔研究所以进行疫苗研究。魏格尔的研究引起了纳粹当局的注意。

纳粹命令魏格尔博士生产斑疹伤寒疫苗。魏格尔博士创造了一种技术，即在实验室中饲养数百万只受感染的虱子，并采集它们的内脏以获得疫苗的材料。感染了斑疹伤寒细菌的虱子会被鼓励在人类"志愿者"身上进食，然后在约5天后，这些虱子就会一个个地被解剖。科学家们会把斑疹伤寒细菌生长和繁殖的"虱子肠道"取出来，把它放在容器里，用化学溶液简单地捣碎混合，制成疫苗。

魏格尔在利沃夫的实验室为波兰知识分子、犹太人和抵抗军士兵提供了庇护，他们是被虱子叮咬的"志愿者"，同时也被用以测试疫苗的效果。所有知识分子都被转移到魏格尔的实验室里。虱子被关在小笼子里，附在人们的腿上。吸他们的血，有些人感染了斑疹伤寒，有些则没有。为了避免他们有其他感染疾病，这些"志愿者"必须是身体干净的，皮肤健康，并且能够抵抗搔抓。后来，魏格尔的疫苗被偷运到利沃夫和华沙贫民区，拯救了无数人的生命，直到1944年苏联反攻后，该研究所才被关闭。与此同时，魏格尔还向德国军队派送了减毒疫苗。

我们再来看看斑疹伤寒对西班牙政治的影响。1489年，一支由2.5万人组成的西班牙军队终于成功地将摩尔人封锁在格拉纳达，并围攻该城，希望通过成功的战役最终结束摩尔人在欧洲大陆的影响。但虱子传播的斑疹伤寒袭击了西班牙军队，造成战斗力下降，幸存者纷纷逃离，并因此将斑疹伤寒带到了欧洲其他地区。最终，格拉纳达守住了，又经过100年的不断冲突，摩尔人才被驱逐出西班牙。

1. Allen, Arthur, 2015, *The Fantastic Laboratory of Dr. Weigl: How Two Brave Scientists Battled Typhus and Sabotaged the Nazis*, London.

2. Baumslag, Naomi, 2005, *Murderous Medicine: Nazi Doctors, Human Experimentation, and Typhus*, Oxford.

3. Olson, J.G, 1999, *Epidemic Typhus: A Forgotten but Lingering Threat in Emerging Infections*, Washington DC.

4. Szybalski, Waclaw, "The genius of Rudolf Stefan Weigl (1883–1957), a Lvovian microbe hunter and breeder". In memoriam. McArdle Laboratory for Cancer Research, University of Wisconsin, Madison WI.

5. Tansey, T, 2014, Typhus and Tyranny, *Nature* 511(7509), 291.

6. Vázquez-Espinosa, 2020. John Donne, Spanish Doctors and the epidemic typhus: fleas or lice? *Revista espanola de quimioterapia* 33, 87–93.

16—19 世纪

第13章　流感大流行：亚洲、非洲（北非）、欧洲

（1510年）

流感对人类的威胁由来已久。

——阿曼达·亚斯伽，《临床微生物学》，2018年1月3日

就在这一天（1510年7月13日）……摩德纳出现了一种病，这种病将会持续3天的高热、头痛，然后病情加重……但还有严重的咳嗽，可能会持续8天，然后他们慢慢地康复了，不会造成死亡。

虽然现在我们知道这是流感，但读到早期对流感的描述，这些关于它的临床描述，既不友好又令人不适，我们不禁感到焦虑。它的简短和对其相对温和的描述令人不安，因为我们都知道接下来500年的大屠杀。该报告由托马西诺·迪比安奇撰写，描述了1510年首次确认的流感大流行。他和其他亲历者一样，引人入胜地描绘了16世纪早期西方对流感的了解。记录者系统地描述了在他们看来，这种疾病是什么、它的起源、易患人群、并发症、发病率和死亡率，以及治疗手段。当然，迪比安奇和其他人不知道的是，疾病潜伏在角落里的隐秘发展。

迪比安奇和其他同时代的人对群体之中的传染病有所了解，但对感染却知之甚少，甚至可以说是一无所知。医学界仍然坚持古典的"体液说"，认为人体内含有四种不同的体液，体液过多、过少都会直接影

响人的性情和健康。因此，医生花费大量时间和精力来去除被认为会导致眼睛疾病的"恶液"。医生采取了各种治疗方法，如诱发腹泻或呕吐，发汗、起疱，或最危险的放血。帕雷写道，放血和净化对风湿病显然都没有帮助，但所有采用这种治疗方法的医患，都处于致命的危险当中。

欧洲对这种呼吸系统疾病取了各种各样的花名，仿佛反映了医生和患者在诊断这种呼吸系统疾病时普遍的不确定性，如鼻黏膜炎的头痛（卡他性头痛）、罂粟花（罂粟，因为使用鸦片治疗）、百日咳（反复咳嗽），以及各种表示"头套"的词，如 capuchon、cocoluccio、coqueluche、cuculionibus 或 cucullo，因为感染者的脑袋仿佛云山雾罩。现代法语中仍然保留着 Coqueluche 一词，不过意思是百日咳，而非流感。

1510 年对世界来说是关键的一年，它是 20 年来全世界各领域急剧变化的终点之年。尤其是哥伦布在 1492 年发现了新大陆，扩大了人们已知的世界，并以一种当时无法想象的方式绘制出了新世界的地图。不久，前赴后继的欧洲征服者决心寻找和开发埃尔多拉多，这对新世界的原住人口极为不利。欧洲人在这些新的土地上定居和发展，尝试建立有利可图的新贸易，他们引进非洲奴隶，强迫他们做所有最艰苦的工作，导致奴隶经常因过劳而死。他们带回欧洲的，不仅仅是对新大陆社会的奇妙描述，还有像梅毒这种来自新世界的新疾病。

1510 年也是汇集了许多"第一次"的一年——第一次关于圣诞树的描述，第一次成功的奴隶起义（在伊斯帕尼奥拉岛），以及怀表的首次出现。佛罗伦萨画家波提切利在这一年去世，但文艺复兴艺术在达·芬奇（1452—1519 年）、丢勒（1471—1528 年）、米开朗琪罗（1475—1564 年）等的领导下蓬勃发展。在 1510 年，很多医学文献和已出版的医学研究因缺少传播途径还未被世人所发掘，但印刷机和活字印刷术改变了这一点。1510 年，大流感暴发。在这次大流感的 500 周年纪念活动（2010 年）中，大卫·莫伦斯和安东尼·福奇说它是"几个世纪以来最具变革性的技术产品"。

1510 年的欧洲仍在努力应对 13 世纪 40 年代 "黑死病"造成的人口锐减、梅毒肆虐,以及发热、咳嗽和肺炎等呼吸道疾病的局部流行。虽然令人担忧的英国和欧洲流行的汗热病已经反复出现了 25 年,但流感大流行此前从未出现。

弗朗索瓦·瓦勒里奥拉(1504—1580 年)是蒙彼利埃的一名医生,前流行病学家和传染理论家,他写了《常见医学知识(三卷)》(*Loci medicinae communes,tribus libris digesti*,1562 年)。瓦勒里奥拉称流感对儿童和大量失血的患者更致命。

让·菲内尔医生(1497—1558 年)是法国国王亨利三世的御医,也是生理学家、数学家和天文学家,他曾描述了椎管和月球陨石坑。他写了一部著作《关于事物隐藏的原因的两本书,致亨利·法兰西最圣明的国王》(*De abditis rerum causis libri duo ad Henricum Granciae regem Christianissimum*,1548 年)。菲内尔拒绝接受正统和大众的信仰,认为它反映了上帝的愤怒,他声称,"呼吸道黏膜炎……伴有心肺收缩和咳嗽的原因不明",并着重描述了今天所说的临床症状和流行病学特征。

意大利律师、政治家弗朗西斯科·穆拉托的《安娜莉亚·弗朗西西·穆拉尔蒂》(Annalia Francisi Muralti)写于 1492—1519 年,于 1861 年出版,他将流感描述为一种"急剧的疾病……伴有咳嗽和高热",并指出"这种疾病能在一天内杀死 1000 人中的 10 个人",从而得出死亡率约为 1%。著名外科医生安布路易斯·巴累(1510—1590 年)称其为"伴有心脏和肺收缩的头部风湿病"。巴累是法国国王亨利二世、弗朗西斯二世、查理九世和亨利三世的外科医生和解剖学家,他发明了手术器械和假肢。他的文集《创伤医学或医学镜像》(*Wund Arztney, oder, Artzney spiegel*)的德语版在 1635 年出版,其中包括对流感大流行的完整描述。

历史学家让·布歇特(1476—1557 年)是法国大律师、诗人和历史学家,他写了《达奎坦年鉴》(1535 年),报告了厌食症导致"对面包和葡萄酒的极度厌恶";雅克·霍利尔(1498—1562 年)是法国医生和外科医生，他出版了《伟大的希波克拉底的科阿卡预言：绝对神圣的作品，真正医学的宝库（附有解释和评论）》（*Magni Hippocratis Coaca Præsagia, Opus Plane Divinum, Et Veræ Medicinæ Tanquam Thesaurus, Cum interpretatione & commentariis*，1576 年），记录了与流感相关的"精神错乱和头晕"。

这些丰富的第一手资料就介绍到这里，更多细节来自 1510 年以后出生的学者，他们也有丰富的第一手资料。在 17 世纪，约翰内斯·申克·冯·格拉德芬伯格在他的《流行病学》（1665 年）一书中写到了"呼吸收缩、声音嘶哑，然后很快寒战、发热和剧烈咳嗽"，而弗朗索瓦·尤德斯·德梅泽雷在《法国史：从法拉蒙到路易大帝的统治》（1685 年）中描述了"四肢剧烈疼痛……伴有谵语"。医生托马斯·肖特在《空气、天气、季节、流星等的总编年史》（1749 年）一书中用气象学方法描述道："身体失去力量……咳得很厉害……呼吸急促。"瓦列里奥拉写道："流感停留在肺部时……患者咳不出来。"冯·格拉夫伯格补充道："可能会导致窒息"。这些显然是在描述肺炎。

关于死亡率水平和致病原因，人们存在分歧。霍利尔声称死亡率很高，瓦列里奥拉说唯一的受害者是儿童，而德比安奇说"大多数人康复了……不会死亡"。让·科塔德·德泰雷（1578 年）对此持怀疑态度，他警告说："很难估计死亡人数……但症状严重的人当中死亡率很高。"后来，冯·格拉夫伯格和德梅泽雷都忽视了这个警告和死亡率的意义。令人惊奇的是，16 世纪的作者就记录了这种流感如何造成幼儿、老人、孕妇和体弱者当中的较高死亡率，这也是我们今天对流感及其基本特征的认识基础。

1510 年，急性呼吸道疾病在亚洲出现，途经北非、中东（耶路撒冷和麦加）和欧洲，这场疾病可能起源于中国。格雷戈尔·霍斯特在 1661 年的《原发性药物手术》一书中有一个更广泛的观点，这场疾病起源于东方，沿着贸易路线从东向西散开，从非洲经马耳他到达南欧，再从西西里岛向北进入意大利和西班牙，越过阿尔卑斯山进入整个欧洲，到达波罗的海沿岸。德国医学作家贾斯特斯·赫克（1795—1850

年）在他的《医学史》中提出，从公元前 2000 年到 1453 年拜占庭帝国灭亡，1510 年的流感最有可能来自亚洲，因为其他的流感起源于离亚洲更近的流行病。赫克据说是疾病史研究之父，是瘟疫、天花、舞蹈瘟疫和汗热病等疾病史方面的专家。医学史学家托马斯·肖特认为，"非洲的梅利特尔岛（马耳他）"是流感进入欧洲大陆的跳板。

第一批流感病例大约于 1510 年 7 月在西西里岛的一艘马耳他商船上出现。流感通过商船在意大利和法国南部的地中海沿岸迅速传播。

在艾米利亚－罗马涅区，迪比安奇在 1510 年 7 月 13 日见证了莫德纳的第一批病例。在博洛尼亚，后来成为教皇格里高利十三世的乌戈·班科帕尼，在 8 岁时也因流感病得很重，但后来康复了。教皇尤利乌斯二世将罗马和罗马教廷的流感暴发归因于上帝的怒火。而教皇格里高利十三世将 1510 年法国流感归咎于国王路易十二对神圣权威的抵抗。

流感通过阿尔卑斯山从意大利传播到瑞士和神圣罗马帝国。在瑞士，来自梅林根的编年史家安东·特根菲尔德称其为"集团"。当年 6 月，一种呼吸系统疾病似乎威胁到了阿尔高州，人们出现了抽噎、咳嗽和疲劳等症状。德国医生阿喀琉斯·加塞尔记录了一种致命的流行病传播到神圣罗马帝国，并蔓延到整个城市和"整个人类"。

安德烈·德·布尔戈写于 1510 年 8 月 24 日的信件显示，奥地利的玛格丽特公主制止了她的父亲、神圣罗马帝国皇帝马克西米利安一世和法国国王路易十二之间的皇家会议，因为法国国王病得太厉害了。瘟疫随后从神圣罗马帝国蔓延至北欧、波罗的海诸国，向西蔓延至法国和英国。

从西西里岛出发，经马赛和尼斯港，最后抵达法国的水手们经历了这次流感大流行。正如我们所注意到的，它被法国医生称为"卡他性脑炎"，后来又被称为"百日咳"。历史学家弗朗索瓦·尤德斯·德梅泽雷为我们提供了百日咳的词源：在 1410 年，受害者会戴一种僧侣的斗篷，类似"鸡冠"的帽子。7 月，行商、朝圣者和其他游行者在地中海西部传播了病毒。到了 8 月，瘟疫蔓延到了图尔，到了 9 月，整个国家都受到了影响。诗人和历史学家让·布歇特在路易十二的宫廷中写道，这种流行病"出现在整个法兰西王国，城镇和农村一样多"。

"百日咳"很快占领了法国的医院。路易十二原定于 1510 年 9 月召开的由主教、高级教士和大学教授出席的国民大会，因巴黎流感肆虐而推迟。让·菲内尔后来将 1557 年的流感与 1510 年的流感进行了比较，1510 年的流感让每个人都发热、头痛和剧烈咳嗽。在"1510 年瘟疫"肆虐时，每天有多达 1000 名巴黎人死亡。梅泽雷提到，它扰乱了司法程序和大学的教学秩序，而且 1510 年的流感，在法国比在其他国家更广泛和致命。

菲内尔和巴累认为，1510 年的流感"传播到了世界上几乎所有的国家"，除了新大陆。一项研究在回顾历史上的流感大流行后发现，英国在 1510 年受到了流感影响，有报告称出现了"胃痛"等症状，值得注意的是，在牛群当中传播着猪蹄病。据记载，这场流感还蔓延到了爱尔兰。

连接伊比利亚半岛的贸易和朝圣路线为西班牙、葡萄牙和意大利三国之间的运输提供了一条"高速公路"。西班牙的巴塞罗那、加的斯、科尔多瓦、塞维利亚、马德里等城市因疫情而"人口失散"。托马斯·肖特描述了 1510 年流感的一些药物疗法，包括"丹参、油莲、胸肌片和煎药"。

1510 年的大流行是第一次从病理学上描述的大流行，印刷术和活字印刷术的发明促进了全球通信的进步。这开启了面向富人的廉价书籍的出版，以及后来几百年改变世界的知识大爆炸，以及世界各地的信息交流，这些知识包括车轮、蒸汽机、青霉素，还有互联网。这场流感的感染率很高，但病死率很低，据说仅限于儿童等较弱的患者和流血的患者。同所有瘟疫一样，这场流行病对政府、教会和世俗社会造成了重大破坏。1510 年流感感染率接近 100%，但死亡率约为 1%。

简单地说，甲型流感病毒是一种人畜共患的呼吸道病毒，宿主在野生鸟类中，影响鸟类、哺乳动物和人类。在极少数情况下，这些病毒会进入人体并引起流感大流行。流感病毒在遗传不稳定性方面具有独特性，经常导致抗原转移，这是一个遗传过程，来自多个亚型的基因被重新组合，形成一种新病毒；抗原转移是流感流行的一个原因。在过去几百年里，甲型流感大流行已造成数百万人死亡。到目前为止，1918—1919年的H_1N_1流感大流行，是历史上死亡率最高的一次。

几个世纪以来，流感在世界各地留下了如此多的破坏，它为自己在传染病分类中赢得了一个特殊的地位。如今一种流行病需要同时满足两个条件，才能将一次暴发归为全面大流行。流感大流行需要一种全新的甲型流感毒株，并且必须传播到多个国家和大洲。

公元前722年波斯人的巴比伦和公元前591年亚述国王萨尔贡统治期间的尼尼微都有可能发生过流感的记录。前面提到过的1世纪历史学家李维在《罗马史》中提到了类似流感的瘟疫。人类的流感症状，最早是由希波克拉底于公元前410年描述的，是在希腊北部经历的一种流行病。自7世纪以来，全世界都见证了一种类似流感的疾病，即传染性上呼吸道感染（感冒）。当时，修道士们讲述了一种流行病肆虐英国的故事。664年，从惠特比修道院参加宗教会议归来的代表们加速了这种疾病的传播。

在查理曼大帝时代（748—814年），一种被称为"意大利热"的呼吸道疾病在欧洲各地的军队中蔓延，悄无声息地在军队中滋生，感染了行李列车和沿途的一切。自1580年第一次一致认证的流感大流行以来，已知的流感大流行案例有31例。1173—1174年的大流行影响了英国、法国和意大利，是第一次被文献报道的大流行，"5月，一场炎症性瘟疫席卷了整个西方"。据《法兰西编年史》记载："所有人的眼睛都随着可怕的鼻出血而流泪"。当时，许多严重的流行病被统称为"瘟疫"。

大约在同一时间，梅尔罗斯修道院的牧师描述了"一场邪恶的、闻所未闻的咳嗽"。1357年，"流行性感冒"（简称流感）一词，首次被用来描述一种疾病，当时人们把佛罗伦萨的流行性感冒称为"弗雷多流感"，字面意思是"寒冷的影响"。蒙彼利埃的一名医生报告了一种上呼吸道感染，这种感染"非常严重，只有一成的人能够幸免"，这种疾病主要影响老年人。1386—1387 年，意大利再次暴发了弗雷多流感，这次特别针对有潜在健康问题的老年人和弱势人群，并可能为我们提供了关于大流行性流感和季节性流感的一个关键流行病学特征的首次记录。

雅各布·冯·克尼格肖芬在《斯特拉斯堡年鉴》中写道："一场大瘟疫席卷了整个国家，伴随着咳嗽和发热，人们十有八九会被感染。"1410 年流行的类似流感的剧烈咳嗽被称为"痉咳""百咳"或"白咳"，与孕妇的自然流产有关。根据巴黎的帕斯奎尔在 1665 年所写，在康复期间，空气中的传染也会引起口腔、鼻腔和肠道大量出血。4 年后的 1414 年，巴黎又暴发了一场流感，影响了整个城市多达 10 万人。历史学家说这个词源于短语 "vent puant et tout plein de froidure"，意为"恶臭凛冽的风"。感染者在家吃吃喝喝，除了休息不能做任何事情。他们发高热、浑身发抖、咳嗽。1427 年的大流感（一场真正的流感大流行）可能是这种疾病第一次被称为"百日咳"，它也被称为丹多病、拉丹多病，症状包括咳嗽、失眠、肾痛、厌食和持续的身体僵硬。在大街上遇到朋友时，人们都流行这样打招呼："您拉丹多了吗？"圣奥尔本斯的修道士们描述道："它侵袭着所有人，不管男女老幼，有大量被感染的人死亡"。

1557 年的流感大流行，从亚洲传播到奥斯曼帝国，然后传播到欧洲、美洲和非洲，这是第一次被医学历史学家和流行病学家可靠地记录下来的全球大流行，也是流感第一次拥有英文名字的时候。1557 年的大流行持续了至少 2 年，与 1510 年不同，这次大流行的死亡率很高，死亡原因登记为"胸膜炎和致命的肺炎周围"。孕妇死亡率也很高。赫尔曼·汤普森说，他的症状是"胸部发紧，受到可怕的压迫，就像被炽热的铁链捆绑着一样；腹部和胃部有同样的感觉"。1580 年的流感大流行起源于夏季的亚洲，后沿着小亚细亚和非洲西北部的两条路线传播到非洲和欧洲。感染和发病率很高，罗马报告有 8000 人死亡；西班牙一些城市的人口大量减少；在美洲，90% 以上的人口明显受到感染。出血或放血（静脉切开术）是一线和常见的治疗方法，包括给患者放血，直到他们虚弱、苍白，偶尔失去意识。毫无疑问，这导致了这次疫情的总体死亡率提高，就像另一种衰弱疗法——排便净化一样。西班牙腓力一世的妻子安娜就死于此病。

1647年，加勒比地区的发病率很高。巴巴多斯群岛和圣基茨群岛各有5000～6000例病例。

俄罗斯的流感要追溯到1729年，当时在莫斯科暴发了一场流感，不到6个月，它就以前所未有的浪潮向西传播，感染了整个欧洲，造成了极高死亡率。奇怪的是，虽然路易十五也被感染了，但他说这种疾病就像"一个愚蠢的小姑娘"。

1761年春天，一场起源于美洲的流感大流行，1762年跨越到欧洲和全球。这是第一次有多名国际科学家和医生通过学术学会和医学杂志等书籍进行集中研究的大流行病。经过医生齐心协力，严谨地观察，记录了一系列患者流感的临床表现，得到了更多统计记录，为后来被称为疾病病理生理学提供了更多数据。

在1700年中期的英国，和其他地方一样，人们认为是寒冷（弗雷多流感）的影响，以及占星学的影响或恒星和行星的结合（德氏流感）导致了疾病。这些超自然原因包括，1411年，从地面上产生的有害蒸气污染了大气，疾病会导致口、鼻和肠道出血，并会导致女性流产；1580年，天有不测风云，大犬座的天狼星煞星闪耀，引发天怒；1658年，据牛津大学医学博士托马斯·威尔斯的说法，超新星爆炸；1742年，恒星的恶意影响（流感）。

医生仍没有足够的仪器来诊治这种疾病。许多人认为，流感是由某些大气因素引起的。医学期刊发表了一些理论，试图将风速、温度变化和气压等现象与一波流感联系起来。

"流感"一词现在是描述上呼吸道感染的首选词。1768年，伏尔泰住在圣彼得堡，他在一封信中说，一种他称之为"la grippe"（来自德语grippen，意为"抓"）的疾病感染了他本人，这种疾病是从西伯利亚席卷而来的。切斯特菲尔德勋爵在给儿子的信中描述了伦敦的一种流行病，"一种只有老年人才会死亡的轻微发热，现在被称为一个美丽的名字——流感"。5年后，一位名叫巴乔蒙特的法国医生描述了从伦敦开始向法国传播的"流行性感冒"。他说，这种流感引起了大量的焦虑，很多英国人甚至为了逃避它而成群地移民到法国南部，并不可避免地导致了死亡事件，在巴黎有多达 12 名老年人死亡，马赛、土伦和巴黎当地的报纸都报道了死亡事件。

1780—1782 年的全球性流感，起源于中印边境，传播到俄罗斯和美国，被称为"俄罗斯卡他罗"。随着这种病毒以当代交通工具所能允许的速度无情地传播，全世界报告了数千万例感染病例。在高峰期，圣彼得堡每天有 3 万人受到感染，罗马有 1/2～2/3 的人口被感染。在美国，就连总统乔治·华盛顿也被感染了。1782 年 5 月 6 日，英国舰队从普利茅斯和朴茨茅斯起航，5 月 27 日，流感在舰队中暴发了，令人惊讶的是，水手们起航后再也没有接触过陆地。1788 年，同样的事情发生在距离陆地 100 英里的美国水手身上。

这次流感中，可能是第一次提出流感作为一种具有独特流行病学特征的独特实体的概念。尽管这种流行病发病率很高，但死亡率相对较低。

1803 年，法国又暴发了一场流行病，许多"精力旺盛的人"死亡。德国驻巴黎大使约翰·弗里德里希·赖查德目睹了一场大规模的流行病，年轻人受影响最严重。1817 年、1830 年和 1837 年还有可能有其他的流感流行。1830—1833 年的流感大流行于 1830 年冬季在中国暴发，向南传播到菲律宾、印度和印度尼西亚，并穿越俄罗斯进入欧洲。到 1831 年，它已经抵达美洲。发病人数估计为总人口的 20%～25%，但死亡率并不高。1837 年，一位法国编年史家报告说，"巴黎一半的人口都躺在床上，把巴黎变成了一座巨大的医院，有一半的居民感染了流感，另一半则在照顾患者"。

1878 年，意大利首次记录到禽流感。在此之前，它被称为"家禽瘟疫"。1889—1892 年的大流行被称为"俄罗斯大流感"，影响了全世界 14% 的人口。据报道，14 个欧洲国家和美国都出现了感染病例。疫情在圣彼得堡传播 70 天后抵达美国，传播全球只需要 4 个月。1901 年，人们发现禽流感病原体是一种病毒。

臭名昭著的1918—1920年西班牙流感（H_1N_1）大流行是有史以来最致命的自然灾害之一，全球约有5亿人感染，并夺走了5000万～1亿人的生命。如果今天的COVID-19患者死亡速度与1918年大流行相同，那么到2021年4月中旬，全球死亡人数将超过2亿，而不是300多万。这场大流行被称为"历史上最严重的医学灾难"，据估计，在1年内造成的死亡人数超过了1347—1351年4年间死于鼠疫的人数。第二次大暴发是1957年在中国贵州省暴发的甲型H_1N_1流感病毒的H_2N_2亚型，并蔓延到邻近的云南、湖南两省，后来演变成一场大流行病（乙类），造成100万～400万人死亡。

1968—1969年，中国香港的甲型H_3N_2流感暴发。1976年，甲型流感在新泽西州迪克斯堡的美国陆军基地被确认。4名陆军士兵被感染，1人死亡。为了防止流感大流行，美国发起了一场疫苗接种运动。1977年俄罗斯甲型（H_1N_1）流感流行的病原体是一株在中国北方分离的新流感毒株。1947—1957年流行的一种类似的菌株，意味着大多数成年人具有良好的免疫力，大多数患者是1957年以后出生的孩子。2009年，在墨西哥韦拉克鲁斯州首次发现的一种新的H_1N_1大流感迅速蔓延到美国和世界各地。全世界订购了近10亿剂H_1N_1疫苗，74个国家受影响，18 500人死亡。

1. Alibrandi, Rosamaria. "When early modern Europe caught the flu. A scientific account of pandemic influenza in sixteenth century Sicily". *Medicina Historica*. 2: 19–25.

2. Belshe, R.B. 2008 An introduction to influenza: lessons from the past in epidemiology, prevention, and treatment. *Managed Care*. 2008 Oct;17 (10 Suppl 10):2–7.

3. Fauci A.S. 2006. "Pandemic influenza threat and preparedness". *Emerging Infect*. Dis. 12 (1): 73–77.

4. Morens, David M. *Lancet*. 2010 Dec 4; 376(9756): 1894–1895. Eyewitness accounts of the 1510 influenza pandemic in Europe.

第 14 章　墨西哥天花流行

（1519—1520 年）

我们的脸上、胸上、肚子上都生了疮，我们从头到脚都被痛苦的疮覆盖。这种疾病是如此可怕，人根本无法行走或移动。

——当地人的叙述

历史上曾将这一传染病归咎于一个非洲奴隶——弗朗西斯科·埃吉亚，但这似乎不太可能，更有可能的罪魁祸首是一个西班牙入侵者。更可信的说法是，奴隶埃吉亚在载着潘菲洛·德·纳瓦埃斯和他的军队的船上，他们当时被派去抓捕"杀手科尔特斯"（埃尔南·科尔特斯），并将他押送回西班牙。很少有人能像无辜的弗朗西斯科·埃吉亚那样被指责要对如此多的死亡和破坏负责，无论他扮演什么角色。在16 世纪，以殖民化的名义，"许多当地流行病记录在基督教消除本地宗教残余的运动中被销毁"，包括目击报告、编年史和历史等主要来源，其中一些无疑包括天花和其他流行病的早期描述。

在欧洲人到来之前，墨西哥(实际上是整个美洲)对天花一无所知。西班牙人在引进这种致命的疾病时，根本没有给墨西哥人带来任何好处，这种疾病使这个饱受摧残、人口锐减的国家陷入了饿殍遍野的悲惨境地，可以说，这种疾病在阿兹特克帝国的衰落过程中发挥了重要作用。埃尔南·科尔特斯在帮助西班牙人占领古巴岛后，于 1519 年抵达墨西哥，他的任务是在韦拉克鲁斯海岸开展贸易谈判。然而，科尔特斯对此毫无兴趣。他如此渴望掠夺墨西哥，以至于他把他的舰队炸毁，以排除任何提前撤退的可能性，然后他跳过了古巴总督，以他的500人军队入侵内陆。整个墨西哥帝国估计有1600万人口，此时正受到西班牙人的威胁，这个帝国是墨西哥人通过征服和朝贡建立起来的，从特斯科科湖的大岛首都特诺奇蒂特兰向外辐射约8万平方英里。特诺奇蒂特兰拥有20万人口。

愤怒的总督派潘菲洛·德·纳瓦埃斯去追捕科尔特斯。不幸的是，纳瓦埃斯的军队里至少藏了1例天花病例，当纳瓦埃斯的探险队于1520年在科苏梅尔和韦拉克鲁斯停留时，这种疾病在该地区获得了致命的立足点。

1520年，另一批西班牙人从伊斯帕尼奥拉岛登陆墨西哥，带来了已经在伊斯帕尼奥拉岛肆虐了2年的天花。当科尔特斯听说有另一队人马出现时，无视他们中间流行的疾病，攻击并击败了他们。不幸的是，科尔特斯并不是唯一的胜利者，科尔特斯的一个手下感染了这种疾病，当科尔特斯回到特诺奇蒂特兰时，他也把这种疾病带回去了。1518年12月，在伊斯帕尼奥拉岛首次暴发了有记录的天花，以前是东半球的疾病，发生在被奴役的非洲矿工中。正如后来在墨西哥一样，当地人对欧洲疾病没有免疫力。到1519年5月，多达1/3的剩余居民已经死亡，导致当地人口在1520年之前几乎死绝。伊斯帕尼奥拉岛现在被多米尼加共和国和海地分割开来，是西印度群岛中人口最多的岛屿，也是该地区继古巴岛之后的第二大岛。

不久，阿兹特克人反叛了科尔特斯和他的手下。由于寡不敌众，西班牙人被迫逃亡。在战斗中，携带天花的西班牙士兵死亡。这就是"悲痛之夜"事件（1520年6月30日）——科尔特斯和他的军队，以及他的本地盟友被赶出特诺奇蒂特兰。这个名字来自于科尔特斯和他幸存的追随者对逃离特诺奇蒂特兰过程中，对生命和战利品损失所感到和表达的悲痛。科尔特斯直到1521年8月才回到首都，而在这期间，天花正在消灭阿兹特克人的人口。它杀死了大部分的阿兹特克军队，以及总人口的25%。当科尔特斯返回时，他发现阿兹特克军队的指挥系统全乱了，还活着的士兵也被疾病击垮。科尔特斯带着他新结识的

"阴险盟友"，轻松击败了被耗尽的阿兹特克军队，再次进入了特诺奇蒂特兰。西班牙人后来说，他们在街上行走时一定会踩到天花死者的尸体。

1519 年 5—9 月，天花无情地蔓延到内陆 150 英里的特佩卡和特拉斯卡拉，以及特诺奇蒂特兰。到 1520 年 4 月或 5 月，该病已经人人皆知。

一份当地记录描述了天花对特诺奇蒂特兰人的可怕影响。

> 它开始蔓延……袭击了城市的每一个角落，杀死了我们大量的人口。我们的脸上、乳房上、肚子上都生出了疮，我们从头到脚都被严重的疮覆盖。这种疾病是如此可怕，没有人能行走或移动。患者十分无助，只能像尸体一样躺在床上，无法移动四肢，甚至头也抬不起来。他们不能面朝下趴着，也不能从一边滚到另一边。如果他们移动身体，就会痛苦地尖叫。许多人死于这场瘟疫，还有许多人死于饥饿。他们无法起身寻找食物，而其他人都病得太重，无法照顾他们，所以都在床上饿死了。

科尔特斯还可以利用当地人对首都及其统治者内心的敌意，与许多心怀不满的当地人结盟。虽然人数众多，但他和一支小部队还是向特诺奇蒂特兰进军，在那里蒙特祖玛二世亲切接待了他们。科尔特斯对他表示感谢，但转头将他俘虏并围城。

人们既挨饿又因天花而死亡。科尔特斯的编年史家贝纳尔·迪亚斯描述了该城的景象。

> 我们走路时都会踩到死去的印第安人的尸体和头。我读过关于耶路撒冷的毁灭，但我认为那里的死亡率并不比墨西哥高。事实上，没人能够忍受街上的恶臭……甚至连科尔特斯都因为鼻腔里的气味而生病了。

2 年后，在 1521 年 8 月科尔特斯终于征服了阿兹特克首都。他的胜利与军事力量或聪明才智关系不大，他的最佳"盟友"是他的军队带来的天花。天花从墨西哥海岸向内陆蔓延，并在 1520 年摧毁了人口稠密的特诺奇蒂特兰市，使其人口在 1 年内减少 40%。军事和外交力量被摧毁。科尔特斯只提到了一个死于天花的本地酋长，即忠于科尔特斯的特拉斯加人马克西卡津。然而，我们知道，墨西哥人（墨西哥谷地讲纳瓦特尔语的原住民，是阿兹特克帝国的统治者）的统治者库特拉华克津和其他本地统治者——无论是朋友还是敌人，也都死于"脓疱"。齐马尔帕赫恩报告说，查尔科的一些领主也死于这种疾病——这都是大范围流行病的一部分，这种流行病使普通人口减少。据估计，墨西哥中部人口的死亡率在 1/4～1/2。

随着库特拉华克辛的突然死亡，科尔特斯能够通过外交手腕逐一攻克墨西哥城镇。哈西格说："随着特诺奇蒂特兰的陷落，中美洲的其他地区几乎没有经过任何斗争就落入了西班牙的统治之下。"

包括阿兹特克人在内的美洲原住民特别容易感染天花，因为他们以前从未经历过这种病毒，所以不具备天然免疫力。对于天花病毒来说，这是一块处女地。陪同科尔特斯的方济各会修士托里比奥·莫托里尼亚给出了这样的描述：

> 由于印第安人不知道这种疾病的治疗方法，他们只能像臭虫一样成堆地死去。在许多地方，房子里的每个人都死了，由于无法埋葬大量的死者，他们直接将房子砸掉，当成坟墓。

对于瘟疫，犹太医生阿隆索·德·乔里诺在他的非专业人士指南中建议首先祈祷，然后逃亡。

对于天花，他建议要想不得天花，就要与社会保持距离。与早期的流行病一样，瘟疫也有改变生活的"后遗症"。当瘟疫杀死如此多的人，特别是婴儿和幼儿时，人口减少。成年人的死亡人数严重削弱了劳动力，而疾病与死亡也是如此。事实上，许多成年人成为全职护理人员，因此他们无法工作和挣钱。同时，成年人的发病率上升降低了护理人员的数量，这产生了严重的影响，因为众所周知的是，良好的护理和照顾能降低死亡率。另一些人患有抑郁症，或丧失了抵抗西班牙侵略者的信心。这一切对经济产生了影响，尤其是对生产力的破坏，如在农业方面，土地无人耕种，农作物歉收，造成了广泛的饥荒，这反过来又损害了许多人的免疫系统，使他们更容易被感染。

阿兹特克帝国实际上岌岌可危，西班牙殖民帝国诞生了。虽然失控的疾病在毁灭和消亡中起了很大作用，但原因是诸多方面的。西班牙人带来的优势武器和更复杂的军事战术，阿兹特克人的宗教信仰，以及生活在墨西哥的其他民族长期以来的祭祀和迫害，都产生了严重影响。正如麦卡（1994 年）所说：

> 但是，如果不考虑到伴随着西班牙殖民化的大规模严酷待遇（强迫移民、奴役、虐待性的劳动要求和高昂的贡品支付）和生态破坏，就不能理解疾病的作用。战争与征服带来的杀戮，显然只是一个次要因素。

而且，不只是阿兹特克人被迫从地球上消失。其他中美洲的本土居民也因欧洲传染病的传入而受害。除了北美的本土居民之外，玛雅文明和印加文明也几乎被天花消灭殆尽。麻疹、流行性腮腺炎及其他传染病都造成了巨大损失，新大陆一些原住民人口总计减少了 90%，甚至更多。据估计，墨西哥的人口从科尔特斯到来之前的 3000 多万下降到 1568 年的 150 万～300 万。我们永远不会知道在新大陆上死亡的确切数字，但据估计，天花杀死了 4000 万～5000 万的当地人口。有些估计甚至更高，认为总人口的 90% 死亡。

天花特别适合部署在生物战中。在 18 世纪，英国人在 1763 年围攻费城皮特堡时，试图用来自天花医务室的物品感染美国原住民，作为虚假的礼物送给美国本土使节。一位将军写道："我们从天花医院里拿了两条毯子和一条手帕给他们。我希望这将产生预期的效果。没有比这更残暴和不人道的事情了。"

　　新西班牙—阿兹特克的溃败再次提醒我们，国防预算并不是促进殖民化和资助种族清洗的唯一途径。历史上有无数的例子表明，无论是自然原因还是其他疾病的暴发，都明确改变了历史事件的进程，这些疾病足以与战争的主人和机器相竞争，以消灭所有人口。

1. Acuna-Soto, R., Emerg Infect Dis. 2002 Apr; 8(4): 360–62. Megadrought and Megadeath in 16th Century Mexico.

2. Acuna-Soto, R., Large epidemics of haemorrhagic fevers in Mexico 1545–1815. *Am J Trop Med Hyg*. 2002.

3. McCaa, R., "Revisioning smallpox in Mexico City-Tenochtitlán, 1520–1950: What difference did charity, quarantine, inoculation and vaccination make?" 2000.

4. McCaa, R., Spanish and Nahuatl Views on Smallpox and Demographic Catastrophe in the Conquest of Mexico: Robert McCaa *Journal of Interdisciplinary History*, 25:3 (1995), 397–431.

第15章　可可里兹特利流行病

（1545—1548 年，1576—1580 年）

这些发热具有传染性、灼热性和持续性，大部分是致命的，会导致舌头又干又黑，极度口渴，尿液呈海绿、植物绿或黑色，有时会从绿色变为白色。脉搏时而快速，时而微弱，时而甚至没有脉搏。眼睛和全身其他部位都是黄色。这个阶段之后是谵妄和癫痫发作。

——弗朗西斯科·埃尔南德斯

可可里兹特利流行病，是指 16 世纪在新西班牙（今天的墨西哥）由于一种或多种统称为可可里兹特利的疾病。这种疾病导致了数百万人死亡，在普埃布拉市附近的墨西哥高地肆虐。鉴于死亡人数，这种流行病通常被称为墨西哥历史上最严重的流行病。然而，在首次暴发后不久，它可能向北扩散到锡那罗亚州，向南扩散到恰帕斯和危地马拉，在那里它被称为"古库马兹病"。

1545 年的墨西哥，仍然受到 1520 年天花疫情造成的人口锐减的影响。这场始于 1545 年和 1576 年的灾难性流行病随后在墨西哥高地造成了 700 万～1700 万人死亡。可可里兹特利的确切身份一直没有被科学家发现，但流行病学家认为，1545 年、1576 年的流行病可能是由当地的出血热引起的，它与高死亡率有关，被当地人称为"可可里兹特利"（纳瓦尔特语中"害虫"之意）。最近的细菌基因组研究表明，沙门菌，尤其是一种被称为丙型副伤寒沙门菌的肠道沙门菌，至少部分地导致了这次流行病最初的暴发。

可可里兹特利流行病通常发生在有重大干旱的 2 年内。树木年轮作为证据显示了降水量的水平，表明在过去的 500 年里折磨北美最严重的干旱发生在 16 世纪中期，当时严重的干旱不时从墨西哥和委内瑞拉延伸到加拿大。这些干旱与生态和社会条件相互作用，放大了 16 世纪中期墨西哥传染病的影响。干旱和该疾病之间的相关性，一直被认为是由于在干旱之后的降雨增加，随着条件的改善，一种病毒性出血热的携带者——暮鼠的数量也增加了。干旱也会降低卫生条件，导致不良的个人卫生。周期性的降雨会增加新大陆老鼠的存在。

1545—1548 年的可可里兹特利流行病估计造成 500 万～1500 万人死亡，或多达墨西哥原住人口的 80%，这是人类历史上最严重的人口灾难之一，其死亡率甚至接近黑死病。

除了人口减少之外，这种流行病对墨西哥也有其他重大影响。阿兹特克人大量死亡造成了土地所有权的空白，西班牙殖民者不顾一切地开发这些新闲置的土地。西班牙皇帝查理五世一直在寻找一种方法来废除西班牙殖民者的委托监护制，并建立一种更有效、更有“伦理”的定居制度，可可里兹特利流行病给了他机会。这些感染似乎是由当代极端的气候条件和贫穷的生活条件，以及当地人在新西班牙的奖励制度下的严酷待遇刺激的。这是一种由西班牙王室建立的劳动制度，一个西班牙人能被皇室赏赐一些当地的劳动者，这些人向他进贡以换取他的保护——实际上是奴隶制。当地的劳动者吃不饱穿不暖，作为农工和矿工过度劳累，这使他们特别容易感染流行病。

在 1549 年疫情暴发结束时，受利润损失影响的西班牙殖民者被迫遵守新的法规，即 Leyes Nuevas。这些法规旨在限制收赋者可以征收的贡品数量，同时禁止他们对劳动力拥有绝对控制权。与此同时，非收赋者开始索要收赋者失去的土地，以及原住民提供的劳动力。这发展到实施赔偿制度，在西班牙殖民地建立了一个更高水平的监督，并最大限度地提取全部贡品用于公共和王室使用。为了应对 1545 年的流行病，有关贡品本身的规则也发生了改变，当时西班牙人对未来粮食短缺的担忧蔓延开来。到 1577 年，经过多年的争论和第二次可可里兹特利大暴发，玉米和货币被指定为唯一可以接受的贡品。

1576—1578 年的可可里兹特利流行病，又造成 200 万～250 万人死亡，约占剩余原住民人口的 50%。长期以来，我们一直怀疑，新引入的欧洲和非洲疾病，如天花、麻疹和斑疹伤寒，是 1545 年和 1576 年人口锐减的疑似原因，因为这两种流行病都优先导致当地人死亡。但最近有关 1545 年和 1576 年流行病的研究表明，它们可能是出血热，由一种本土病毒引起，并由啮齿类动物宿主携带。

1577 年，方济各会的历史学家修士胡安·德·奥克马达生动地描述了可可里兹特利流行病：

> 看到这些人死去，真是一件令人十分困惑的事情。许多人死了，还有一些人几乎快死了，没有人有健康的身体或力量去帮助患者或埋葬死者。在各城市和各大城镇，都挖了大沟，从早晨到日落，祭司什么也不做，只是把尸首抬到沟里去……持续了 1 年半，死亡人数大大增加。在这场致命的流行病之后，总督马丁·安利奎斯想知道新西班牙失踪人口的数量。在城镇和社区进行搜索后，发现死亡人数超过 200 万。

可可里兹特利是一种众所周知的快速传播和高度致命的疾病。弗朗西斯科·埃尔南德斯·德·托莱多（1514—1587 年）是新西班牙的传统医学医生，他曾经是国王菲利普二世的私人医生，是当时最合格的医生之一，曾目睹了 1576 年的可可里兹特利感染的症状。他是西班牙文艺复兴时期的第一批医生之一，根据希波克拉底、盖伦和阿维森纳建立的复兴原则执业。

菲利普二世派他到墨西哥去，希望他找到有关当地药物的资料。埃尔南德斯学会了 5 种印第安语言，并根据自己的观察和对数百名印第安人的采访，写了 50 卷书，对 1576 年那场瘟疫的许多受害者进行了尸检。但在菲利普二世死后不久，这些书的手稿被送回到了西班牙。菲利普三世认为出版这个项目太昂贵了，导致他的手稿消失了 400 年，约 1950 年，它在马德里的农场图书馆重新露面。6 年后，墨西哥医生吉曼·索莫利诺斯·德阿多斯出版了该手稿的最初版，得出结论，埃尔南德斯认为，1576 年的流行病与之前的流行病不同。

埃尔南德斯带有临床准确性的判断，生动地描述了可怕的大肠杆菌感染症状。

> 这些发热具有传染性、灼热性和持续性，大部分是致命的，会导致舌头又黑又干，极度口渴。尿液呈海绿、植物绿或黑色，有时会从绿色变为白色。脉搏时而快速，时而微弱，时而甚至没有脉搏。眼睛和全身其他部位都是黄色的。这个阶段之后是谵志和癫痫发作。然后，在单耳或双耳后出现坚硬、疼痛的结节，并伴有心痛、胸痛、腹痛、震颤、极度焦虑和痢疾。切断静脉时流出的血液呈绿色或非常苍白、干燥、没有浆液……血液从耳朵中流出，甚至从鼻子中流出来。这次疫情主要发生在年轻人身上，老年人很少。

"这肯定不是天花。"阿库那·索托博士说，他是墨西哥国立自治大学医学院的流行病学教授（2002 年），"如果他们的描述属实，那么它似乎是出血热。"出血热是一种病毒性疾病，有着可怕的名字，如埃博拉、马尔堡和拉沙。它们突然袭击，很少对治疗有反应，死亡率很高，然后像来的时候一样神秘消失。它们被称为出血热，因为受害者出血，在他们的毛细血管出血、皮下出血，通常从嘴、鼻子和耳朵流出血液。

这引发了两个问题。首先，西班牙入侵者对古墨西哥文化的破坏是每个墨西哥人关于他们国家历史教育的一个组成部分。人们是否准备为西班牙人免除在殖民时代所犯的罪恶责任？因为瘟疫一直是殖民主义的罪恶之一。其次，如果不是西班牙人要对可可里兹特利流行负责，那谁对其负责？

墨西哥殖民地当时的社会和自然环境不能不助长 1545—1548 年流

行病的蔓延，并使其变得如此严重。战争及阿兹特克人被迫成为易于管理的以农业生产和信奉基督教为中心的事实，将使人们彼此之间的联系更加密切。动物也可能受到牵连，包括老鼠、鸡、猪、牛，甚至从旧大陆进口的动物——所有这些都是潜在的疾病媒介。

西班牙殖民者可能夸大了对瘟疫的恐惧来传播和强化基督教。贡萨洛·德·奥尔蒂斯说："上帝让印第安人患上了这样的疾病，他们每四个人中就有三人死亡。"这表明，西班牙殖民者不太容易受到这种"上帝行为"的影响。早期的，西班牙传教士托里比奥·德·贝纳文特似乎反驳了奥尔蒂斯的观点，他认为新西班牙总人口的60%~90%，不论其种族都减少了。伯纳迪诺·德·萨哈贡是另一位西班牙牧师，也是《佛罗伦萨法典》的作者，他本人也感染了这种疾病，在1576年萨哈贡发现非洲奴隶和西班牙殖民者都是这种疾病的易感人群。

16世纪可可里兹特利流行病的地理分布支持了一种观点，即它们可能是由墨西哥高地的啮齿动物或其他宿主携带的当地热病。阿库那·索托（2002年）补充道：

> 1545年，这种流行病影响了墨西哥北部和中部的高山谷，最后在恰帕斯和危地马拉结束。在1545年和1576年的两次疫情中，在墨西哥湾和太平洋海岸温暖、低洼的沿海平原上，基本没有这种感染。这种疾病的地理分布与一种传入墨西哥的旧大陆病毒不一致，旧大陆病毒本应影响沿海和高地人口。

由于阿兹特克人的人口普查记录非常细致，阿库那·索托发现他可以在全国各地追踪流行病，从一个村庄到另一个村庄。

1548年之后几年，西班牙人开始将这种疾病称为"斑疹伤寒"，这种疾病早在15世纪晚期，就在西班牙得到了确认。然而，症状与当时在旧大陆观察到的斑疹伤寒或斑点热不同。1970年，杰曼·索莫利诺斯·拉尔杜斯系统地研究了当时所有的说法，包括出血性流感、钩端螺旋体病、疟疾、斑疹伤寒、伤寒和黄热病，但这些都不符合16世纪对可可里兹特利的描述，这使他得出结论，这种疾病是"出血性影响病毒过程"的结果。换句话说，可可里兹特利不是任何传入旧大陆病原体的结果，而可能是起源于欧洲或新世界的病毒。导致可可里兹特利流行病的病毒因子仍然不清楚。如果它没有灭绝，在有利的气候条件下，引起菌痢的微生物可能会重新出现。哈佛毕业的流行病学家阿库那·索托警告说，这种热病可能仍然潜伏在墨西哥偏远的农村地区。

1. Acuna-Soto R., 2002. Large epidemics of hemorrhagic fevers in Mexico 1545–1815. *Am J Trop Med Hyg.*

2. Callaway, Ewen, 2017. "Collapse of Aztec society linked to catastrophic salmonella outbreak". *Nature.* 542 (7642): 404.

3. Marr J.S., 2000. Was the Huey Cocoliztli a haemorrhagic fever? *Med Hist.* 44:341–362.

4. Prem, Hanns, 1991. "Disease Outbreaks in Central Mexico During the Sixteenth Century". In Cook, Noble David; (ed.). "Secret Judgments of God": Old World Disease in Colonial Spanish America. Norman:, OK. 20–48.

第 16 章　智利天花流行与巴尔米斯医疗队

（1561—1562 年）

这是人类已知最严重的灾祸。

——爱德华·詹纳谈天花

在 18 世纪末的欧洲，平均每年有 40 万人死于天花。1796 年 5 月 14 日，詹纳将牛痘脓包的渗出物注射到 8 岁的詹姆斯·菲普斯的手臂上，发现了一种预防天花的方法。詹纳的疫苗最初是有争议的，但他的发现后来被医学界所接受。在这一突破之后不久，西班牙国王查尔斯四世就发誓要用詹纳的方法帮助世界摆脱天花的困扰。波旁王室的许多成员都感染了天花病毒。查尔斯国王的弟弟加布里埃尔和他的嫂子（葡萄牙王后玛丽亚·安娜·维多利亚）都被感染了，而国王的女儿玛丽亚·路易莎王后和帕尔马公主也感染了天花，但都活了下来。在王后的敦促下，国王查理四世下令对未受影响的王室成员进行预防。

1547—1563 年，四次担任智利总督的征服者弗朗西斯科·德·维拉格拉·维拉克斯（1511—1563 年）于 1561 年在智利北部的拉塞雷纳登陆，出任皇家总督。维拉格拉可能不知道自己带来了什么，他不知道自己携带了天花，这种疾病是西班牙士兵在 1554 年首次引入智利的，1561 年、1591 年再次暴发。在 1561 年之前，智利一直受到阿塔卡马沙漠和安第斯山脉的保护，与秘鲁天然隔绝，但在 1561 年底至 1562 年初，征服者维拉格拉亲手打破了智利的天然屏障。

天花在瓦尔帕莱索和圣地亚哥出现了破坏性流行病，但也对当地的马普切人造成了更严重的影响。当代的编年史和记录没有给我们留下关于死亡率的准确数据，但最近的估计是马普切人失去了20%～25%的人口。历史学家沃德·丘吉尔声称，由于西班牙的占领，以及随之而来的饥荒和疾病，马普切人的人口在一代人的时间里从50万下降到25 000人。一位西班牙历史学家说，当所有的本地印第安人劳动力死亡时，连金矿也不得不关闭。这种流行病可以视为马普切人在阿劳卡尼亚与西班牙作战时弗朗西斯科·德·比利亚格拉试图消灭敌人的一种魔法，因为他在阿劳科战争中无法击败他们。

大约200年后，天花又回来了，并祸害了中美洲和南美洲，主要影响的是原住民。1790年在墨西哥谷地暴发了一场重大流行病，主要影响到儿童，尽管康复的人多于死亡的人。例如，在墨西哥城，5800个入院病例中有4431人康复，1331人死亡。这次流行病恰逢玉米价格上涨，造成饥荒，同时还发生了斑疹伤寒的流行。

4年后，另一场天花流行病通过瓜塔拉困扰着墨西哥，瓦哈卡和恰帕斯首先受到影响，然后蔓延到普埃布拉，1797年到达墨西哥城和韦拉克鲁斯，并在第二年到达萨尔提洛和萨卡特卡斯。这次暴发的意义在于它标志着新西班牙首次实施公共卫生和预防运动，包括隔离、接种、自我隔离和封路。市议会、天主教会和成立于1630年的"皇家医学协会"这一机构管理新西班牙的所有卫生问题，包括建立隔离区。一个慈善委员会成立了，城市里较富裕的人捐钱建造医院，帮助和治疗患者。这个慈善委员会由西班牙大主教阿隆索·努涅斯·德哈罗·佩拉尔塔领导。然而，这个慈善机构并不像初看起来那样慈善，因为巨大的死亡人数引发了经济问题，原住人口的大量损失造成了税收和劳动力的严重短缺。

1779年，何塞·伊格纳西奥·巴托拉奇出版了他的天花治疗书，书名为《在墨西哥可能有助于治疗天花的指示》，其中包括对该疾病的介绍和治疗方法，如喝加了盐和蜂蜜的温水，用水和醋漱口，保持个人卫生，并通过服用清热药治疗。他认为，天花是大自然强加给人们的解除低落情绪的措施，医生不应加速治疗过程，因为这有悖于自然。他写了一封信提出他的治疗措施，其中包括用火药的气味净化空气、为埋葬尸体的教堂通风、在城外建造墓地等。这些策略于1779年9月被市议会批准。

教堂医院和公墓要求人们用石灰在城镇外埋葬死者。将患者隔离在城市以外的医院或慈善机构是为阻止天花感染的另一项重要措施。这些机构照顾患者，为他们提供食物和药品。在1797年和1798年天花暴发期间，它们还提供接种服务，被称为"接种屋"。尽管如此，人们仍然广泛相信关于传染的瘴气学说。

1796年，《墨西哥日报》刊登了一篇宣传接种的文章，列举了国王和其他知名人士接种疫苗的例子。1798年1月，政府宣布根除18世纪90年代的流行病。政府提议，在该次流行病中采取的措施在再次发生时作为官方政策执行，并在1799年4月得到市议会的批准。总督米格尔·何塞·德·阿桑萨在1799年11月14日出版了关于在18世纪90年代流行病中接种疫苗带来的好处的文章，并将其分发给民众。

1803年，西班牙医生弗朗西斯科·哈维尔·德·巴尔米斯被任命为国王查尔斯四世的医生。同年，查尔斯发布了一项皇家命令，要求对西班牙的殖民地进行突破性的疫苗接种考察。查尔斯国王任命巴尔米斯和何塞·萨尔瓦尼医生领导这项仁慈的使命，宣传最近发现的天花疫苗，该疫苗降低了随后流行病的严重程度和死亡率。巴尔米斯探险队（皇家慈善疫苗探险队）从拉科鲁尼亚出发，前往波多黎各和委内瑞拉，沿途为成千上万的人接种疫苗。当他们到达委内瑞拉时，他们分成了两组。萨尔瓦尼去了南美的各个国家，但他生病了，后来死于肺结核，症状表现为大量咯血。巴尔米斯去了波多黎各、卡贝罗港、加拉加斯、哈瓦那、梅里达、韦拉克鲁斯和墨西哥城。疫苗最远被带到了北部的特克斯和南部的新格拉纳达。在墨西哥城，巴尔米斯面临的挑战是如何说服总督何塞·德·伊图里加莱，结果他做到了，总督让自己的儿子接种了疫苗。

巴尔米斯的远征，被认为是医学史上最关键的事件之一，疫苗计划一直使用到 1951 年正式宣布在墨西哥消灭天花时。军医克里斯托瓦尔·玛丽亚·拉腊尼亚加从 1804 年开始在新墨西哥省使用这种疫苗为成千上万的人接种。例如，它启发了国际扶轮社主席卡洛斯·坎塞科博士，启动了世界性的疫苗接种计划"Polio Plus"，以根除脊髓灰质炎。

1805 年 2 月 5 日，巴尔米斯带着 25 名 4—6 岁的墨西哥孤儿，从阿卡普尔科到马尼拉进行危险的航行，携带着天花疫苗。由于旅程漫长，而且没有任何冷藏设备，疫苗必须通过一个孩子对另一个孩子的手臂接种来保持活力。每个孩子都会成为疫苗的储存库，大约 10 天后，从孩子的淋巴液中提取的疫苗被转入下一个孩子体内，以此类推。为了保险起见，巴尔米斯一次为两个孩子接种疫苗，以防其中一个孩子发生意外。25 个孩子可以在 3~4 个月的旅程中携带疫苗，一切顺利。1805 年 4 月 15 日，巴尔米斯带着他宝贵的货物抵达马尼拉。1806 年，马尼拉建立了一个天花研究所和疫苗接种委员会。2 年后，菲律宾各省开始进行免疫接种。没有比这更高尚、富有人性的事情了。

菲律宾历史学家何塞·班图格写道，在菲律宾引入疫苗接种"就像一首史诗"，值得自豪和赞美。爱德华·詹纳（1749—1823 年）在谈到巴尔米斯远征时是这样说的，我想象不到历史上会有一个像这样高尚、广泛的慈善事业的例子。中国澳门紧随其后，而正在与英国开战的拿破仑让全体法国军队接种疫苗，并授予詹纳一枚奖章。在詹纳的请求下，他释放了 2 名英国战俘，允许他们回国。拿破仑说，他不能"拒绝人类最大的恩人之一"。

1814 年，墨西哥又暴发了一次严重的疫情，从韦拉克鲁斯开始，扩展到墨西哥城、特拉斯卡拉和伊达尔戈。这次流行病使总督费利克斯·卡列哈采取了熏蒸和疫苗接种等缓解措施，这些措施都很成功。直到 1826 年，北美船只进口的天花在尤卡坦半岛、塔巴斯科和韦拉克鲁斯重新出现，才有了零星暴发。1828 年，在伊达尔戈、瓦哈卡、墨西哥州、格雷罗、恰帕斯、奇瓦瓦和墨西哥城都有病例报告。

牛痘和疫苗接种

爱德华·詹纳首先提出了疫苗的概念，创造了世界上第一种疫苗——天花疫苗。"疫苗"和"接种疫苗"这两个词是詹纳发明的，源于 Variolae vaccinae（牛的天花），用来表示牛痘。他于 1798 年在论文《牛痘的起因与结果》中使用了这一术语，他描述了牛痘对天花的保护作用。詹纳被人们称为"免疫学之父"，有人说，他的工作"比任何其他人类的工作都能拯救更多的生命"。

1768 年，英国医生约翰·费斯特意识到，事先感染牛痘会使人对天花产生免疫。在 1770 年之后的几年里，英国和德国至少有五位调查员成功地测试了牛痘疫苗对人类天花的作用。其中一位是多塞特郡的农民本杰明·杰西，他在 1774 年的一次天花流行中成功用牛痘接种，并使他的妻子和两个孩子获得了免疫力。1780 年，在法国，雅克·安托万·拉博·波米耶也有类似的观察。

詹纳观察到挤奶女工对天花普遍具有免疫力，他推测挤奶女工从牛痘（一种与天花类似的疾病，但毒性要小得多）中得到的水疱脓液可以保护她们免受天花的伤害。詹纳的假设是，最初的感染源是马的一种疾病，被称为"油脂病"，它被农场工人转移到牛身上，发生变异，然后呈现为牛痘。1796 年 5 月 14 日，詹纳通过给家里园丁的儿子、8 岁的男孩詹姆斯·菲普斯接种疫苗来检验他的假设。他从莎拉·内尔梅斯手上的牛痘水疱中挤出脓液，内尔梅斯是一名挤奶女工，她从一头名叫"布洛莎"的牛身上感染了牛痘。布洛莎的牛皮如今装饰在圣乔治医学院图书馆的墙上。菲普斯是詹纳关于疫苗接种的第一篇论文中描述的第 17 个病例。

当天，詹纳在菲普斯的双臂上接种了疫苗，随后这个男孩出现了发热和一些焦虑，但没有全面感染。

后来，他给菲普斯注射了变种疫苗，这是当时的常规免疫方法。随后没有出现任何疾病。医学界在接受詹纳的研究结果之前，对其进行了长时间的讨论。最终，疫苗接种得到了认可，1840 年，英国政府禁止了天花接种，改用天花诱导免疫，并通过1840年、1853年、1867年和1898年先后颁布的《疫苗接种法》，免费提供牛痘疫苗接种。

尽管世界卫生组织在1979年宣布该疾病已被根除，但在美国亚特兰大的疾病控制和预防中心、俄罗斯新西伯利亚州科尔佐沃的国家病毒学和生物技术研究中心VECTOR的实验室里仍有一些脓液样本。两者都在世界卫生组织的监督之下。美国的天花库存，包括来自英国、日本和荷兰的样本，被储存在液氮中。《卫报》在2014年有一篇报道："上周，一位政府科学家在清理华盛顿附近的一个研究中心的旧储藏室时，有了一个惊人的发现——几十年前的天花小瓶被打包遗忘在一个纸板箱里。"这些病毒样本是在连接马里兰州贝塞斯达国家卫生研究院的两个实验室的冷库中发现的，该冷库自1972年以来一直由食品药品管理局使用。如果类似的小瓶未被记录，可能会引起生物危机。

《卫报》继续解释说，"疾病控制和预防中心的官员们在昨天说，这6个玻璃瓶的冻干病毒完好无损，用融化的玻璃密封，病毒可能已经死亡"。其实，天花即使在冻干后也可能致命，通常这种病毒必须保持低温才能保持活力和毒性。疾病控制和预防中心的一位官员说，他认为这些小瓶在室温下存放了很多年，这表明样本已经死亡。FDA官员在当天晚些时候说，这些天花在冷库中存放了几十年。而多年来，世界卫生当局一直认为仅存的样本被安全地储存在亚特兰大和俄罗斯的安全实验室里。

《卫报》补充道，"据前世界卫生组织官员、伦敦卫生和热带医学学院教授大卫·海曼博士说，20世纪90年代，在某东欧国家的一个冰柜底部发现了小瓶的天花样本"。

我们是否应该担心天花卷土重来？

1. Durbach, Nadja, 2004. Bodily Matters: *The Anti-Vaccination Movement in England, 1853–1907*. Raleigh, NC.
2. Jenner, Edward. "An Inquiry Into the Causes and Effects of the Variolæ

Vaccinæ, Or Cow-Pox. 1798". *The Harvard Classics, 1909–1914.*

3. Riedel, Stefan , 2005. "Edward Jenner and the history of smallpox and vaccination". *Proceedings of the Baylor University Medical Center.* 18 (1): 21–25.

4. van Oss, C.J., 2000. "Inoculation against smallpox as the precursor to vaccination". *Immunological Investigations.* 29 (4): 443–446.

第17章　16世纪的鼠疫

伦敦鼠疫 1563—1564 年

"我遇到了马车、货车和马匹，上面满是谷子，因为他们害怕黑色的瘟疫……"

——威廉·布尔林医生引用一个乞丐的话，

他看到了伦敦不可避免的大逃难

伦敦人的记忆力很差，经过十多年无鼠疫的岁月，他们已经变得有些自满，就像伊丽莎白一世统治时期管理城市的官员一样，那里的卫生状况、过度拥挤和人口增长与以往一样严重。1563 年，自满变成了恐惧和惊慌，当鼠疫在德比和莱斯特暴发并迅速传播到伦敦时，人们的印象被彻底颠覆了。鼠疫来势汹汹，甚至在驻扎勒阿弗尔（法国北部）的英国军队中蔓延，迫使其向法国军队投降。英国人在那里是因为在打宗教战争。1562 年 5 月 8 日，宗教改革者占领了勒阿弗尔，抢劫了教堂并驱逐了天主教徒，英国人派出军队，但查理九世的军队在阿内·德·蒙莫朗西（法国军人和政治家）的指挥下进攻了该城。被鼠疫困扰的英国人，最终于 1563 年 7 月 29 日被法国驱逐。他们不仅失去了勒阿弗尔，还失去了加莱。

在伦敦，1563 年的每周死亡率清单显示，在截至 6 月 12 日的 1 周内，有记录的鼠疫死亡人数为 17 人；伊丽莎白女王开始协调政府对这一流行病的反应，在地方采取严格的一级预防措施，如在感染者的房子上画蓝色的十字，政府下令杀死和埋葬所有流浪的猫和狗，以避免鼠疫，并任命专门人员负责这项工作。当然，关于传染病的瘴气学说仍然盛行，所以伊丽莎白女王的议会在 7 月 9 日下令，在晚上 7 点，所有户主应该在街上点燃篝火，以扑灭腐败的空气。1564 年 2 月，伦敦市长因为鼠疫而禁止戏剧公开演出。这恰好是莎士比亚出生的时代，莎士比亚的家乡斯特拉特福德在这场鼠疫中损失了 25% 的居民。1602 年的鼠疫使剧院关闭了 1 年，这迫使莎士比亚的剧团（属于张伯伦勋爵）走上了巡回演出的道路。

病例不可避免地开始升级，到 7 月底，每周的死亡人数达到了数百人。医生威廉·布尔林引用了一个乞丐的话，这个乞丐看到了伦敦不可避免的逃亡："我遇到了满载着年幼孩子的马车、货车和马匹，他们因害怕黑色瘟疫而逃离……"当然，首当其冲的是城市贫民，受灾最严重的地区是圣普尔卡教区，那里的水果市场和垃圾对老鼠很有吸引力，以及弗利特沟的特纳甘巷、海高尔巷、弗利特河周围拥挤和不卫生的地区。

到 8 月底，伦敦人每周都有上千人死亡，而人群恐慌就像鼠疫一样早已失去了控制。焦虑的伊丽莎白女王树立了一个糟糕的榜样，她将皇室宫廷迁至温莎城堡，并在市政广场竖起了一个绞刑架，威胁要绞死任何从伦敦跟随他们的人。她禁止将货物从伦敦运入温莎，并写信给纽约大主教，建议普遍祈祷和禁食，以加快"补救和减缓"鼠疫的速度。

8 月 27 日—10 月 1 日，每周平均有 1449 人死亡，在 10 月 1 日之前的 1 周内，鼠疫死亡人数达到了 1828 人的高峰。伊丽莎白政府现在下令，所有感染者的房屋都要用木板封死门窗，在 40 天内，屋里的人不得与外人接触。这种严格的隔离措施取得了预期的效果，在截至 10 月 8 日的 1 周内，鼠疫死亡人数下降了 30%，达到 1262 人。

我们都知道鼠疫耶尔森菌是通过老鼠和跳蚤隐蔽传播的。但是，感染的过程十分神奇。鼠蚤的嘴是为传播鼠疫而量身定做的，其功能颇像一个组合的注射器、针头和血液培养瓶。当一只受感染的老鼠被咬时，活的鼠疫杆菌的血性悬浮液被吸入跳蚤的胃里，它们在那里繁殖并堵塞肠道。跳蚤很快就会饥饿，但在这种堵塞被清除之前无法进食。这时发生的情况被称为"堵塞的跳蚤"。当它咬住下一个受害者时，跳蚤将它之前的食物，现在培养成大量活的鼠疫杆菌，注入被咬的区域。跳蚤排便，而人类宿主自然会抓挠跳蚤，感染粪便中的鼠疫杆菌。几天之内，被咬部位的淋巴结就会形成疱状物，一个新的鼠疫病例就出现在大家面前。

英国幸免于第一次鼠疫大流行的蹂躏——6 世纪的汝斯汀鼠疫，因为老鼠当时还没有抵达不列颠群岛。老鼠没有出现在 10 世纪教区牧师要保护祭坛面包的"害虫"名单中。最早关于老鼠的记载是在一份 13 世纪的家谱中，家谱最后一页的插画里，有两只老鼠吊着一只猫的画面，如今收藏在大英博物馆。14 世纪初，关于老鼠的记载依然层出不穷。作家乔叟（约生于 1340 年）提到了出售老鼠药的商店。

Cummins, Neil,. "Living standards and plague in London, 1560–1665". *The London School of Economics and Political Science.*

特内里费岛的鼠疫（1582 年）

到 1582 年，加那利群岛对各种鼠疫并不陌生。鼠疫的第一次大规模流行发生在 1506 年，即卡斯蒂利亚征服结束后的 10 年，当时疾病在西班牙四处传播。特内里费岛上的居民尽其所能地保护自己，但不可避免的是，鼠疫从大加那利岛、富埃特文图拉岛和兰萨罗特岛经海路传来，而这些地方又被带来病原体的船只所感染。特内里费岛的港口被关闭，但为时已晚，疾病迅速蔓延到全岛。第一次暴发持续了 2 年，受影响最严重的是圣克鲁斯 - 德特内里费和拉拉古纳，那里的患者被隔离在布法德罗和圣安德烈斯山谷里。1512 年，在港口旁边的卡瓦略港建起了第一所隔离医院。阿纳加也遭到了蹂躏，许多关切人住在这里，由于缺少任何免疫机制，他们遭受了巨大的痛苦。关切人是加那利群岛的原住民，2017 年的研究证实，他们在基因上与古代北非柏柏尔人十分接近。

从 1513 年起，任何到达圣克鲁斯锚地的船上的人都必须出示健康证明才能上岸，这是早期的边境控制和检疫。

年轻的查尔斯·达尔文在罗伯特·菲茨罗伊船长率领的"小猎犬"号第二次调查探险队前往南美洲的途中，参观特纳里夫的愿望遇到挫折。他们于 1832 年 1 月初抵达圣克鲁斯，但由于英国暴发霍乱，他们被制止上岸，需要隔离 12 天。由于时间紧迫，所以船长下令让船驶向弗德角群岛。

理查德·F. 伯顿的《黄金海岸淘金记》中的一个脚注报告了从 17—19 世纪的疾病侵袭。

> 圣克鲁斯遭遇的流行病清单相当可怕。例如，1621 年、1628 年的鼠疫，1810 年、1862 年的黄疸，1814 年的百日咳、猩红热和麻疹，1815—1816 年的小痘（2000 人死亡），1826 年的咳嗽和猩红热，1847 年的致命痢疾，1861—1862 年的霍乱（7000~12 000 人死亡）。

1582 年的鼠疫始于拉拉古纳，之后蔓延到该岛的大部分地区。从感染的居民人数角度看，它算是历史上最严重的鼠疫之一。当人们从佛兰德斯带来鼠蚤时，一些像进口挂毯之类的物品也会传播病毒（因此它的另一个名字是"从'侧翼'传入的"）。这场鼠疫开始于该年的基督圣体节前后，当时群岛的新总督将挂毯挂在阳台上，在几周内引发了严重暴发。仅在拉古纳就有超过 2000 人死亡，最终的死亡人数在 7500~9000 人，占圣克鲁斯和拉拉古纳人口的一半以上。

1601 年的鼠疫，仅仅是因一艘来自塞维利亚的船上船员不服从管控导致的。当时两艘船从塞维利亚到达加拉奇科，他们被禁止进入港口，但其中一艘船没有服从。这种疾病很快就在洛斯·雷亚莱霍斯、伊科德、洛斯·西洛斯和圣克鲁斯蔓延开来。从特内里费岛，它传播到大加那利岛，再从那里传播到富埃特文图拉岛和兰萨罗特岛。

马耳他鼠疫（1592 年）

当 1592—1593 年鼠疫流行时，马耳他在圣约翰骑士团统治之下。鼠疫在 1592 年 6 月—1593 年 9 月分三波来袭，导致约 3000 人死亡，占人口的 11%。它是从奥斯曼帝国统治下的埃及亚历山大港间接抵达马耳他的。托斯卡纳大公国或圣斯蒂芬骑士团的 4 艘大帆船从亚历山大港捕获了两艘船，并将其货物和约 150 名土耳其俘虏带到了马耳他。途中暴发的鼠疫导致 20 名船员死亡。

大帆船于 1592 年 5 月 7 日抵达马耳他。疫情最初被误诊为性传播的感染。博谷的奴隶医务室是船队奴隶的医院，在 1575 年搬迁到瓦莱塔之前，它曾是神圣护理院的所在地，后被改造成一家隔离医院。1594 年 3 月，事情变得非常严重，大法师胡戈·卢本斯·德·维尔达勒向西西里总督求援，总督从特拉帕尼派来了皮特罗·帕里西，一名对传染病富有经验的医生。帕里西于 5 月 15 日抵达并控制了局面。在马萨姆塞特港建立了一座临时隔离医院，称为"隔离岛"（后来的马诺伊尔岛）。900 个疑似和确诊病例被送到那里，并彼此隔离。其余未被感染的人被要求进行自我隔离，每个家庭只允许有一个人每天出去办点必要的事情。这些措施以严厉的刑罚执行，包括鞭打和死亡。

在瓦莱塔、比尔古和森格莱亚的海边设立了清洗设施，允许疑似病例进行清洗，试图净化自己和自己的衣服。有确诊或疑似病例的房屋墙壁用海水冲洗，并用石灰刷白；在墓地也采取了类似措施。在瓦莱塔，狗统统被宰杀，但猫全部幸免，因为它们被认为有助于控制老鼠数量，尽管当时还不知道鼠蚤是致病的原因。在马耳他，首次建立了鼠疫公墓。

疫情在 1593 年 6 月开始消退，人们试图净化整座岛屿，以消除可能留下的任何疾病隐患。然而，鼠疫在 1623 年再次袭来，始于港口首席卫生官的家中，是由处理先前疫情的垃圾引起的。在福音派统治下的马耳他又暴发了两次鼠疫，1655 年的一次有限暴发导致 20 人死亡，1675—1676 年的一次大规模流行导致约 11 300 人死亡，马耳他岛人口大量减少。17 世纪，在伊索罗托，人们在 1592—1593 年的临时鼠疫医院遗址上建造了一个永久性的隔离医院。

Tully, James D. (1821). *The History of Plague... with Particulars of the Means Adopted for Its Eradication*. London.

伦敦鼠疫（1592—1593 年）

根据每周的公告，伦敦市内的传染病例大大增加，由于人们粗心大意，以及缺乏秩序，没有将健全的人与患者分开，所以传染病不断恶化。

——1592 年 9 月 10 日枢密院写给伦敦市长和议员的一封信，
强调了普遍不遵守防疫秩序的情况

16 世纪 80 年代末和 90 年代初，英格兰南部和东部沿海地区出现了越来越多的鼠疫迹象。1589 年在纽卡斯尔暴发的鼠疫带走了 1727 名居民，而从 1590—1592 年，托特尼斯和蒂弗顿有 997 例鼠疫患者死亡。鼠疫最终于 1592 年 9 月到达伦敦。鼠疫重返首都的第一个迹象是，首先泰晤士河博览会被推迟了，接着是伦敦新市长的就职典礼。伦敦失去了大约 18 000 人（另有 4900 人在周围的教区），主要还是在泰晤士河周围老鼠出没的贫民窟，而舰队监狱周围的舰队沟地区成为该市感染最严重的地区。由于 1592—1593 年的冬天是一个暖冬，跳蚤只有部分冬眠，疾病在 1593 年春再次暴发，然后被 1593—1594 年的寒冬所制止。8.5% 的死亡率使得这次暴发的规模（按伦敦的标准来说）算是比较小的。

9月7日，由于担心感染，从英格兰北部出发前往国外作战的士兵在伦敦附近改道。到21日，至少有35个教区被鼠疫"感染"。一个从达特茅斯运送西班牙马车战利品的团队被命令在格林威治停留。伦敦的所有剧院自6月的一次暴乱后暂时关闭，其关闭令延长至12月29日。

1592年9月10日，枢密院写信给伦敦市长和议员，"根据每周的报告，目前伦敦市内的传染病大大增加，这既由于人们的粗心大意，也由于缺乏良好的秩序，无法聆听患者的心声"。对"人们的粗心大意"的提法特别有共鸣。托里街的圣奥拉夫教堂牧师詹姆斯·巴姆福德观察到，一些患者发疯了，从窗户跳出去或跑进泰晤士河。他把传染病的大部分责任归咎于许多人犯的"血腥错误"，他们认为"鼠疫并不具有传染性"。他将1603年的《关于鼠疫感染的问答》分发给了他的教区居民，在这份出版物中，他"记下了公开讲过的所有内容"，并试图让他们摆脱这种致命的误解，这种误解导致"男人、女人和孩子身上长满了疮""经常到国外去"。

虽然鼠疫的埋葬是在黄昏时分进行的，当时周围的人较少，以尽量减少疾病传播的机会，但不是每个人都注意到了。巴尔姆福德悲伤地看到，较贫穷的人还有带孩子的女性，会一窝蜂地去埋葬尸体，而且更糟糕的是，他们还公然站在露天的万人坑上，（因此）全世界都会看到他们不怕鼠疫。

托马斯·德克尔将鼠疫的出现漂亮地比作死神在"被污染的郊区"搭帐篷，在那儿指挥他的"燃烧的热病、疖子和痈疽"军队。这些"将军"率领着他的队伍，一支"由愚蠢的送葬者、快乐的塞克斯顿人、饥饿的卖棺材者、擦洗的搬运工和肮脏的造墓者组成的杂牌部队"。

与此同时，富人和贵族们正忙着逃离这座城市。"鼠疫如此严重，以至于没有人值得在这些地方停留。"他们中的一个人说道。11月，伦敦的医生学院召开了一次会议，讨论伦敦无证医生的"无礼和违法行为"，准备以庸医之名"称呼他们所有人"。伊丽莎白王室取消了每年11月17日的登基日庆祝活动（女王节），原因是王室可能会被传染。

约翰·斯托抄写的一些鼠疫记录显示，1592年8月—1593年1月，约有2000名伦敦人死于鼠疫。政府禁止剧院演出的命令再次被延长到1593年。到了8月，伊丽莎白女王的王室已经（再次）疏散到了温莎城堡。例如，伦敦市的炼糖厂继续照常营业，尽管政府命令公共场所仍然关闭，以阻止感染蔓延。8月21日，伊丽莎白的女仆斯克罗普夫人死于鼠疫，这让温莎感到不安，几乎导致王室成员的二次逃离。但他们都留在了温莎城堡里，伊丽莎白在那里举行了她的庆祝活动。

政府在1578年发布了防止染上鼠疫的建议。这提供了（那些能读懂的人）一系列的预防措施和治疗方法，由醋或各种草药和香料等成分组成的药水和乳液，或者烧点什么来净化空气。如果买不起这些材料也没有问题，"既买不到醋又买不到肉桂的穷人，可以只吃面包和黄油，因为黄油不仅可以防止鼠疫，而且可以解各种毒药"。

如果官方指导无法拯救你，那还有很多非官方的医疗建议。在1486—1604年出版了23本相关书籍，提到了各种"补救"措施。例如，啤酒和麦芽酒都有药用价值，在鼠疫发生时，麦芽酒馆明显更加繁忙。西蒙·凯尔维耶在1593年出版的小册子中，介绍了更多激励性的药方。他建议将拔掉毛的活鸡放在鼠疫疮口上，以引出疾病。

> 用一只公鸡，把它尾巴上的所有羽毛拔光，然后将无毛的部分紧贴在疮口上，小鸡就会瞪大眼睛，拼命挣扎，直到死亡。然后拿另一只鸡继续这样做……直到你发现最后一只鸡不会因为感染而死亡，因为当所有的毒液被抽出后，最后一只鸡不会受到伤害，患者便会很快康复。华兹先生在他的一个孩子身上试过这个方法，8只鸡相继死亡，第9只活了下来，疮口开始又硬又热，第1只鸡把它弄软了，第2只把它抽干净。

被感染的房屋被木板封住，在上面画上红十字，以警告其他人不要靠近。被关闭的房子会被警员用木板封住或挂上锁，并被标记为"不干净"，门上会涂上一1英尺（1英尺≈30.5厘米）的红叉和"上帝怜悯我们"字样。警员必须每天检查这些标记是否还在。

莎士比亚在《罗密欧与朱丽叶》中描述了鼠疫患者被隔离的情况：

> 在这个城市探望患者的时候，城里的搜查员怀疑我们都在一个有传染性鼠疫的房子里，就把门封起来，不让我们出来，这样我去曼图亚的速度就被挡住了……我不能送去……又来了……也没有人给你送去，他们对感染如此恐惧。

——约翰修士给劳伦斯修士

詹姆斯·巴姆福德说得更平淡一些："认为长期远离公司和他们的业务是一种地狱，忽视了这一点，他们的国家就会衰败。"鼠疫造成的商业破坏，对经济条件一般的人来说是一个非常现实的问题。巴尔姆福德冷酷地否定了这种担忧，他说那些被感染的人应该"忍耐一段时间，因为在鼠疫中，他们通常会在短时间内恢复"。

狗被认为是感染的携带者，并被当局捕杀。死者生前的衣服也是怀疑对象。1610年，在肯特郡，有个人卖掉了一件不久前死于鼠疫的房客的外套。不幸的是，买下衣服的人很快就死了，因为这件衣服"没有经过良好的通风或净化"。

防止人群聚集和保持社会距离是最重要的议程。6月23日，许多位于南华克的剧院被关闭，直到1594年8月才再次开放。威斯敏斯特法庭无法在10月开始新的工作，到月底，决定在赫特福德开庭。通常在南华克开庭的高级海事法院被迁至伍尔维奇。10月11日，通常举行的新任伦敦市长就职仪式被取消了，女王建议将预算用于缓解"那些房屋被感染的人"。

仇外心理和歧视从未远离，我们已经看到犹太人是如何成为替罪羊的。有些人指责普通移民将鼠疫引入伦敦。学者米兰达·考夫曼（2020年）提到一个不幸的故事。

市政当局认为，外国人房子的"脏乱差"是"导致鼠疫的罪魁祸首之一"。这可能有助于触发伦敦学徒在 1593 年春天所表达的反移民情绪。事件始于 4 月，他们当时在伦敦的一根柱子上挂起了"一张淫秽卑鄙的招牌或标语牌"，威胁要对"陌生人"使用暴力。在接下来的几周里，出现了一系列"由一些不守规矩的人发表的……多种淫秽和恶意的诽谤"。其中一篇谴责道，"野兽般的畜生，比利时人，醉醺醺的懒汉，懦弱的佛兰德人——还有你，狡诈的父亲，法国人"，并威胁说，如果他们不在 7 月 9 日前"离开王国"，会有 2000 多个学徒起来反对他们。

5 月初，在伦敦市奥斯汀修道士的荷兰教堂墙上贴出的诗句（源于《圣经》）是"比其他地方更淫荡"，"居住在这片土地上的陌生人！……埃及的灾难，没有比你们更让埃及人烦恼，那么死亡将是你们的命运"。威胁的暴力实际上从未暴发过。一些罪魁祸首被围起来，"被关进畜栏，用车拉着，用鞭子抽打，以恐吓其他学徒和仆人"。枢密院鼓励市长在必要时使用酷刑，以防止这些"淫荡的人"企图对陌生人下手。因为"从这种淫荡的开始，会有更多的恶作剧发生"。

1. Benedictow, Ole, 2004. *The Black Death 1345–1353: The Complete History*. Woodbridge.

2. Fowler, Catherine 2015. "Moving the Plague: the Movement of People and the Spread of Bubonic Plague in Fourteenth Century through Eighteenth Century Europe". *University of Mississippi*.

3. Kaufmann, Miranda, 13.3.2020, The Plague of 1592–3–echoes of today? http://www.mirandakaufmann.com/blog/the-plague-of-1592–3–echoes-of-today.

4. Scott, Susan, 2004. *Biology of Plagues: Evidence from Historical Populations*. Cambridge.

第 18 章　南美疟疾大流行

（1600—1650 年）

　　疟疾是由疟原虫引起的一种可致命疾病，它通过被感染的雌按蚊叮咬传播给人类。疟原虫以孢子虫的形式，在被受感染的雌蚊叮咬后，进入人体血液，经过半小时的血液循环，进入肝细胞。在美洲和欧洲最常见的种类是间日疟原虫和三日疟原虫，而在非洲则是恶性疟原虫。疟疾仍然是世界各地死亡的主要原因，只有早期诊断和快速治疗才能防止比现在更糟糕的结果。它是非洲和亚洲一些国家最常见的疾病，而在发达国家，疟疾是由流行地区传入的。早在公元前 2 世纪，中国就开始使用甜沙参植物来治疗疟疾热。很久以后，奎宁开始发挥抗疟疾作用。

　　疟疾在我们的历史上享有独特的地位，永远存在。几千年来，新石器时代的居民、早期的中国人、希腊人和罗马人、富人、有特权的人、穷人和被边缘化的人都在忍受着疟疾的折磨。仅在 20 世纪，疟疾就夺走了 1.5 亿～3 亿人的生命，占所有死亡人数的 2%～5%。尽管今天疟疾的主要受害者是撒哈拉沙漠以南的非洲、亚洲、亚马孙流域和其他热带地区的穷人，但世界人口的 40% 仍然生活在疟疾传播的地区。尽管 1 个多世纪以来，全球为改善疟疾的预防、诊断和治疗做出了努力和研究。全球的疟疾死亡率在 0.3%～2.2%，在热带气候地区的严重疟疾病例中，死亡率从 11% 跃升到 30%。各种研究表明，自 2015 年以来，主要由于预算限制，疟原虫感染的流行率有所增加。

　　古代的文字和文物证明了疟疾的长期统治。来自美索不达米亚的楔形文字的泥板提到了致命的周期性发热，暗示着疟疾的发生。最近在公元前 3200 年和公元前 1304 年的埃及遗骸中检测到了疟疾抗原。印度吠陀时代（公元前 1500—前 800 年）的著作称疟疾为"疾病之王"。公元前 270 年，中医典籍《黄帝内经》将疟疾与其他疾病联系起来（还把疟疾的头痛、发冷和发热归咎于三个邪魔——一个拿着锤子，一个拿着水桶，还有一个拿着火炉）。荷马（约公元前 750 年）在《伊利亚特》中提到了疟疾，阿里斯托芬（公元前 445—前 385 年）在戏剧《黄蜂》中也提到了疟疾；还有亚里士多德（公元前 384—前 322 年）、柏拉图（公元前 428—前 347 年）和索福克勒斯（公元前 496—前 406 年）。和荷马一样，希波克拉底把"天狼星"的出现（在夏末秋初）与疟疾热和苦难联系在一起。79 年的疟疾流行病摧毁了罗马周围肥沃的农田，导致当地农民放弃了他们的田地和村庄。罗马坎帕尼亚一直保持稀疏的定居，直到 20 世纪 30 年代末最终消灭了疟疾。

1. Cunha, C.B., 2008. Brief history of the clinical diagnosis of malaria: from Hippocrates to Osler. *J Vector Borne Dis*. 45: 194–199.

2. Dobson, M.J., 1989. History of malaria in England. *J R Soc Med.*; 82: 3–7.

3. Sallares, R., 2002. *Malaria and Rome: a history of malaria in ancient Italy*. New York.

4. Schlagenhauf, P., 2004, Malaria: from prehistory to present. *Infect Dis Clin North Am*. 18: 189–205.

按蚊引起的疟疾恐惧导致人们宁死也不愿被它们叮咬。例如，627 年，唐太宗李世民任命有威望的官员卢祖尚前往交州府（越南北部）担任都督并平定叛乱。虽然皇命难违，但他依旧找理由推辞，不是因为路途遥远，而是他清楚南方有很多瘟疫，担心会一去不返。他对瘟疫的恐惧甚至胜过了对皇权的恐惧。当然，皇帝勃然大怒，并将卢祖尚斩首。

南美洲的大多数疟疾病例发生在亚马孙流域。2015 年，这四个国家的疟疾病例占美洲的 83%：巴西（24%）、委内瑞拉（30%）、哥伦比亚（10%）和秘鲁（19%）。疟疾继续困扰着美国，直到 20 世纪初。数十万战士身体虚弱，例如，在 1862 年，麦克莱伦将军的军队在前往约克城的途中被迫停在路上。在第二次世界大战的太平洋战役的早期，倒在疟疾上的士兵比倒在敌军手里的士兵还要多。随着越南战争的爆发，美国军方发现耐药性疟疾已经在东南亚地区广泛流行。

但是，疟疾在非洲获得了最丰富的成果，并被证明是殖民化的一个主要绊脚石。14 世纪末和 15 世纪初的葡萄牙商人是第一个面对这种致命热病的外国人。在接下来的 3 个世纪里，每当欧洲列强试图在非洲大陆建立前哨基地时，他们就会一次又一次地被疟疾、黄热病和其他热带疾病击退。这的确是"白种人的坟墓"。

研发牛津－阿斯利康 COVID-19 疫苗的团队在制药方面还有一项荣誉。位于牛津的詹纳研究所在 2020 年 12 月初宣布，他们开发的价格低廉、功效明显的疟疾疫苗"将进入人体试验的最后阶段"。这种疫苗将成为防治疟疾的利器。如今每年有 50 万人死于疟疾，大多数是儿童。詹纳研究所所长阿德里安·希尔教授说："疟疾是一种公共卫生紧急情况。今年非洲死于疟疾的人数将比死于 COVID-19 的人数多得多……可能 10 倍多。"在全球最贫穷的一些地区，每 2 秒就有 1 名儿童死于疟疾。100 多年的研究，没有产生一种完全许可的疟疾疫苗；迄今为止最成功的疫苗——葛兰素史克公司的疫苗只有 30% 的保护率。

1. Bruce-Chwatt, L.J., 1988. History of malaria from prehistory to eradication. In: Wernsdorfer W, ed;. Malaria: *Principles and Practice of Microbiology*, Edinburgh.

2. Hempelmann, E., Krafts, K., 2013. "Bad air, amulets and mosquitoes: 2,000 years of changing perspectives on malaria", *Malar. J.* 12 (1): 213.

3. Loy, Dorothy E., 2017. "Out of Africa: origins and evolution of the human malaria parasites Plasmodium falciparum and Plasmodium vivax". *International Journal for Parasitology.* 47 (2–3): 87–97.

4. Reiter, P., 2000, From Shakespeare to Defoe: Malaria in England in the Little Ice Age. *Emerging Infectious Diseases.* 6(1):1–11.

第 19 章　新英格兰传染病的流行

（1616—1620 年）

有十分之九，最少二十分之九的印第安人死了。

——清教牧师科顿·马瑟

在 1620—1621 年的那个寒冷的冬天，为什么马萨诸塞州的美国印第安人没有灭绝无助的普利茅斯殖民者呢？毕竟，在 1605—1620 年的一些冲突中，英国人表现出一贯的暴力，针对当地部落实施暴行。这证明了双方之间并没有什么亲密可谈。英军中有一半人死亡。坏血病继续导致了更多死亡，就像"五月花"号上损失一半的船员那样，幸存者们沦为其他乘虚而入疾病的猎物。

瘟疫和它的伴侣——饥荒，一起给出了答案。1616—1620 年在新英格兰地区肆虐的传染病导致大部分当地人死亡，幸存者的注意力集中在排除那些似乎是一系列小规模入侵的事情上。人们曾尝试各种方法来评估鼠疫的死亡率。1675 年，约翰·乔斯林报告说，马萨诸塞州的三个部落从 30 000 人减少到 3000 人（损失 90%）；约翰·史密斯船长在 1631 年断言，"最肯定的是，在他们中间有一场大瘟疫，因为在我看到两三百人的地方，3 年内只剩下 30 人"（损失 90%）。丹尼尔·古金将军提出了最保守的人口减少估计，但即使他的估计也没有显示出低于 80% 的损失：佩科特人从 4000 人减少到 300 人（损失 93%），纳拉干族人从 5000 人减少到 1000 人（损失 80%），波塔基特人从 3000 人减少到 250 人（损失 90%），马萨诸塞人从 3000 人减少到 300 人（损失 90%）。

如此全面、普遍的人口下降，只会有助于朝圣者的新移民。本地幸存者会被进一步削弱，因为只有极少数人能在"饥荒时期"进行必要的狩猎。

无论它是什么，但看来这种疾病很可能是在 1616—1617 年费迪南多·戈尔吉斯爵士派理查德·维恩斯和一队商人到缅因州与印第安人一起过冬时从欧洲引进的。托马斯·德尔梅船长告诉我们，"我们可能觉察到一些逃出来的人的痛苦，他们描述了这些死亡者的丘疹"。丹尼尔·古金报道说：

我曾与一些老印第安人讨论过，他们当时还是年轻人，他们说，患病的人无论死前死后都是全身发黄的，他们甚至用"就像穿了一件黄色的衣服"来为我描述。

——古金，《新英格兰印第安人历史集》

1. Bratton, T., 1988. The Identity of the New England Indian Epidemic of 1616 *Bulletin of the History of Medicine*, 62(3), 351–383.

2. Crosby, Alfred W., 1976, Virgin Soils Epidemics as a factor in the aboriginal depopulation in America, *William & Mary Quarterly* 33, 289–299.

3. Hornbeek, Billee, 1976, An investigation into the cause or causes of the epidemic which decimated the Indian population 1616–1619, *New Hampshire Archaeologist* 19, 35–46.

4. Cook, Sherburne F., 1973, The Significance of disease in the extinction of the New England Indian, *Human Biology* 45, 485–508.

第 20 章　17 世纪的鼠疫流行

卡斯蒂利亚大鼠疫（1596—1601 年）

"船开到哪里，鼠疫就跟到哪里。"

1596 年底，一艘从荷兰驶来的船停靠在桑坦德；没有人知道船上的货物是鼠疫，他们为什么要知道呢？……鼠疫并没有列在货物清单上。鼠疫在 1599 年到达马德里，1600 年到达塞维利亚。在短短 5 年中，这种疾病在卡斯蒂利亚杀死了大约 50 万人，约占人口的 10%。加上 1646—1652 年的塞维利亚大鼠疫和 1676—1685 年的鼠疫造成的死亡，历史学家估计，在整个 17 世纪，西班牙一共损失了 125 万人口。等于说，在 1596—1696 年这整整 100 年里，西班牙的人口几乎没有增长。

Mackay, Ruth, 2019, *Life in a Time of Pestilence The Great Castilian Plague of 1596–1601*, 2019, Cambridge.

1600 年：一个极其糟糕的年份

虚假新闻不是现代的产物，也不限于网络世界。自从第一篇新闻报道发出以来，耸人听闻和危言耸听的言论就一直伴随着我们。以下这一段摘录呈现了 17 世纪初盛行的信息捏造形式，以及自然现象、饥荒和鼠疫之间所建立的不可分割的联系。

1600 年，几乎在欧洲的每一个地方都发生明显的鼠疫。在西班牙，在前一年疾病是致命的，这一年几乎无人生还。一种致命鼠疫在整个欧洲肆虐，在 4 天内夺去了所有感染者的生命。患者一旦感染，就变得毫无知觉，头发大把脱落，鼻子上长出了鲜红的脓包并扩散到全身，四肢冰冷和僵硬。

在佛罗伦萨，一场大地震摧毁了许多建筑。1600 年冬天非常寒冷，刚过去的夏天发生了长达四五个月的严重干旱。随后人群中暴发了严重的痢疾，伴有发冷和持续发热。

鼠疫在葡萄牙肆虐，伴随着黑色线虫暴发。圣诞节，英国发生了地震。同年，秘鲁的阿雷基帕发生地震，并伴随着火山爆发。

在俄罗斯莫斯科，饥荒肆虐了 3 年……还伴随着鼠疫。父母们吞食他们死去的孩子，猫、老鼠和所有不干净的东西都被抓来吃。所有自然和道德准绳消失殆尽，人肉摆在市场上公然出售。许多死者的嘴里被发现塞满了稻草和最肮脏的垃圾。据估计，在莫斯科有 50 万人死于饥荒和鼠疫。与此同时，利沃尼亚（位于波罗的海东岸、立陶宛北部）的饥荒和 1602 年的寒冬带走了 3 万人。尸横遍野，无人埋葬。同时，在君士坦丁堡发生了一场最可怕的鼠疫，同时也是一场饥荒。在英国，同样发生了饥荒，1603 年，伦敦有 36 000 人死于鼠疫，据说是从比利时奥斯坦德港传入的。

1603 年 8 月，巴黎每周有 2000 人死于鼠疫。这种疾病是由于饮食和污秽堆积，因为在一个没有责任感的警察监督下……在这一时期，地下熔岩活动非常普遍。1600 年和 1601 年的地震，以及南美洲的火山爆发都被提及。1603 年，埃特纳火山爆发。1604 年，秘鲁的第二次火山爆发，同时观测到一颗彗星。

Webster, Noah (1758–1843). *A brief history of epidemic and pestilential diseases; with the principal phenomena of the physical world, which precede and accompany them, and observations deduced from the facts stated.*

伦敦鼠疫（1603 年）

建议孕妇食用涂有醋、黄油和肉桂的吐司来防止鼠疫。

——詹姆斯一世推行的防疫措施

1603 年开始定期出版《死亡清单》，当时有 33 347 人死于鼠疫。从那时起到 1665 年，只有 4 年没有记录病例。1625 年有 41 313 人死亡，1640—1646 年有 11 000 人死亡，1647 年有 3597 人死亡。1625 年的鼠疫被称为"大鼠疫"，直到 1665 年鼠疫的死亡人数超过了它。死亡清单给读者描绘了"在鼠疫时期，疾病是如何增加或减少的，这样富人就可以判断他们是否有必要离开，商人也可以猜测他们可能会有什么行为"。

——约翰·格朗特，《关于死亡清单的自然和政治观察》，

伦敦，1662 年

1603 年对英格兰来说又是个糟糕的年份。3 月，伊丽莎白一世驾崩，由詹姆斯一世（苏格兰的詹姆斯六世）继任。接着鼠疫来了，它夺走约 1/4 的伦敦人口。詹姆斯登基的第一举措是发行了一本手册，概述了应遵循的规则和程序，以试图阻止疾病传播，并帮助感染的人群。托马斯·戴克出版了一本小书《震惊之年：关于伊丽莎白之死、詹姆斯一世登基和 1603 年鼠疫的记述》，记录了当年发生的不寻常事件。此外，出版的关于鼠疫的书还有《来自格雷夫森德的新闻和普通人的

聚会》和《伦敦七宗罪》（1606年）。

詹姆斯一世认为，检疫、自我隔离和卫生政策都需要严格的法令。如果居民中有人生病，房屋将被"封闭"6周，并呼吁患者"不要与人接触"，因为担心疾病会传播。如果他们确实要离开房间，必须要在衣服上做记号，以提醒别人他们被感染了。这项规定由看守人员执行，违反这些命令的人将被关进监狱。感染疾病的人所穿的衣服、被褥和其他物品都被集中销毁。正如我们所看到的，人们建议孕妇通过食用涂有醋、黄油和肉桂的烤面包来避免鼠疫。那些已经长疮的人可以用洋葱、黄油和大蒜的温热混合物来热敷，如果没有这些东西，可以简单地把"一包刚出炉的面包放在疮上"。詹姆斯还确保患者不会失去一切，他命令进行募捐来救助那些被锁在家里的人，以弥补他们失去的财产。

早期的口罩也非常流行，人们被建议携带迷迭香、杜松、月桂叶、乳香、鼠尾草和薰衣草等草药来净化空气，或者蒙着蘸醋的手帕呼吸。德克尔生动形象地描述了伦敦的街道，街道上散布着枯萎的草药，与患者和垂死的人躺在一起："在那儿，所有的贫民区都应该用枯萎的迷迭香代替绿色的芦苇，枯萎的风信子、致命的西普雷斯和母羊，与一堆死人的骨头混在一起。"

地方封锁和政府"遵循科学"的做法，出现在1625年。

陛下和他的枢密院认为，应该在这个王国的各县执行命令，在已经感染或可能感染鼠疫的城镇、村庄和其他地方执行命令，以阻止鼠疫的进一步蔓延。此外，还有一份由国内顶尖的医生团队制订的建议，其中包括各种守则和简单药物……也是为了保护他的臣民免受鼠疫感染及有效治疗。

——英格兰和威尔士君主詹姆斯一世（1603—1625在位）

Wilson, F.P., 1925. *The Plague Pamphlets of Thomas Dekker*. Oxford.

意大利鼠疫（米兰大鼠疫，1629—1631 年）

费拉拉：成功的综合疾病管理，文艺复兴的方式。

1629—1631 年的意大利鼠疫是由一系列鼠疫组成，它撕裂了意大利北部和中部，夺走了多达 100 万人的生命，或大约 25% 的人口。鼠疫很可能是意大利经济相对于其他西欧国家落后的一个因素。

战争和相关的军队调动再次发挥了作用。在 30 年战争期间（1618—1648 年），德国和法国军队于 1629 年将鼠疫带到曼图亚。受感染的威尼斯军队在撤退到意大利北部和中部时，将鼠疫传播到更远的地方。1629 年 10 月，鼠疫到达米兰，尽管采取了有效的公共卫生措施，包括检疫和限制德国士兵和贸易货物进入，但鼠疫仍在继续蔓延。1630 年 3 月的一次大暴发，是由于狂欢节期间放松了防疫。第二次暴发是在 1631 年的春天和夏天。总体而言，米兰的 13 万总人口中约有 6 万人死亡。

威尼斯共和国在 1630—1631 年受到鼠疫的打击，威尼斯市登记在册的 14 万人口中有 46 000 人伤亡。一些历史学家认为，巨大的生命损失及其对商业的影响，导致了商业大国和政治大国威尼斯的衰落。博洛尼亚估计有 15 000 人死于鼠疫，摩德纳和帕尔马也受到了严重影响。鼠疫也蔓延到了奥地利西部和意大利北部的特罗尔。

但是，尽管这场鼠疫对意大利北部的大部分地区造成了破坏，有一个城镇——费拉拉，却逃过了一劫，竟然无一人死亡。他们是如何做到的？很简单，严格遵守积极的边境管制、健全的卫生法和严格的个人卫生有关的规则——综合疾病管理，即文艺复兴时期的方式。在费拉拉（人口约 30 000 人），传染病防控的最高等级代表城市关闭绝大多数城门，只留两个必要的出入口，并派驻由富有贵族、城市官员、医生和药剂师组成的城市守卫。任何抵达城门的人，如果没有被称为 Fedi（证明）的身份证明，一律严禁进入，这样可确保他们是从无鼠疫区来的。接着，他们会被做详细的体格检查，排除一切生病的迹象。

在城内，疑似感染的人，会被转移到位于费拉拉城墙外的两个鼠疫医院的其中一个中。在1630—1631年的鼠疫期间，佛罗伦萨的类似鼠疫医院，接收治疗了10 000多名患者，一切费用都由国家承担。

自1425年以来，费拉拉建立了一套值得自豪的市政污水处理系统。在鼠疫期间，街道上的垃圾被清扫干净，狗、猫和鸡等"肮脏"的动物也被清除。在可能与感染者接触过的一切表面上都撒满了石灰粉。居民们尝试各种各样的方式来给物品和能接触到的表面消毒。任何损坏、开裂的家具都被搬走并烧掉，而贵重物品和钱财都被放在火边加热，并在房屋各处连续喷洒15天香水。衣服和其他纺织品被挂在阳光下晾晒、拍打和洒上香水。

费拉拉的公民十分依赖一种药膏。根据法律，这些药膏必须贮存在市政厅墙上的一个上锁的大箱子里，以便在发生鼠疫时分发给大众。西班牙医生佩德罗·卡斯塔尼奥撰写了在当地颇具影响力的防疫手册《防治鼠疫的方法》，在书中描述了这种药膏的涂抹方法。

> 早晨起床前，首先，在点燃香木（杜松、月桂和藤枝）的火堆旁温暖衣服，先是衬衫。接着擦心脏部位，靠近火堆以促进香膏吸收，然后是喉咙。最后，用混有葡萄酒或玫瑰醋的净水洗手和洗脸，有时应使用海绵清洗整个身体。

研究人员推断，这种药膏中含有没药和番木鳖，两者都有抗菌作用，另外还含有蝎子和毒蛇的毒液。这些都与意大利其他地区使用的抗鼠疫疗法相似，特别是"蝎子油"和一种叫作"底野迦"的古老软膏，也是由毒蛇的毒液制成的。其他意大利城镇也采用了类似的公共卫生措施，但他们无法保持公共卫生。约翰·亨德森（2019年）表示，费拉拉的惊人成功可能归功于其高超的"执法水平"。

最近的一项研究（阿尔法尼，2019年）发现，这场鼠疫降低了几座城市的发展速度，"对意大利城市人口的规模和城市化率造成了长期损害"。这些发现支持了一种假设，即17世纪的鼠疫在诱发意大利经济衰退的过程中起到了根本作用。

鼠疫后来在意大利再度暴发，1630—1633 年在佛罗伦萨，1656—1657 年在那不勒斯、罗马和热那亚附近。

1. Alfani, Guido, 2013. "Plague in seventeenth-century Europe and the decline of Italy: an epidemiological hypothesis". *European Review of Economic History*. 17 (4): 408–430.

2. Alfani, Guido, 2001. "Plague and long-term development: the lasting effects of the 1629–30 epidemic on the Italian cities". *The Economic History Review*. 0 (4): 1175–1201.

3. Cipolla, Carlo M., 1981. *Fighting the Plague in Seventeenth Century Italy*. Madison: University of Wisconsin Press.

4. Henderson, John, 2019. *London, Florence Under Siege: Surviving Plague in an Early Modern City*.

17 世纪 30 年代的欧洲鼠疫臭名昭著，影响的城市包括奥格斯堡（1632—1635 年）、第戎（1631 年）、纽伦堡（1632 年）、德比郡（1632 年）、威尼斯（1633 年）、荷兰（1633—1637 年）、赫尔（1635 年）、伦敦（1636 年）、纽卡斯尔（1636 年）、奈梅亨（1636—1637 年）、北安普敦（1637—1638 年）、伍斯特（1637 年）、卑尔根（1637 年）和布拉格（1637 年）。

就新闻而言，宣布所在的城市出现鼠疫，可能是 17 世纪最糟糕的消息了。很明显，没有人愿意听到自己身边有鼠疫，尤其是在尚缺乏有效治疗手段的年代。这意味着个人可能将被隔离在一个狭窄的"牢房"里，所有生活物品被统一销毁，因为有人担心它们会携带病菌。

在任何地方宣布第一例鼠疫病例，都会产生严重的影响，尤其是与其他城市的贸易可能会中断，导致严重的经济问题。同时，当时还有一种刺杀"吹哨人"的糟糕事件，例如，1630 年在米兰附近的布斯托·阿西兹奥宣布出现鼠疫的医生被射杀，以及 1743 年在墨西拿，另一名报道鼠疫的医生也险些被杀。

拖延当然要付出生命的代价，就像帕多瓦人说服威尼斯人，该城的疾病是所谓"鼠疫热"而不是鼠疫。疫情越来越严重，18 万居民中有 46 000 人丧生。在加缪的小说《鼠疫》中，阿尔及利亚的奥兰也出现过类似的官方否认。

塞维利亚大鼠疫（1647—1652 年）

塞维利亚大鼠疫（1647—1652 年）是一次凶猛的疫情，造成塞维利亚 1/4 的人口死亡。它似乎来源于一艘阿尔及利亚货船，紧接着袭击了瓦伦西亚，估计有 3 万人死亡。该疾病在安达卢西亚肆虐，席卷了加泰罗尼亚和阿拉贡。马拉加海岸损失了超过 5 万人。在塞维利亚，必要的检疫措施被忽视，或者说未被执行。其结果自然是一场灾难，塞维利亚和周边地区的 60 万人口中损失了 15 万人。总体而言，西班牙不到 1000 万人口损失了约 50 万，占比近 5%。

那不勒斯王国鼠疫（1656 年）

整个城市的生活，如日常的经济和社会事务，被一种疾病暴力践踏，这种疾病在当时似乎是一种宣布世界末日的神圣诅咒。

——https://www.ilcartastorie.it/en/la-peste-del-1656/

1656 年，一场鼠疫几乎导致了了那不勒斯的人口消亡。通过在贫困地区推行强制隔离，以及依靠巴伐利亚的访问医生马蒂纳斯·鲁德海姆的努力，才阻止了这场鼠疫继续蔓延。它起源于当年 1 月，当时一个来自撒丁岛的西班牙士兵被送进了安农齐亚塔医院。朱塞佩·博祖托医生拉响了警报，他首先诊断出了相关症状。然而，他的及时性和高效率没有得到政府的充分肯定，政府以传播最坏的消息为由监禁了这位医生。政府并没有意识到鼠疫的严重性，只有当尸体开始堆积，食物越来越少，人们开始不再乐观并逃离城市时，政府才被迫承认那不勒斯确实存在鼠疫。那已经到了5月。死亡人口是惊人的87万——那不勒斯王国内有125万人，而撒丁岛30万居民中约有一半人死亡。后来那不勒斯花了近2个世纪才恢复到鼠疫前的人口。

阿姆斯特丹鼠疫（1663—1664 年）

1664 年 6 月 22 日，在咖啡馆里有一场关于"鼠疫在他们（荷兰人）之间蔓延，无论是在海上还是陆地上"的"大讨论"。

1664 年 7 月 25 日，没有消息，只有鼠疫持续"热烈"并在荷兰人中增加。

——塞缪尔·佩皮斯

17 世纪的任何贸易中心或港口都极有可能遭遇到鼠疫，阿姆斯特丹也不例外。1663—1666 年暴发的鼠疫可能来自阿尔及尔，与伦敦暴发鼠疫的时间差不多。据塞缪尔·佩皮斯说，在 1663 年底的几周里，来自汉堡和阿姆斯特丹的船只被隔离了 30 天。1664 年，阿姆斯特丹有 24 148 人被埋葬，损失了超过 10% 的人口。人们认为鼠疫是由开凿新运河引起的。市政厅试图消除关于鼠疫即将到来的"谣言"，并淡化其规模，以防止恐慌。

利用烟草燃烧产生的烟被认为是预防鼠疫的有效手段。由于鼠疫和与英国的战争迫在眉睫，英国大使在 1664 年 5 月评论道："上周，阿姆斯特丹的死亡人数达到 338 人，如果内部的鼠疫蔓延，而外部与英国进行战争，就不需要他们在那里建造巨大的新城市了。"富人们开始逃离城市以避免疾病。市议会警告说，应该避免吃沙拉、菠菜或梅子。他们关闭了剧院，只允许在 1666 年恢复演出。"

检疫措施和死亡率的增加对经济需求产生了不利影响，如居民和游客避开酒馆等服务行业、住房市场压低租金、主要能源（泥炭）需求降低、医疗市场对助产士需求下降。

尽管如此，鼠疫还是带来了一些重大的社会经济变化。为了弥补商业上的困难，地方政府启动了一系列的"福利政策"。荷兰共和国没有中央政府，每个城镇都有自己的政策，但随着鼠疫的到来，一种"国家"政策制定出台。该政策制止任何来自鼠疫地区的货物和人员进入，但由于走私活动的猖獗而受到影响。阿姆斯特丹提供了最早官方建议，如保持手部卫生、定期用水和醋洗手、远离患者。

伦敦大鼠疫（1665—1666 年）

在人的身体所遭受的所有疾病中，鼠疫是最令人恐惧的。

——当代医学教科书《鼠疫》

皇家医学院院长纳撒尼尔·霍奇斯也说："人们因回忆起以前的鼠疫而恐惧。"死亡率高、传播速度快、死亡速度快是这种普遍恐怖的原因。

在鼠疫时期，作为一个岛屿，在疾病控制和管理方面有其独特的问题。有这么多潜在的和不设防的进入点。正如我们所看到的，1663年阿姆斯特丹和汉堡的鼠疫促使英国枢密院对来自这两个国际港口的船只实施检疫。枢密院、伦敦市长和市议员们对如何控制鼠疫集体感到茫然。他们以"前所未有的时代"为借口，令人奇怪的是，他们竟然找不到在以前的鼠疫暴发期间"采取了什么措施来防止其从国外输入"。相反，他们做了一件明显不符合英国国情的事情，参考了"其他国家的习俗"，结果是，在第一个威尼斯隔离病院建立后240年，英国人在这里设立了一个用来隔离"潜在威胁"进入英国的地方。坎维岛的霍尔黑文就是这样一个地方，它距离伦敦很远，有一条"可以容纳上百艘船"的河道。

1663 年 11 月 23 日，塞缪尔·佩皮斯在谈到他的历史时说，这是"我们以前从未做过的事情"。这只是部分事实，因为以前也有过船舶检疫，例如，1635 年，伦敦市长曾建议禁止船只从受感染的地方登陆，直到适当的天数过去。

两艘海军舰艇被派往泰晤士河口巡逻，拦截进入此地的"英国或外国船只"。那些来自受感染的港口或船员有鼠疫症状的船只，如 1665 年的"改宗者"号，会被命令掉头或直接送到霍尔黑文进行 30 天的隔离。到 17 世纪末，检疫隔离的时间是不固定的，不是整 40 天。被扣押的船只被清洗，所有的货物都拉上岸晾晒，船员们被隔离在船上。如果有人死亡，他们的尸体会被扔到海里。蒂尔伯里是第二道防线，来往船只再次接受检查，只有获得健康证的船才能通过。到 1664 年，随着各地情况的恶化，检疫期被延长到 40 天，而且更多的外国港口会被列入黑名单。在伦敦之外，离岸检疫程序已在英格兰和威尔士的其他主要港口推广开来。

总有人会在某个地方找到绕过这些措施的办法，如通过欺骗、同情或者特权。一名荷兰船长刚到了内陆，却被送回船上；一个从汉堡到罗切斯特的临产孕妇被允许上岸，条件是她未被感染；1664 年春天，一个为皇家养马的商人，要求他女儿把 15 匹马带到伦敦来，因为他担心马会在霍尔港"窒息"。

我们可以把伦敦鼠疫的起源归咎于贸易船上的棉花货物，它们来自被鼠疫困扰的阿姆斯特丹。最初病例是两名法国商人，他们在 1664 年 12 月死于伦敦。下一个有记录的病例出现在 1665 年春天，地点是城墙外的圣吉莱斯教区（靠近今天的托特纳姆法院路），然后通过狭窄的小巷蔓延到拥挤肮脏的白教堂和斯蒂芬尼教区，无情地入侵伦敦城内。当第一所房子刚被封起来，圣吉勒斯就发生了一场暴乱，人们砸开门释放了居民。暴乱者后来被抓捕，受到了严厉的惩罚。

1665 年 3 月，荷兰和英国宣战，因此政府的重心自然从缓解和预防疾病转移到战事上来。根据死亡清单记录，1665 年，有近 7 万伦敦人死于鼠疫，尽管这个数字肯定被低估了。

在战争爆发之前，这些措施似乎一直在发挥作用。霍尔黑文与伦敦这个拥挤而不卫生的城市中心保持着安全距离，被隔离的船只从未靠近到能让老鼠和跳蚤登上伦敦码头的距离。

塞缪尔·佩皮斯的日记为我们生动地描述了异常冷清的街道，只有搜寻者的噪声回荡，打破了这种寂静。这些官员受雇寻找尸体或驾驶运尸车，随着马车声，喊着"把你的尸体带出来"，驶向教堂或公共鼠疫坑，如克里普尔门的芬斯伯里场和南华克的空地。贝德拉姆墓地从1569年到至少1738年一直在使用。最近的发掘表明，可能有3万伦敦人被埋在那里。在埋在坑里的尸体牙齿中发现了鼠疫耶尔森菌DNA，证实他们死于鼠疫。在街道上，尸体被堆积在房屋的墙壁旁，鼠疫坑成为腐烂的尸体堆。在阿尔德盖特，人们挖了一个50英尺长、20英尺宽入口的深洞——工人在一头挖掘，拉死人的车就在另一头倾倒尸体。当没有延伸空间时，只能挖得更深，直达20英尺下的地下水。最后用土回填覆盖时，它甚至能容纳1114具尸体。

鼠疫医生在街上游荡，为受害者"诊断"，其中许多人都没有接受过正经的医学培训。一个鼠疫医生在看到身穿鼠疫医生服装的患者后，必须接受长期隔离，因为他被认为是"密接者"，根据规定必须在隔离区内隔离。与阿姆斯特丹一样，烟草被认为是一种有效的预防措施，因为在疫情期间，伦敦烟草商中没有一个死于鼠疫。

根据查理二世的命令，没有健康证明的陌生人不得进入伦敦，公共葬礼被取缔，"不健康的肉类、发臭的鱼、肉、发霉的玉米"被禁止进入市场，受感染的家庭将被"关闭40天"，并任命看守人员防止不健康的人"用声音交流"。政府还采取了一些措施，关闭受影响地区的一些酒馆，并限制一个家庭中允许的住宿人数。然而，查理二世并不知道鼠疫会在多大程度上阻碍和破坏英格兰的经济和社会生活。

正如我们在对鼠疫的报道中所看到的，鼠疫基本上是穷人的疾病和杀手，研究显示，上层社会的受害者很少。1665年，城市南部和东北部的贫困教区和郊区的死亡率是富裕中心地区的 2 倍。权贵阶层（包括查理二世）在流行病开始时就逃往乡下的其他住所，这可以说明一部分问题，不同社会群体居住的建筑也是如此，维护良好的瓦顶房屋比穷人的破烂小屋吸引的老鼠要少得多。这一点在城市的大多数市议员和其他官员依然留在岗位上得到了证明，他们之所以很少死亡，因为他们住在建造得更好的房子里。鼠疫本质上也是一种家庭疾病，一旦房子里的老鼠被跳蚤感染，则大多数居民（不一定是全部）会患上这种疾病，无论他们是年轻人还是老年人，是男性还是女性。

丹尼尔·笛福在小说《鼠疫之年》中写道："除了装着货物、妇女、仆人、儿童和坐满状态好一点的人的马车，以及跟随他们的骑手之外，其他的什么都看不到，他们都在匆匆逃离。"

1. Arnold, Catherine, 2006. *Necropolis: London and its dead*. London.

2. Lincoln, Margaret, 2021, *London and the 17th Century: The Making of the World's Greatest City*, London.

3. Sumich, Christie, 2013, "A Broom in the Hand of the Almighty": The Plague and the Unruly Poor in: Divine Doctors and Dreadful Distempers: How Practising Medicine Became a Respectable Profession, *Clio Medical*.

马耳他鼠疫（1675—1676 年）

朱塞佩·德尔·科索博士坚持认为这不是鼠疫，而是一种"恶性刺痛性疾病"。

1675—1676 年马耳他鼠疫造成约 11 300 人死亡；首都瓦莱塔和三姐妹城［比尔古（Birgu）、圣吉利亚（Senglea）和科斯皮奎亚（Cospicua）三座联防城市］的死亡率约为 41%。在农村居住区，死亡率为 6.9%。

来自利比亚的受感染商品可能是最初的传染源，因为这种疾病首次出现在商人瓦莱塔家中，他拥有来自黎波里的货物。

1675 年圣诞节前夕，商人马特奥·邦尼奇的 11 岁女儿安娜·邦尼奇出现了红色瘀斑和淋巴结肿大，她于 12 月 28 日死亡。贾科莫·卡西亚医生对她进行了检查，并告知医学博士多米尼克·西伯拉斯对这一病例进行研究，但他们并没有将这一疾病认定为鼠疫。勃尼基斯家的情况更糟，1676 年 1 月 10 日，安娜 2 岁的弟弟贾克奇诺死了，他们家的一个女仆很快也病倒了，但已经康复。1 月 13 日，当该家庭的另一名成员——7 岁的女儿特雷莎，因类似的症状而死亡时，这些死亡的原因仍未确定。邦尼奇家族的亲戚阿吉乌斯家族的成员也病死了，这终于引起了人们的警觉，当局关闭了受害者的房屋。马特奥·邦尼奇也感染了，并于 1 月 25 日死亡。

尽管一次秘密会议得出结论，该疾病可能是鼠疫，但对马耳他群岛来说已经太迟了。所有的疑似病例都被转移到伊索罗托的隔离医院，其中大部分人很快就死了。那些不向当局报告病例的人，面临的是包括死刑在内的严厉惩罚，有 3 个人被绞死，以儆效尤。被发现从死者的房屋中偷窃物品的抢劫者也被绞死。瓦莱塔感染率高的地区居民被禁止离开家，但他们得到了食物。理发师被命令不得为受感染的人或其亲属理发。当疾病蔓延到农村时，意味着整个岛屿都被瘟疫笼罩了，需要采取了国际检疫措施。

一些人依然否认鼠疫的存在，例如朱塞佩·德尔·科索医生，他坚持认为这不是鼠疫，而是一种"恶性刺痛病"。许多人像往常一样大大咧咧继续着他们的日常生活——这是造成极高死亡率的主要因素。于是人们被禁止在教堂和酒店或户外公共场所聚集，政府建立了路障，并扩大了隔离医院。外科医生和其他科医生从那不勒斯和马赛被征调过来，5 月 25 日宣布了全面宵禁。房屋由熏蒸器进行消毒。1676 年 9 月 24 日，疫情结束后，人们清除了路障，鸣枪示警，敲响钟声，举行了游行。

与以往一样，照顾患者是一项危险的工作。在神职人员中，死者包括 1 名大十字骑士、8 名其他骑士、10 名教区牧师、1 名教士、95 名其他牧师和 34 名修道士。还有 16 名外科医生、10 名其他科医生和超过 1000 名其他医疗工作者死亡。

这次流行病的持久遗产之一是人们试图改善马耳他的医学教育。这种医学培训的正规化是马耳他大学医学院的前身。由于 1676 年的鼠疫，马耳他的传统哀悼仪式不得不改变。在这场流行病之前，哀悼期会持续 1~2 年，人死后 3 天，死者家里的厨房不能点火。女人要戴 40 天的帽子，而男人在 8 天后不刮胡子出门。这些风俗最后都被放弃了，简化成穿黑色衣服。

1. Grima, Joseph F. (22 December 2019). "The beginning of Malta's worst plague outbreak in 1675". *Times of Malta*.
2. Scerri, Louis (12 March 2017). "The plague that decimated Malta twice over". *Times of Malta*.

西班牙安达卢西亚和瓦伦西亚鼠疫（1676—1685 年）

对西班牙人来说，使塞维利亚陷入困境的鼠疫似乎从不会消失，因为就在 25 年后，鼠疫再次肆虐了这个国家。在 1676—1685 年这 9 年中，一波又一波的鼠疫侵袭了整个国家，尤其是安达卢西亚和瓦伦西亚的部分地区受到了严重打击。1682—1683 年的歉收与疾病合并造成了严重饥荒，其综合影响导致数万虚弱和疲惫的人口死亡。到 1685 年疫情最终结束时，估计已经有超过 25 万人死亡。这是 17 世纪在西班牙暴发的最后一次鼠疫。

考虑了正常的出生、死亡和移民情况，据估计，17 世纪整个西班牙的总死亡人数至少为 125 万。因此，西班牙的人口在 1596—1696 年几乎没有变化。鼠疫对国家的经济同样产生了不利影响。

1. J. H. Elliott, J.H. 1961, "The Decline of Spain", *Past and Present*, Vol. 20 pp. 52–75; reprinted in Elliott, Spain and its World 1500–1700 (New Haven, 1989), pp. 217–240.

2. J. I. Israel, J.I., 1978, "The Decline of Spain: A Historical Myth?", *Past and Present*, Vol. 81 pp. 170–185.

维也纳大鼠疫（1679 年）

维也纳式死亡。

维也纳作为东西方之间重要的贸易十字路口，也是哈布斯堡王朝的发源地，自 14 世纪的"黑死病"以来，总是很容易暴发鼠疫。再加上过度拥挤和过多人口的城市中令人厌恶的卫生条件，臭气熏天的腐烂垃圾堆，街道上屎尿横流，没有排水或排污系统，无数的仓库堆满了来自全世界的各种货物，从谷物、地毯到服装，简直是一个完美的鼠疫环境。老鼠肯定在这些被感染的条件下大量繁殖。事实上，即使按照当时的低标准，维也纳也一样如此不健康和肮脏，以至于鼠疫在欧洲其他地区经常被冠以"维也纳式死亡"的称号。

和其他地方一样，医生对如何治疗患者束手无策。他们尝试了催吐、放血和涂抹有毒药膏，当然，这些都无济于事。尸体被运出城市，扔进露天的坑里烧掉。然而，在这之前，这些坑毫无遮盖，直到被填满，使老鼠暴露在持续的感染中。

无论看向欧洲的任何一个地方，似乎都有鼠疫。1666 年，科隆暴发了严重的鼠疫，一直持续到 1670 年。法国在 1668 年经历了最后一次鼠疫流行，而在 1675—1684 年，一场新的鼠疫起源自奥斯曼帝国，以土耳其和巴尔干地区为根据地，侵入北非、波西米亚、波兰、匈牙利、奥地利和萨克森公国，并持续向北发展。

维也纳的鼠疫异常严重，至少造成 76 000 人死亡。欧洲中部的其他城市也遭受了类似程度的伤亡。1681 年，布拉格损失了 83 000 人；德累斯顿在 1680 年受到影响，马格德堡和哈雷在 1682 年受到影响。在哈雷，在大约 10 000 人口中，有 4397 人死亡。许多德国北部城市的人口在这些年里持续下降。到 1683 年，鼠疫从德国消失了，直到 1707 年的流行再度来临。

为了纪念城市从大鼠疫和后来的疾病浪潮中解脱出来，维也纳人建立了一些纪念碑，如著名的巴洛克式的卡尔斯基尔教堂，以及其配套的 69 英尺高的鼠疫柱。哈布斯堡王朝的皇帝利奥波德一世逃离了他的城市，抛弃了他的人民，他发誓只要疫情结束，他就会竖起一根怜悯柱，以维护他的特权地位。

1. Langdon-Davis, J., 1963, *The Plague and Fire of London*, London.
2. Shrewsbury, J.F.D., 1970, *A History of Bubonic Plague in the British Isles*, Cambridge.
3. Velimirovic, Boris, 1989, Plague in Vienna, *Reviews of Infectious Diseases*, 11, Issue 5, 1989, 808–826.

第21章 马萨诸塞州天花流行

（1633—1634 年）

荒废的棚屋和村庄散落眼前……由于失去了如此多的儿童和年轻人，皮科特人即使在流行病结束后也无法恢复元气。

——马桑塔基特皮科特博物馆兼研究中心，哀叹皮科特人的灭绝

如果天花不是 1616—1619 年新英格兰疫情中折磨美洲原住民的疾病，那么它肯定是 1633 年肆虐马萨诸塞州的天花疫情（或者说殖民地疫情）的罪魁祸首。

正如我们所知，欧洲人在刚开始实施殖民计划时，天花也被船和船员带到了北美。例如，1620 年离开英国的"五月花"号上的 20 名侨民被感染，包括他们唯一的医生塞缪尔·富勒，他是普利茅斯殖民地的医生。一些研究表明，富勒在航行之前没有任何医学知识，他在旅途中才学习些基本医学知识。"五月花"号上一共有 3 名外科医生，为首的是吉尔斯·希尔，他在 1619 年被伦敦的理发师–外科协会录取了，这个身份也是很讽刺。

到 1618 年，2/3 以上的马萨诸塞州原住民，包括莫霍克人、安大略湖地区的原住民和易洛魁人纷纷死于天花。1620 年 12 月 20 日，"五月花"号在普利茅斯湾停靠。定居者于 12 月 25 日开始建造殖民地的第一座房子，但由于瘟疫的袭击，他们受到了严重的阻碍，这种瘟疫是在船上出现的。1621 年 1 月 11 日，威廉·布拉德福德（1590—1657 年）在帮助建造房屋时，突然被胯骨上的巨大疼痛击中，倒地不

起，后来他康复成为总督，但很多定居者就没有这么幸运了。

在 1621 年 2 月和 3 月，每天有两三个人死亡。为了向可能在观察他们的美洲原住民掩盖他们日益减少的人口，定居者们将死者埋在科尔山上的无名墓地，而且往往是在晚上，并试图通过杂草来掩盖埋葬地。当第一座房子完工后，它被征用作为生病的朝圣者的医院。到 2 月底，该定居点有 31 人死亡，死亡人数持续上升。

从登陆到 3 月，只有 47 名殖民者从船上感染的疾病中幸存。在疫情最严重的时候，只剩六七个健康的人能够照顾其余的人。在这段时间里，"五月花"号的一半船员都死了。

在一次远征中，定居者们遇到了一个被瘟疫清洗一空的村庄，万帕诺格人称之为"帕图克塞特"。3 年前的一场瘟疫"杀死"了该村庄所有的居民，导致村庄被遗弃。"印第安热"涉及出血症状，因而被归为一种炎性天花。疫情十分严重，殖民者甚至在住宅中发现了未被埋葬的骸骨。

相对而言，欧洲定居者在 17 世纪 30 年代受天花的影响较小。1630 年，一个新英格兰的殖民者说，美洲原住民"因这种疾病而纷纷倒下，无法互相帮助，无法生火，也无法取水喝，更无法埋葬死者……"。尽管天花导致了大量死亡，但一些清教徒却把它看成上帝的礼物，其中包括因科瑞思·马瑟，一位牧师兼哈佛大学的首任校长，他说："天花的流行是上帝对美洲原住民和清教徒土地纠纷的解决方案。"

1630 年 8 月 2 日，塞缪尔·富勒在给威廉·布拉德福德爵士的一封信中描述了英国和北美的糟糕情况。

上周六有一艘船（带着牛和更多乘客）来到这里。它带来了关于英国的消息，瘟疫在城市和乡村都很严重，剑桥大学也因此而关闭了。此外，由于旱季的到来，这里可能会出现大饥荒。牛津大学校长彭布罗克伯爵（1580 年 4 月 8 日至 1630 年 4 月 10 日）去世，劳德主教继任牛津大学校长……这里的噩耗是，许多人生病了，许多人死了，主在怜悯中看顾他们！……我对他们无能为力，因为我需要药物和能用的东西……科廷顿夫人去世了。你是我们可爱的兄弟。

——塞缪尔·富勒,《五月花的后裔》

2004 年,克罗斯比研究指出,17 世纪 30 年代初,在英国或法国的北美地区,第一次有记录的天花发生在马萨诸塞州的阿尔冈昆人中:"他们的整个城镇被扫荡一空,在一些城镇中,甚至没有一个人逃脱毁灭的命运。"

斯蒂芬妮·皮特斯(2005 年)提醒我们,许多欧洲定居者为了这种疾病称赞上帝,因为它让他们没有阻碍地进入印第安人的土地,以一种从未想象过的方式促进了殖民进程。布拉德福德是这样描述这次暴发的:

他们躺在坚硬的垫子上时,状况十分糟糕,他们的痘破裂成一片,他们的皮肤(由于这个原因)与接触床垫的部分裂开了,一旦翻身时,整个身体侧面的皮肤都会一下子揭起来(就像这样)。他们浑身都血淋淋的,最令人恐惧的是……他们感染得像烂羊肉。这些人的状况相当可悲……他们会埋葬患者用过的盘子、打猎的弓和箭,有些人会爬出来取一点水,有些时候会在路上感染,而且再也回不去……萨克姆首长也染上了,他所有的亲朋好友也是一样。但是,由于上帝神圣的眷顾和安排,没有一个英国人生病,也没有一个人染病,尽管他们每天都在这里工作,一连好几周。上帝向他们显露的这种仁慈,他们也很乐意接受。

1. Duffy, John, 1951, Smallpox and the Indians in the American Colonies, *Bulletin of the History of Medicine* 25, 327.

2. Peters, Stephanie True, 2005, *Epidemic! Smallpox in the New World*, Tarrytown NY.

3. Snow, Dean R., 1988, European Contact and Depopulation in the Northeast: the timing of the first epidemics, *Ethnohistory* 35, 15–33.

第 22 章　中美洲黄热病的流行

（1648 年）

> 如果你今天得了黄热病，你的生存机会可能与 18 世纪初或 19 世纪初没多大区别。每 5 个感染者就会有 1 人死去。没有好的治疗方法，你可以预防，但你永远治不好黄热病。
>
> ——吉姆·沃克，《黄色的杰克》

黄热病是一种持续时间很短的病毒性疾病，其症状通常包括发热、发冷、食欲缺乏、恶心、肌肉疼痛，尤其是背痛和头痛。这些症状通常会在 5 天内好转，但有约 15% 的患者，在病情好转后的 1 天内，发热又会报复性地出现，受害者进入该病的第二个毒性阶段。这时，患者会反复发热，并伴有因肝脏受损而产生的黄疸及腹痛，口、鼻、眼和胃肠道出血，引发带血呕吐，还可能出现肾衰竭、打嗝和谵妄，总体死亡率为 20%～50%。黄热病在西班牙语中为 vómito negro，意为"黑色呕吐物"。

重症患者的死亡率可能超过 50%，不过幸存者享有终身免疫力，一般不会造成永久性器官损伤。1927 年，黄热病病毒，成为第一个被分离出来的人类病毒。

黄热病是由黄热病病毒引起，通过被感染的雌性埃及伊蚊的叮咬传播，埃及伊蚊是一种在整个热带和亚热带地区发现的蚊子品种。但其他伊蚊，如白纹伊蚊也可作为病媒。该病毒是一种黄病毒属的 RNA 病毒。今天已经开发出一种安全有效的疫苗。

黄热病病毒可能起源于东非或中非，从那里传播到西非，感染猴子和蚊子，以及小村庄里的人们。由于它是非洲的地方病，当地人已经对它产生了一些免疫力。当黄热病在殖民者居住的非洲社区暴发时，大多数欧洲人死亡，而非洲本地人通常出现类似于流感的非致命症状——实际上是获得性免疫。随后，黄热病随着 17 世纪的奴隶贸易传播到中南美洲，蚊子幼虫在奴隶船上的水桶中繁衍。当一些感染了黄热病的奴隶被蚊子叮咬后，在拥挤的环境中迅速传播，然后蚊子又叮咬未受感染的人，传播了疾病。

1685—1690 年，黄热病首次传入巴西的累西腓。在此之前，第一次明确暴发是 1635 年在瓜德罗普岛。1647 年在巴巴多斯和墨西哥的尤卡坦半岛，以及 1648 年在加勒比海向风群岛，它"杀死"了一半的玛雅人和西班牙人。玛雅人称这种疾病为 xekik（吐血病）。最早的"黄热病"记载出现在 1744 年弗吉尼亚州的约翰·米切尔医生的一份手稿中。在 18 世纪和 19 世纪，黄热病被认为是最危险的传染病之一。

随着荷兰人引进制糖业，巴巴多斯生态系统已被整体改变。那些在 17 世纪 40 年代如此丰富的雨林，在 17 世纪 60 年代被完全夷为平地。到 18 世纪初，牙买加、伊斯帕尼奥拉和古巴都发生了糖业种植园掠夺事件。糖业种植园对自然栖息地造成了环境和生态破坏，它们为蚊子和病毒的繁殖创造了完美的条件，导致了后来黄热病的暴发。因为森林砍伐，减少了以蚊子和蚊子卵为食的鸟类和其他生物的数量。

没过多久，这种流行病就向北蔓延，在 1668—1699 年，纽约、波士顿和查尔斯顿都有暴发的报告。百慕大在 19 世纪经历了 4 次黄热病的流行，总共夺去了 13 356 人的生命，包括军人和平民。在 1864 年的流行病期间，来自加拿大新斯科舍省哈利法克斯的研究黄热病的专家卢克·普赖耶尔·布莱克本曾多次访问该岛，协助当地医疗工作。当他于 1864 年 10 月离开时留下了几箱子脏衣服，后来这些箱子被送回加拿大。

据悉，布莱克本的访问得到了南部联邦的资助，某位联邦告密者得到了 6 万美元的报酬，将布莱克本医生的几箱脏衣服分发给了联邦城市，包括波士顿、费城、华盛顿和诺福克。有一箱衣服还运到了新伯尔尼，被确认为将黄热病引入该市，并夺去了2000人的生命。布莱克本被逮捕和审判，但由于缺乏证据而被无罪释放，这使得有毒的行李箱仍然下落不明。1878年，他继续在肯塔基州防治黄热病，他在那里的路易斯维尔设立了一个诊所，并最终当选为州长。

没过多久，西印度群岛就赢得了被派往危险之地的声誉，不仅仅是因为那里的冲突，还因为黄热病在整个殖民时期和拿破仑战争（1803—1815年）期间的流行。18世纪90年代被派往海地的大多数英国士兵几乎都死于黄热病，英国在牙买加驻军的死亡率是在加拿大驻军的7倍，主要因为黄热病和其他热带疾病的肆虐。被派往加勒比海的英国和法国军队都因"黄热病"而遭受了巨大的打击。

1802—1803年，拿破仑向圣多明各派遣了一支4万人军队，以镇压由奴隶领导的海地革命，这步棋走错了，黄热病造成了35 000~45 000人的伤亡，受害者中有远征军的指挥官和拿破仑的妹夫查尔斯·勒克莱克。一些学者认为，拿破仑打算利用该岛作为一个跳板，通过路易斯安那入侵美国，当时法国人刚从西班牙人手中夺回路易斯安那。其他人更有可能认为，拿破仑急于重新控制圣多明各（伊斯帕尼奥拉）利润丰厚的糖业贸易。最终只有1/3的法国军队幸存下来返回法国，1804年，新的海地共和国宣布独立。

拿破仑不仅放弃了该岛，也放弃了占领北美的整个计划，于1803年改为向美国谈判出售路易斯安那。美国以1500万美元的价格从法国获得路易斯安那。获得这块领土，使美国当时的国土面积直接翻了1倍，平均算下来，每英亩的价格还不到3美分。但对拿破仑来说，如果没有来自加勒比海糖业殖民地的大量收入，路易斯安那就没有什么战略价值。

与此同时，在欧洲，随着从加勒比海回来的帆船（通常是哈瓦那的帆船），在大西洋港口不断发生重大疫情。1730年，西班牙加的斯报道有2200人死亡，随后在法国和英国的海港暴发。1803年、1821年和1870年在巴塞罗那暴发疫情。在最后一次疫情中，估计多达12 000个病例，其中有 1235 人死亡。较小的局部疫情发生在法国的圣纳泽尔、斯旺西，以及最北端的格拉斯哥和其他欧洲港口城市。1865 年 9 月中旬，一船来自古巴的铜矿石在斯旺西码头卸货，当时天气十分炎热。一小部分感染了黄热病病毒的蚊子上岸，并迅速在该镇形成了黄热病的流行。在接下来的 25 天里，至少有 27 名居民被感染，其中 15 人死亡。

1. Espinosa, M., 2009. *Epidemic Invasions: Yellow Fever and the Limits of Cuban Independence, 1878–1930.* Chicago

2. Marr, John S., 2013, "The 1802 Saint-Domingue yellow fever epidemic and the Louisiana Purchase." *Journal of Public Health Management and Practice* 19#.1, 77–82.

3. Meers, P. D., 1986. "Yellow fever in Swansea, 1865". *The Journal of Hygiene.* 97 (1): 185–91

4. Sawchuk, L. A. 1998. "Gibraltar's 1804 Yellow Fever Scourge: The Search for Scapegoats". *Journal of the History of Medicine and Allied Sciences.* 53 (1): 3–42

第 23 章　波士顿天花

（1677—1678 年）

在波士顿，埋葬场所从未如此迅速地填满，钟声从日出开始就为
埋葬而鸣叫，尸体紧随其后，彼此相随。

——科顿·马瑟

　　马萨诸塞州，特别是波士顿，在控制天花方面可以说有许多第一。
正是在马萨诸塞州，天花的接种首次在美洲进行了实验。马萨诸塞州
是第一个进行天花疫苗接种的州。美国的第一份医学出版物是在波士
顿出版的关于治疗天花的大字报。马萨诸塞州通过了第一部对学童进
行疫苗接种的州级强制法律。

　　现存的第一幅波士顿印刷地图可以追溯到 1722 年，由约翰·邦纳
船长绘制，他是一名航海家和船工，于 1726 年去世。在其众多有趣的
特征中，它列出了截至 1722 年波士顿发生的天花流行病：它们分别暴
发于 1649 年、1666 年、1677 年、1678 年、1680 年、1690 年、1702
年和 1721 年。在 1677 年、1689—1690 年和 1702 年，更广泛的新英
格兰地区遭遇了天花流行病。在此期间，马萨诸塞州的公共卫生当局
主要通过检疫手段来应对这一威胁，进港船只在波士顿港被隔离，任
何天花患者都被关押在警卫下或"蜂巢"中。

　　以下是 1677 年流行病之前的天花及与波士顿的关系。波士顿于
1630 年建立后，仅用 1 年时间就登记了与天花有关的死亡。1633 年，
天花几乎消灭了北至皮斯卡塔夸河的所有本地人，并摧毁了南至纳拉

根塞特的约 300 人。1636 年，总法院迁往剑桥，后来又迁往罗克斯伯里，以躲避当时在波士顿肆虐的疾病。1638 年，温斯洛普报道说，"有两艘船被'纠缠'，失去了许多乘客和一些船员，一些乘客在上岸后就生病了，许多人死了，许多当地居民也死了"。1659 年，由于天花在波士顿蔓延，普通法院因此改在查尔斯敦开庭。

1677—1678 年冬天，天花卷土重来，像往常一样由英国船只引入，有许多人死亡。为了阻止其发展，人们举行了禁食日。因此，在 1677 年疫情发生时，波士顿对这种疾病已经有了足够的经验。这种疾病可能在 1620 年"五月花"号起航之前就已经出现了。在 1613 年左右，仅纳拉甘塞特就有大约 3000 名战士，如果当地人身体健康，全力以赴，肯定会轻松击退入侵者的。和詹姆斯敦在 1607 年的努力一样，如果不是天花肆虐推波助澜，在普利茅斯建立定居点的尝试肯定会失败。正如伍德沃德（1932 年）所指出的："天花是上帝变相的祝福，给了我们的移民祖先一个建立国家的机会。"

据报道，1677 年 9 月 30 日，有 30 人死于天花。1677—1678 年的流行病造成了如此强烈的恐惧和痛苦，导致马萨诸塞州总法院发布了 3 份公告，每份都要求设立一个官方的"耻辱"和祈祷日，并禁止在这些日子里进行任何工作。疫情还引发了第一份在美国殖民地出版的医学论文。托马斯·撒切尔在 1677 年写了一篇论文，名为《指导新英格兰普通人如何在小规模流行病或麻疹中约束自己的简短规则》，向公众普及了应对这种疾病的建议。

撒切尔建议避免过热或过冷，不要吃肉、饮酒，吃用印度面粉做的糊糊，不要吃燕麦，喝用"烤面包炉"加热的小啤酒，喝温牛奶，吃煮苹果和其他易消化的食物。撒切尔是当时杰出的传教士医生——医学和神学的结合，在大西洋两岸都很常见，而且已经十分成熟。医生当时并不是一个独立的职业，而是由神职人员从事的，甚至是高层主教从事的。例如，伍斯特主教就是理查二世的御医。撒切尔通过他的出版物为美国更人道地对待天花患者奠定了基础，但尽管如此天花仍在肆虐。我们了解到"血液中的杂质被自然界从静脉到肉体、从肉体到皮肤推挤出来的过程",并被警告"通过过多的衣服、过热的房间、大肠杆菌、加斯康粉之类的药水来加速或过度延迟这一过程的危险，或者通过放血、灌肠、呕吐、净化或冷却药物来进行冷却，以免在第一种治疗中出现手足口病、危险的出汗或痘液一起流出来，或者通过后一种方法，痘熟之前阻止它们的供血"。

1678 年 11 月，科顿·马瑟报道说，"波士顿的埋葬地从未如此迅速地填满"。从日出时就有钟声为埋葬而鸣，而且令人毛骨悚然的是，"大量死者紧随其后"。1 周内有 38 人死亡，"自从它首次袭击波士顿以来……已死了 340 多人"。格罗布的研究（2002 年）告诉我们，隔离措施阻止了它向邻近城镇的蔓延。例如，盖卢普斯岛被选为自愿隔离站。波士顿人意识到了天花具有传染性，但不了解具体是如何传播的。1677 年 5 月 6 日的城镇记录包含了对天花患者的任何衣服或被褥进行晾晒的具体指示。有 4 个特定的区域可以摆放床单，在夜间的"死寂时间"，而不是在后院或街上。3 位波士顿选民与警方配合，确保这些规则贯彻落实。患者也被下达了隔离令，要求留在家中，直到传染性消失。一个由 12 人组成的观察组，被命令监督检疫法令的执行情况。

1690 年，在威廉·菲普斯爵士的圣劳伦斯远征队进军魁北克之前，这种疾病在波士顿盛行，并在舰队中蔓延，许多人在前进和撤退中死亡，而更多的人在返回后死在了岸上。1697 年，天花又出现了，在那一年和 1698 年，波士顿的 7000～8000 名居民中约有 1000 人死亡。

1701 年，第一个预防天花的法案授权征用房屋来隔离患者。1702 年有 300 人死亡，葬礼禁止铺张，并建议降低棺材的价格，以及挖掘坟墓和搬运尸体的工人的工资。警员仍被要求"参加那些死于天花患者的葬礼"，并在尸体前巡视，警告"可能有感染危险的人"。下一次天花暴发是在 1721 年，那时引入了著名的接种法。

1. Behbehani, Abbas, December 1983. "The Smallpox Story: Life and Death of an Old Disease" (PDF). *American Society for Microbiology*. 47 (4): 464.

2. Kass, Amalie, M., 2012. Boston's Historic Smallpox Epidemic. *Massachusetts Historical Review*, 14, 1–51.

3. Kelly, Thomas, 2015. Tracing Smallpox Through the Burying Grounds, *Historic Burying Grounds Initiative Newsletter* 4, 2015, 1, 5–11

4. Woodward, Samuel Bayard, 1932, "The Story of Smallpox in Massachusetts." *New England Journal of Medicine* 206, no. 23, 1181–1191.

第 24 章　美国黄热病流行

我坚信，目前在我们的城市，这种疾病绝不是流行病。

——纽约市助理议员委员会主席 S. W. 道尔顿，

在仔细研究了黄热病病例之后谈道

查尔斯顿和费城的黄热病（1699 年）

在 19 世纪末之前，医学界一直认为黄热病是人与人之间传播的。直到 1881 年，古巴流行病学家卡洛斯·芬利（1833—1915 年）根据蚊子携带病毒的理论，首次提出蚊子是疾病媒介的假设，叮咬感染者的蚊子随后可以叮咬感染健康人。他在 1881 年哈瓦那科学院的国际卫生会议上提出了这一理论："假设蚊子是黄热病的传播者。" 1 年后，芬利确定伊蚊属的蚊子是传播黄热病的生物体。在他的理论之后，有人建议控制蚊子的数量，作为控制疾病传播的一种方式。

芬利（他父亲是苏格兰医生）是该疾病 40 篇论文的作者。虽然他关于中间宿主传播该疾病的理论多年来一直受到嘲讽，但他是一个富有同情心的人，经常接诊无力承担医疗费用的患者。由于他的工作，芬利 7 次被提名为诺贝尔生理学或医学奖的候选人。虽然他从未获得该奖，但他在 1908 年获得了法国国家荣誉军团勋章。

当然，病毒是不尊重国际边界的，所以至少有 25 次重大的黄热病暴发出现在北美，这并不奇怪。1693 年波士顿黄热病流行——第一次证据确凿的黄热病暴发，黄热病在波士顿扎根，当时一支来自巴巴多斯的英国舰队停靠在港口，尽管有一些证据表明此前曾暴发过。在接下来的 200 年里，这种疾病经常在波士顿和北美其他城市重新出现。这些城市包括 1699 年的查尔斯顿、1702 年的纽约和 1793 年的费城，该病在夏季发作，创下了美国最高的死亡人数纪录。

1668 年 9 月，新城荷兰教会的牧师塞缪尔·梅加波利斯在给朋友的信中说，上帝"用痢疾拜访了我们，这种疾病的毒性现在还在增加。许多人死于此，还有许多人卧病在床"。梅加波利斯所描述的，实际上可能是该城市第一次暴发的黄热病，它将在 100 多年里断断续续地破坏这个城市。他继续说道（话里充满了超自然和迷信的味道，但这在古希腊或古罗马并不罕见）：

> 似乎上帝在为这片土地的罪孽进行惩罚。几年前，空气中出现了一颗流星。去年，我们看到一颗可怕的彗星在西方，略高于地平线，尾巴向上，悬在上空。它出现了大约 8 天，然后就消失了。所以我们害怕上帝的审判，但还是恳求他的恩惠。

对于黄热病来说，纽约算是一个处女地，居民在没有免疫力的情况下，很容易成为猎物，并因此而大量死亡。这与北美东北地区的另一种瘟疫——天花形成鲜明对比，虽然天花无情地摧毁了美国印第安人社区，但由于许多殖民者在离开欧洲前已经获得了对这种疾病的免疫力，因此天花的影响并不严重。1702 年，纽约的殖民地总督科恩伯里勋爵写道："在 10 周的时间里，疾病席卷了超过 500 名不同年龄的男男女女，总人口约 5000 人。"这意味着在不到 3 个月里，该市有 10% 的人口死亡。

正如我们所知，黄热病的病因、起源和传播在很大程度上仍然是一个医学之谜。在 17 和 18 世纪，这种疾病被归因于恶性气体（瘴气学说）、卫生条件差和移民大量增加，因此它被称为"陌生人的疾病"。它被认为是通过感染的衣物传播的。城市地区燃烧焦油，使城市笼罩在令人窒息的烟雾中，以净化空气。检疫、封锁和隔离，再加上令人窒息的烟雾，使暴发地变成影影绰绰的"鬼城"。为了对付18世纪30年代的瘴气，纽约市开始对城市范围内的牲畜进行监管，屠宰场和皮革晒场也被迁出。然而，这没有任何效果，因此在1793年疫情的刺激下，纽约市成立了第一个卫生部，制定了一系列越来越严格的检疫法，成立了一个三人卫生局委员会来管理这些法律，并授权市议会通过卫生条例，消除扰民现象，并任命一名卫生检查员。以下是1702年流行病迫使当局采取的一些措施。

尽快埋葬死者：公告规定，对12小时后不埋葬死者的人处以5英镑的罚款。

禁止焚烧牡蛎：公告规定，在纽约市内焚烧牡蛎和贝壳的人将被处以5英镑的罚款。

周三祈祷和禁食：公告规定，鉴于流行病的灾难，今后每周三为祈祷和禁食日。

1798年，有一个隔离点，即城市范围外的一个名为"贝尔维尤"的农场被该市的医院购买，很快改建成贝尔维尤医院，一个专门用于隔离受害者的机构。1799年，为了响应清理城市污水井的倡议，亚伦·伯尔成立了名为"曼哈顿公司"的供水公司，该公司因其融资部门（曼哈顿公司银行，摩根大通集团的前身）而闻名。伯尔的企业确实在下曼哈顿地区铺设了一些木制管道，少数纽约人第一次有了自来水。然而，伯尔的项目有一个关键的问题，水源本身就不卫生，所以在1803年，市议会投票决定将附近的屠宰场所污染的池塘抽干并填埋。

袭击东北部城市的最后一次大型黄热病疫情于1805年结束，这一年在纽约和费城都发生了严重的疫情。虽然这种疾病在随后的几年里零星复发，但直到1819年才作为一种流行病再次出现，当时它在波士顿、费城和巴尔的摩发作。在1822年最后一次访问纽约之前，它在费城和巴尔的摩上空徘徊了三个夏天。黄热病有效地停止了对弗吉尼亚以北各州的影响。受感染的水手和乘客不断登陆，但检疫和隔离措施似乎有效地遏制了这种疾病。但在南方，情况有所不同——在从弗吉尼亚州向南到佛罗里达州的沿海地区，以及沿海湾向西的地区，1820年佐治亚州萨凡纳市有近700人死于黄热病，包括2名为照顾患者而丧生的当地医生。其他几次流行病随之而来，如1854年和1876年。

新奥尔良黄热病

只有我们的蚊子才能一直发出工业机器的嗡嗡声。

——《新奥尔良短报》

新奥尔良是一个奴隶贸易的主要港口，也是一个气候适合埃及伊蚊滋生的城市——经历了漫长的黄热病流行。1839—1860年，新奥尔良约有26 000人感染了黄热病。第一次黄热病流行是在1796年，造成300人死亡。这种疾病在1799年卷土重来，产生了类似的影响。在接下来的10年里，有三次相对温和的暴发，随后在1811年发生了一次更严重的暴发，夺走了500人的生命。在接下来的6年里，新奥尔良没有黄热病，但在1817年的夏天和秋天，这种疾病再次暴发，埋葬了800多名受害者。第二年的小规模暴发被1819年的大流行病所取代，死亡人数达2200人。

然而，新奥尔良正在繁荣发展。到1820年，城市人口从1785年的5000人增加到27 000人，1840年有10万人口。这种爆炸性的增长，在很大程度上是由于欧洲移民和其他州的新移民的涌入。但无论这些人来自哪里，他们都是黄热病的牺牲者。在美国内战爆发之前，几乎没有一年不复发这种疾病，其毒性稳步上升。在1835—1860年中有12年，每年死于黄热病的死亡人数超过1000人。

在1853年的疫情中，当局——公民和医疗机构完全不负责任。

7月23日，助理区长委员会主席 S. W. 道尔顿是当地名医，他告诉一位当地报纸编辑，他在仔细研究了黄热病病例后，"坚信目前在我们城市的疾病绝不是流行病"。他认为这种热病只是散发的，而且无论如何，它主要限于移民和其他新来的人。这一声明是在官方的死亡报告之下做出的，该报告将该市617例死亡中的17例归因于黄热病。8月，当疫情达到顶峰时，市长拼命地抓住救命稻草。在此之前，他一直专注于清洁和疏通城市，大量生石灰被撒在水沟和下水道中，还被随意撒在墓地和尸体上；死亡患者的房间和建筑被彻底清理和熏蒸，积水池也被排空。

1853年疫情的高峰是在8月21日，当时一天内就有300多具尸体被掩埋。这一年的疫情在新奥尔良夺走了7849条人命。

与此同时，蒸汽船继续轻率地将乘客和他们身上的疾病从新奥尔良运往密西西比河沿岸的其他城市。1938年，由贝蒂·戴维斯主演的电影《红衫泪痕》中提到了这场流行病，并进行了戏剧夸张。从19世纪初开始，渡轮就一直有效地将黄热病从新奥尔良传播到路易斯安那州、密西西比州的许多沿河城镇。密苏里州的纳奇兹正位于密西西比河上游200多英里的地方，它于1817年首次受到攻击，并在随后几年里多次遭到攻击。再往北的维克斯堡，在1841年首次出现了疫情。

1859—1867年，新奥尔良获得了一丝喘息的机会，只有一些零星病例，但1867年发生了一次重大的流行病，有超过40 000人感染、3100人死亡。1870年发生了一次大规模暴发，有600多人死亡。19世纪70年代，这种疾病每年夏天都会复发，但只有两次达到流行病规模，即1873年和1878年，而后者是该市历史上第三次严重的疫情，7—12月，约27 000人感染，超过4000人死亡。

摆脱西班牙的独立战争结束后，数千名受感染的难民逃离古巴，加剧了疫情的蔓延。许多人逃亡到了新奥尔良。为了防止传染病进入新奥尔良，该市在南部的密西西比河上设立了一个检疫所，以检查进入的船只。"艾米莉·B. 苏德"号货轮于5月下旬抵达那里，一名水手被诊断出疟疾，因而被人们从船上带走。该船经过适当的熏蒸后，允许在新奥尔良港口停靠。在船靠岸的当晚，另一名船员暴病而亡，4天后又有一名船员死亡。当"艾米莉·B.苏德"号返回哈瓦那时，另一艘船"查尔斯·B.伍兹"号停靠了。在6周内，这艘船的船长和工程师的所有家人都感染了黄热病。他们虽然康复了，但邻居的一名4岁女孩在7月死亡。

黄热病再次袭击新奥尔良的坏消息将该市1/5的人口"赶出"了城市，留下了通常的鬼城。"只有我们的蚊子一直发出工业的嗡嗡声。"《新奥尔良短报》报道。医生拼命尝试用放血、石碳酸、净化、茶水、冷水浴和其他治疗方法（如奎宁），而这些统统没有用。在报告了431例病例和118例死亡后，路易斯安纳州卫生局于8月10日宣布了疫情。市长召集了医生协会，协会于8月27日呼吁人们尽量避免感染，并保持街道清洁，以及采取其他措施。无助的市长恳求所有"还能走动的人赶紧离开这个城市"，之后有约2万人仓皇逃离。

19世纪70年代，铁路的延伸和密西西比河船的加快，以及埃及伊蚊不可阻挡的传播，这糟糕的组合代表黄热病将不可避免地到达圣路易斯北部。1878年的流行病首先袭击了巴吞鲁日和维克斯堡，然后驶向孟菲斯和伊利诺伊州的开罗港，最终到达圣路易斯。同时，田纳西河将瘟疫带到了查塔努加，并沿俄亥俄河一直到达路易斯维尔。

1878年，在新奥尔良暴发的瘟疫蔓延到密西西比河谷下游，感染了至少12万人，并"杀死"了1.3万～2万人。7月27日，一艘拖船在维克斯堡丢下2名感染黄热病的船员。另一名受感染的船员当晚在船上死亡。维克斯堡报道说，在约12 000人口中，有3000多人感染、1000多人死亡。8月，密西西比州的格林纳达报道了100例黄热病，该地位于孟菲斯以南约100英里。

但是，自私的媒体和效率低下的卫生局，没有提醒新奥尔良市民注意疫情，直到7月中旬，已经有超过1000人死亡。新奥尔良的企业家们担心传染病的消息会导致城市封控，进而影响他们的生意。约翰·达菲（1968年）对这一令人震惊的情况描述如下。

在新奥尔良，和 19 世纪的其他城市一样，报纸编辑、市政官员和主要医生常常因为拒绝面对现实而使悲剧变得更加复杂。尽管霍乱、黄热病和常年的夏季流感和发热造成的伤亡数字令人震惊，但他们仍坚称自己的城市是个名副其实的健康胜地。他们断言，唯一成为疾病猎物的是陌生人和放荡的穷人。医学期刊和报纸宣称，如果新来的人只在夏季离开，直到秋天的凉爽温度将疾病赶走才回来，就可以免受黄热病之害。1853 年初，《新奥尔良城市目录》的编辑宣布新奥尔良的医生认为黄热病早已是过去式，这也表达了公民和专业领导人的广泛意见。讽刺的是，在 1853 年 6—10 月这 5 个月里，该市有近 9000 名居民死于黄热病。

达菲接着强调了媒体的商业利益，它们"在淡化流行病的重要性方面有着重要的经济利益"。因为媒体担心，哪怕是最轻微的谣言也会引发城市的大规模逃亡，从而减少报纸的销售量，广告费收入降低。18 世纪和 19 世纪的报纸编辑们几乎通过本能反应，要么否认存在最初的几个病例，要么就随口否认传染病的危险。更糟的是，医生和科学家仍然不清楚这种疾病和其他传染病是如何传播的——黄热病和其他由昆虫媒介传播的疾病一样，在 1853 年还是一个谜团，就像欧洲人在 16—17 世纪首次遇到它时一样。以下就是一种典型的无知和混乱，来自当时的外科医生对黄热病的治疗。例如，R. D. 默里的《黄热病治疗》一书中写道：

我在此前 21 个夏天（包括 1870 年）和除 2 月以外的每个月都看到了黄热病。当人们对衣服、被褥和不洁的卧室能传播疾病产生了正确的概念后，黄热病就会从我们的术语中彻底消失了。这种疾病可通过空气传播一段距离……它可能会被稀释，并通过衣服、被褥和相关物品传播。死者的头发也可以传播它，玉米袋、毯子和旧报纸都可以传播它。堆积如山的污物不会产生它，它们可能给它了一个新的花园，它从那里出去"寻找它可以吞噬的人"。如果人们坚持不听卫生官员的建议，那么即使是南方最干净的城镇也可能会有严重的流行病。

1875 年，由于几次尸检和一次疾病发作，我得出结论，黄热病主要是一种十二指肠的炎症，并希望将其正式称为"流行性十二指肠炎"。

以下是外科医生 G.B. 杨在《检验服务》一文中提出的一些警示性教训，这些教训对于在公共卫生和经济之间取得正确平衡很有价值。

在开展反应迅速的检查制度，以防止疾病的传播，并在符合安全的情况下促进交往和贸易时，始终牢记，限制疾病的传播应该是最重要的，促进交通只是次要考虑。除了防止疾病的实际传播之外，关键是努力将对疾病到来的恐惧与受威胁地区人的痛苦降到最低……只有那些能提供健康病历的人才允许旅行，而且在途中应避免与任何受感染或可疑的人、地方或事物接触。

一场公开讲座《黄热病及其流行病学、预防和控制》（1914 年）是了解黄热病及其传播的一个里程碑事件。

1914 年，亨利·罗斯·卡特博士在美国公共卫生服务学校举办了一系列关于黄热病的讲座……卡特与沃尔特·里德讨论了黄热病的理论。在 3 月 26 日的第一次讲座中，卡特立即明确提出了他的同事已验证的黄热病感染途径——通过蚊子传播。

孟菲斯、田纳西和猎枪街垒

黄热病应该作为危害生命和削弱工商业的敌人来对付。地球上没有哪个大国的黄热病像美国一样，导致了如此大的灾难。

——约翰·伍德沃斯，海军陆战队医院服务部的外科医生

孟菲斯的人口约为 35 000 人，在 1878 年出现了 15 000 例黄热病，其中约 10% 的人，即 3500 人死亡。有半数居民逃离了城市，前往农村地区或远离河流的北部和东部。一些地方接纳了他们，而另一些地方则建起了"猎枪街垒"，由武装人员确保没有人能够进入他们的城镇。这种疾病会随着逃亡的难民来到遥远的肯塔基州、印第安纳州、伊利诺伊州和俄亥俄州。为了应对猖獗的疫情，孟菲斯市长于 7 月 28 日实施了隔离，封锁了铁路线路。当地商人威胁要提起诉讼，除非该市放行一列来自新奥尔良的货车，该市领导人允许货物进入。8 月，一名躲过检疫的汽船船员在孟菲斯的一家医院死亡。8 月 13 日，一位在河边摆食品摊的当地人也死于黄热病。

由于伤亡惨重，留在人口稀少的孟菲斯的人只能依靠宗教组织的志愿者来照顾患者。当地一家妓院的老板娘安妮·库克甚至将妓院改成医院，在那里护理患者。当年 9 月，她本人也死于这种疾病。到年底，据官方统计，孟菲斯有超过 5000 人死亡。

这次流行病造成的 1500 万美元的经济损失导致孟菲斯城市破产。联邦政府召集了一个委员会来调查疫情，并在 1879 年成立了国家卫生委员会。在递交给国会的报告中，海军陆战队医院卫生局局长约翰·伍德沃思强调了事态的严重性："黄热病应该作为危害生命和削弱商业和工业的敌人来处理。地球上没有任何一个大国的黄热病能像美国一样造成如此大的灾难。"

同年，时任总统卢瑟福·B. 海斯签署了《检疫法案》，赋予海军陆战队医院阻止疾病通过航运进入美国的责任。12 月 18 日，参众两院流行病委员会成立了由国会授权的专家委员会，以调查黄热病疫情。6 周后，该委员会建议建立一个检疫系统，以防止黄热病进入该国。1879年，为响应建立联邦公共卫生机构的呼吁，国会成立了国家卫生委员会。

在整个 19 世纪 80 年代和 90 年代初，美国相对没有出现黄热病。除了 1888 年在佛罗里达州的一次小暴发外，都没有达到流行病的程度。佛罗里达州的疫情以大西洋沿岸的杰克逊维尔为中心，在凉爽的天气阻止它之前，它已经设法向内陆蔓延 70 英里到盖恩斯维尔，向北蔓延 40 英里到达费尔南迪纳。然而，病例仍然有数千人，死亡人数有数百人。

1897 年，人们普遍认为黄热病已经成为过去，但是没有，这种疾病在新奥尔良再次暴发，当时有 2000 个病例，导致约 300 人死亡。在又一次短暂的喘息后，黄热病在 1905 年以流行病的角色重新出现。唯一值得安慰的是，此时人们已经了解埃及伊蚊的邪恶角色，城市、州和联邦当局果断行动，发起了一个消灭蚊虫的伟大计划。工人们用纱窗覆盖蓄水池，用煤油处理积水。居民们燃烧了约 300 吨的硫黄来熏蒸他们的房子。这一年，进一步的传播被阻止了，而且以后也没有再复发。新奥尔良此前的流行病一般是在 8—9 月达到高峰，而 1905 年的流行病在 8 月底前就基本结束了。尽管如此，埃及伊蚊还是在垂死挣扎中带走了 3402 名居民中的 452 人（病死率 13.29%）。

1878 年，从圣路易斯往南的整个密西西比河谷都受到了影响，成千上万的人逃离了新奥尔良、维克斯堡和孟菲斯等受影响的城市。据估计，12 万个黄热病病例中约 2 万人死亡。孟菲斯在 19 世纪 70 年代遭受了几次流行病，在 1878 年的流行病（又称"血红之灾"）中达到了顶峰，该市有 5000 多人死亡。根据一些当代学者的说法，依然是商业利益阻碍了对疫情的迅速报道，导致了死亡的总人数增加。

1878 年的流行病是发生在密西西比州的最严重的一次。这次被称为"黄色杰克"或"青铜约翰"的瘟疫，在社会和经济上摧毁了密西西比州。许多家庭无人生还，而更多人则逃离家园，前往该州其他城市避难。检疫条例导致贸易停滞，一些地方的经济从未恢复。到年底，有 3227 人死于该疾病。显然，病毒总是对社会、健康和经济产生深远的影响，破坏它所袭击的社会结构——产生了大量难民，破坏了社会信用，切断了家庭之间的联系。在美国独立战争期间（1775—1783 年），美国与世界其他国家之间的贸易中断，限制了黄热病从流行地区向国家海港的传播。然而，独立战争后，联邦政府的成立鼓励了国际贸易的扩张，并加速了大量潜在的感染人口向繁荣的沿海城市搬迁。这些因素，极大促进了黄热病的传播。全国几乎所有的主要沿海城市普遍都发生了疫情。

在距离新奥尔良约 1000 英里之外，大西洋沿岸的南卡罗来纳州查尔斯顿（面积仅为新奥尔良的 1/3）正经历着与新奥尔良非常相似的流行病暴发模式。流行病在 17 世纪 90 年代和 19 世纪初相继暴发，1804年、1807 年和 1809 年，直到 1817 年和 1819 年才有所缓解，之后几乎每年夏秋都会暴发一系列流行病，直到 19 世纪 50 年代达到高峰。1854 年，在不到 5 万的人口中，有 675 人死亡，这一数字在 1858 年进一步上升到 717 人（占该地区人口总数的 1.43%），令人震惊。

1792 年后，再往北，弗吉尼亚州最北端的港口诺福克和朴次茅斯受影响最严重，从 18 世纪 90 年代开始，一系列的流行病在这里发生，直到 1855 年，黄热病肆虐了这两个总人口为 25 000 人的城市，在此之前一直处于停滞状态。其中一半的人惊慌失措地逃离，留下来的 1 万多人几乎都感染了这种疾病，导致死亡人数接近 2000 人。1855 年 6 月，在 2 名海员在航行中死于黄热病后，蒸汽船"本·富兰克林"号抵达弗吉尼亚州的诺福克外。值守港口的医生不知道死亡的情况，允许该船停靠进行维修。黑种人水手有一些免疫力，尽管他们没有逃脱感染，但他们的病死率确实比白种人低。在诺福克，有 1/3 的人口死亡；在朴次茅斯，超过 40% 的人死亡。霍华德协会是一个慈善组织，它的成立旨在帮助协调资金、物资、医疗专业人员和志愿者的援助，这些人员从许多其他地区，特别是美国的大西洋和海湾地区涌来。

在北卡罗来纳州，1796—1862 年，威尔明顿和新伯尔尼出现了几次疫情。在佐治亚州，萨凡纳市在 1800—1858 年遭受了一系列的黄热病侵袭。佛罗里达州的大西洋沿岸居民稀少，缺少主要港口，因此躲过了大部分的瘟疫，但是圣·奥古斯丁和杰克逊维尔在南北战争之前的几年里偶尔遭受流行病的侵袭。但位于佛罗里达半岛顶端的基韦斯特和位于墨西哥湾沿岸的彭萨科拉也经常受到这种疾病的困扰。

显然，1820—1867 年，海湾沿岸的几乎每个城镇都生活在对黄热病的恐惧之中，因为这种疾病沿着海岸线无情且致命地蔓延，使莫比尔、格尔夫波特、新奥尔良、加尔维斯顿等城市和其他得克萨斯的港口向西到布朗斯维尔，以及密西西比河及其支流上的城镇纷纷陷入困境。1839 年，刚成立 2 年的得克萨斯州遭到黄热病的袭击，当时加尔维斯顿的人口刚刚超过 2000 人。这一次黄热病屠杀了当地 1/10 的人口。

与独立战争一样，在美国内战（1861—1865 年）期间，由于北方军对南方港口的有效封锁，由贸易压制引起的疫情有所减少。因此，在冲突期间死于疾病的 233 786 名联邦士兵中，黄热病仅仅夺走了436 人。

19 世纪末，在 1898 年的美西战争中，死于战斗的士兵不到 1000人，但有 5000 多人死于古巴的疾病，据美国陆军黄热病委员会报告，其中大部分的死因是黄热病。该委员会是美国军方为应对这些死亡而设立的。沃尔特·里德向一位计划将被派往那里的朋友提供了建议。他推测黄热病的病菌是被吸入的，在信中写道："在鼻孔里塞棉花是明智之举。"

在沃尔特·里德少校的带领下，古巴工作委员会于 1900 年证实了芬利博士的怀疑，黄热病是通过蚊子叮咬传播的。为了证明这一点，包括西班牙移民、士兵和 2 名平民在内的 30 人自愿被这种蚊子叮咬而感染。有 4 名医生担任委员会成员。沃尔特·里德、詹姆斯·卡罗尔、阿里斯蒂德·阿格拉蒙特和杰西·拉泽尔。委员会开始测试芬利的理论，让蚊子叮咬志愿者。对于前 9 个实验对象，结果都没有被感染。8 月 27 日，持怀疑态度的詹姆斯·卡罗尔自愿暴露在 12 天前以一例吸食黄热病患者血液的蚊子面前。卡罗尔感染了这种疾病，病情严重，但后来康复。9 月 25 日，拉泽尔被实验中的蚊子叮咬，感染后死亡。

11 月 20 日，在哈瓦那郊外建立了拉泽尔营地，以纪念杰西·拉泽尔的奉献。黄热病委员会付钱给由军队人员和西班牙移民组成的志愿者，让他们暴露在蚊子的叮咬之下，以便确切证明这种昆虫会传播这种疾病。每位参加活动的志愿者可获得 100 美元报酬，如果被感染，还可再拿到 100 美元。14 名志愿者感染了这种疾病，所有人都康复了。该委员会开始在古巴实施蚊子控制计划，利用改进的卫生设施、杀虫剂熏蒸和减少蚊子繁殖的积水区。黄热病病例的数量急剧下降。

芬利具有里程碑意义的发现，帮助威廉·C.戈加斯在美国战役期间减少了巴拿马蚊子传播疾病的发病率和流行率。从 1903 年开始建造巴拿马运河，但进展受到了疾病的威胁。在此之前，每年大约有 10%的劳动力死于疟疾和黄热病。到 1906 年，约 85% 的运河工人因这两种疾病住院治疗。法国医院里有许多积水，如盆栽下面的盆子，蚊子可以在里面繁殖。工人们非常害怕黄热病，一有这种疾病的苗头，他们就成群结队地逃离工地。那些年成千上万的工人死亡。

根据苏珊·布林克（2016 年）的说法：

> 曾在古巴从事灭蚊工作的威廉·C.戈加斯博士说服罗斯福总统为在巴拿马的灭蚊工作提供资金。1905 年夏天，戈加斯和他所谓的"除蚊大队"的 4000 名工人一起，花了 1 年努力阻止蚊子产卵。他们用杀虫剂熏蒸私人住宅，用油喷洒积水区，以阻断蚊子的繁殖。这些努力使黄热病病例的数量在 9 月前减少了一半，10 月只有 7 个新增病例。最后，1906 年 11 月 11 日，巴拿马运河上的最后一名黄热病患者死亡。黄热病的流行宣告结束。

第二次世界大战后，DDT 杀虫剂成为控制蚊子措施中最有力的武器，消灭蚊子被公认为是控制黄热病的主要方法。

战争和奴隶贸易都在美国黄热病暴发中推波助澜，尤其是美国独立战争和美国内战。通常情况下，来自欧洲满载奴隶的船只在继续前往新奥尔良等墨西哥湾沿岸港口之前，会在加勒比海港口停靠，以获得饮水补给。正如我们所看到的，这些港口往往是感染的"宝库"。达菲指出，"欧洲和殖民战争与北美的黄热病存在着相当密切的联系。英法和其他国家之间的七年战争（1756—1763 年）是在广泛的战线上进行的，其中包括西印度群岛和整个北美洲"。下一个时期的美洲黄热病是从 1793 年开始的，一直持续到 1805 年，这与法国大革命的开始相吻合，而 1805 年是纳尔逊击败法国舰队的一年，使英国在拿破仑战争的剩余时间里实际控制了海洋。他还表明，英属北美殖民地的第一次黄热病流行是在 1693—1710 年这几年，这期间包括奥格斯堡联盟战争和西班牙王位继承战争，这不仅仅是一个巧合。

到 1815 年，美国已经从英国赢得了独立（1783 年）。这使美国不得不寻求新的贸易交易，其中一些关键性的交易涉及与西印度群岛的贸易，这不仅影响到货物的进口，也影响到传染病和热带疾病的输入。正如我们所看到的，内战妨碍了南部港口的商业活动，可能是结束或减少黄热病前 10 年破坏性暴发的一个因素。美西战争导致了美国对古巴的占领，而古巴是黄热病的温床，并很可能是美国后来一系列疫情的根源。

黄热病在美国的持续存在和无处不在也在美国医学史、公共卫生和预防医学方面发挥了重要作用。17 世纪末和 18 世纪初的第一次黄热病流行，当时天花也在肆虐，导致了一些早期隔离法的制定。例如，马萨诸塞州在 1699 年通过了一项法律，旨在防止载有受感染者或来自传染病流行港口的船只在该殖民地登陆。当愤怒的英国政府不允许这项措施时，殖民地立法机构通过授权治安法官禁止个人上岸来解决这个问题。

在 19 世纪初，公共卫生措施数量激增。例如，为了应对 1793 年的第一次大流行病，费城成立了一个卫生委员会；纽约和巴尔的摩也成立了卫生委员会；在查尔斯顿，检疫权被赋予了市议会；在新奥尔良，西班牙总督和总检察长制定了严格的检疫措施，并建议排出积水池，清洁城市街道。1853 年路易斯安那州毁灭性的流行病，是 1855 年成立路易斯安那州卫生局的直接原因，这也是美国第一个此类机构。黄热病与卫生委员会产生的直接关系，在南方各州体现得尤其明显，例如，佛罗里达州卫生委员会就是对 1888 年暴发的黄热病的直接反应。

我们很难量化黄热病持续发作所带来的直接影响。新奥尔良在 19 世纪遭受了比大多数人更多的痛苦，但它仍然成为南方的主要中转港。其他墨西哥湾沿岸的城市和城镇出现了蓬勃发展，人口和财富迅速增加。然而，许多欧洲移民确实避开了南部的港口，而且毫无疑问，黄热病的流行是南部沿海城市发展的一个阻力。有效的公共卫生计划可以归功于生活水平的提高、医学和科学知识的进步、"对人类苦难越来越敏感"，以及更有效的政策。黄热病和亚洲霍乱，这两个 19 世纪美国最重要的瘟疫，磨炼了美国社会对公共卫生问题的认识。改革显然发挥了作用，因为黄热病往往是加速变革的催化剂。

1. Bloom, Khaled J., 1993, The Mississippi Valley's Great Yellow Fever Epidemic of 1878, *Louisiana State University Press*.
2. Fenner, E.D., 1854, *History of the Epidemic of Yellow Fever at New Orleans, Louisiana, in 1853*. New York.
3. Keating, J.M., 1879, *A History of the Yellow Fever: The Yellow Fever Epidemic of 1878 in Memphis*, Memphis
4. Stephens Nuwer, Deanne, 1999. "The 1878 Yellow Fever Epidemic along the Mississippi Gulf Coast". *Gulf South Historical Review*. 14 (2): 51–73.

第 25 章 圣劳伦斯山谷天花

（1702—1703 年）

> 法国入侵者承担了大部分责任，并在各方面受到冷落。他们
> 因被视为地球上最伟大的巫师而感到恐惧。传教士受到死亡威胁，
> 其中一人被棍棒打死，另一人被威胁要用菜刀砍头。传教所几乎
> 被烧成灰烬。

关于加拿大天花的最早记载是在 1635 年，涉及居住在三河的圣劳
伦斯河畔的蒙塔格奈印第安人，耶稣会士勒琼在当年的报道中提到了
这一点。勒琼讲述了他是如何目睹许多印第安人生病和死亡的。的确，
"它（天花）在我们所认识的蛮族中非常普遍，我不知道有谁能逃过它
的攻击……许多庄稼都躺在雪下"。后来，当休伦人在佐治亚湾附近的
伊霍纳图里亚建立传教所时，暴发了天花并消灭了该部落。休伦人将
伤亡归咎于黑袍人的"药物"。第二年，过去 2 年来不时拜访休伦人城
镇的瘟疫，现在以 10 倍的速度卷土重来，而且很快出现了一种新的致
命祸害——天花。休伦人的节日变成了哀悼的季节，自杀的人越来越
多，"无声的沮丧盛行，到处都能听到患者和垂死儿童的哀号……在房
子的边上蹲着肮脏的男人、女人，分别处于疾病的各个阶段"。法国入
侵者承担了大部分责任，并在各方面受到冷落，他们因被视为地球上
最伟大的巫师而感到恐惧。传教士受到死亡威胁，其中一人被棍棒打
死，另一人被威胁要用菜刀砍头。传教所几乎被烧成灰烬。特别悲惨
的是，在受影响最严重的三个村庄中，儿童的死亡率很高。在圣米歇

尔、圣伊尼亚斯和圣约瑟夫，260 人在这里接受了洗礼，超过 70 名 7 岁以下的儿童死亡，耶稣会的洗礼者被社会责备。天花断断续续地持续到 1640 年。

1661 年，阿提卡梅格人（白鱼族）几乎被易洛魁人消灭，那些没有被易洛魁人杀死的人被天花肆虐和吞噬。事实上，1661 年和 1662 年是这种疾病的"丰收年"，在那个冬天接受圣洁洗礼的 200 多人中，有 120 多人"很快就死了，去往天堂"。1663 年，易洛魁人被他们称为"悲惨的破坏"的天花折磨，导致村庄荒芜，田地半耕。一些被俘虏的法国人为 300 多名垂死的儿童施行了洗礼。天花一直持续到 1665—1680 年，战争、天花和酒精"横扫了 1000 多个灵魂"，使这个曾经骄傲的部落彻底衰落。大屠杀仍在继续，有关于"怪物而不是人，他们的身体是如此的狰狞、憔悴和充满腐败"的描述。有一些小屋"塞满了垂死的人……活生生的骷髅和尸体混在一起，无法辨认"。

1702 年和 1703 年，天花也在圣劳伦斯河谷造成了惨重损失。到 1702 年底，有 6%～6.5% 的欧洲定居者死于这种疾病。如果我们加上 25% 的新生儿死亡，死亡人数达 1300 人。育龄女性受到的打击尤其严重，死亡率为 10%。这将不可避免地在短期内阻碍了人口增长。一般来说，高死亡率的原因是在 17 世纪，天花在非本地人口中并不流行，所以 1702 年的流行病是在几乎没有免疫力的人群中发生的。

这次疫情始于 1702 年 10 月，当时，来自奥兰治（今天的纽约州奥尔巴尼）的一名易洛魁酋长在迪厄酒店医院死亡。圣伊尼亚斯修女让·弗朗索瓦兹·朱切洛是魁北克迪厄主官宗教医院院长，也是《魁北克酒店年鉴，1636—1716》的作者，她为我们提供了一些细节。她在 1688 年抗击新法兰西的一系列流行病、流感、麻疹和热病的工作中获得了高度评价，并在 1703 年、1711 年的流行病中被人们仿效。她的善良和仁慈表现在对莎拉·加里什的照顾上。这是一名英国女孩，被修女从阿贝纳基斯人那里赎回来，那些人杀害了她的家人并绑架了她。修女还对一个叛逆的本笃会成员进行了款待。朱切洛描述了一场瘟疫，它"以令人难以置信的愤怒"传播，挨家挨户地消灭了整个家庭，影响了对受害者的任何重要照顾。牧师们被待埋葬的人数和死亡的要求所淹没，因此传统的埋葬仪式被废弃长达几个月。朱切洛估计，魁北克市有 2000 人死亡，但考虑到该市当时的人口，这数字一定是高估的。

1703 年登记的墓葬显示，有 1148 人死亡——是该时期平均数的 3.6 倍，是 1701 年的 4.7 倍，这使得它很容易成为殖民地建国以来最严重的流行病。1702 年 1 月，魁北克有 267 人死亡，是前一年的 25 倍。到 5 月疫情缓和时，死亡人数为 767 人，而前一年为 61 人。在蒙特利尔，疫情持续的时间稍长，死亡人数为 353 人，而前一年为 51 人。

1.. Desjardins. B., 1996, Demographic Aspects of the 1702–1703 Smallpox Epidemic in the St. Lawrence Valley, *Canadian Studies in Population* 23, 49–67.

2. Heagerty, J.,1926. The Story of Small-Pox Among the Indians of Canada. *The Public Health Journal*, 17(2), 51–61.

3. Marble, Alan Surgeons,1993, *Smallpox, and the Poor: a History of Medicine and Social Conditions in Nova Scotia, 1749–1799*, McGill-Queen's University Press.

第 26 章　冰岛天花流行

（1707—1709 年）

几个世纪以来，与世隔绝的冰岛经受了严冬的考验，特别是在小冰河时期，这些严冬和汹涌的北海，有效地切断了冰岛人与欧洲大陆的联系，使他们得以发展自己独特的文化。这也使几代冰岛人免受传染病的影响，尽管是以牺牲免疫力为代价的。

冰岛第一次有记录的天花疫情出现在 1241 年，通过大致是今天丹麦的地方到达。1707 年，由于缺乏免疫力，一艘来自欧洲大陆的船带来了最不受欢迎的舶来品——天花，这给偏远的冰岛人带来了一场灾难。该岛以前遭受过几次天花疫情，但最后一次是在 1670 年，所以到 1770 年，几乎没有 40 岁以下的人口获得相关免疫力。冰岛已经在某种程度上恢复了毫无保护的情况。

正如天花流行病的典型情况一样，这种疾病不可避免地在岛上蔓延，因此到 1709 年，当最后一个疾病病例被记录下来时，这种病毒（天花）已经杀死了 12 000 人，占冰岛人口的 1/4。从这场大屠杀中获得的唯一好处是让幸存者获得了免疫力。

Cliff, A., & Haggett, P., 1984. Island Epidemics. *Scientific American*, 250(5), 138–147.

第 27 章　18 世纪的鼠疫

大北方战争与鼠疫（1710—1712 年）

> 用以对付鼠疫的是秩序。秩序的功能就在于清理各种混乱。当肉体混杂在一起时，疾病就得以传播。当恐惧和死亡压倒了禁令时，罪恶就会滋长。秩序借助一种无所不在、无所不知的权力，确定了每个人的位置、肉、病情、死亡和幸福。那种权力有规律地、连续地自我分权，以致能够最终决定一个人，决定什么是他的特点，什么属于他，什么发生在他身上。
>
> ——米歇尔·福柯，《规训与惩罚：监狱的诞生》

大北方战争（1700—1721 年）是一场由俄国沙皇彼得一世领导的联盟战争，它最终使瑞典帝国在北欧、中欧和东欧丧失了优势地位。除了通常的战争附带品外，它还带来了鼠疫，这种鼠疫在 1710—1712 年达到顶峰，从安纳托利亚和君士坦丁堡传来。鼠疫随后蔓延到波兰南部的平丘夫，1702 年，一家瑞典军事医院首次记录了鼠疫，1711 年影响到波罗的海地区，1712 年到达汉堡。我们再次发现，战争和鼠疫密不可分，鼠疫决定了军事决策，影响了战争结果，而军事行动也反过来对鼠疫的发展轨迹产生了类似的影响。

战争的进程和鼠疫的进程往往相伴相随——士兵和流离失所的难民往往是鼠疫的媒介，而军队的死亡人数，以及城镇和农村地区的人口减少和破坏，也严重影响了抵抗敌军或部队供应的能力。从普鲁士到爱沙尼亚东部沿海，死亡人数高达人口的 2/3 或 3/4，许多农场和村庄被彻底毁灭。然而，我们很难区分直接由鼠疫造成的死亡和由鼠疫的同伴——饥荒和饥饿造成的死亡，也很难区分与鼠疫一起出现的其他疾病，如痢疾、天花和斑疹热。

隔离是对抗鼠疫的唯一有效方法，因此在受感染的城镇，如斯特拉松和柯尼斯堡周围设立了卫生警戒线。从1707年起，在整个普鲁士王国边境上都设立了警戒线，那些越境进入普鲁士的人也被隔离了。桥梁被拆掉，小路被封锁，甚至下令吊死绕开守卫入境的人，烧毁或熏蒸所有入境货物。不幸的是，在遏制疾病方面，有太多的特权现象，尤其是对拥有跨境财产或职业的富人，他们可以大摇大摆地自由通过。一座座"鼠疫之家"被建立起来，以隔离受感染的人，柏林的查利特隔离点就是其中之一。

1707年，鼠疫到达克拉科夫，3年内有20 000人死亡。在华沙，1707—1710年有30 000人死亡。波兹南在1707—1709年因鼠疫失去了约9000人，约占其14 000居民人口的2/3。但泽港（格但斯克市）是另一种例子，这个城市在否认疫情，并采取不透明的政策来维护自己的国际贸易。虽然没有直接参与战争，但该市却遭受了贸易减少、税收增加和粮食短缺。市议会向外界，尤其是在城市的贸易伙伴面前淡化了这场鼠疫，尽量保持城市的开放，使国际和本地贸易在很少限制下得以正常进行。

由于棺材短缺和许多掘墓人的死亡，对埋葬的控制有所放松。该地成立了一个"卫生委员会"，除其他事项外，还为鼠疫受害者提供食物。卫生委员会的报告后来被保密了。但泽最终失去了大约一半的居民。斯特丁也采取了不透明的政策以保护其贸易，还对旅行者，特别是在波尔塔瓦战役（1709年7月8日）失败后从瑞典占领的波兰返回的士兵家庭实施了限制，并禁止在该镇的市场上出售水果，因为水果被认为会传播疾病。这些返回士兵的妻子与波兹南周围的鼠疫地区有接触，她们很可能是鼠疫在波美拉尼亚的传播者。

1709年11月，普鲁士国王腓特烈一世与俄国沙皇彼得大帝会面后回到柏林，他患有精神疾病的妻子索菲亚·路易丝出现了奇怪的行为，她穿着白色的衣服，用血淋淋的手指着他，像麦克白夫人一样，宣布鼠疫将吞噬巴比伦的国王。腓特烈意识到，有人预言霍亨索伦家族灭亡的传说。他认真对待妻子的异样，并下令在柏林采取预防措施，其中包括在城墙外建造隔离病院，即柏林慈善会。

难民们将鼠疫从利沃尼亚和爱沙尼亚带到了瑞典中部和芬兰，并通过一艘从佩尔瑙驶出的船带到了斯德哥尔摩。尽管在船上、镇上的患者身体上可以明显看到水疱，但这里的医学院起初矢口否认该病是鼠疫。鼠疫在斯德哥尔摩一直肆虐到 1711 年，主要影响到老城区郊外贫困地区的女性（占死亡人数的 45.3%）和儿童（占死亡人数的 38.7%）。在斯德哥尔摩约 55 000 名市民中，约有 22 000 人死亡。在阿尔托纳，鼠疫导致 1000 人死亡，包括 300 名犹太人。马尔默遭受了 30%～40% 的人口损失。彼得大帝趁机率领俄国军队入侵该镇，"沙皇在汉堡嬉戏，而他的军队在郊区掠夺"。

1712 年在汉堡暴发的鼠疫，是由一个住在汉堡格肯索夫巷的妓女从丹麦军营带过去的，街道上有 53 人感染，18 人死亡。这条小巷随后被彻底封锁，并被隔离。1714 年 3 月，当汉堡的鼠疫终于减缓时，死亡人数高达 10 000 人。

Frandsen, Karl-Erik, 2009. *The Last Plague in the Baltic Region. 1709–1713.* Copenhagen.

马赛大鼠疫（1720—1723 年）

小疏忽的累积，导致了该市最严重的流行病（约 30% 的居民死亡）。这是一个很好的典型，足以说明我们今天在新出现和重复出现的传染病方面所面临的问题，并确定未来如何改进生物监测和反应。

——克里斯蒂安·德沃，《马赛大鼠疫的小疏忽：过去的教训》

马赛大鼠疫的一个特点是，它是西欧最后一次大规模鼠疫。这场鼠疫，当然不是悄无声息地突然消失的：它总共"杀死"了10万人——在暴发后的2年里，马赛市死了5万人，在北部的一些省份和城镇又死了5万人。据估计，它在法国大部分地区人口中的总体死亡率在25%～50%，其中马赛为40%，土伦为50%以上，艾克斯和阿尔勒地区为25%。

马赛这座港口城市还有一个更大的特点，那就是真正从过去的经验中吸取了教训：在1580年的鼠疫结束后，马赛当地政府谨慎地采取了卫生措施，以控制疾病在未来暴发的蔓延。市议会成立了一个卫生委员会，其成员包括该市的医生。在1622年艾克斯议会的一份文件中首次提到，包括要建立一个公共卫生基础设施，开设当地第一家公共医院，配备医生和护士团队。由于鼠疫期间经常有大量的假新闻、庸医误导和错误信息，卫生委员会负责对当地医生进行资格认证，为公民提供一份真实可靠的医生名单。

该委员会建立了一个有效的三级控制和检疫系统。委员会成员会检查所有进港的船只，并开出"健康证明"，以决定货船及其货物进入城市的等级。委员会组成了一个代表团，授权他们检查到港的每一艘船。代表团审查了每位船长的日志，追溯船只登陆过的每一个城市，并与卫生委员会地中海地区有近期鼠疫事件传言的城市总清单进行核对。代表团还检查了所有货物、船员和乘客，寻找潜在的疾病迹象。一旦代表团检测到疾病，该船便严禁停靠。即使船员健康状况良好也不能保证入境，所有船只必须在岛外围绕城市建造的检疫所之一接受18天的隔离检疫。如果船员或乘客被怀疑患有鼠疫，他们会被送到一个更偏僻的隔离地点，在那里会被扣押50～60天，以确保健康。

1720年，鼠疫耶尔森菌从黎凡特传播到了马赛，它乘坐一艘从黎巴嫩西顿出发的船，该船曾在士麦那、的黎波里和鼠疫肆虐的塞浦路斯停靠。第一个被感染的是一名土耳其乘客，其很快死亡，随后是几名船员和船上的外科医生。该船被拒绝进入利沃诺。当它到达马赛时，港口当局迅速将其置于隔离区内进行检疫。但有影响力的城市商人施加了压力，他们想为博凯尔的中世纪大集市提供丝绸和棉花等货物。他们向当局施压，要求取消检疫。

几天后，疾病在该市暴发，伴随了一系列典型事件：医院不堪重负，乡民惊慌失措，把患者赶出家门、逐出城市。他们挖万人坑，但很快坑就被填满。尽管在过去 140 年里做了大量的工作，但还是被致命疾病所淹没，直到成千上万的尸体堆积在城市四周，发出令人窒息的恶臭。马赛很快变成一座四面楚歌的围城：任何试图在马赛、普罗旺斯和其他地区之间交流的人都将被判处极刑。"鼠疫墙"是为了切断流动性或保卫港口而建的，它由干燥的石头砌成，墙高 2 米，厚 70 厘米，墙后设有岗哨。该墙的遗迹今天依然清晰可见。

国际传染病专家尼古拉·罗兹被任命为卫生总专员，他通过设立检查站建立了隔离区，并搭建绞刑架以惩罚趁乱打劫之徒。他还挖出了 5 个大坑，将拉科德利改造成野战医院，并组织向民众分发援助物资。9 月，罗兹亲自领导一个由志愿者和囚犯组成的 150 人小组，在拉图雷特广场周围的贫民区处理了 1200 具尸体。有些尸体已经放了 3 周，资料中描述它们"几乎不成人形，被蛆虫咬得面目全非"。腐烂发臭的尸体被扔进露天的大坑里，用石灰填满，再用土覆盖。据罗兹说，在 1200 名志愿者和囚犯中，只有 3 人幸存下来，他自己也感染了，但活了下来。

鼠疫平息后，该市再次采取措施，预防可能的疾病暴发。政府加强了鼠疫的防御，在水边建造了传染病院，那里有一道 15 英尺高围墙围绕着粉刷后的院落，在水岸边的围墙开孔，以便于卸载货物。商船必须在港口更远处的一个小岛上通过检查，那里的船员和货物都要接受检查。

Devaux, Christian, 2013. "Small oversights that led to the Great Plague of Marseille (1720–1723): Lessons from the past". *Infection, Genetics and Evolution*, 169–185.

莫斯科鼠疫与暴乱（1771年）

1770—1772年俄罗斯暴发的鼠疫，仅在莫斯科一地就夺去了5.2万~10万人的生命，占城市总人口的1/6~1/3。这次疫情始于1768—1774年俄土战争的摩尔多瓦战场，1770年1月席卷了乌克兰和俄罗斯中部，1771年9月在莫斯科达到顶峰，并引发了骚乱。18世纪的莫斯科城市外围建起一座座公墓，这场流行病可以说重画了此城的地图。

驻扎在摩尔多瓦福克沙尼的俄国军队是最早察觉到鼠疫迹象的人群，这种疾病是当地特有的，通过战俘和缴获的物资传播。不出所料，这个坏消息被俄罗斯的敌人夸大了，但俄国女王凯瑟琳二世给伏尔泰写了一封宽慰的信，认为"在春天，那些被鼠疫杀死的人将复活参战"。欺骗，随之而来。克里斯托弗·冯·什托费恩将军胁迫军医隐瞒疫情，等生于芬兰的外科医生古斯塔夫·奥雷乌斯确认鼠疫，并在部队中采取隔离措施时，疫情已经被隐瞒许久了。然而，什托费恩将军依然拒绝疏散被感染的城镇，他本人也在1770年5月成为鼠疫的受害者。1770年5月—8月，在他的部队有记录的1500个病例中，只有300人幸存。

1770年8月，凯瑟琳女王仍拒绝在公众面前承认鼠疫。莫斯科已被圣彼得堡取代了首都地位，它的郊区也成为吸引大量农奴和军队逃兵的地方。越来越多的人口制造了越来越多的垃圾，但没有任何措施来处理。人粪、马粪和来自制革厂、屠宰场和其他污染性行业的废物，所有这些都在不断堆积。为清理城市，女王虽然也付出了艰苦的努力，但她发现，自己在对鼠疫的战争中落了下风。即使在俄罗斯南部边境建立检疫所也是徒劳无功。

1770年12月，莫斯科总医院的首席医生A. F.沙方斯基发现了一例鼠疫，并迅速向负责该市公共卫生的德国医生林德报告。不幸的是，林德并没有理会这份报告。1771年2月，沙方斯基又提交了一份报告，但官员们也和德国人一样无动于衷。3月，出现了更加明确的疾病迹象，此时莫斯科政府开始实施既定程序，包括建立野战医院。1771 年 6 月，林德在患者身上感染鼠疫后死亡。9 月，该市的情况变得极其糟糕。鼠疫达到了顶峰，仅在当月就有 20 401 人死亡，约 3/4 的莫斯科人仓皇逃离了城市。穷人们受到感染的房屋被立即拆除，他们心生恐慌，选择藏起尸体半夜再偷偷下葬，或者干脆直接把尸体扔在街道上。这也是女王后来下令将所有墓地迁到郊区的原因之一。

总督萨尔蒂科夫无法控制局势，于是离开莫斯科，躲进乡村庄园。警察局长也紧接着离开。新上任的莫斯科卫生督察杰森·勒奇宣布城市进入紧急状态，关闭了商店、客栈、酒馆、工厂，甚至教堂。该市被置于检疫封控之下。大批市民被剥夺了正常的贸易和娱乐活动。

1771 年 9 月 15 日，莫斯科居民发动暴动反对当局。他们把国家的紧急措施视为传播疾病的阴谋。东正教大主教阿姆夫罗西试图阻止市民在基泰戈罗德的圣母玛利亚圣像处集会作为隔离措施，这一行为彻底点燃了鼠疫暴动。9 月 15 日，大量莫斯科市民涌向红场，他们冲进克里姆林宫，摧毁了丘多夫修道院（大主教的住所）及其酒窖。阿姆夫罗西大主教设法逃到顿斯科伊修道院。他曾为防止信众聚集传播疾病，将一尊圣像移到别处藏了起来。他的行为被信徒指控为一场阴谋，批为"人民的敌人"，被市民追杀。大规模的骚乱持续了 3 天，零星骚乱一直持续到 9 月底，最后被格里戈里·奥尔洛夫平息。

9 月 16 日，暴乱人群占领了顿斯科伊修道院，杀害了阿姆夫罗西大主教，并破坏了丹尼洛夫修道院的两个隔离区，还有谢尔普霍夫门外的一个隔离区，事态进一步恶化。16 日下午，大部分接近克里姆林宫的叛军都遭到了卫戍军队的阻击。当莫斯科人试图攻击克里姆林宫的斯帕斯基耶门时，军队毫不犹豫地用铅弹开火，驱散人群并抓获了一些叛军。9 月 17 日上午，约 1000 名叛军再次聚集在斯帕斯基耶门前，要求释放被俘的叛军，并取消封控隔离政策。军队再次成功驱散人群，并镇压了骚乱。

约有 300 人被送上法庭。以格里高利·奥尔洛夫为首的政府委员会采取部分措施来应对鼠疫，并为市民提供工作和食物，成功安抚了莫斯科市民的情绪。该委员会改善了隔离区的服务条件，阻止了焚烧财产的行为，重新开放公共浴室，允许商业贸易活动，增加食物供应，并修建新的公共工程。同时，4 名暴乱者被公开处决，165 名成人和 12 名青少年受到了其他惩罚。鼠疫期间，莫斯科及其郊区大约有 20 万人死亡。此外，还有一个让人意想不到的"受害者"——凯瑟琳二世命人从教堂大钟上拆下用于敲响暴动警报的钟头。这口被"阉割"的大钟，从鼠疫期间就开始悬在钟楼上 30 多年，直到 1803 年被移交给兵工厂，并于 1821 年送往克里姆林宫军械库保存。

鼠疫和暴乱开启了俄罗斯的疾病预防研究，在新占领的高加索地区发现的本土鼠疫进一步推动了该研究。而西欧学界是通过比利时医生查尔斯·德·默滕斯于 1798 年以拉丁文写作《1771 年在莫斯科肆虐的鼠疫》一书了解到俄国的相关工作，其英译本于 1799 年出版。这场鼠疫，迫使俄国政府在受疫情波及的省份减免税收和征兵配额，这两项措施进而削弱了俄国的军事实力，凯瑟琳二世被迫与奥斯曼帝国停战议和。

以下是德·默滕斯书中的部分摘录，可以看出灾难发生时的情景（请注意他对医务人员的公平薪酬和个人防护装备的坚持）。

暴乱开始于 9 月 15 日傍晚，暴徒们砸开了传染病院和隔离医院，重新举行了他们习惯上在患者床边举行的所有宗教仪式，并挖出尸体，重新在城市里下葬……人们拥抱死者，鄙视一切防疫措施，宣称它们毫无作用。因为这场公共灾难（我借他们自己的话说），"是上帝降下的惩罚，惩罚他们忘却了古老的敬拜仪式，而且上帝之怒只能通过拒绝一切人为救助来平息……"。必须任命医生、外科医生和护士来照顾患者，给予他们高额薪水……受雇埋葬死者的工人们也应该做好防护措施，以免被传染，他们应该戴上油布的斗篷和手套，并反复用醋清洗……应该配备钩子和其他工具来搬运尸体。

1. Alexander, John T., 2003. *Bubonic plague in early modern Russia: public health and urban disaster*. Oxford.

2. Melikishvili, Alexander, 2006. "Genesis of the anti-plague system: the Tsarist period." *Critical Reviews in Microbiology*. 36: 19–31.

3. Mertens, Charles de, 1799. "An account of plague which raged in Moscow 1771." *Oriental Research Papers*. 8 (2): 37–127.

第 28 章　北美洲麻疹的流行

（1713—1715 年）

它是历史上最危险的儿童杀手。

——C.J. 克莱门特

麻疹的故事可以追溯到 5000 年前两河流域的文明。它是一种由副黏液病毒家族的病毒引起的急性疾病，是人类已知传染性最强的疾病之一。麻疹被称为"历史上最危险的儿童杀手"。如果接触到麻疹，几乎所有免疫力低下的儿童都会感染，高达 99% 的易感者在首次接触感染者后会感染病毒。它通过受感染者的咳嗽和打喷嚏在人与人之间快速传播。

通常在接触感染者后 10～12 天出现症状，持续 7～10 天。最初的症状通常包括 40℃以上的高热、咳嗽、流鼻涕和眼睛发炎。症状出现后不久，口腔内可能会形成小白点，即麻疹黏膜斑。通常在症状开始后 3～5 天，会出现红色、扁平的皮疹，通常从面部开始，再扩散到身体其他部位。常见的合并症包括腹泻（8%）、中耳炎（7%）和肺炎（6%），部分原因是麻疹引起的免疫抑制。不太常见的合并症有癫痫发作、失明或脑部炎症。它可以并且确实影响到任何年龄段的人。大多数人只会感染一次，死亡率约为 0.2%，但在营养不良的人中可能高达 10%。大多数死于这种感染的人都在 5 岁以下。麻疹的其他名称还有 morbilli、rubeola、red measles、English measles。另外，风疹（也称作德国麻疹）和玫瑰疹不属于麻疹，是由其他病毒引起的不同疾病。

麻疹疫苗是有效且十分安全的治疗方式。疫苗接种使2000—2017年麻疹死亡人数减少了80%，到2017年，全球约85%的儿童都接种了第一针麻疹疫苗。麻疹每年影响约2000万人，主要在非洲和亚洲的发展中国家和地区。1980年，有260万人死于麻疹；1990年有54.5万人死于麻疹。到2000年，通过国家免疫计划，麻疹疫苗覆盖了全球约72%的儿童。2014年，全球疫苗接种计划已将每年的死亡人数减少到73 000人。尽管有下降趋势，但由于免疫水平的降低和反免疫者的不明智、自私和不谨慎的态度，2017—2019年麻疹病例和死亡率仍在上升。

　　中世纪的波斯医生穆罕默德·伊本·萨卡里亚·阿尔拉齐（860—932年）在《天花与麻疹之书》中首次系统地描述了麻疹，以及它与天花和水痘的区别。这与麻疹需要至少大于25万的易感人群才能维持与流行的观察相吻合，这种情况发生在中世纪欧洲城市的发展之后。1676年，英国医生托马斯·西德纳姆医学博士发表了一篇论文《关于急性病病史和治疗的医学观察》，并在文中将天花和麻疹区分开来。他还记录了更多麻疹的细节，并将其与猩红热区分。

　　麻疹的死亡率相当可怕：1529年，在古巴暴发的麻疹导致以前从天花中幸存下来的2/3当地人死亡；1531年，麻疹夺走了洪都拉斯的一半人口，甚至几乎中断了墨西哥、中美洲和印加文明；麻疹对太平洋岛民的危害在19世纪尤为严重，因为到访这些岛屿的商人和旅行者来自全球各地；1824年，夏威夷国王卡美哈美哈二世和王后卡玛鲁前往伦敦会见国王乔治四世，很快就感染了麻疹，两人在1个月内死亡；1848年，这种病毒与其他几种疾病一道袭击了夏威夷，导致当地1/3的人口死亡。

　　据估计，1855—2005年，麻疹在全球范围内导致约2亿人死亡。19世纪50年代，夏威夷有20%的人口死于麻疹。1875年，超过40 000名斐济人死于麻疹，约占其人口的1/3，是由停靠的皇家海军"黛朵"号的船员引入的。在19世纪，这种疾病导致安达曼岛50%的人口死亡。1846年，丹麦医生彼得·路德维希·帕努姆到访了法罗群岛，研究了麻疹的暴发，该岛的7782名居民中有75%以上受到过感染，至少102人死亡。帕努姆观察到，在1781年被感染的当地老年人，没有一个人二次感染。对免疫力的这种认识，后来也成为人类战胜麻疹病毒的关键。

1608年，萨穆埃尔·德尚普兰在加拿大建立了新法兰西殖民地，最初是作为狩猎和捕鱼活动的前哨站，多年后才发展成为永久定居点。早期的魁北克以低人口密度著称（1714年为24 564人），并与外部世界相对隔绝——这两大特点都限制了传染病的传播，而传染病的生存需要大量人口作为宿主。与法国殖民地和英国殖民地不同，魁北克省拥有相对健康的人口和肥沃的土地，在一段时期里没有受到传染病和流行病的困扰。但是，事情在18世纪初发生了变化，魁北克的原住人口开始与北美其他地区接触。早期英国殖民地不断发展，由于长期的移民输入，其人口比新法兰西地区要多得多。与英国殖民者和本地部落的持续战争，也促使当地人与外部更频繁地交流。此外，毛皮贸易打开了全世界与当地部落的贸易路线。整个殖民地流行病开始日益频繁，快速暴发，由于早期缺乏接触，原住民对传入殖民地的传染病没有产生自然免疫力，导致许多人死亡。

17世纪中期以来，麻疹一直困扰着美国东北部地区。在1657年的波士顿，约翰·赫尔在日记中写道："麻疹疾病在全城蔓延，幸运的是，死亡人数很少。"1693年，弗吉尼亚州州长埃德蒙·安德罗斯为了麻疹疫情发布了一则"羞辱和祈祷日"的公告。后来，在1757年，苏格兰医生弗兰西斯·贺姆通过血液将麻疹从被感染者身上传染给健康人，从而证明了这种疾病是由传染源引起的。

弗兰西斯·贺姆试图通过模仿变异过程来产生较为温和的麻疹。这个过程包括从受感染的患者身上取血，然后与未被感染者的皮肤接种。通过这种方式，他能将麻疹转移到12个患者中的10个人身上。这项实验清楚证明了麻疹病毒存在于人类血液中……

——迈克尔·奥德斯通，《病毒、瘟疫与历史》

美国殖民地时期的记录显示，1713—1715 年发生了严重的麻疹流行。波士顿的居民在这次疫情暴发中损失惨重，该疫情始于 1713 年夏末，到 1714 年 1 月底消失。1714 年 2 月，麻疹病毒已蔓延到纽约州、新泽西州、康涅狄格州和宾夕法尼亚州。它可能在 4 月通过从美国殖民地来往的商人传播到了新法兰西殖民地。

科顿·马瑟后来将天花的接种疗法引入到殖民地。然而，在 1713 年，他在日记中提到："麻疹即将进入城镇，这可能是一个生病的时期，附近的家庭会有很多麻烦。"不幸的是，麻疹感染了他自己的大部分家人：在 6 周内，他的妻子、刚出生的双胞胎、一个女儿和其他 6 个孩子，甚至家里的女仆都死了。马瑟经常以死亡为主题进行布道，并认为"丧子之痛仿佛被扯断手脚"。他在 12 月 23 日的日记中写道：

> 我已经把一封关于在麻疹困扰下如何正确处理患者的书信交给了印刷商，此时麻疹正在全国蔓延、肆虐。我打算把这些手册分发到各地……以拯救更多生命……

马瑟提到的这封信，是在 1713 年 12 月"为穷人而出版的"。它告诉那些没条件看医生的弱势公民关于麻疹的典型迹象和症状，以及简单的治疗方法。它们基本上是针对"体液"不平衡的通用疗法，建议使用：藏红花糖浆和糖浆水、女贞子和牛膝草糖浆、鼠尾草或迷迭香茶、糖渍或黄油丸、热啤酒或朗姆酒、热苹果酒、热蜂蜜、烤苹果片茶、在酒和啤酒或大黄茶中加橄榄油肥皂碎、蜀葵糖浆。这些都是穷人能买得起的配方，即使治不好病，至少也能作为安慰剂。

尽管这本书是为穷人写的，但美国儿科学会的官方杂志《儿科》称赞其为"美国儿科的经典之作，可与大陆上任何关于麻疹的文献争辉"。比尔（1952 年）认为，马瑟是"美国第一个写出医学总论的作家"。尽管他的本职是神学家和传教士，没有受过系统的医学训练。

第二次世界大战期间，部分英国人认为"德国麻疹"是德国人传来的，这种说法也有记载。当时罗瑟勒姆的一名大众观察档案馆记录员记录了她学生的说法——据说是某位"专家"教给他的。

1. Aaby, P., 1984. "Overcrowding and intensive exposure as determinants of measles mortality". *American Journal of Epidemiology* 120: 49.

2. Black, F.L., 1982. "The role of herd immunity in control of measles". *The Yale Journal of Biology and Medicine* 55: 351–360.

3. Clements, C.J., 2004. *The Epidemiology of Measles: Thirty Years of Vaccination*, London.

4. Morens, D.M., Measles in Fiji, 1875: thoughts on the history of emerging infectious diseases. *Pacific Health Dialog.* 1998; 5:119–128.

第 29 章 波士顿天花与"疫苗战"

1932 年，塞缪尔·贝亚德·伍德沃德医学博士在向马萨诸塞州医学会发表了演讲《马萨诸塞州天花的故事》。

> 对我们目前的法律及其改进的反对意见，好像对那些在 1721 年和 1800 年主张接种疫苗者所承受的谩骂飓风吹起，似乎只是夏天的凉风。180 年来，天花造成的死亡比任何其他原因造成的都要多。天花几乎总是零星出现，每隔几年就会流行，确实很少有人能逃过它的蹂躏。

他巧妙的比喻，将 1721 年波士顿天花暴发时引入疫苗接种的争论变得具体形象化。事实上，在 1721 年和 1722 年的 10 个月中，约有 844 名波士顿人死亡，但现实的惨烈程度远不是这个数字能体现的。

我们要感谢一个奴隶，他为疫苗接种提供了契机，从而拯救了成千上万的生命。1706 年，科顿·马瑟的一个奴隶奥尼西母向马瑟解释了他儿时在非洲接种的事情。马瑟被这个故事迷住了。到 1714 年，他在《英国皇家学会哲学期刊》上读到伊曼纽尔·蒂莫尼博士在担任英国驻君士坦丁堡大使时见过的类似程序，这重新点燃了他对于接种的热情。随后，马瑟在给伦敦格雷沙姆学院的约翰·伍德沃德博士的信中谈到，他打算敦促波士顿的医生在天花回到殖民地前采用接种法。实际上，继这封信之后，1715 年，《英国皇家学会哲学期刊》上刊登了威尼斯医生雅各布斯·皮拉里努斯于同一主题的报告。

这些权威报告在英国被忽视了，但在美国情况却有所不同。英国驻土耳其大使夫人玛丽·沃特利·蒙塔古在 1716 年写给朋友的信中描述了这种做法。不久后，她让儿子接种了疫苗，并于 1718 年回到英国，决心尽她所能将"这种有用的惯例"作为一线治疗方法。她告诉所有人，在英国如此致命的天花在土耳其是完全无害的，女性们会组织聚会以便共同患病，患者很少卧床超过 3 天，脸上的痘从来没有超过二三十个，而且不会留瘢痕，没有任何病例死亡。但直到 1721 年 4 月，即她回到英国 3 年后，在威尔士公主的庇护下，她才安排了英国的第一次接种，而且对象是她自己的孩子玛丽·爱丽丝。天花确实回到了殖民地，传播载体是皇家海军舰艇"海马"号，它在海地的托尔图加岛停留后，于 4 月 22 日从巴巴多斯抵达，全体船员都经历过天花。"海马"号在不知不觉中"孵化"了天花。船上的一个水手在抵达波士顿港一天后发病，导致其他水手染上了病毒。波士顿的水警检查了"海马"号，又发现了两三个处于不同阶段的天花病例，立即命令该船离开港口。尽管感染的水手被匆忙地隔离在发病的住所，但在波士顿港与他接触过的其他 9 名水手 5 月初都染上天花。这些水手被隔离在奇观岛的简陋医院里，但工作人员和海关官员无法控制病毒——到 6 月中旬，这种疾病已在迅速蔓延。

波士顿上一次暴发天花是在 1703 年，所以没有免疫力的新一代儿童和年轻人是易感人群。随着疾病蔓延，约 900 名居民逃到了外围的农村，这无疑扩大了疾病的传播范围。公众越来越担心会被"上帝责罚"。逃亡、隔离和对外来商人的恐慌，导致商业活动中断了数周。10 月初，刚刚创刊的《新英格兰报》被镇议会命令发布受天花影响的户籍人口统计情况：共统计到 2757 个病例，1499 人康复，203 人死亡。政府在众议院派驻了警卫，以防止波斯尼亚人未经授权进入。9 月，死亡人数达到 101 人，选民们无力阻止，"严格限制了葬礼钟声响起的时间"。国库拨出 1000 英镑救济那些难以维持生计的家庭。疫情在 10 月达峰，有 411 人死亡。波士顿有 8% 的人在疫情中死亡，其他数百名波士顿人虽然康复，但会留下永久的严重瘢痕或残疾。

天花带来的第一个百年灾难已经过去。5 次流行，零星的病例不断，唯一逃避疾病的方法就是逃离。在这个世纪里，天花对马萨诸塞州殖民地发展的阻碍，比任何一场内外战争或任何灾难都要大。

1721 年 6 月 6 日，马瑟将蒂莫尼和皮拉里努斯的那份关于接种的报告摘要分发给当地其他 14 名医生，敦促他们通过为自己的患者或志愿者接种天花而发起一场疫苗战争，但他没有得到任何回应。接下来，马瑟又向哈佛大学的医生扎布迪尔·博伊尔斯顿陈述了他的情况，后者勇敢地在自己小儿子和 2 个奴隶（一个大人和一个少年）身上尝试了接种。3 人都在约 1 周内恢复健康。7 月中旬，博伊尔斯顿又为 7 人接种了疫苗。疫情在 1721 年 10 月达到顶峰，有 411 人死亡。1722 年 2 月 26 日，波士顿再次摆脱了天花的困扰。自 1721 年 4 月以来，病例总数达到 5889 例，死亡 844 人——超过 1721 年全年波士顿总死亡人数的 3/4。与此同时，博伊尔斯顿为 287 名波士顿人接种了疫苗，结果只有 6 人死亡。1721 年 11 月 25 日，他在哈佛大学为 15 人接种，包括 13 名哈佛学生、爱德华·维格沃思教授和导师威廉·韦尔斯特德，他们也都活了下来。科顿·马瑟在一封详述博伊尔斯顿工作的信中写道："他已经在几百人身上做了实验，有男有女，有老有少，有强壮的人，有瘦弱的人，有白种人，有黑种人。"

博伊尔斯顿的工作，其实是有记录以来最早的临床试验之一，使用实验组和对照组来证明接种的有效性，这有力推动了该方法的采用。但虔诚的信教者们对蒙塔古夫人的试验性接种的愤怒超出了想象。教士们在讲坛上大肆宣扬她对上帝权力的僭越，以无神论者、嘲笑者、异教徒的身份改变神圣的自然进程。他们得出结论：第一个接种者是恶魔撒旦，并引用了《约伯记》，"于是撒旦从耶和华面前出来，用疮疖从脚底一直打到头顶。"人们在街上讽刺这位善良的女士是不正常的母亲——她并非因为疾病而担心女儿的安全，"而是因为派来 4 个大夫……观察实验进展，显然不愿意让它成功，带着如此怨恨和恶毒的精神"。

考虑到普遍存在的庸医、民间医疗和迷信，即使是按照那时的标准，这种社会反应依然令人震惊。我们会想起印度自古就有接种的做法，而中国的接种也有几百年的历史，常规做法是将干燥、磨碎的变种病毒痂皮吹入患者的鼻孔——男性用右鼻孔，女性用左鼻孔。奇怪的是，在英国，甚至在欧洲大陆，在土耳其施行接种后的40年里，人们依然对接种一无所知。在欧洲，接种是通过将切口暴露在天花的脓液中来诱发不太严重的天花症状。

在蒙塔古夫人实验之前的11年，西方人能找到的对抗天花的"最佳"方法出自托马斯·霍金斯，他"因鞭打两个患天花的人而获得了8美元报酬"。这到底是治疗还是惩罚？

由于波士顿选民的反对，以及偶尔出现的市民暴动，博伊尔斯顿被禁止在11月以后继续他的接种运动。但哈佛大学导师托马斯·罗比受到他的研究启发，继续在奇观岛为患者接种疫苗。他有一个患者，是另一位导师尼古拉斯·塞维尔，在接种16天后回到哈佛，报告了自己的接种成功。在博伊尔斯顿和塞维尔成功实验后，哈佛大学的学术圈对接种疫苗的接受程度越来越高。

1718年，一个反对接种的苏格兰医生威廉·道格拉斯，将包含蒂莫尼和皮拉里努斯信件的一些皇家学会期刊介绍到波士顿。多年来，他是该殖民地唯一的医学毕业生。他"总是很积极，有时也很准确"，他把期刊借给了一位朋友，"一个虚荣的、轻信他人的传教士"。这个"传教士"就是科顿·马瑟。马瑟立刻用上了这些期刊。在许多波士顿医生的眼里，接种是一种不科学的庸俗疗法，就像当时流行的净化与放血治疗一样，都是在18世纪初十分常见的。

天花接种和疫苗接种都能产生对天花的免疫力，两者的主要区别在于病毒来源。接种使用的是天花病毒材料，而疫苗接种用的是与免疫相关的牛痘，即牛痘病毒（表4）。

表 4　接触天花的方式

自然感染	天花接种	疫苗接种
与感染者长期接触，特别是在天花皮疹的第一阶段，病毒含量非常高	故意用天花痂的材料接触天花病毒，如擦在皮肤的小伤口上。通常会导致较温和的疾病，但仍有死亡的风险	通过直接接触，使用与天花有关的病毒，诱发更温和的急性感染。最初的疫苗使用牛痘的脓液。现代天花疫苗含有疫苗病毒
http//www.bt.cdc.gov/agent/smallpox/overview/disease-facts.asp	http//en.wikipedia.org.wiki/inoculation	

当玛丽·爱丽丝在伦敦生病时，皇家海军"海马"号在波士顿港正式卸下了致命传染性的货物，1 年后波士顿的 12 000 名居民中有 5759 人被感染、844 人死亡。邻近的罗克斯伯里、剑桥市和查尔斯敦等城市受到的影响极大，仅查尔斯敦就有 100 人死亡。马瑟不受波士顿人的欢迎和尊重，这对他的接种事业是一种阻碍。塞缪尔·伍德沃德（1932 年）提到了当时的背景。

马瑟在许多论文中不免将信仰和医学混为一谈，认为疾病是人类罪恶的结果，病态是上帝在惩罚罪孽，以死者之手来播下仁慈。他还推崇母猪虫（土鳖）溶液的治疗功效。他支持女巫狩猎和水刑，正如奥利弗·温德尔·霍姆斯所说，这意味着"如果你在你奶奶胳膊上发现一颗痣，赶紧把她扔进河里。如果她能游回来，那就是女巫，必须被绞死；如果她沉底了，上帝自会宽恕她的灵魂"。

伍德沃德描述了在医生和民众中出现的暴动。

一场风暴来袭，其他医生不愿意参与此事。暴徒们认为，接种是给本来没病的人注射天花，他们被彻底激怒了。街道上出现了一批煽动性的宣传册，宣称"干涉造物主和他的造物之间的关系是不虔诚的，通过人工手段繁殖天花是刻意干涉死亡的事实"……教士们几乎一边倒地支持博伊尔斯顿，而医生则是一窝蜂地嘲笑他的工作。有一段时间，博伊尔斯顿确实处在极大的危险之中……人们带着缰绳在镇上巡逻，威胁要把他吊死在最近的树上。有一次，他在家里的一个"私人地方"躲了14天，而各方日夜不断地搜寻他。甚至，在众人的疯狂情绪平息了一阵子之后，他还被迫在半夜乔装打扮去看望患者。

所有对他的中伤、妖魔化纷至沓来，如报纸上指责他"将这种恶性污物注入血液，是为了腐蚀和腐化它""在地狱般的奴役中卖淫"。从窗户扔进他家的简易爆炸装置上，绑着一张卡片，上面写着："科顿·马瑟，你这条狗。该死！我要用这个给你接种，让你生不如死。"尽管如此，马瑟和博伊尔斯顿及他们的接种计划还是取得了胜利。1723年，应英国皇家学会主席汉斯·斯隆博士之邀，博伊尔斯顿前往英国，并在内科医生学院和皇家学会上发言，1726年，他入选该学会的成员。在短短8个月里他接种的人数居然达到了1721—1728年这几年里全英国接种人数的1/3。这些数据不言自明，在1721年的流行病中，接种后的死亡率仅为2.4%，而自然感染后的死亡率是14.8%。

悲哀的是，这还不是马萨诸塞州天花灾难的结局，幸好接种疫苗成为当地人一根粗壮的救命稻草。1751年，天花再次如往常一样由船只引入，感染了124人，22人死亡。直到第二年的5月它才缓缓地蔓延开来，直到12月突然失去了控制。政府在被感染的房屋附近的街道上建立围栏，挂起警告旗，禁止在葬礼上敲钟、在夜间埋葬、在公开场合举行城镇会议。有2124人接受接种，其中30人死亡，死亡率1.4%。在5545个自然感染的人中，有539人死亡，死亡率9.7%。

1764年，在5周内有4977人接种，46人死亡，死亡率0.9%；669人选择自然感染，其中124人死亡，死亡率18.5%。1769年和

1773 年，卷土重来的天花迫使当地开设了更多医院。1775 年，在与英国对抗期间，华盛顿的军队遭遇严重的天花影响，只得采用大规模接种的方式，据统计，4988 人接受治疗，18 人死亡。

在 1778 年这一年里共进行了 2121 次接种，29 人死亡，死亡率 1.4%。另外 122 个病例记录，42 人死亡，死亡率 34%。1792 年，一艘船从爱尔兰带来了天花，几乎全城的人都在几天内接种了天花。在今天，人们已经普遍认同了接种疫苗的必要性。除了拯救生命之外，关于接种的争论，还对西方的社会医疗产生了深远的影响。波士顿的这次天花暴发，永久改变了社会和宗教界关于疾病的公共讨论。

接种的手法为现代流行病的预防技术奠定了基础。针对这一鲜为人知的医疗程序的引入而掀起的公众辩论，与当下公众对疫苗接种的误解惊人地相似。这是疫苗接种和人类消灭天花之路上第一座关键的里程碑，也为爱德华·詹纳在 19 世纪末开发出有效的天花疫苗铺平了道路。

波士顿这场天花还有一个重要的意义：这是美国医学界第一次利用新闻媒体向公众宣传或提醒他们注意健康危机。《新英格兰报》在老板詹姆斯·富兰克林和 16 岁的新手编辑本杰明·富兰克林（1706—1790 年）的带领下，以"无名好汉"为笔名，在疫情后的几个月连续发表讽刺马瑟和接种的文章。而博伊尔斯顿也用《新英格兰接种小痘的历史变迁》加以回击。这场笔战对富兰克林产生了深远的影响，改变了他对于政治、媒体和新闻自由的思考。学者科斯（2016 年）评价道：

> 这是伟大的实验家本杰明·富兰克林目睹的第一次真正的实验……博伊尔斯顿成了一个大英雄。博伊尔斯顿像富兰克林一样出身平凡，和其他镇上的医生一样，他没读过哈佛大学，家庭也不富裕。我认为，富兰克林从这场经历中走过来，萌发出了自己生命的潜力。

在费城，富兰克林转变为接种疫苗的狂热支持者（甚至殖民地中接种疫苗的头号粉丝），费城也成为接种疫苗的核心地带。1777 年，乔治·华盛顿做出了一个影响深远的决定：让他的全体士兵接种疫苗。许多历史学家认为，这可能是华盛顿身为将军在独立战争中最大的贡献。最终，在詹纳发现牛痘疫苗之前的几十年，天花接种在西方成为一种被公众广泛认知和接受的技术。

1. Best, M., 2004. "Cotton Mather, you dog, damn you! I'll inoculate you with this; with a pox to you": smallpox inoculation, Boston, 1721. *Quality & Safety in Health Care*. 13 (1): 82–83.

2. Coss, Stephen (2016–03–08). The Fever of 1721. New York.

3. Farmer, Laurence, 1958. "The Smallpox Inoculation Controversy and the Boston Press 1721–2". *Bulletin of the New York Academy of Medicine*. 34 (9): 599–601, 608.

4. Minardi, Margo, 2004. "The Boston Inoculation Controversy of 1721–1722: An Incident in the History of Race". *The William and Mary Quarterly* 61 (1): 57–82.

5. Willett, Jo, 2021, *The Pioneering Life of Mary Wortley Montagu*, Barnsley.

第 30 章　新英格兰的白喉

（1735—1741 年）

1975 年 1 月，美国儿科学会的《儿科》杂志刊登了一篇文章《论 1735 年白喉的治疗》，其中写道：

> 美国历史上最可怕的儿童疾病流行于 1735 年。这种疾病是白喉……这次流行病的最大特点是家庭中出现了多起死亡。在一个家庭中因白喉而一次死亡 8 人的情况，至少出现了 6 次。

这篇文章完美地概括了这场"喉瘟"可怕、恐怖的特点。

因此，在 1735 年，当新罕布什尔州金斯敦的一名儿童患上了疑似普通感冒时，没有人能想到后来新英格兰的大部分地区都会染病。金斯顿民间的说法是，1735 年 4 月的瘟疫暴发归因于约瑟夫·克拉夫给一头猪剥了皮，而这头猪是因喉咙疾病而死的。克拉夫当然也生病了，后来死于类似的疾病。1735—1740 年的"大喉瘟"（现在叫白喉），是新英格兰历史上最令人恐慌的凶猛流行病之一。所有人（包括医生）都被告知，其症状主要是体液失调，与病菌无关，也不具有感染性，因此净化与放血治疗就够了（这反而让病情恶化）。

新英格兰殖民地的每一个州都遭到侵袭，最严重的是新罕布什尔。埃克塞特市有 127 人死亡，其中 105 人是 10 岁以下的儿童。总人口不多的金斯敦死了 113 人，其中 96 名是儿童。受灾最严重的城镇是汉普顿瀑布城，与其他城镇相比它只是个很小的社区，但有 210 人死亡，包括 160 名儿童在内。

白喉确实是一种传染病，由一种传染性细菌白喉棒状杆菌引起，通过与感染者的密切接触传播，主要攻击呼吸道黏膜、皮肤和身体的其他脆弱部位，包括耳朵、眼睛和生殖器等。它最早在希波克拉底的文章《齿系》中被首次描述："在扁桃体溃烂时，出现类似蜘蛛网的东西是不好的。"文中还同时描述了当溃疡扩散到悬雍垂时的声音变化，也就是溃疡性咽喉炎后上腭的麻痹。卡帕多西亚的阿雷特乌斯（活跃于 130—140 年）描述了白喉的情况，并解释说它被称为"埃及溃疡"或"叙利亚溃疡"，因为它在这些国家广泛传播。以弗所的医生鲁弗斯（活跃于 1 世纪末至 2 世纪初）和阿米达的艾提斯（大致生活在5 世纪中叶至 6 世纪中叶）为我们补充了更多关于白喉的知识。

到了近代，它在 16 世纪初首次出现在报道中，并随着西方城市化而变得更加剧烈。1826 年，它获得了正式的名称——白喉，取自希腊语中的兽皮或皮革，描述了患者出现厚厚的喉咙包层。这个名字出自法国医生皮埃尔·布勒东诺（1778—1862 年），另外，他还将白喉与猩红热区分开来。

随着疾病的恶化，在扁桃体和鼻咽部经常出现假膜。换句话说，细菌聚集并凝结成假膜，覆盖在喉咙内壁上，导致脖子肿胀和呼吸困难。随着假膜变大，肿胀加剧，淋巴结肿大，使颈部呈现"牛脖子"的样子。在不加治疗的情况下，这种假膜将变得更大，阻塞喉部和气管，缓慢堵塞呼吸道，导致窒息和死亡。

——伊丽莎白·罗伯茨，《孩子们的死神：气管内插管的诞生》，

2011 年

假膜是由细菌分泌的毒素引起易凝固的纤维蛋白渗出。假膜附着在组织上，可能会阻碍呼吸。毒素本身也可能进入心脏、肌肉、肾脏和肝脏，可能暂时或永久地损害这些器官。并发症可能包括心肌炎（心肌受损）、神经炎（神经发炎，可能导致神经损伤、瘫痪、呼吸衰竭和

肺炎）、气道梗阻和耳部感染。

1858 年，巴黎儿科医生尤金·布楚（1818—1891 年）发明了气管内插管的方法，即把一根小金属直管引入喉部，用丝线固定，并在那里放置几天，直到假膜和气道梗阻被充分解决。布楚在 1858 年 9 月 18 日的法兰西学院自然科学院会议上介绍了这项技术，以及他在前 7 个病例中取得的成果。科学院最初拒绝了布楚的方法，尽管这种方法的好处是比以前的一线干预措施——气管切开术创伤要小，而且经常能带来更高的生存率。

新英格兰的流行病继续向东北方向发展，影响到了新罕布什尔州和缅因州之间的许多小城镇。1735 年 7 月至 1736 年 7 月，新罕布什尔州的 15 个城镇的死亡记录显示，有 984 人死于这种疾病，大部分是儿童。在距离海岸线 8 英里的浅滩岛，这个与世隔绝的渔业社区失去了 36 名儿童。伊普斯威奇的埋葬记录显示，缝纫机发明者马克·豪和赫弗齐芭·豪夫妇的 8 个孩子都死于 1735 年 11 月，具体死因是"cancre quinsy"——18 世纪对喉部阻塞的称呼。邻近的一个家庭也报告说失去了全部 8 个孩子。塞缪尔·丹福斯牧师的家庭也受到了影响，他写道："上帝的使者对孩子们进行了一次全面的探访，由于咳嗽和感冒，我的 3 个孩子萨拉、玛丽和伊丽莎白都死了，他们都是在 2 周内去世的。"通常情况下，一座坟墓中最多能埋葬 4 个孩子。教会记录显示，父母们向牧师施压，让他们"以危险的疾病为由"提前给孩子进行洗礼。马萨诸塞州的罗利镇失去了 1/8 的人口，附近的拜菲尔德则失去了 1/7 人口。当时的隔离措施都是临时性的，例如，在埃克塞特，镇民们查封了一个病死年轻人的房子用于隔离他的兄弟。自我隔离不是一种好选择，大量的公共坟墓残酷地反映了这一事实。在清教徒为主的新英格兰，无论是否被感染，孩子们通常都是四人睡一张床。他们一起上学，一起坐在教堂座位上，他们把死去的朋友和兄弟姐妹的小尸体抬到墓地以警示自己。他们被大人劝说不必悲伤，因为为死者悲伤哀悼是在背离上帝旨意。牧师和医生的安慰，只能帮助疾病从一个家庭蔓延到另一个家庭。简单来说，没有任何人可以逃脱。

内科医生完全慌了手脚。与其他传染病一样，他们的困惑反映在对瘟疫的许多命名或误诊上——锁喉、咽峡炎、溃疡、膀胱炎、"嘎嘎病"或喉瘟。其更常见的称呼是"儿童杀手"。1735年，当地的猩红热也很猖獗，儿童同时死于这两种疾病，使混乱的局面雪上加霜。

1735年距离白喉的疫苗发明还有100多年，那时对这种疾病的治疗是相当原始和痛苦的。当喉瘟肆虐波士顿时，《波士顿公报》上的一则公告提供了一些真正可怕的家庭疗法，这也是当时那个疯狂的世界所能提供的最好建议。

首先要确保在舌下打开一条静脉，如果做不到，就在手臂上打开一条静脉，这一点必须先做，否则其他手段都是无效的。接着，用硼砂或蜂蜜沐浴，或者涂抹口腔和喉咙，并在喉咙上敷一块白花蛇舌草药膏。饮用"魔鬼牙"或"罗宾车前草"煎成的汤剂，并撒一些黑刺李干，方便患者入口。如果身体虚弱，则使用符合瘟疫性质的镇静剂……但一定要放血，尤其是在舌头下面。我们曾多次在手臂下造成水疱，但事实证明这样做有时很危险。

迷信往往和假新闻狼狈为奸。新英格兰历史学会就讲过一个故事。

在马萨诸塞州的纽伯里，人们猜测这种疾病与1735年夏天毛虫数量暴发有关。这些害虫满满覆盖了道路和房屋，甚至能漂在溪水上。马车的车轮碾压它们，还会发出噼里啪啦的声音，导致车轮打滑。据说祈祷和布道能扑灭这些毛虫，但人们一直怀疑它们也会引起喉瘟。

在马萨诸塞州的哈维尔，一本流行的小册子宣称，儿童的哭声和咳嗽声表明上帝或超自然力量在通过他们说话。1738年，喉瘟疫情进入第3年，关于它的一首17页的诗《唤醒古老的虔诚》被印在小册子上四处流传，其中暗示这种病是由不虔诚的行为导致的。

在整个新英格兰地区，在 1735—1740 年约有 5000 人死于白喉，超过 75% 为儿童。总的来说，每 1000 人中有 22 人死于此病。在新罕布什尔州，白喉发病最早也最严重，每 1000 人中有 75 人死亡。

1. Caulfield, Ernest, 1939, A History of the Terrible Epidemic, Vulgarly Called the Throat Distemper, as It Occurred in His Majesty's New England Colonies Between 1735 and 1740, *Yale J Biol Med.* 11(3): 219–272.
2. Fitch, Jabez, 1736, An account of the numbers that have died of the distemper in the throat, within the province of New-Hampshire: with some reflections thereto; July 26. 1736. *U.S. National Library of Medicine.*

第31章 北美洲天花与监狱船

（1775—1782 年）

1783 年，独立战争结束时，英国监狱船上死者的遗体正在布鲁克林海岸腐烂。纳撒尼尔·斯卡德上校报告说，"头骨、脚、胳膊和腿以最疯狂的方式从破碎河岸上延伸出来"，而埃德温·G.伯罗斯将军则形容海岸上的头骨"像秋天玉米地里的南瓜一样厚"。

如果你像 1792 年的乔治·温哥华船长那样，沿着美洲的西北海岸线巡航，你一定会感到担忧。事实上，温哥华的手下们也是如此。他一定在思考，这里的原住民都去哪儿了？这片土地很肥沃，有丰富的鲑鱼和淡水资源，但人烟却很少，只有一些荒废的村庄，就像他在愉景湾登陆的第一座岛屿（即将被命名为"温哥华岛"）南部的村子那样。这里"杂草丛生，其中发现了几个人的头盖骨和其他骨头，乱七八糟地散落一地"。经验丰富的探险家乔治·温哥华以前从未见过如此阴森的场景。

从 1792 年 4 月 29 日起，他在温哥华岛和华盛顿州大陆之间的胡安·德富卡海峡进一步探索，目睹了更多的人口减少和破坏。一个名叫托马斯·曼比的船员写道："我们看到了许多荒废的村庄，其中一些能容纳数百名居民。"他的结论是："出于某种原因，这个国家的人口已大为减少，但难以确定是什么原因导致的。"温哥华船长表示赞同。他认为，所有的证据都表明："在遥远的过去，这个国家的人口肯定远远多于现在。"

水手们见证的是一场灾难的余波，也是一连串大灾难的终结。事实证明，这场大灾难是由天花造成的大衰退。

第一个不祥之兆出现在 1775—1776 年的独立战争早期。在波士顿围攻、魁北克围攻和邓摩尔的埃塞俄比亚军团动员失败的刺激下（特别是前两个事件），直接迫使乔治·华盛顿将军及其医务团队就大陆军中的天花控制做出了至关重要的决定。

1775 年，弗吉尼亚州的皇家总督邓摩尔勋爵发布公告，表示愿意解放所有愿意与他一起武装抗击叛军的奴隶。约 500 名弗吉尼亚奴隶迅速抛弃了他们的主人，加入邓摩尔的军队，随后被编入埃塞俄比亚军团。

在魁北克的战斗失败后，华盛顿和英国人将战火带到了纽约。华盛顿在佩尔角战役后的撤退，使他的余部陷入困境。英军于 11 月 16 日占领了华盛顿堡，俘虏了 3000 人——这是华盛顿最惨痛的失败之一。这些美国战俘随后被送往臭名昭著的囚船，在那里，死于疾病和疏忽的美国士兵和水手比在战争中死亡的人数都要多。在独立战争期间，总共有超过 11 500 名美国战俘死在 16 艘英国囚船上，这些囚船完全是一座漂在海上的英国集中营。英国人通过迅速埋葬或直接抛弃来处理这些尸体。

纳撒尼尔·斯卡德上校报告说，"头骨、脚、胳膊和腿以最疯狂的方式从破碎河岸上延伸出来"，而埃德温·G. 伯罗斯将军则形容海岸上的头骨"像秋天玉米地里的南瓜一样厚"。臭名昭著的英国囚船"泽西"号（或"老泽西"号）被囚犯们称为"海上地狱"。在这艘船上，随时都有超过 1000 人被关在一艘设计只能承载 400 人的船上，每晚都有十几人死于天花、痢疾、伤寒和黄热病等疾病，这还不算死于饥饿和酷刑的人。

这在许多战争中都很典型：天花等疾病夺去的生命比因战争死亡的还要多。1775—1782 年，整个北美地区暴发了天花疫情，在战争年代，估计有 13 万人死于天花。历史学家约瑟夫·埃利斯认为，华盛顿决定让全军接种是他最重要和最精明的决定之一。他的军队此前约有

6800 人在战斗中丧生，而至少有 17 000 人死于疾病。后者大多是被英国人俘虏后死去的，其中大部分是在纽约港的那些监狱船上。

在 1775—1784 年的英国，约有 171 000 名水兵在皇家海军服役，约 1/4 是被强制征兵的，约有 1240 人死于战场。而在 1776—1780 年，估计有 18 500 名水兵死于疾病。海上最大的杀手当然是坏血病，尽管天花也"斩获"颇丰。

1. Fenn, Elizabeth A., 2003, The Great Smallpox Epidemic. *History Today* 53, Issue 8 August.

2. The Destructive Operation of Foul Air, Tainted Provisions, Bad Water, and Personal Filthiness, upon Human Constitutions; Exemplified in the Unparalleled Cruelty of the British to the American Captives at New-York during the Revolutionary War, on Board their Prison and Hospital Ships, *Medical Repository*, volume 11, 1808.

第 32 章　安达曼人的麻疹悲剧

（1789—1793 年）

　　安达曼岛属于印度孟加拉湾安达曼和尼科巴群岛联邦领土，安达曼人是指安达曼岛的各个原住民部落。直到 18 世纪末，安达曼人的文化、语言和遗传学被很好地保存了下来。一方面是因为他们对来访者相当不友好，会杀死一切流落岛上的外国人；另一方面是因为岛屿偏远不受外部影响。为部落群体开展活动的国际生存组织说，"该部落曾经有 5000 人，现在只剩寥寥的 41 人了"。

　　英国最卑劣的殖民主义，对安达曼人的保护性隔离和他们的生活都造成了影响。由于缺乏来自欧亚大陆的常见传染病的免疫力，安达曼岛的东南地区在 1789 年英国人首次到达后的 4 年内就被疾病（包括肺炎、麻疹、流感）所吞噬。到 1875 年，安达曼人已经"接近灭绝的边缘"，但英国人仍在不断地试图接触、征服和奴役他们。更糟糕的是，有证据表明，英属印度行政当局的某些部门是故意要消灭这些部落的。19 世纪中叶以后，英国人在这些岛屿上建立了刑罚殖民地，越来越多的大陆印度人和卡伦人来到这里，侵占了安达曼人昔日的土地，而这也加速了部落的衰落。

　　西塔·文卡特斯瓦尔（2004 年）研究认为，1789 年科尔布鲁克中尉和布莱尔的首次登陆，可能在沿海部落中引入了一些疾病，导致安达曼人口锐减。英国人在安达曼东南部的最初地点占领了 4 年，足以摧毁被称为"加拉瓦人"的沿海部落。

Venkateswar, Sita, 2004, Development and Ethnocide: Colonial Practices in the Andaman Islands, IWGIA.

第 33 章　费城黄热病流行

（1793 年）

在出现症状之初，特别是如果这些症状伴随眼睛发红或发黄，以及肝脏区域的钝痛或射痛，就把一种粉末掺入糖水里，每 6 小时服用一次，直到排出四五次大便。

——本杰明·拉什医生推荐的不靠谱的"净化与放血"疗法

这是美国历史上最严重的流行病之一。在 1793 年的黄热病流行期间，有超过 5000 人被计入 8 月 1 日至 11 月 9 日费城（人口 5 万）的官方死亡记录，其中大多数死于黄热病。10 月，有 20 000 人逃离了费城。死亡率在 10 月达到顶峰，接着是霜冻杀死了蚊子，并在 11 月结束了这场流行病。医生既不知道这种疾病的起源，也不知道它是由蚊子传播的。

市长在布什山临时设立了热病医院和其他紧急措施。市政府要求自由非洲协会提供援助，该协会欣然同意，因为他们认为非洲人对这种新疾病具有部分免疫力，就像对疟疾那样。黑种人护士照顾黑种人和白种人患者，协会还雇人清理尸体，而白种人一般是不会碰这些尸体的。这一时期共有 240 名黑种人死亡，按人口比例计算，与白种人的情况相当。虽然许多人认为该市的大多数黑种人对黄热病并没有免疫力，但其实一部分奴隶在被从非洲运来之前可能已获得了免疫力。因为在疾病攻击中幸存的人可以获得免疫力。这种疾病可能是由来自圣多明各的船上难民和蚊子传入费城的。它在这个港口城市中沿特拉华河岸边的拥挤街区迅速蔓延。大约有 5000 人死亡，占总人口 50 000 的 10%。在费城充当美国临时首都期间，3 次黄热病暴发使新生的联邦政府停摆，商业瘫痪。许多人，包括乔治·华盛顿总统都逃离了这座城市。

当地名医本杰明·拉什获悉了约翰·里宁医生在 1742 年查尔斯敦黄热病流行期间的观察：非洲奴隶的发病率似乎低于白种人，这些人带有天然免疫力。他以"安东尼·贝内塞特"为笔名，对媒体写了一封公开信。拉什是一个贵格会成员，为黑种人开设学校。他认为该市的黑种人有免疫力，并敦促他们"提供服务，照顾患者，帮助那些已知的困境"。但拉什本身并不是黄热病专家，他会用出血、甘汞（氯化亚汞，一种以前用作清肠剂的白色粉末）和其他简陋方法来治疗患者，这些方法一般毫无用处，甚至让许多患者进一步恶化。

拉什决定用 10 粒甘汞、10 粒加拉藤（jalap，一种墨西哥喇叭花的有毒根茎，晒干磨成粉后可作为泻药）的粉末作为药物，期望产生好的效果。9 月 10 日，他发表了一份治疗黄热病的指南《拉什医生治疗黄热病的指导》，为人们简述了自我治疗方案。在出现症状之初，"特别是如果这些症状伴随着眼睛发红或发黄，以及肝脏区域的钝痛或放射痛，就把一种粉末掺入糖水里，每 6 小时服用一次，直到排出四五次大便"。他敦促患者躺在床上，大量饮用米汤或鸡汤。等肠道彻底排空之后（如果排便后脉搏饱满或紧张），从手臂上放出 8~10 盎司（1 盎司≈28.35 克）血。为了保持身体通畅，他建议服用更多的甘露醇、小剂量的塔塔粉或其他盐类。如果脉搏微弱低沉，他建议用甘菊或白花蛇舌草提振精神，用浸泡在热醋或热水中的毯子包裹下肢。为了帮助患者康复，他开出了食谱，"粥、西米、面糊、木薯、茶、咖啡、巧克力片、酒糟、鸡汤和白肉等食谱，具体根据消化系统的恢复程度而定。当季水果都可以吃，对身体有益"。病房内应保持凉爽，在地板上洒醋。

拉什治疗黄热病的想法，与西印度群岛上的许多法国医生不同，后者每年都要应对黄热病暴发。拉什声称，用他的药方能治愈 99% 的患者，这遭到了历史学家和现代医生的嘲讽。当时有一个报纸编辑威廉·科贝特批判了拉什的疗法，称他为"桑格拉多"，即小说《吉尔·

布拉斯》中的一个庸医，曾让患者失血过多而死。1799 年，拉什成功起诉科贝特诽谤罪，并获得了 5000 美元的赔偿。

拉什的疗法被称为"净化和放血"，只要患者还虚弱，拉什就催促他们进一步净化和放血。一些患者开始昏迷不醒，他的药丸中的甘露醇，很快就导致患者止不住地流涎，他还敦促患者尽快达到这种状态以便治愈。因为黄热病致死前的典型标志是黑色呕吐物，而流涎似乎可以避免这种情况。其他医生逐渐注意到了那些因净化导致腹部出现严重不适的患者。尸检显示，他们胃肠被彻底搞垮了。

附近的城镇禁止费城的难民进入，巴尔的摩、纽约等港口城市对来自费城的难民和货物实施隔离。纽约甚至成立了一个"防止传染病在本市传播和引进的委员会"，组织了公民巡逻队监测费城人进入该市的情况。来自费城的驿车，被禁止进入更多的城市，但一些城市的确提供了粮食援助和资金，例如，纽约市向市长委员会捐赠了 5000 美元。

可悲的是，有很多人指责黑种人传播黄热病。自由非洲协会的两位领导人——卫理公会传教士理查·艾伦和押沙龙·琼斯为了澄清与辩护，编写了《黑种人在最近的可怕灾难中的叙事》，主要是为了反驳马修·凯里出版的煽动性宣传册。前文引用了凯里在 1793 年 9 月关于逃离城市的说法。他指责黑种人一边引发疫情，一边收取高价护理费，占白种人便宜，甚至在疫情期间偷白种人的东西。这本小册子名为《恶性发热的简述》（1793 年）。艾伦和琼斯澄清说，白种人才是在危机期间收取了高额护理费。他们指出，白种人护士也从他们的患者身上获利和偷窃。我们知道，一个白种人女性收敛每一具尸体，就索要他们 6 英镑；将尸体搬下楼梯，又强行索要 40 美元，并上交给 4 个白种人男子。许多黑种人护士是免费服务的。

一个叫桑普森的可怜黑种人，因难地区挨家挨户地不断走访，既没有获得任何援助，也没有任何费用报酬。他被这种病折磨得死去活来。他死后，他的家人被他所服务的人冷漠对待。一个贫穷的黑种人寡妇萨拉·巴斯，为几个家庭提供了力所能及的一切帮助，但没有得到任何东西。当有人向她提供报酬时，她会尊重对方的选择。

在文章中，两人描述了自己勇敢的工作。

> 我们先拜访的是埃姆斯利巷的一个患者，他快死了，他妻子早已躺在那里，除了两个可怜无助的孩子，没有任何人能帮忙照顾。我们尽力救济他们，并向穷人监督员申请埋葬那位母亲。那天，我们拜访了20多个家庭——惨绝人寰！但是，主却激励我们，充盈了我们的力量，消除了我们所有的恐惧。

凯里可能相对理性和客观一些，他还记录了一般人中关于贪婪的谣言，特别是那些把康复中的房客扔到街上的房东。

这场疫情是如何开始的？ 1793年春天，法国殖民地难民，有些人带着奴隶，从圣多明各的法兰西来到这里。这2000名难民是为了逃离该岛北部的奴隶革命，在费城港口拥挤不堪。看来，这些难民和船只很可能携带了黄热病病毒和蚊子。2013年，蒙大拿州立大学历史学教授比利·G. 史密斯认为，1793年费城（和其他大西洋港口）瘟疫的主要媒介是英国商船"汉基"号，该船在前一年的11月逃离了西非殖民地博拉多（西非岛屿，属于今几内亚比绍），将被感染的蚊子带到了加勒比海和大西洋东部沿海地区的每一个停靠港口，造成了黄热病。一艘在1792年和1793年环绕大西洋的英国小船，改变了整个大西洋世界的历史，影响了从西非到费城、从海地到伦敦的无数人。

故事开始于一群天真的英国殖民者，他们计划在西非建立一个"非奴隶制殖民地"。随着殖民地的失败，这艘船启程前往加勒比海，然后是北美，结果携带了那些被感染的蚊子。在美国，数以万计的人在费城、纽约、波士顿和查尔斯顿死亡。这次航行及其致命的货物可以与当时一些最重要的事件联系起来——海地奴隶革命的成功、拿破仑出售路易斯安那领土的决定、新美国地缘政治局势的变化。

费城的病例数量开始攀升，2周后，拉什很快察觉到黄热病又来了，宣布该市面临着"高度传染性和致命性的胆汁淤积性黄热病"的流行，并宣布与大多数热病不同，主要受害者不是儿童或老人，而是码头地区的青少年和户主。由于相信是圣多明各来的难民携带了疾病，当局因此对移民和携带的货物实施了2～3周的隔离，但这些隔离措施根本无法实施。发热病例起初在拱门街码头附近大量出现，拉什将源头归于"拱门街附近码头上一些腐烂的咖啡豆"。

内科医生学院在该市报纸上发表了一封由拉什领导的委员会写的信，其中建议采取11项措施来防止黄热病的"发展"：如避免疲劳、烈日、夜风、过多饮酒和其他可能降低免疫力的东西。"探望和照顾患者时，在被感染的房间里，浸有醋的手帕和闻香瓶中的樟脑，不能频繁使用"。他们为城市官员列出了一些措施：停止敲响教堂的钟声，将葬礼改为私下举行；彻底消毒街道和码头；在街上燃烧火药以净化空气；每个人都应该避免与患者进行非必要的接触。

库恩医生建议感染者饮酒，"先喝度数较低的葡萄酒，如红葡萄酒和莱茵葡萄酒。如果不能喝到这些酒，就用丰富的柠檬水稀释的里斯本或马德拉葡萄酒。喝多少酒，应根据它产生的效果和人的虚弱状态来决定，防止引起或增加发热、躁动或谵妄"。他认为："对疾病的治疗，最重要的是让患者赤裸身体每天泼两次凉水。要把患者放在一个大空澡盆里，然后根据情况，把两桶23～26℃的水泼在他身上。"

许多有条件的人都离开了城市。医院通常不接收传染病患者，包括费城医院，因此穷人监护人征用了布什山医院，黄热病患者被安置在外围的建筑里，并雇用专门护士照顾。恐慌在整个城市蔓延，导致更多的人逃亡。8月1日至9月7日有456人死亡，9月8日报告了42名死者。在整个9月里，约有20 000人逃离费城。华盛顿总统和他的内阁继续开会，直到他在州政府大楼的台阶上发现一具尸体后，州议会紧急缩短，9月10日便离开费城前往度假地。9月14日，克拉克森市长与其他26人组建了"市长委员会"，负责重组发热医院，安排患者就诊，为不能自理的人提供食物，还安排马车将患者送往布什山医院，将尸体送往波特菲尔德。委员会雷厉风行，在接到一对15个月大的双胞胎成为孤儿的报告2天后，就选定了一所房子，用于收容越来越多的孤儿。

当市长委员会视察布什山发热医院时，发现护士工作不合格，安排混乱："患者、垂死的人和死者不分彼此混杂在一起。患者粪便和其他排泄物，令人不适地遍布医院……事实上，这里是一个巨大的人体屠宰场。"9月15日，制桶工人彼得·赫尔姆和法国商人兼船主斯蒂芬·吉拉德自愿作为市长委员会的代表亲自管理医院。破损的床架被修复，更多的床架从监狱运来，这样患者就不必躺在地板上。一个谷仓被改造成患者疗养所。9月17日，管理人员雇用了9名女护士和10名男服务员，以及一位女护士长。他们将14个房间分配给男女患者。由于在庄园里发现了一处泉水，干净的水立刻被抽到了医院使用。赫尔姆和吉拉德告诉委员会，他们可以接收的患者超过当前的60名，很快他们又接收了80名患者。在圣多明各岛治疗过黄热病的法国医生珍·达斐非常钦佩吉拉德对待患者的无私，她在1794年出版的回忆录中写道：

> 我甚至看到一名患者……把胃里的东西吐到了他身上。吉拉德做了什么？……他为患者擦拭衣服，安慰他……整理床铺，并激发他的勇气，让他重新燃起康复的希望。从他那里，他去找另一个人，那个人吐出了恶心东西，除了这个了不起的吉拉德，其他所有人都会感到沮丧。

然而，医院的死亡人数仍居高不下：约一半入院患者死亡，直到10月26日，每日死亡人数都在30人以上。最糟糕的1周是10月7—13日，据报告有711人死亡。

1793年，马修·凯里如此描述城市中的景象，以及人群的偏执和恐惧。

那些冒险逃出国的人，鼻子上捂着浸有樟脑和醋的手帕或海绵，或者装满醋的闻香瓶。还有的人在手里或口袋里放着焦油绳，或在脖子上挂着樟脑袋……人们看到一辆灵车向他们驶来，就急忙改变了路线。许多人不走人行道，而是走在马路中间，以躲避染病的房屋。熟人和朋友在街上躲得远远的，只以冷淡的点头彼此问候。人们放弃了握手的传统习俗，甚至连握手两个字都不能提。遇到一个带着绉绸（丧服）的人，或穿着类似丧服的人，都会像毒蛇一样被躲开。

在这个时期，费城人的恐慌超越了一切。人人脸上都能看到沮丧和惊恐的表情。他指出，亲朋好友在街上互相避让。在一些家庭中，当家庭成员抱怨头痛（黄热病的常见前兆）时，他们就会被赶出去。孩子一被感染，父母就会抛弃他们。每个家庭，除了黑种人医护人员愿意靠近患者外，看不到其他人。

医生、传教士和普通人都期待着秋天的到来以结束这场流行病。由于致命的蚊子从未与他们的毁灭有关，他们希望每年这个时候常见的季节性"赤道大风"或飓风能够简单地吹走热病。市长委员会对死者进行普查，他们发现，大多数受害者毫无意外是穷人，都死在背街小巷里。当传染病终于在10月开始减弱时，市长委员会建议城外的人们再等1周或10天后再回来。他们还公布了清洁被封闭的房屋的指示，建议人们打开所有门窗，通风数天；燃烧硝石以净化腐败的空气；在厕所里撒生石灰，重新粉刷墙壁。

10月31日，一面白色的旗被悬挂在布什山上，上面写着："这里的患者清零了！"

费城在1797年、1798年和1799年又遭遇了黄热病疫情。美国的其他主要港口也发生了疫情，首先是1794年的巴尔的摩，接着是1791、1795和1798年的纽约，以及1798年的威尔明顿。

1. Deveze, Jean, 1794. "An Inquiry into and Observations upon the Causes and Effects of the Epidemic Disease Which Raged in Philadelphia".

2. Miller, Jacquelyn, 2005, "The Wages of Blackness: African American Workers and the Meanings of Race during Philadelphia's 1793 Yellow Fever Epidemic." *The Pennsylvania Magazine of History and Biography* 129, no. 2 (April 2005): 163–94.

3. Powell, John Harvey 1993 *Bring Out Your Dead: The Great Plague of Yellow Fever in Philadelphia in 1793*. Philadelphia.

4. Stough, Mulford 1939. "The Yellow Fever in Philadelphia 1793". *Pennsylvania History* 66–13, 6–13.

第34章　圣多明各黄热病

（1802—1803 年）

在整个海地农村，游击战仍在继续，法国人通过绞刑和将人装入袋子淹死等方式大肆处决海地人。罗尚博发明了一种新的大规模处决手段，他称之为"熏蒸硫黄浴"，通过燃烧硫黄产生二氧化硫，将数百名海地人毒死在船舱里。

我们已经知道，流行病在改变世界历史进程方面发挥了关键作用。这次黄热病流行，显然改变了 19 世纪初的新世界地缘政治。到 18 世纪末，黄热病在整个加勒比海地区广泛流行，在圣多明各尤其凶猛。1793—1798 年，英军在西印度群岛（包括圣多明各）的病例死亡率高达 70%。当法国军队于 1802 年抵达时，等待他们的是更可怕的死亡人数，他们表面上是拿破仑派来镇压叛乱和重建奴隶制的。历史学家对拿破仑最初向该岛派驻近 3 万名士兵和水兵的原因有不同看法。有证据表明，这些部队实际上是一支远征军，计划通过新奥尔良入侵北美，并在密西西比河谷建立一个主要据点。然而，这支军队由于严重缺乏疾病免疫力和控制瘟疫的有效措施，导致被疾病消灭了大部分军事力量，只剩一些残兵苟活。总之，黄热病挫败了拿破仑殖民美洲和争夺法国殖民地的野心，这次扩张，在历史上被称为"路易斯安那购地案"。

杜桑·卢维杜尔

杜桑·卢维杜尔（1743—1803 年）是民族革命杰出领导人、军事将领，他对海地共和国的建立功勋卓著。他率领一支奴隶组成的起义军，在反对法国压迫的斗争中获胜，起义后来发展为浩浩荡荡的独立革命运动。这次起义，始于 1791 年 8 月 22 日，到 1804 年随着前殖民地的独立而结束。这场革命涉及法国、西班牙和英国等混血种人及黑种人，是当时全球唯一的奴隶革命，希望建立了一个既没有奴隶制，又由非白种人和前俘虏统治的国家。这是世界史上的一个关键时刻。然而，在击败海地的法国军队方面，黄热病和卢维杜尔一样重要，军功章也有它的一半。

卢维杜尔并没有逃过拿破仑的注意。拿破仑需要重申法国对海地的控制权，并对整个新大陆制订了雄心勃勃的计划。他的目标是在北美建立一个横跨密西西比河谷的帝国，以破坏英国在该地区的利益。

奴隶制支撑的制糖业和加勒比地区不健康的气候，助长了疟疾和黄热病等流行病，并带来高死亡率。仅在 1787 年，法国就从非洲向圣多明各岛输入了约 2 万名奴隶，而英国则向其所属的加勒比海殖民地运送了约 3.8 万名奴隶。这是两种疾病的肥沃滋生地，其中黄热病的死亡率很高，至少有 50% 的非洲奴隶在抵达后 1 年内死亡。白种人种植园主做出的务实、不人道的反应是，在为奴隶提供最起码的食物和住所的同时，可以让他们劳动到死。对他们来说，以尽可能低的成本从奴隶身上获得更多的价值，十分符合经济效益，因为奴隶无论如何最后都可能死于黄热病。此外，种植园主、他们的未婚儿子或监工强奸女性奴隶的事件频发。

1801 年年底，拿破仑任命妹夫维克多 – 埃马纽埃尔·勒克莱尔将军率领 2 万士兵占领了海地，并用计铲除了"伪装"者卢维杜尔。1802 年 2 月，当勒克莱尔在勒卡普角登陆时，法国人的末日开始了。3 月雨季来临，随着积水的聚集，蚊子开始大量滋生，导致黄热病的再次暴发。勒克莱尔的担心是正确的，他的许多士兵都出现了高热。他向拿破仑表达了内心的担忧，写道："我们的病号名单上有 600 人。"1 周后他又报告："我的部队已经有 1200 人住院。"到 4 月底，有 5000 名法国士兵死于黄热病，另有 5000 人住院。勒克莱尔在日记中沮丧地写道："雨季到来，部队因疲劳和疾病而筋疲力尽。"勒克莱尔的部队因黄热病损失了 1/3，他在绝望中给拿破仑写信道：

> 人不可能会冒生命危险在这里工作，我不可能在这里超过 6 个月……我的健康状况非常糟糕，如果我能坚持到那个时候，我会认为自己很幸运！……死亡率持续增高，已造成了可怕的破坏。

6 月，法国人以每天 30～50 人的速度死去，而疾病和叛军的威胁一点没有减弱，勒克莱尔的部队正在崩溃。

潮湿的天气、起义的叛军、港口城市周围沼泽低地的蚊子泛滥，拿破仑禁止勒克莱尔在成功控制港口城市后向高地撤退，这一系列事实都让情况雪上加霜。每个将军心里都清楚，如果部队转移到山区营地，黄热病和疟疾死亡率可以大大降低。然而，出于战略考量，部队必须继续留在低洼的港口城市。

卢维杜尔认为，这是与法国人谈判的最佳时机。5 月，勒克莱尔建议卢维杜尔保留他的头衔和随扈，可以任选地方颐养天年。卢维杜尔接受了这一建议，但和解只是昙花一现。卢维杜尔在受法国将军布鲁内邀请参加晚宴后被出卖，被捕后押送回法国，几个月后死在汝拉山的茹城堡监狱里。

在广大的海地农村，游击战仍在继续，法国人通过绞刑和将人装入袋子淹死等方式大肆处决海地人。罗尚博发明了一种新的大规模处决手段，他称之为"熏蒸硫黄浴"——通过燃烧硫黄来产生二氧化硫，将数百名海地人毒死在船舱里。继任的起义军领袖让－雅克·德萨林帅军恢复了对法国人的进攻。这无疑受到了欧洲人患上黄热病的鼓舞——黄热病杀死了勒克莱尔 4/5 的士兵。此外，法国还恢复了令人厌恶的奴隶贸易，这使全体黑种人团结起来，下定决心要赶走法国殖民者。

这支"法国"军队，其实大多数是波兰人，有5000名波兰人在法军的两个副旅中服役。许多波兰人认为，如果他们为法国而战，波拿巴会让波兰恢复独立来回报奖赏他们，而波兰的独立早在1795年的第三次波兰分治就破产了。这批波兰人中约4/5死于黄热病。一个法国种植园主写下了他们的困境："这两个精神的旅团登陆才几天后，其中一半多人就被黄热病带走了。他们边走边倒下，血液从他们的鼻孔、嘴巴和眼睛中涌出……多么可怕和令人心碎的景象！"

当勒克莱尔被黄热病折磨得奄奄一息时，绝望地下令将所有住在勒卡普角的黑种人奴隶淹死。11月，勒克莱尔和他的大军一起一命呜呼。接替他的人是罗尚博，但他也无力阻止黄热病的蔓延。疾病吞噬了20万法国本土派来的增援部队，罗尚博于1803年11月无奈投降。1803年11月18日，在海地角附近发生了海地革命的最后一场陆上战斗——海地角战役。德萨林的起义军与法国殖民军残部交战，起义军和被解救的士兵一起赢得了胜利。海地人为他们的自由付出了高昂的代价。1791—1803年，约有20万海地人死亡，与欧洲殖民者大多死于黄热病不同，大部分海地人是为自由献出生命的。

如我们所知，起义运动和黄热病结合起来，让拿破仑重新控制海地的计划破产，所以他只得放弃建立法国新大陆帝国的梦想，决定把路易斯安那殖民地卖给美国。海地革命带来了两个意想不到的结果：美国的建立和拿破仑在美洲统治的实际终结。

1. Chippaux, J.P., 2018. Yellow fever in Africa and the Americas: a historical and epidemiological perspective. *J Venom Anim Toxins Incl Trop Dis.* 2018;24:20.

2. Geggus, D., 1979. Yellow fever in the 1790s: the British army in occupied Saint Domingue. *Med Hist.* 1979; 23(1):38–58.

3. Girard, Philippe., 2011. *The Slaves who Defeated Napoléon: Toussaint*

L'Ouverture and the Haitian War of Independence, 1801–1804. University of Alabama Press.

4. Marr, J.S., 2013. The 1802 Saint-Domingue yellow fever epidemic and the Louisiana Purchase. *J Public Health Manag Pract.*;19(1):77–82.

第 35 章　19 世纪的鼠疫

奥斯曼帝国鼠疫（1812—1819 年）

> 欧洲最后一次腺鼠疫大流行摧毁了敖德萨。回顾这个前所未有的偏执，大规模隔离、腐败的奸商和 19 世纪的放荡时代，我们会发现，我们并没有从过去的危机中学到太多东西。
>
> ——莉莉·林奇，《敖德萨 1812：帝国边缘的鼠疫和暴行》

敖德萨流行着一种可怕的传染病，在当地臭名昭著。在到达港口前，远在黑海船上的水手们，就已经发现了岸边警告鼠疫状况的旗子。升起黄旗，代表已经净化，而红旗则代表鼠疫正伺机等待他们。这些水手多来自君士坦丁堡繁忙的奴隶市场，他们对其他船员在港口城市隔离中经历的糟糕环境已经十分熟悉了。敖德萨号称自由之城，但它现在看起来有些衰颓。

法国土木工程师、俄罗斯圣弗拉基米尔骑士团骑士——泽维尔·荷马梅尔·德赫尔描述了他从君士坦丁堡到敖德萨一路的见闻，还有他第一次在城中被隔离的可怕遭遇。

> 我们看到的确实是一座欧洲城市，富丽堂皇、车水马龙、欢声笑语。我们的好奇心和渴望这样被强烈地激发，却迟迟无法满足。隔离正在俯视着我们，仿佛在对我们诉说它至高无上的权力。

所有船员都必须经历一段严格的隔离期。武装警卫会开枪打死任何试图逃跑的人。1839年，《柳叶刀》杂志称，敖德萨的检疫所是"世界上最严格的检疫设施之一"。《纽约时报》评价道，敖德萨的隔离政策是一种"令人厌恶的暴政"。

这场鼠疫是如何开始的？无从得知，但可以预料到，一定会有一些"替罪羊"——外国人和夜间工作的女性。一艘奥匈帝国船只上感染鼠疫的水手，贿赂了港口警卫以逃避检疫，然后在城里的白兰地酒馆喝得酩酊大醉。另一种说法是，一个土耳其人逃避了隔离，将疾病传染给了"歌剧院的女舞者"。还有一个更具浪漫的说法，水手把一枚用棉绒包裹的、携带病菌的戒指从隔离区偷运出来，送给了镇上一个女演员。

1812年11月22日，全体32 000名敖德萨居民被强行囚禁在家中，足不出户长达66天。广受爱戴的敖德萨总督德黎塞留公爵派出500名哥萨克骑兵来"约束"全体居民，确保该市完全与世隔绝。一个幸存者写道："所有表面上的交际都被禁止。"这场鼠疫很快导致每天40人死亡。任何人都不允许打开门窗，除了当局每天送来两次用水浸泡过的肉和经过熏蒸的面包。在厨房工作，浑身沾满焦油的奴隶，被派去用推车运送鼠疫患者，他们在街道上来回穿行，运送感染者时挂一面红旗，运送死者时挂一面黑旗。正如莉莉·林奇（2015年）的一篇文章所写："那些出现鼠疫症状的人被贴上'疑似'的标签，并被送到特殊隔离区，被迫挖掘坟墓，可能是为自己挖的。"

这场鼠疫结束后，当地32 000人中有2656人死于这场鼠疫，约占奥匈帝国总人口的1/12。包括敖德萨仅有的5名医生中的4人，他们在照顾患者后被感染了。死者留下的所有房屋都被烧毁。

新进城的人都被扒光衣服，有些人会用一种不自然的眼神盯着其他人的尸体。莉莉·林奇在英国海军上将阿尔道弗斯·斯莱德（1804—1877年）的日志中（1833年）看到一段精彩的描述，是他隔离前初步体检的回忆。

人们在自然状态下开始隔离生活。他们在检疫所主任和外科医生面前脱光衣服，通过检查后，再穿上自带的衣服。这些衣服要么是朋友送来的，要么是从奸商那里高价买来的，要一直穿到原来的衣服被消毒、熏干为止。作为英国人，我表达了一种不愿接受这种暴露的优雅态度……接着，我的医疗官也被带了进来，他毫无顾忌，也没有忍耐。他不紧不慢地展示着人体的美，要么是对这种事习以为常，要么是迟钝，毫不在意……接着进来的是德国钟表匠利未，一个犹太人。他儿子显得很害羞，但完全没人理睬，他被要求张开双臂。最后，我的警卫员走了进来，一样毫不在乎。他以军人特有的利落脱光衣服，站得笔挺——像一尊令人赏心悦目的雕塑。

但是，再看看 1819 年一个牧师对隔离病房的描述，这位海军上将可能就不觉得尴尬了。英外圣经协会牧师平克顿博士对隔离十分有经验。

我住的牢房长 16 英尺，宽 13 英尺，一进去觉得又湿又冷，只有两张旧木床和一张小小的脏桌子，还有大量的老鼠、跳蚤和其他害虫。多亏我提前买了一些木柴，用其中的一部分填满了地板上的洞……过了好几天，我才把老鼠都赶走。

德国医生迈斯纳告诉我们，整个场景让他想起了但丁关于永生和死亡的诗句，诗歌的开头和结尾分别是：

这里的叹息、悲叹、呻吟，响彻在连星光都无法穿透的空气中，我一进去就哭了出来。各种语言，可怕的词语，悲痛的呼喊，愤怒的吼声，深沉而嘶哑的声音……

我在心里祷告："主啊，是什么让他们如此痛苦，让他们大声哀叹？"主直接回答说："我简要地告知你，这些人的死亡已然注定。"

藏污纳垢的地方，一般就有利可图。敖德萨市内的隔离区和奴隶市场也不例外。林奇引用了马里兰大学俄语教师伊丽莎白·阿博施的话说："就像战争可以谋利一样，敖德萨的奸商们也能从可怕的流行病中赚钱。"斯莱德上将眼中的敖德萨，显然与可怜的平克顿牧师迥然不同。他写道："检疫所的规模非常大，还附带咖啡馆、餐馆和台球，可以让船长和大副们消费。"普希金在小说《叶甫盖尼·奥涅金》中证实了这一景象，他在敖德萨流亡时曾写道：

> 检疫所今天又有什么新品到货了？我期盼的酒桶来了吗？瘟疫和火灾呢？难道就没有饥荒、战争或类似的新鲜货吗？

同一时期，1812 年 7 月，君士坦丁堡暴发了鼠疫。9 月，每天约 2000 人死亡。到疫情结束时，据奥斯曼帝国中央政府机构统计，有 320 955 人死亡，包括 22 万名土耳其人、40 800 名亚美尼亚人、32 000 名犹太人、28 000 名希腊人、50 名阿勒颇人、80 名岛民和 25 名法兰克人。鼠疫如果不彻底消灭，就会蔓延到帝国的大部分地区，包括亚历山大、奥斯曼帝国的附庸国瓦拉几亚（这里发生的卡拉盖亚鼠疫得名于该国统治者的名字）、波斯尼亚，在 1815 年到达达尔马提亚。1814—1815 年，它再次出现在埃及、波斯尼亚和阿尔巴尼亚。

1. Lynch, Lily, Odessa, 1812: Plague and Tyranny at the Edge of the Empire, *Balkanist Magazine*, December 5, 2015.
2. White, S., 2010. Rethinking disease in Ottoman History. *International Journal of Middle East Studies*, 42(4), 549–567.

马耳他鼠疫（1813—1814 年）

鼠疫暴发后，鼠疫患者的守护神圣塞巴斯蒂安的雕像被竖立在乔尔米郊区（面对马尔萨和港口）。

鼠疫随着 1813—1814 年的流行回到了马耳他。这将是马耳他和戈佐岛上最后一次大规模的鼠疫暴发：1813 年 3 月袭击马耳他；1814 年 5 月袭击戈佐岛；1814 年 9 月，疫情宣布结束。这次鼠疫导致约 4500 人死亡，占两岛总人口的 5%。

马耳他是地中海的自由港，意味着它与地中海周边的往来频繁。疾病从亚历山大登上了马耳他的双桅船"圣尼古拉"号，2 名船员在途中死亡。尽管该船和船员在马萨姆塞特港被隔离 2 周，但船上的卫兵从货物中偷取了被感染的亚麻布，疾病再次传播给了当地居民。这些亚麻布被暂存在斯利马的一家酒馆里，接着被卖给瓦莱塔的鞋匠、间谍兼走私者萨尔瓦托雷·博格。

虽然英国殖民政府采取了严格防控措施，但为时已晚——大港周围地区被化为隔离区，死亡率高的居民点被封锁起来。违反这些规定会给予严厉的惩罚，如被行刑队当场处死。有几个人因为隐瞒病情而被处决，包括一个叫安东尼·博格的人。

3 月 29 日，"圣尼古拉"号的剩余船员被带到附近的马诺尔岛的拉扎里托。4 月 1 日，船长安东尼奥·玛丽亚·梅斯卡拉发病，一个负责照顾两名感染船员的仆人也生病了。梅斯卡拉和仆人于 4 月 7 日死亡，医生验尸后证实他们死于鼠疫。"圣尼古拉"号在军舰"獾"号的护送下被遣送回亚历山大港。

不幸的是，4 月 19 日，博格 8 岁的女儿安娜·玛丽亚突然夭折，但没有人认为是鼠疫造成的，所以她的葬礼很正常。没过多久，她的母亲发热了，引起了医生的不安，他们向当局报告了情况。该女性于 5 月 3 日死亡，鞋匠萨尔瓦托雷·博格也死了，死因正式被确认为鼠疫。

恐慌在人群中暴发，许多人离开瓦莱塔逃到乡下，或者乘船离开了岛屿。大多数英国人和部分马耳他人在家里自行隔离。这种疾病最初传播较为缓慢，人们开始怀疑它的真实性，但暴发速度突然加快了，博格的父亲也死了。5 月 17 日,疾病已经蔓延到整个城市。那个偷窃亚麻布的卫兵,还有那些储存和购买这些布的人,正是第一批感染鼠疫并死亡的人。

6 月 19 日,在瓦莱塔、弗洛里亚纳、三姐妹城及其周围拉起了各种围栏,栏杆的间隔正好只能允许两边的人正常交谈。政府还允许从农村向城市供应食物。瓦莱塔被细分为 8 个隔离区,在死亡的痛苦中,人们的行动还受到严格限制。出售食物的商店,每天只允许营业 4 小时。囚犯们被迫用一种特制推车将死者从家里运到指定埋葬地点。许多囚犯在路上死了,因此当局从西西里岛输送来更多的囚犯继续工作,但这些不幸的人同样也死了。

罗马尼亚卡拉贾鼠疫(1812 年)

公共停尸房官员推着车挨家挨户地收集尸体进行处理,不分青红皂白地把患者和死者堆在一起。许多人"被狗和野兽吃掉了"。有些人被活埋,如果他们反抗就会被当场乱棍打死。偶尔,也有足够强壮的人能反杀埋葬者。

1812 年,法纳尔王子约翰·卡拉贾被任命为奥斯曼帝国瓦拉几亚公国的布加勒斯特总督。在从君士坦丁堡出发上任的路上,卡拉贾的一名家臣死于鼠疫,这可能是鼠疫被引入布加勒斯特的根源。卡拉贾做好了最坏的打算,他在 1813 年 1 月建立了两所检疫医院,并静静等待鼠疫的来临……

6 月 11 日,政府正式通报了第一个病例,卡拉贾立即行动,实施紧急措施,将布加勒斯特封锁起来:把守城门,防止外人进城和四处游荡。所有外国人和非本地居民被驱逐出城,乞丐被送往城外的修道院集中管理。钱币必须在醋中清洗,掘墓人的数量增加到 60 人。所有市场、学校、酒吧和咖啡馆统统关闭,酒类只能在家中饮用。死者只需简单埋葬。那些藏匿患者或小贩的居民被连带驱逐出城，家中物品也被烧毁。8月，由于鼠疫蔓延，总督批准允许布加勒斯特市民逃离城市。政府的大多数司法程序暂停，监狱中因债务入狱的囚犯被赦免释放。尽管这些措施初衷很好，但其实基本没有作用，隔离医院很快就被感染者填满了，实际变成了普通的慈善机构。

许多防疫规则依然被市民逾越，也无人阅读免费分发的公共卫生传单。8月，这座城市已荒无人烟，连医生也逃离了，卡拉贾总督也是，从布加勒斯特逃到了科托克尼。城内的法国领事说，有2/3的布加勒斯特人都逃走了。

公共停尸房的官员推着车，挨家挨户地收集尸体进行处理，不分青红皂白地把患者和死者堆在一起。许多人"被狗和野兽吃掉了"。有些人被活埋，如果他们反抗就会被当场乱棍打死。偶尔也有足够强壮的人能反杀埋葬者。

在这2年中，估计有6万人死于鼠疫，其中2万～3万人死于布加勒斯特（总人口12万）。

中国香港鼠疫（1894年）

在1894年，生于瑞士的法国细菌学家亚历山大·耶尔森分离出了导致鼠疫的细菌（耶尔森菌，以耶尔森命名），并确定了其常见的传播方式。

第三次鼠疫大流行始于19世纪50年代东南亚，并在几十年内沿着贸易路线发展，直到1894年到达中国。不可避免的是，由于频繁的水上交通往来，鼠疫传播到了香港。1894年5月，最初的感染者是一名公立医院员工。从1894年5月—10月，鼠疫导致6000多人死亡，1/3的人逃离香港。从1926年起的30年间，中国香港几乎每年都会复发鼠疫，共2万多人因此死亡。

鼠疫在这里迅速、凶猛地蔓延有以下几个原因。

第一，英国人在殖民中国香港后，将太平山作为中国劳工的定居点（"城寨"）。随着人口增长，这些"城寨"被分割成狭小的、没有窗户的"鸽子笼"，很多几代同堂的大家庭，挤在其中生活。由于房子盖在山上，没有排水渠、厕所或自来水。詹姆斯·劳森是一名苏格兰医生，也是太平山平民医院的代理院长，他用尖锐的散文描述了他目睹的恐怖景象。

> 在浸透了恶臭污泥的垫子上，有 4 个人被一字排开。第一个已经死了，舌头发黑伸在嘴外。第二个肌肉抽搐，半昏迷状态，预示着离死不远……第三个受难者是一个 10 岁小女孩，躺在累积了两三天的污秽中……第四个已发了狂，神志不清。

第二，在 1894 年前 4 个月降雨量稀少，土壤干裂，推动了鼠疫的传播。学者萨拉·拉扎勒斯（2014 年）描述道：

> 英国殖民当局对香港居民实施了严格的制度，包括迅速处理尸体、隔离受感染的患者和对房屋进行消毒。后来，他们强行驱逐剩余的居民，几乎将太平山夷为平地。他们的行动助长了当地人的不信任，加剧了早已存在的政治和种族紧张关系，扩大了双方的恐慌。

主要的预防措施包括建立鼠疫医院，部署专门医务人员以治疗和隔离鼠疫患者，开展挨家挨户的搜查行动，排查和转移鼠疫患者，对感染者房屋和社区进行清洗和消毒，建立指定的墓地，并指派专人运送和埋葬鼠疫死者。

第三，1894 年，正在香港的法国细菌学家亚历山大·耶尔森分离出致病菌并确定了常见的传播方式。现代治疗方法也应运而生，包括杀虫剂、抗生素及鼠疫疫苗。1898 年，法国研究人员保罗－路易·西蒙证明了跳蚤是病媒。鼠疫后来又蔓延到印度、澳大利亚、美国西岸、南美洲、非洲和欧洲。

1. Lazarus, Sarah, When death came calling: how the plague swept through Hong Kong. *Post Magazine*, 21 June 2014.
2. Pryor, E.G., 1975. "The Great Plague of Hong Kong" *Journal of the Hong Kong Branch of the Royal Asiatic Society*. 15: 61–70.

第36章 第一次霍乱大流行

（1817—1824年）

> 霍乱源于印度，从孟加拉国传播到全球，这使得霍乱成为西方人对一个与自己如此不同的社会感到害怕或鄙视的习用符号。这种反感的最强烈表现之一是霍乱与印度教朝圣之间的流行病学联系。
>
> ——大卫·阿诺德，《过往与现在》，1986年

霍乱一词最早的意思是"一种胆汁性疾病"，来自希腊语的胆汁，这是一个非特指的词，在过去几百年被用于指代各种胃肠道疾病。在19世纪，霍乱造成的死亡人数比任何其他流行病都要多，速度也更快。霍乱是由霍乱弧菌引起的，1883年由解剖学家菲利波·帕西尼和细菌学家罗伯特·科赫发现。霍乱于19世纪首次出现在加尔各答，自那时起的100多年，7次霍乱大流行先后席卷了整个世界。迄今已经发现了16个霍乱弧菌菌株，最致命的是01号和0139号菌株。这种细菌会分泌氯化物，阻止小肠吸收钠的能力，从而使受害者腹泻，排出稀薄、灰褐色的黏液，导致他们每天失去2～10升体液，最终因脱水而死。霍乱的流行往往发生在战争、内乱或自然灾害之后，饮用水和食物被霍乱弧菌污染的时期，以及拥挤的生活条件和恶劣的卫生条件也会助长霍乱的发生。

在这次霍乱大流行之前，亚洲大陆已经出现过多次霍乱，其显著特点是感染的地理范围广大——从最东方的中国到西边的地中海，甚至囊括了南亚次大陆、中东和非洲东部地区。它始于1817年9月在加

尔各答附近的杰索尔举行的"大壶节"（恒河上游的一个主要印度教朝圣的节日）。最初的感染源是一些受污染的大米。到 1818 年，这种疾病在次大陆西岸的孟买全面暴发。亚洲各地估计有数十万人死亡，但引起欧洲人注意和关注的是正在印度服役的约 1 万名英国士兵的死亡。在整个亚洲，受影响的地区不胜枚举，包括 1820 年 3 月的泰国暹罗、曼谷和菲律宾的马尼拉；1821 年春，霍乱到达爪哇、阿曼和中国上海；1822 年，霍乱在日本、波斯湾、巴格达、叙利亚和外高加索地区；1823 年，霍乱到达阿斯特拉罕、桑给巴尔和毛里求斯。

英国的陆军（向尼泊尔和阿富汗进军）、皇家海军及商船，必须为霍乱的广泛传播承担一部分责任，因为他们能在整个亚洲地区毫无阻挡地流动。印度教的朝圣者也为此做出了一小部分"贡献"，他们在次大陆上携带霍乱四处流动，一如往常。

这场大流行带来了英国殖民主义和至上主义教条中最糟糕的情况（不是第一次了），当时的世界，霍乱导致其他大洲居民的反亚洲情绪和排外主义的暴发。最初的靶子是印度人和他们的文化：在西方，霍乱与亚洲人联系起来，尤其是南亚，被认定是霍乱的源头。人们肆意嘲笑印度的文化习俗和卫生条件，尤其是在最初暴发后举行的印度教朝圣活动。当时的一些医务人员，也因对朝圣活动的描述和道德评判而备受关注。例如，孟加拉国的卫生专员大卫·史密斯博士说："在普里的偶像崇拜，就是人类思想道德堕落的底线。"在霍乱流行期间，英国当局对南亚人朝圣的情况进行了调查，并最终将朝圣者划分为"危险种类"，进行监视。

作为生物武器的霍乱

南非的生物武器计划"海岸计划"（1981—1994 年）将霍乱作为一种潜在的生物武器进行开发。在南非的内战期间，霍乱弧菌、炭疽杆菌和其他细菌被释放到叛军控制区的水中。据报道，伊拉克的生物武器计划于 1974 年在海什木研究所开始，霍乱是正在研究的生物武器之一。

1. Arnold, David, 1986, Cholera and Colonialism in British India, Past & Present, 113, 118–151.

2. Arnold, David, 1993. *Colonizing the Body: State Medicine and Epidemic Disease in Nineteenth-Century India.* University of California Press. 161–163.

3. de Bretton-Gordon, Hamish, 2020, *Chemical Warrior: Syria, Salisbury and Saving Lives at War*, London.

4. Eggleston, William G., 1892, Oriental Pilgrimages and Cholera, *The North American Review* 155, No. 428 126–128.

第 37 章　第二次霍乱大流行

（1826—1837 年）

> 人们呕吐、腹泻或两者兼有，排出米汤、乳清或大麦汤样的排泄物。五官扭曲、皱缩，眼睛凹陷，显露出恐怖和疯狂的表情。
>
> ——《伦敦公报》介绍霍乱的症状，1831 年

1826—1837 年，已知世界的大部分地区都受到了第二次霍乱大流行的冲击。1827 年，霍乱从印度蔓延到阿富汗。1831 年，匈牙利（10 万人死亡）、德国、法国和不列颠群岛（5.5 万人死亡）相继发生霍乱大流行。1831 年 2 月，俄罗斯士兵将霍乱带到了波兰。据报道，在俄罗斯有 25 万个霍乱病例，10 万人死亡。俄罗斯士兵给波兰和东普鲁士带来的霍乱迫使普鲁士政府关闭边界，禁止俄罗斯的交通工具进入。俄罗斯也发生了一场"霍乱骚乱"，导火索是沙皇政府推行的反霍乱措施。

1832 年，欧洲移民将霍乱带到了加拿大和美国，接着蔓延到了墨西哥和古巴。1832 年中期，57 名爱尔兰移民在费城以西 30 英里处的一段名为"达菲豁口"的铁路上死亡。该流行病在 1833 年到达葡萄牙和西班牙，又在 1834—1836 年蔓延到法国和意大利。通过大流行病的其他分支，霍乱后来蔓延到埃及（导致 13 万人死亡）、叙利亚、巴勒斯坦、麦加和开罗，沿着贸易路线从一个港口到下一个港口，随着欧洲工业革命的城市化进程四处扩散。

1831 年 12 月，这种流行病在英国桑德兰首次出现，患者是驳

船船员威廉·斯普拉特。霍乱病毒由波罗的海船只上的乘客携带而来，它随后蔓延到盖茨黑德和纽卡斯尔，并在利物浦暴发了骚乱。在伦敦，该疾病造成了 6536 人死亡；在巴黎，有 2 万人死亡（总人口65 万人），整个法国有约 10 万人死亡。在英国，这场大流行病导致了具有里程碑意义的法案颁布——《公共卫生法》和《垃圾清除和疾病预防法》（1848 年，俗称"霍乱法案"）。政府鼓励业主清洁他们的住所，以防止"大气污染"，并且"应警告各阶层的业主，他们首要的安全措施是清除自家地下室和周围的粪堆，以及各种固体和液体污物"。在 1848 年建立污水处理委员会的目的是统一管理下水道和排水设施。

但这些在很大程度上却适得其反，因为伦敦市中心的清洁措施归根结底是将污水池和未经处理的污水一股脑倒进泰晤士河。中产阶级随着冲水箱的日益普及使大量污水在河里翻滚。

耸人听闻的假新闻对防疫毫无作用。赫特福德大学的 19 世纪社会史专家卡特琳娜·纳维卡斯说，与尸体有关的都市传说加剧了恐惧的氛围。人们不相信医生和政府，反而关注报纸上的抢尸新闻。此外，作家玛丽·雪莱的《弗兰肯斯坦》是当时的畅销小说，社会上也围绕尸体衍生出许多哥特式的想象。

还有一些故事，说垂死的受害者被活埋，从棺材里面抓挠盖子。即使是一向冷静的《柳叶刀》编辑也屈服于耸人听闻的谣言："没有哪个阶层能逃脱霍乱的攻击……整个家庭无人生还……文明的国家沦为野蛮的群体……所有等级和社会组织之间的联系都消失了。"《泰晤士报》则提到了"巨大的恐慌""彻底的恐慌"等描述，从利物浦到埃克塞特，从曼彻斯特到伦敦，从格拉斯哥到利兹，从邓弗里斯到布里斯托尔，有 30 座城镇都发生了暴乱。尽管如此，普通人的生活仍在继续。关于 1832 年改革法案的大规模集会在约克镇举行，英国人心中不可动摇的《赛马周刊》也在持续出版。

挪威诗人亨利克·韦格兰在大流行病的启发下写出了一部舞台剧《印度霍乱》（1835 年）。在剧本里，他批评英国殖民主义助长了大流行病的传播。但也有一些好消息，静脉注射生理盐水成为一个重大的医学进步。莱斯的托马斯·拉塔博士通过血液研究发现，盐水滴注极大地改善了患者的状况，并通过防止脱水挽救了许多人的生命。遗憾的是，他是众多死于该流行病的医务工作者之一。

瘴气学说仍然盛行，因此在英国，人们被敦促烧掉自己的家当。

腐烂的物品，如破布、绳索、纸张、旧衣服、装饰物……清除各种污物，衣服和家具应放在大量的水里，并在强碱（碱液）中煮沸。用水和石灰彻底清洗排水沟和厕所……应强制要求房屋和家具的所有部分持续地接受新鲜空气，至少1周。

——《伦敦公报》，1831年10月21日

草草下葬，引起了很多市民的焦虑和愤怒，他们指责当局破坏了神圣的葬礼。爱尔兰人对此尤其不满。特警们拒绝接收尸体，在这种情况下，水手们自愿承担了运尸工作——两三天的工作，每人可以得到5先令，在当时是天价薪资。

根据在圣彼得堡亲历过霍乱的两位英国医生的报告，英国卫生委员会公布了关于霍乱症状和发病的详细描述：

头晕、胃部不适、紧张不安、脉搏断续、缓慢或细小、从手指和脚趾顶部开始抽搐，并迅速蔓延到躯干，这是最初的征兆。接着，患者呕吐、腹泻或两者兼有，排出米汤、乳清或大麦汤样的排泄物。五官扭曲、皱缩，眼睛凹陷，显露出恐怖和疯狂的表情，从嘴唇、脸、颈、手和脚开始，然后是大腿、手臂和整个体表呈现出铅色、蓝色、紫色、黑色或深褐色，根据个人的肤色而变化，其颜色也随着发作强度而变化。手指和脚趾萎缩，皮肤和软组织部分起皱、干瘪。指甲呈现蓝色，较大的浅层静脉上有较深的黑色平行线，脉搏虚弱，忽隐忽现，或者完全消失。皮肤湿冷松软，舌头总是湿漉漉的，经常泛白、肥厚。喉咙无法发出声音，呼吸急促、不规则，而且不舒畅。患者说

话声音低沉，拼命呼气，并经常把手放在心脏上，以表达自己痛苦。有时患者大腿和腰部会出现僵硬和痉挛，尿液分泌完全停止。呕吐和净化疗法……是有用的。

——《伦敦公报》，1831 年 10 月 21 日

霍乱的疗法没有界限，具体手法也是五花八门：达菲的灵丹妙药、莫克森的泡腾镁液和莫里森的"卫生学家正宗蔬菜混合汁"。而这堆稀奇古怪的偏方疗法，都出现在整个英国被各种传染病蹂躏期间，包括斑疹伤寒、伤寒、天花、猩红热、白喉和肺结核。

1. Barnet, M., 1972. The 1832 cholera outbreak in York, *Medical History* 16.
2. Durey, M., 1974, *The First Spasmodic Cholera Epidemic in York*, 1832, York.
3. Durey, M., 1976, Popular reactions to the 1832 cholera outbreak in Britain. Unpublished paper given at the annual conference of the urban *History Group, Cambridge University* 7–8 April 1976.
4. Johnson, Steven, 2006. *The ghost map: the story of London's most terrifying epidemic–and how it changed science, cities, and the modern world*. New York.
5. Morris, R., 1976, *Cholera 1832: the social response to an epidemic*, New York.

第 38 章　格罗宁根疟疾

（1829 年）

1826 年暴发的格罗宁根齐克特（Groninger ziekte，意为"间歇热"）是一场疟疾大流行，这场流行病导致 3 万总人口中 2844 人死亡，几乎占荷兰格罗宁根市人口的 10%。1825 年 2 月，几处堤坝决堤，导致该地区洪水泛滥。沼泽环境下腐烂的植物和牲畜，以及随后 1826 年春季和夏季格罗宁根的洪水，引发了这场流行病，也袭击了弗里斯兰和德国瓦登海地区。据报道，1826 年斯内克弗里斯兰人的死亡人数是前几年的 3 倍。

我们不应该对北欧部分地区感染疟疾感到惊讶，因为蚊子无处不在。正如格罗宁根告诉我们的那样，荷兰的部分地区尤其容易出现疫情，这个国家名声在外。1824 年，一位荷兰医生写道，除了意大利，"可能没有其他地方的间歇热像我们这里一样严重"。而学者维赫坞（1988 年）说："荷兰一直是一个发热肆虐的国家。"

19 世纪，欧洲北部流行的疟疾来到了北纬 68° 的高纬地区，那里的夏季平均气温只会偶尔超过 16℃，这正是间日疟原虫孢子形成所需的下限，而格罗宁根位于北纬 53°（平均气温 4～12℃）。1857 年，泽兰又暴发了一次疟疾疫情。

1. Hulden, Lena, 2005, Endemic malaria: An "indoor" disease in northern Europe. Historical data analysed, *Malaria Journal* 4.

2. Verhave, J., 1988. The Advent of Malaria Research in The Netherlands. *History and Philosophy of the Life Sciences*, 10(1), 121–128.

第39章 大平原地区的天花流行

（1837 年）

曼丹人和里斯人给我们跳了两支精彩的舞蹈，他们说跳舞是因为他们的寿命不长，因为他们预计都会死于天花。只要他们还活着，就会用舞蹈来发泄。

——弗朗西斯·查顿

3000 万白种人在 1200 万印第安原住民的骨头和灰烬上，为生活用品和奢侈品而混战，其中 600 万人死于天花……

——乔治·卡特林

1837 年，美国毛皮公司的一艘蒸汽船"圣彼得"号驶入密苏里河谷，它载有毛皮和物资，还满载着感染了天花的乘客，当他们下船后，无意间传染给了密苏里河沿岸的 17 000 多名原住民，一些部落几乎灭绝。商人弗朗西斯·查顿看到了疾病对曼丹部落的可怕影响，他写道："在文明世界中，天花从未像在可怜的曼丹人和其他印第安人中那样出名。"只有 27 名曼丹人活下来讲述了这个故事。

18 世纪 30 年代，天花已经悄悄地向西进入加拿大和美国北部地区。阿西尼博因第一民族曾控制了这一地区的大部分土地，但由于他们的人口急剧减少而被迫放弃。在密苏里河沿岸，阿里卡拉人在 18 世纪 30 年代末减少了一半。其他在当时因天花灭亡的定居点包括路普低地、内布拉斯加州的波尼、切诺基和堪萨。简而言之，如果你在 18 世纪 30 年代居住在大平原上的一个原住民社区，那么天花一定会影响到你。

1781 年、1801 年的流行病，夺去了数以千计的曼丹人、希达萨人和阿里卡拉人的生命，并迫使他们向北迁移，在刀河口附近重新建立他们的村庄。然后，1837 年的流行病来了。圣彼得号汽船沿密苏里河从圣路易斯前往尤尼恩堡，沿路不知感染了多少人。4 月 29 日，该船抵达莱文沃思，一名甲板工人显示出天花的迹象，随后 3 名阿里卡拉女性在返回曼丹社区的途中登上了该船。这些女性也出现了感染的迹象，但令人惊讶的是，她们被允许回到自己的村庄，然后在不知不觉中，在他们的社区中传播天花。传播到曼丹人身上的疾病被证明是最剧烈、恶性的出血性疾病。1837 年 7 月，曼丹人的死亡人数约为 2000人。根据一些说法，截止 10 月，幸存者减少到 23 人（也有说 27 人），还有一种说法是 138 人，即 93% 的死亡率。不管怎么说，这个数字低于遗传生存阈值，而且猎人现在太少，无法维持食物采集能力。其结果是对贸易品（包括毛皮）和政府援助的依赖性增加。

克拉克堡是美国毛皮公司的一个重要贸易站，建于 1823 年，位于密苏里河西岸刀河口以南几英里处。洋可托纳斯、克瑞斯、阿西尼博因和其他部落经常访问克拉克堡，带来水牛皮和毛皮，以换取烟草、枪支、布料和其他商品。克拉克堡是一个繁忙的、人口稠密的地区转口港。1837 年 6 月 18 日，圣彼得号驶向那里，船上有安德鲁·杰克逊·查顿，他是克拉克堡管理员弗朗西斯·查顿 2 岁的小儿子。弗朗西斯·查顿在下游约 30 英里处遇到了这艘船，当他听到乘客感染天花时十分不安，便把儿子带走了。在克拉克堡停靠时，圣彼得号像往常一样被狂热的活动和人群所拥挤，船夫和码头工人在 24 小时内卸下一包包毛皮，在船夫和居民的歌舞和庆祝中"嬉戏"。一旦重新装货，圣彼得号就将带着其货物中潜藏的致命病毒向上游的联合堡驶去。事实上，舞蹈有助于避免即将到来的厄运，正如弗朗西斯·查顿所记录的那样。曼丹人和里斯人给我们跳了两支精彩的舞蹈，他们说跳舞是因为他们的寿命不长，因为他们预计都会死于天花。只要他们还活着，就会用舞蹈来发泄。

在 2 个月内，8 月 11 日，失去儿子的查顿写道："我不知道死人的情况，因为他们死得太快了，这是不可能的。"月底，曼丹人除了 23 个年轻人和老人外全死了。找替罪羊就是当时的规则，幸存者发誓要报复查顿，因为是他把死亡带到村子里来的。疯狂的曼丹人试图为自己的亲友复仇，因此出现了谋杀和威胁的事件。7 月 28 日，查顿写道：

> 这一天几乎是我生命的最后一天——一个年轻曼丹人来到堡垒，手里的枪已经上膛，就藏在袍子下面，打算一枪杀了我，追着我跑过了三四座房子……米切尔抓住了他，把他交给了两个印第安人。他被他们带到了村子里，如果不是米切尔在他动手的瞬间及时干预，我就没法写下这些了——我很警惕……已经准备好了 100 支枪、1000 磅（1 磅 ≈ 0.45 千克）火药，准备在"比赛"开始时"发"给他们。

一些人或因患了天花，或因失去整个家庭而悲痛欲绝，自杀了。在疫情发生之前，自杀在曼丹人和希达萨人中几乎是不存在的。一艘船经马里亚斯河被派往麦肯锡堡，但疾病却在黑脚族中蔓延，然后进入大平原，在 1837—1840 年导致数千人死亡。据估计，2/3 的黑脚族人，还有 1/2 的阿西尼博因族和阿里卡拉族人，1/3 的克瑞斯族和 1/4 的波尼族人死亡。联合堡的一名商人报告说，"堡垒里有一股恶臭，在很远的地方都能闻到"。尸体被埋在大坑里，或被扔进河里，这可能是造成传染病的原因，因为尸体在死后仍然具有传染性。

幸存者需要肉类和农作物来度过即将到来的冬天，但很少有健康的曼丹女性能够成功收获粮食。使他们的困境更加严重的是，苏族人袭击了这些虚弱的村庄。正如我们将看到的那样，如果这种疾病的无情祸害和苏族人的攻击还不够灾难性的话，还有记录在案的毛皮白种人商人和定居者故意在美洲原住民中传播天花的案例，这种不可言喻的残暴行为介于规模巨大的生物恐怖主义和种族迫害之间。下面是埃斯特·瓦格纳·斯坦恩（1945年）的说法。

> 这种疾病是最可怕的祸害，是印第安人中最常见的灾难性的命运和行动的主宰者。白种人很快就了解了这一事实，因为历史上有许多法国人、西班牙人、英国人及后来的美国人利用天花作为达到目的的卑鄙手段的例子。对印第安人来说，天花比子弹更令人恐惧：与白种人的武器相比，它可以更容易、更迅速地消灭和征服他们。

这种卑鄙行径的典型是皮毛商人詹姆斯·麦克杜格尔，他在聚会时对当地酋长说："你们知道天花。听着，我是天花的首领。在这个瓶子里，我把它关起来了。我所要做的就是拔掉瓶塞，把它送到你们中间，你们就死定了。但这是针对我的敌人，而不是我的朋友。"同样，另一位毛皮商人威胁波尼族印第安人说，如果他们不同意某些条件，"他将把天花从瓶子里放出来，消灭他们"。

当时间一到，这一切不无道理地使美洲原住民对疫苗接种产生了怀疑和紧张，正如艺术家兼作家乔治·卡特林观察到的那样："他们看到白种人如此认真地催促这一行动，就认定这一定是苍蝇的某种新模式或诡计，他们希望借此获得对他们的某种新优势。"对定居者的不信任如此之深，以至于曼丹酋长四熊谴责白种人，他以前一直把白种人当作兄弟，白种人却故意把这种疾病强加给他的人民。据说，查顿在因天花失去妻子和孩子，并且自己也感染了这种疾病之后，他在1837年7月30日去世前对阿里卡拉和曼丹部落做了最后一次演讲。演讲结束时说："我从未称白种人为狗，但今天，我宣布他们是一群黑心的狗……你们所珍视的一切，都已死亡，或正在死亡，他们的脸都烂了，这是白种人这些狗造成的，想想所有这些，我的朋友们，一起起来，不要让他们中的一个活着。"

根据拉梅诺夫斯基的说法，天花可以通过被污染的物品，如衣服或毯子传播。在19世纪，美国军队将被污染的毛毯送到美国原住民手中，特别是平原地区的群体，"以控制印第安人问题"。沃德·丘吉尔在1837年4月声称："在克拉克堡，美国军队故意通过分发接触过天花的毛毯来感染曼丹印第安人"，并补充说，"这些毛毯是从圣路易斯的一个军事医务室取来的，天花病毒被传染在印第安人身上，一位军医命令受感染的印第安人散开，从而进一步传播了疾病，导致超过10万人死亡。"

同时，对这一流行病的反应也是可悲。查顿正在分发泻盐，而"里斯正在为他们的疾病制作药物。他们中的一些人做了梦，梦见他们与太阳交谈，另一些人与月亮交谈，有几件物品已经被献给了他们两个"。他讲述了当地社会的彻底崩溃。

> 一个染病的曼丹女子正忍受着痛苦，她丈夫低着头看着她，突然他跳了起来，对妻子说："你年轻时候很漂亮，但现在你很丑陋，而且要抛下我了，不行，我要和你一起走。"说罢拿起枪把她打死，并用刀剖腹自尽。今天，又有两个年轻人自杀了，其中一个用刀子，另一个用箭刺。

8月29日，有人尝试去接种疫苗。

> 一个印第安人给他的孩子接种疫苗，从他的胳膊上割下两块小肉，在肚子上割下两块，然后从一个病好了的人身上取下一块痂，在受伤的地方擦拭，三天后，疫苗生效，孩子完全康复了。

但自杀和谋杀事件仍在继续。

> 一个年轻的曼丹人4天前死了，他的妻子随后病了，两个孩子也不幸遇难，都才4岁。她上吊自杀了……今早两具尸体被裹在白色野牛皮里，放在一艘木筏上，从堡垒旁漂过，漂向下游地区，愿他们自由。一个曼丹少年被父亲遗弃，扔在灌木丛中等

死，但他又活了过来，现在正在追杀自己的父亲，因为他犯下的罪行……

我们再回到"圣彼得"号上。毫无疑问，普拉特船长不愿意对船上被怀疑感染的人进行隔离，这导致了随后有成千上万的人被感染并死亡。他选择遵循他的商业计划，运送货物和提取毛皮，并迅速返回圣路易斯。他的商业选择给他的商业伙伴——北部大平原的人民带来了致命的后果。法律认为普拉特的罪行是刑事过失。尽管有那么多的人死亡（曼丹人几乎全军覆没），以及该地区的普遍堕落，但对于造成如此可怕后果的行为，刑事过失的判决似乎有些松懈和宽容，而且是将商业置于公共健康之上的自然后果。1851 年，天花再次回到北部大平原，造成了毁灭性的影响。

1. Churchill, Ward, 1994. *Indians Are Us? Culture and Genocide in Native North America*. Monroe, ME: Common Courage Press.

2. Dollar, Clyde D., 1977. "The High Plains Smallpox Epidemic of 1837–38". *Western Historical Quarterly*. 8 (1): 15–38.

3. Robertson, R. G., 2001. *Rotting Face: Smallpox and the American Indian*. Caxton Press.

4. Stearn, Esther Wagne, 1945, *The Effect of Smallpox on the Destiny of the Amerindian*; University of Minnesota.

第40章 北美斑疹伤寒

（1847年）

黑色1847年——代表饥荒、疾病、死亡和流放的一年。

　　移民暗含某种运输方式，在19世纪，移民代表船只和海洋。1847年的爱尔兰大移民也不例外。然而，它的特殊之处不仅在于涉及的人数，还在于它所伴有的流行性斑疹伤寒。这种大规模的人口流动在一定程度上是由大饥荒引发的。爱尔兰人成群结队地死于饥饿和营养不良，现在他们正被一种致命的流行病屠杀。1841—1851年，死亡和大规模移民（主要移民到英国和北美）导致爱尔兰人口减少了200多万。仅在康诺特，人口就下降了近30%。爱尔兰大规模移民是"逃离饥荒"的说法只部分正确，因为自18世纪以来，爱尔兰人一直来英国修建运河和其他土木工程，饥荒结束后移民并没有放缓。事实上，在随后的几年中，移民的人数比干旱的4年里还要多。然而，饥荒是人们迁移的催化剂，他们本来就准备离开爱尔兰。无可争辩的是，疫情涉及的人数和死亡人数都很多。除了英国，加拿大是一个主要的目的地。在加拿大，1847—1848年超过2万人死亡，许多人因可怕的热病被隔离。1847年的疫情，是热病棚和棺材船的主场。牧师约翰·加拉格尔（1936年）记录了一名目击者的描述。

　　　　挤不下一个人的地方，却有三个人困在里面……漆黑一片，没有通风设备，除了两个类似舱口的东西。法律允许每个移民占据 33 英寸（约 84 厘米）宽的空间，但我们没有……船上的水几乎不够做饭和日常饮用，不能洗澡……我无法再描述这些船上令人作呕的情况了，无视性别、年龄和身体状况，400 个男人、女人和孩子被关在一起。污染的空气是细菌的最佳载体。船出海还没一天，可怕的斑疹伤寒（船热）就在每艘船上肆虐起来。被饥荒及其他疾病破坏和削弱的身体，很容易成为船热的猎物。

热病棚（也叫隔离屋、瘟疫屋）被用来强制隔离任何患有传染病的人，如肺结核、霍乱、天花或斑疹伤寒。到现在为止，许多城镇和城市都有一个或多个热病棚，以及附近的墓地或废物池，用于处理死者。在加拿大东部，人们建起了热病棚来隔离那些生病或濒临死亡的爱尔兰移民，大饥荒期间他们在前往新大陆的航行中感染了斑疹伤寒。1847 年 7 月 29 日，罗伯特·怀特在《饥荒船日记：棺材船之旅》一书中记录了在格罗斯岛他同船乘客所遭到的忽视，他们"在可及之处……却被笼罩在臭气熏天的瘟疫之中，患者没有药、没有医术、没有营养，甚至连一滴纯水都没有"。而其他国家的情况更糟。两名加拿大牧师访问了阿贾克斯，他们曾在那里"连脚踝都是脏的"。可怜的移民像牲口和尸体一样挤在一起，长期未被埋葬。怀特将这与抵达格罗斯岛的德国移民进行了对比，他们没有生病，"穿着舒适、整洁、干净、快乐"。《泰晤士报》还评论了"健康、健壮、开朗"的德国人。怀特估计有5293 人死于海上。在穿越过程中，一开始尸体被抛到船外，但在抵达格罗斯岛时，尸体被保存在船舱里，直到可以在陆地上安葬。死者被人用钩子从货舱里拖出来，然后像木柴一样堆在岸边。

1. Robert Whyte's 1847 *Famine Ship Diary: The Journey of an Irish Coffin Ship*, Mercier Press, 1994.

2. Gelston, Arthur, 1977. "Typhus Fever: The Report of an Epidemic in New York City in 1847". *Journal of Infectious Diseases*. 136 (6): 813–821.

3. Jordan, J., 1909, *The Grosse Île Tragedy*.

第41章 第三次霍乱大流行

（1846—1860 年）

毋庸置疑……大都市（伦敦）的一部分居民以某种形式消费了自己的一部分排泄物，而且还要为这种特权付费。

——显微镜学家亚瑟·希尔·哈塞尔，1850 年

第三次霍乱大流行始于孟加拉地区，并在 1839 年传播到阿富汗，是霍乱大流行中最凶猛的一次。1840 年，鸦片战争期间，霍乱被英国军队带到了中国，1844 年蔓延到菲律宾和缅甸。1845 年，这种大流行病在印度再次出现，并在中东地区造成了破坏，在麦加导致 15 000 人死亡。在片刻的喘息之后，它继续沿着里海海岸蔓延，渗透到俄罗斯。在 1847—1851 年导致 100 万以上的俄罗斯人死亡。到 1848 年，它彻底撕开了欧洲的防线。

1848—1850 年，英国有 52 000 人死亡，这是伦敦历史上最严重的流行病暴发，夺去了 14 137 条人命，是 1832 年时的 2 倍多。霍乱在 1849 年又袭击了爱尔兰，"杀死"了许多爱尔兰大饥荒的幸存者，因为他们的身体在饥饿和发热双重打击下变得十分脆弱。1849 年，霍乱在利物浦夺走了 5308 条人命，利物浦是前往北美的移民登船点，也是爱尔兰移民的登陆港。在赫尔，1834 人死亡。1849 年，第二次大规模疫情出现在巴黎。在西班牙，超过 23.6 万人死亡。

在美国，霍乱蔓延到整个密西西比河流域，在圣路易斯和新奥尔良分别"杀死"了 4500 人和 3000 人。在纽约也有数千人死亡，因

为这里是爱尔兰移民中的热门目的地。在加利福尼亚淘金热期间，霍乱趁机在加利福尼亚人、摩门教徒之间和俄勒冈拓荒者中传播。在1849—1855年，有6000～12 000人在前往犹他州和俄勒冈州的路途中死亡。在1832—1849年的两次大流行当中，霍乱在美国导致了超过15万人死亡，在邻国墨西哥有20万人死亡。在纽约，街边海报上推荐了一些治疗方法，包括作为镇痛剂的鸦片酊（吗啡）、作为泻药的甘汞和作为麻醉剂的樟脑。但大剂量的药物治疗有时弊大于利。芥末、辣椒和热醋的混合膏药也被推荐，还有鸦片栓剂和烟草灌肠剂。

在俄罗斯，有100多万人死于霍乱。1859年在孟加拉国暴发的霍乱，通过旅行者和军队进一步传播到了伊朗、伊拉克和其他阿拉伯国家，甚至俄罗斯。1858—1860年，东京也暴发了霍乱，有10万～20万人死于该病。

约翰·斯诺与百老汇街水井

1854年，来自约克郡的医生约翰·斯诺后来称这是"这个王国有史以来最可怕的霍乱暴发"。他在苏豪区为穷人诊治霍乱时，做出了一个堪称"医学史上最伟大的发现"。斯诺发现，传播霍乱的途径是被污染的水源。当时的苏豪区一片脏乱，由于大量外来人口涌入，加上伦敦的下水道系统还没有铺设到苏豪区，因而遍地都是肮脏的污物。牛棚、屠宰场和炼油厂鳞次栉比，将动物粪便、腐烂垃圾、被污染的液体和其他污染物带到肮脏的苏豪区街道。许多人家的地窖被下水道和街道上渗入的屎尿倒灌进来，成了污水池。于是，人们决定将这些污物全部倒进泰晤士河，这一切使供水污染达到令人发指的程度。

1854年，许多发病者被送往米德尔塞克斯医院，由弗洛伦斯·南丁格尔亲自指导治疗。根据伊丽莎白·加斯凯尔的一封信，"她本人（南丁格尔）从周五（9月1日）下午到周日下午，夜以继日地接待不断被送来的可怜人（主要是附近的失足女性，她们的情况最糟），给患者脱衣服，涂满松节油等，尽可能去救治每一个人"。

1854年伦敦霍乱暴发后，有616人病死。约翰·斯诺医生通过调查走访，绘制了布罗德街（今天的苏豪区百老汇街）的一口水井周围的病例图（图39），并观察到那里有一整组病例。为了验证他的理论，他迅速说服圣詹姆斯教区的管理者拆除水井的把手，使其无法使用。该地区的霍乱病例数量立即下降。斯诺意识到，这种疾病与瘴气无关，其实是由被细菌污染的水传播的。斯诺说，"空气中没有任何东西可以解释霍乱的传播"，霍乱是通过人们摄入某种物质来传播的，而不是通过大气传播。他举了两个水手的例子：一个感染霍乱，一个没有。但最后，第二个水手也因为"意外"摄入第一个人的体液而患病。

斯诺还做了一个统计分析，以说明水源质量和霍乱病例之间的联系，证明了水是从泰晤士河传播到疫区的，而泰晤士河被可见和不可见的物质高度污染了。此次霍乱的主要罪魁祸首是南华克和沃克斯豪尔自来水公司，还有兰贝斯自来水公司。阿瑟·哈索尔博士检验了过滤后的自来水，发现其中竟含有动物毛发和其他污秽、腥臭的物质。斯诺的突破性发现，帮助控制了霍乱疫情，尽管他做得已经如此周全，但还是建议人们不要放松警惕。

毫无疑问，正如我之前所说，由于人口逃离，死亡率大大降低，其实这在疫情后不久就开始了。但在停止使用水之前，攻击已经大大减少，以至于无法确定水井中是否仍含有活跃状态的霍乱毒素，或者出于某种原因，水已经不含霍乱毒素了。

然而：

我们可以注意到，在送水到另一个水泵比送水到布罗德街的水泵更近的地方，死亡人数要么大大减少，要么完全停止。我们还可以注意到，在水泵附近，死亡人数最多，因为那里更容易获得水。

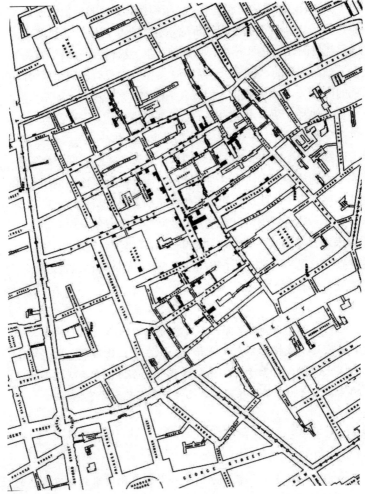

图 39 约翰·斯诺制的 1854 年绘制的流行病学地图

当他在这张地图上追踪病例时，整个伦敦正在与致命的霍乱疫情作斗争。图中的霍乱病例以黑色方块突出显示。利用这张地图，斯诺和其他科学家能将霍乱暴安追溯到一个被感染的公共水井

306

显然，在霍乱平息后，政府更换了布罗德街的水井把手。他们只会对人口所面临的紧急威胁做出当下反应，继而拒绝了斯诺的建议。接受他的建议，就意味着间接接受了口腔－粪便传播疾病的说法，他们认为，这对公众来说实在太恶心了，无法接受。

　　斯诺是伦敦流行病学协会的创始成员，他无疑是一位流行病学之父。他的发现，在全球范围内产生了重大的公共卫生影响，并促成了全世界卫生设施的改善。后来，"疫源地"一词被用于描述诸如百老汇街水井这样促进感染传播的场所。约翰·斯诺所做的试验，无意中创造了最早的双盲实验。1853—1854 年，伦敦的流行病夺去了 10 739 条生命。

　　再往北部，在沿海的雷德卡，有一个绝佳的例子说明政府的卫生措施完全可以改善霍乱和其他疾病滋生的恶劣条件。

　　1854 年 9 月，霍乱袭击了雷德卡，共有 20 个病例，8 人死亡，死者中 7 人生活在肮脏的渔民广场，该广场由泽特兰伯爵所有。伯爵迅速下令拆除这些房子，并为渔民建造一条新的街道——南方大道，有22 座排屋，"带有各种卫生改进措施，以防止疾病的再次发生"。随后，斑疹伤寒来临，在后巷出现了 30 个病例，仅有 1 人死亡，北区也仅有 2 人死亡。

　　由此产生的报告得出结论：雷德卡的大部分地区是一个肮脏、腥臭、不卫生的地方。这与今天旅游指南中对它的溢美之词有些不符。当时的泉水和水井，经常被粪坑的渗水所污染。没有任何清扫工（包括在夜间清空厕所和灰坑的人），垃圾被扔到路上或堆积起来。

　　1855 年 6 月，雷德卡卫生局成立，旨在纠正这种灾难性的公共卫生状况。伤寒在 1890 年和 1891 年再度袭来，40 年前的污秽和肮脏并没有被根除，这也是原因之一，柯克里亚瑟姆卫生委员会报告说："各种污物大量堆积，如灰坑厕所、壁橱垃圾和人类排泄物……可以肯定，所有的污秽物都会被冲进小河道……并被带到斯托克顿和米德尔斯堡的泵站。"从 1893 年 8 月起，该地区开始从洛克伍德水库的清洁水源中取水，这又使当地水务局陷入困境。

1. Halliday, S., 2001, Death and miasma in Victorian London: an obstinate belief. *BMJ*, 323:1469–1471.
2. Hempel, Sandra, 2006, *The Medical Detective: John Snow and the mystery of cholera*, London.
3. Snow, John, 1855, *On the mode of communication of cholera* (2nd ed), London.

第 42 章　哥本哈根霍乱

（1853 年）

除了 4737 人不幸死亡之外，哥本哈根这次疫情暴发的显著特点是在疫情之初立刻采取了措施，对那些导致疾病传播的行为进行补救。19 世纪 40 年代，当地医学专家对该市糟糕的卫生条件和因禁止在城墙外进行城市开发而导致的人口过度拥挤提出警告，并预见了一场灾难。这次疫情共报告了 7219 名感染者，其中 4737 人死亡（占比 56.7%）。疫情从哥本哈根蔓延到丹麦各省，有 24 个城镇受到影响，又有 1951 人死亡。

霍乱是导致哥本哈根的防御工事下马的直接原因，也是促成 1878 年建造一个新的牛肉市场（布朗肉区），以及建造一个更干净的市政供水系统的关键因素。1878 年后，城市周围众多私人露天畜牧场的所有屠宰活动全部被禁止，改为必须在公共屠宰场进行。引入强制性肉类检疫，要求所有进入城市的新鲜肉品都要接受检查并盖检疫合格章。

霍乱还导致了哥本哈根从 1857 年起涌现的几个改善住房项目，由慈善组织出资建造，在远离市中心的地区为低收入人群提供干净住宅——厄斯特布鲁的布鲁姆勒比社区就是一个例子。这些开发项目是丹麦历史上第一批可负担的社会保障住房案例。

越来越多的人承认，家庭和社区水卫生、环境卫生和个人卫生的干预措施在世界各地控制霍乱方面发挥了重要作用。

1. D'Mello-Guyett, L., 2020, Prevention and control of cholera with household and community water, sanitation and hygiene (WASH) interventions: A scoping review of current international guidelines. *PLoS One*. 15(1).
2. Phelps, Matthew et al., 2018, "Cholera Epidemics of the Past Offer New Insights Into an Old Enemy." *The Journal of infectious diseases* vol. 217,4: 641–649.
3. Schleisner, P. A., 1871, "The Cholera in Copenhagen in 1866; the Precautions There Taken against the Spread of the Disease; and the Frequency of Diarrhoeal Complaints in Denmark Generally." *The British and Foreign Medico-chirugical review* vol. 48,96: 462–476.

第 43 章 不列颠哥伦比亚省的天花流行

（1862—1863 年）

当欧洲定居者第一次来到加拿大的太平洋大陆时，他们自诩为光明的使者，点亮了欧洲启蒙运动的光辉。但当地原住民的看法却大相径庭，他们迎来的是一场危险的阴谋。定居者在一项系统性计划中故意传播天花，以取代现在不列颠哥伦比亚省的原住民。他们的目的是"清洗"该地区的原住民人口。

它始于一场淘金热。1862 年 3 月 12 日，旧金山"兄弟乔纳森"号汽船停靠在繁忙的温哥华岛殖民地，这里曾是哈德逊湾公司的毛皮贸易站，在大陆淘金热之后，人口激增。据《英国殖民者》报道，"该镇完全被打了个措手不及"，该船连同商品和骡子一起，载着 350 名乘客来到维多利亚。这里有 4000～5000 名殖民者，还有来自不同民族的原住民在附近的营地希望进行贸易和工作。

根据约书亚·奥斯特洛夫（2017 年）的说法：

> 大多数乘客都前往鲑鱼河上的一个新的淘金点。与他的镐头和金锅一起，这些矿工中的一人带来了另一件"货物"——天花。这个人被隔离了。但《殖民地报》指出，殖民政府选择的措施是有限的疫苗接种工作，以及拒绝尝试全面隔离（觉得这样可以使危机控制在局部地区），最终导致了一场流行病，在警察枪口下清空了营地，并烧毁，将装满感染天花的原住民的独木舟抛到海岸。在接下来的一年里，至少有 3 万名原住民死亡，约占人口的 60%。

这场危机留下了万人坑、荒废的村庄、受到创伤的幸存者和社会的崩溃。

1862 年 7 月 4 日，弗朗西斯·普尔和 8 名男子从最初的 40 人队伍中来到努哈尔克人的祖先领地亚历山大堡，天花携带者在纳奈莫、鲁珀特堡（温哥华岛北部）和通往贝拉库拉的海尔图克社区明知故犯地留下了这种疾病。有传言说感染了天花的毛毯被运到这里，然后被重新包装成新的产品进行交易。正如其他有记载的案例一样，约翰·麦克莱恩承认将感染了天花的毛毯带到特拉，这些商人也是该疾病的携带者。据一位目击者估计，在 30 天内，贝拉库拉的努哈尔克人有 75% 或死于这种疾病。

不过，有一个原住民民族为捍卫自己的土地进行了反击。1864 年，原住民在受到一个想穿过其领土的公路施工队工头的天花威胁后宣战。这场战斗，即奇尔科廷战争，以五个酋长被绞死而告终，被称为"奇尔科廷酋长的殉难"。所有原住民中超过 75% 的人在年底前死亡——这是系统性引入疾病的迹象吗？在这场"天花战争"期间，努萨尔克地区发生的事件将原住民地区的暴力与英属太平洋殖民地其他地方的类似天花流行病联系起来。肖恩·斯万基（2015 年）讲述了那段历史。

在这些人为的流行病所带来的突然灾难中，70% 或更多的原住民在 1 年或更短时间内死亡。不列颠哥伦比亚省的一些其他原住民也遭受了类似的死亡人数。面对这种大屠杀，原住民召开了战争委员会，杀死了多达 20 名与天花传播计划有关的定居者，并封锁了他们的领土——不列颠哥伦比亚。随后带着两支定居者民兵入侵了原住民的领土。由于找不到战争队伍，王室的代理人邀请原住民代表参加和平会议。殖民者违反了会议条件，伏击了原住民，包括"战争总指挥"在内的五人被示众审判并被处决。

维多利亚大学历史系主任、原住民－殖民者关系专家约翰·卢茨说:"天花的流行……它改变了不列颠哥伦比亚省的一切。"可以说,维多利亚的公民们惊慌失措。或者,人们可以说,从一个不那么友好的角度来看,他们故意把原住民赶出了镇子,而这又把疾病传播到了海岸线上下的家乡社区。如果他们把那些感染天花的人控制在维多利亚地区,那么今天的原住民人口会更多。政府显然希望能够索取这些土地,而不需要赔偿或承认原住民的所有权。

殖民者的数量随之激增,而一些地区的原住民人口却减少了90%多。科尔·哈里斯在《不列颠哥伦比亚省的重新安置》中报告说,到1863年,不列颠哥伦比亚省东南部的大片地区"几乎失去了全部人口",北岸的人口普查人员发现海达人已经从疾病流行前的6607人下降到1881年的829人。

在2014年的绞刑150周年纪念日上,不列颠哥伦比亚省为1864—1865年被绞首的6位齐尔库特领袖开脱罪责。克里斯蒂·克拉克表示,不列颠哥伦比亚省对这些官员被处决感到"深切悲痛",这些官员仅仅为了保护他们的人民,因所肩负的责任而采取行动——试图阻止有意引入天花病,以避免种族灭绝。

作家兼律师的汤姆·斯万基出版的《加拿大在太平洋上的灭绝战争的真实故事》使人们越来越难以回避这一结论,即加拿大的种族清洗方法包括使用天花毯子和故意暴露于受感染的人。事实上,不列颠哥伦比亚省政府非常相信斯万基关于故意感染天花说法的真实性,以至于他们公开为19世纪60年代初因谋杀而被吊死的几名原住民酋长开脱。斯万基的书表明,这些酋长是出于自卫,对他们的审判是一种司法嘲弄。

对我来说,斯万基寻找有关天花的真实故事很重要,这不仅是因为它通过提供一个反面叙事改写了殖民历史,还因为它表明,我们目前对不列颠哥伦比亚省原住民的健康和福祉的漠视,其根源在于联邦政府的种族主义政策和詹姆斯·道格拉斯的殖民管理。

——加里·格迪斯,《未经授权的医药》,2017年

1. Ostroff, Joshua, 2017, How a smallpox epidemic forged modern British Columbia.
2. Swankey, Shawn, A Missing Genocide and the Demonization of its Heroes, https://www.macleans.ca/news/canada/how-a-smallpox-epidemic-forged-modern-british-columbia/Swanky, Shawn, The Smallpox War in Nuxalk Territory.
3. Swankey, Tom, *The True Story of Canada's "War" of Extermination on the Pacific.*

第 44 章 第三次鼠疫大流行

（1855—1960 年）

1855 年第三次鼠疫大流行始于东亚，随后传播到所有有人居住的大洲，并最终导致印度和中国超过 1200 万人死亡，其中 1000 万人在印度。根据世界卫生组织的数据显示，该大流行病一直持续到 1960 年，当时全世界的伤亡人数下降到每年 200 人。

这场大流行病源于两个不同的来源：第一个，主要是腺鼠疫，通过远洋贸易传播到世界各地；第二个，毒性更强的菌株，主要是肺鼠疫，具有强烈的人与人之间的传染性。这种菌株主要局限于亚洲，特别是北亚和东北亚。

第三次鼠疫大流行源于 19 世纪下半叶为开发矿产（主要是铜矿）而迅速涌入的清朝人口。到 1850 年，人口已激增到 700 多万。鼠疫可能是由与西部叛军作战后返回的清朝军队，以及从 1840 年开始的暴利鸦片贸易从内地带到沿海地区的。

鼠疫从中国香港传入英属印度后，在那里"杀死"了大约 100 万人，在接下来的 30 年里，又在那里埋葬了 1250 万人的生命。

1. Benedict, Carol, 1996. *Bubonic plague in eighteenth-century China.* Stanford, CA.

2. Orent, Wendy, 2004. *Plague: The Mysterious Past and Terrifying Future of the World's Most Dangerous Disease.* New York.

3. Pryor, E.G., 1970. "The Great Plague of Hong Kong". *Journal of the Hong Kong Branch of the Royal Asiatic Society.* 15: 61–70.

第 45 章　第四次霍乱大流行

（1863—1875 年，威尔士）

宗教和战争在第四次霍乱大流行中都发挥了重要作用，这次霍乱源于孟加拉地区的恒河三角洲，随朝圣者前往麦加。1863 年，这场流行病带走了 9 万名朝圣者中的 3 万人。霍乱蔓延到整个中东地区，然后到俄罗斯、非洲，以及西欧、北美国家，通过港口城市的旅客和货物，沿内陆水道自由传播。

大流行病于 1865 年到达非洲北部，并蔓延到撒哈拉以南的非洲，1869—1870 年在桑给巴尔有 7 万人死亡。1866 年，霍乱在俄罗斯夺走了 9 万人的生命。在普奥战争（1866 年）中的部队调动，为霍乱传播大开方便之门，据估计，在奥地利帝国夺走了 16.5 万人的生命，包括匈牙利和比利时各 3 万人，荷兰 2 万人，德国 11.5 万人。

1867 年，意大利有 11.3 万人死于霍乱，阿尔及利亚有 8 万人死于该病。19 世纪 70 年代在北美暴发的霍乱造成约 5 万名美国人死亡，因为霍乱从新奥尔良通过客船沿着密西西比河和其支流的港口传播。

1866 年 6 月，伦敦东区的一场霍乱流行夺去了 5596 人的生命，当时该市刚刚完成污水和水处理系统的建设。同年，当地水厂使用受污染的运河水，在斯旺西附近的阿斯特勒韦拉造成了小规模的暴发。工人和他们的家人受影响最大，有 119 人死亡。

默西尔也遭到严重打击。8 月中，那里采取了一些卫生预防措施。以下是官方报告中的一段话：

患者是一名已婚女性，30岁，在患病18小时后死亡。她与丈夫和3个孩子住在运河边达夫林武器公司下面的一个公寓里，两室一厅，通风不良，非常肮脏，一家人躺在肮脏的床垫上，床垫放在潮湿的草皮地板上。丈夫在普利茅斯铁厂工作，但他把大部分工资花在了喝酒上……

　　在道勒斯公司……新入院的患者促使道勒斯公司开设了一家临时医院来处理这些病例。但这一建议引起了当地人的反感，在第一个患者入院后不久，一些道勒斯的工人就发生暴动，冲进了医院，并侮辱了护士。当矿工们威胁说如果医院继续存在，他们将举行罢工时，公司别无选择，只能放弃这个项目……然而，正是在那个月，这种疾病在北威尔士尤其活跃，与那里的猩红热疫情交叉感染。

第 46 章 布宜诺斯艾利斯黄热病

（1871 年）

贸易关闭，街道荒芜，医生短缺，死尸无人安葬，所有人都在拼命逃亡。

4 月 13 日，1871 年黄热病流行病的见证人马多克奥·纳瓦罗的日记中记录了一场流行病的所有流程。纳瓦罗是阿根廷商人，有记日记的习惯，1824 年出生于卡塔马卡省。19 世纪 40 年代中期，他搬到布宜诺斯艾利斯，在罗萨里奥度过了 10 年。他在那里担任一家肉类腌制厂的经理，该厂是胡斯托·何塞·德·乌尔基萨·伊·加西亚将军的产业。

纳瓦罗透露，1871 年的流行病具备黄热病暴发早期的一切特征，即"黑色呕吐物"。不过，还有一个特点是疾病暴发的次数多，它在 1852 年、1858 年、1870 年和 1871 年暴发，最后一次导致约 8% 的波特诺人（布宜诺斯艾利斯的主要民族）死亡。在一个通常每日死亡低于 20 人的城市，竟然每天有超过 500 人死亡。

战争再一次回答了疫情暴发的方式和原因。这场疫情起源于巴拉圭的亚松森，由刚从那里打完仗回来的阿根廷军队带回。在此之前，疫情已经在科连特斯市蔓延，该市有 11 000 人口，是阿根廷的一座军事基地。布宜诺斯艾利斯的人口锐减了 2/3，再加上那些逃难的人，使情况更加复杂。巴拉圭战争又称"三国同盟战争"，于 1864—1870 年在巴拉圭与三国同盟（阿根廷、巴西帝国和乌拉圭）之间展开。这是拉丁美洲历史上最致命、最血腥的国家间战争。前一年的疫情是从巴西的一艘商船上传来的，造成 100 人死亡。

该疾病在 1871 年流行并蔓延的原因很多：供水不足；没有污水处理系统，人类废物收集在粪池中，污染了地下水，从而污染了水井；居民用马车从拉普拉塔河取水，没有卫生设施；夏季气候温暖潮湿；黑种人忍受着令人窒息的过度拥挤，从 1871 年开始，欧洲移民源源不断地涌入，造成进一步拥挤。再加上萨拉德罗斯（生产咸肉和干肉的制造商），它们污染了马坦扎河，而小溪里布满了流过城市的垃圾，帮助埃及伊蚊繁殖。城市的街道非常狭窄，而污物和废物则被用来平整这些街道。更糟糕的是，不出所料，1867 年和 1868 年还暴发了霍乱，造成数百人死亡。

1871 年 1 月 27 日，当布宜诺斯艾利斯诊断出三例黄热病时，事情在充满密集租户的圣太摩社区开始变得火热起来。塔米尼、萨尔瓦多·拉罗萨和蒙特斯·德·奥卡医生警告市政府，但纳西索·马丁尼兹·德·霍兹领导下的市委员会无视了他的警告，不采取任何公共卫生措施。相反，市政府继续为官方狂欢节做准备。从 3 月起，每天有超过 40 人死亡，后来上升到 100 人。所有舞会被禁止，1/3 的居民舍家弃业。三家主要医院被击溃，孤儿院也一样。紧急诊所纷纷设立，港口全部隔离，各省对来自布宜诺斯艾利斯的人员或货物关闭边界。

市政府无法应对，因此成立了一个人民卫生委员会，以控制街道和住在受热病影响区域的人。在某些情况下，他们烧毁了患者的住所及其他财产。在当地外国人中占比最多的意大利人，被其他族裔指责从欧洲带来了瘟疫。黑种人由于悲惨的生活条件受损最为严重，军队甚至包围了他们居住的地区（实际是犹太居住区），以防止他们逃跑。黑种人大量死亡后被草草扔进乱葬岗。

当国家机构和省政府人员逃离该市时，总统和神职人员却在坚守岗位，坚守他们的信仰，在家中帮助患者和垂死的人。慈善修女会暂停教学，以便在医院工作，但有 7 名修女遇难。292 名城市牧师中有约

60 人死亡。大量埋葬的需求，导致了我们熟悉的问题，该市的 40 辆殡仪车不够用，所以棺材堆积如山，等待马车来接。他们获得了广场马车的增援，但马车收取高昂的费用。同样的情况也发生在与日俱增的无效药品价格上。城中的木匠们纷纷死去，所以没人用木头制作棺材，而是用窗帘包裹尸体。垃圾车也被用来运送尸体，乱葬岗一个接一个地冒出来。拉查卡里塔公墓的 12 名掘墓人全部死亡，留下 630 具无人看管的尸体，更多尸体被丢在路边，这就是"大屠杀"和混乱。抢劫和袭击事件频发，盗贼伪装成残疾人混入医院。

在 4 月 9—11 日，每天有超过 500 人死亡，4 月 10 日达到高峰，有 583 人死亡。布宜诺斯艾利斯西部铁路公司将一条线路从贝梅霍延伸到墓地，并开通了专为逝者服务的列车，每天两趟。在贝梅霍之后还有两个尸体接收点。6 月 2 日是第一个没有登记任何案件的日子，黑色呕吐物的祸害再也没有出现在这个城市。

《外科医学杂志》认为官方死亡人数为 13 641 人，包括 60 名牧师、12 名医生、7 名修女、22 名卫生委员会成员和人民卫生委员会的 4 名成员。死者国籍包括：3397 名阿根廷人，6201 名意大利人，1608 名西班牙人，1384 名法国人，220 名英国人，233 名德国人，571 名身份不明者。该流行病是导致布宜诺斯艾利斯黑种人人口减少的主要原因之一。随后，一股诉讼的洪流涌来，许多案件与遗嘱有关，这些遗嘱被怀疑是发死人财的罪犯伪造的。

建立城市净水系统和公共卫生设施，成为此后布宜诺斯艾利斯政府的工作重点。1869 年，英国工程师约翰·弗雷德里克·特洛贝·贝特曼提出了一个自来水下水道和排水管的改造项目，该项目建立在工程师约翰·科格伦之前的提议之上，这些项目都被通过了。1874 年贝特曼开始建造自来水网络，到 1880 年，该网络覆盖了城市的 1/4 供水。1873 年，开始建造污水处理厂。1875 年，随着垃圾场的建立，垃圾收集被统一管理。

1. Fiquepron, Maximiliano. 2017. The people of Buenos Aires and their reaction to cholera and yellow fever epidemics (1856–1886). *Quinto Sol.* 21. 1–22. 10.19137/qs.v21i3.1230.
2. Meik, Kindon T., 2011, "Disease and Hygiene in the Construction of a Nation: The Public Sphere, Public Space, and the Private Domain in Buenos Aires, 1871–1910" *FIU Electronic Theses and Dissertations.* Paper 547.
3. http://digitalcommons.fiu.edu/etd/547.

第 47 章　斐济麻疹大流行

（1875 年）

> 鉴于这是英国人在当地最早的统治行为之一，谣言不胫而走，说这是英国人故意投毒，为了大幅减少本地人口。

英国在 1874 年占领了斐济，当时的斐济军阀瑟鲁·埃潘尼萨·卡考鲍（1815—1883 年）建立了一个统一的斐济王国，签署了割让合约。因此，斐济殖民地的建立为英国 96 年的统治铺平了道路。为了庆祝这一重大事件，后来成为英国斐济总督的赫克勒斯·罗伯逊，将卡考鲍和他的两个儿子带到悉尼。这样一个善意的举动从未以如此大的悲剧而告终。该城市恰好暴发了麻疹，这三个斐济人都得了这种病。当这些患者在船上疗养时，尽管英国人对传染病，特别是以前没有接触过的人口有可能带来传染病已经有了广泛了解，但殖民地的管理者却意外地决定不隔离这艘船。这个决定产生了灾难性的影响。1875—1876 年，由此暴发的麻疹疫情，导致 4 万多斐济人死亡，约占总人口的 1/3。

考虑到这是英国人在那里的最初统治行为之一，有谣言说这是英国人故意"投毒"，为了大幅减少当地人口。不管真相如何，这肯定是因为严重的疏忽、无能和英国人的固有傲慢。

在这次流行病中死亡的酋长之一是拉图·梅利，他的狗托·克隆是酋长地位的象征。这条狗（活的）和它的主人一起被埋在纳武尼塔沃拉·纳武勒的墓冢里——这可能是基督教对埋葬仪式的一种让步，在以前，高级酋长的妻子会被勒死，以陪伴他进入冥界。

Gravelle, Kim, 1983. Fiji's Times. Suva: *Fiji Times*. pp. 139–143.

第48章　第五次霍乱大流行

（1881—1896 年，汉堡）

　　卫生官员被暴徒手中的一块大石头砸中头部，扑倒在地。然后，暴徒们跳到他身上，踢他的头和身体，直到断气。同时，人群还成功打倒一名警察，并很快致其死亡，暴徒们将他的脸踢成了肉泥，甚至在他死后，还在他的尸体上跳舞。

——《纽约时报》报道汉堡骚乱，1893 年 10 月 10 日

　　霍乱带来的可怕死亡人数是：1883—1987 年，欧洲有 25 万人丧生，美洲至少有 5 万人。1892 年，霍乱在俄国夺走了 267 890 人的生命，在西班牙夺走了 120 000 人的生命，在日本夺走了 90 000 人的生命，在汉堡夺走了 8600 人的生命，这是 1893 年欧洲唯一一次因霍乱而起的大规模流行。在波斯（伊朗）有超过 6 万人死亡，在埃及有超过 58 000 人丧生。教皇利奥十三世授权在梵蒂冈内为附近街区的患病居民建造一所安养院。在西欧，这是最后一次严重的霍乱暴发，因为城市逐渐改善了他们的卫生和供水系统。

　　文豪马克·吐温也是一位旅行家，他在霍乱期间访问了汉堡，他在一篇未收集的短文中描述了他的经历，日期为"1891—1892 年"。他震惊地发现，汉堡的报纸上缺乏关于霍乱的信息，特别是死亡数字。他还批评了当地对穷人的待遇，很多人被迫离开家，被送到隔离医院，在那里"很多人……死得不明不白，被埋得很惨"。马克·吐温最后感叹全世界的无知，尤其是美国人。

《纽约时报》将骚乱地点定在汉堡的圣保利区，"那里完全是穷人和非知识分子居住的地方"。该报接着描述了军队是如何被召集起来的，军人上好刺刀，向狂呼的暴徒发起攻击。人群最终被驱散。我们还听说格林斯比发生了暴乱，有两人死亡。里斯本当局宣布诺森伯兰的布莱斯为禁区。

Thomas, Amanda J., 2020, *Cholera: the Victorian Plague*, Barnsley.

第49章　俄罗斯大流感

（1889—1890 年）

在伊朗，最早确定的流感证据可以追溯到 1833 年，当时流感在德黑兰迅猛暴发。这次人们认为，这场流行病是通过来自叙利亚和君士坦丁堡的贸易路线传入该地区的，这场流行病是一个更大的全球大流行病的一部分，在整个亚洲和欧洲造成了成千上万人的死亡。英国外交使团中的大量患者说服了英国驻波斯公使罗伯特·坎贝尔爵士，将他的使团从萨米拉山麓的夏令营迁到了德黑兰，那里的每个街角都躺着死人和患者。

1889 年，一场新的流感大流行到来。流感从西伯利亚开始，通过俄罗斯向西蔓延，因此而得名，最终席卷了整个西欧，并于当年 9 月到达波斯北部城市拉什特。不久，塔布里兹也出现了病例，到 11 月底，德黑兰再次陷入流感的魔掌。1890 年 3 月 14 日，流行病袭击了南部港口城市布什尔，至少有一半的波斯人感染了这种疾病。遇到流感的波斯医生大多在一开始就把这种疾病误诊为普通感冒，结果在面对越来越多的死亡病例时陷入了困境。

流感在年轻人中尤其致命：超过 6000 名儿童死于相关疾病，如严重的喉咙疾病和麻疹。波斯医生只能建议人们保持室内温暖，避免受寒。建议服用清热解毒药，以清除身体的各种"毒素"。最后，作为降低发热和寒战的最后手段，医生开出了奎宁和樟脑。这场流感持续到 1890 年春天，随着夏天的到来而逐渐消失。

但在 1918 年，它又卷土重来。战争再次成为流感的伴侣，因为返回阿什哈巴德的俄罗斯军队带来了流感。他们自己也从美国远征军那里感染了这种疾病，美国远征军于 10 月在波罗的海的阿昌格尔港登陆，美国军队也遭到感染。在从美国人那里感染了这种疾病之后，沙皇军队在从布尔什维克手中撤退的过程中，不知不觉地将这种疾病沿着他们撤退的路线向南传播到了波斯。在 8 月的第 3 周，流感到达了东北部城市马什哈德。马什哈德是白俄罗斯和英国军队补给线上的一个朝圣中心，是疾病传播到全国的焦点，这不仅是由这些士兵造成的，还因为无处不在的来自世界各地的什叶派朝圣者人群。

作为英国中东远征军的一部分，在孟买登船的英国和印度军队将这种疾病带到了波斯湾的阿巴斯和布什尔港口。第二种更严重的流感紧随其后，袭击了克尔曼沙赫和哈马丹。当英国军队从巴库撤退后，大量的亚美尼亚和亚述基督教难民在高加索地区躲避土耳其人的迫害，涌入这些城市。在 9 月的最后 2 周，仅克尔曼沙赫就接收了 6 万名饥饿和患病的难民，这个数字相当于该市的本地人口。

患有慢性疟疾的流感患者死亡率要比普通流感患者高得多。此外，波斯本地人的流感病例要比居住在那里的欧洲人多得多。据估计，伊朗可能有 902 400～2 431 000 名居民死亡，这表明波斯的死亡人口占其人口的 8%～21.7%，这使得伊朗在 1918—1919 年大流感的国际死亡率位于阶梯的顶峰。

1. King, Anthony, 2020, "An uncommon cold." *New Scientist* vol. 246,3280 32–35.

2. Parsons, Henry Franklin, 1893. Further Report and Papers on Epidemic Influenza, 1889–92. *Local Government Board*.

3. Ziegler, Michell, 2011, "*Epidemiology of the Russian flu, 1889–1890*". Contagions: Thoughts on Historic Infectious Disease.

20 世纪

第 50 章　20 世纪的鼠疫

通常情况下，大流行病似乎没有任何预兆，它可能会迅速发展，几乎没有时间准备。通过分析过去的事件，我们可以深入了解疾病传播的方式和原因。过去的成与败有助于我们规划未来，并且可以为当前的公共卫生政策提供参考。我们应该从以前发生的事情中学到很多东西——如果我们忽视了历史，就会面临危险。所有的鼠疫专家都确信的一点是，鼠疫终会卷土重来。

——罗伯特·佩卡姆，中国香港大学医药与卫生史博士

孟买鼠疫流行（1896—1905 年）

抗击鼠疫的活动措施包括士兵和当地志愿者队伍强行进入患者家中，焚烧其被褥和个人物品，砸破屋顶并进行消毒。随后，他们的房子会被标记上 UHH。

1896 年的流行病使这个城市陷入瘫痪。孟买不仅是英属印度的金融之都，也是一个繁荣的国际港口，以及棉纱和纺织品主要的制造中心。该市产生的收入占每年送回英国本土资金的很大一部分。贸易快速增长吸引了大量的工人涌入，但由于没有最基本的生活设施来容纳他们，70% 的外来工人只能生活在贫民窟和廉价宿舍里。1896 年 9 月，鼠疫迅速蔓延，直到年底，估计每周有 2624 人死亡。1901 年的人口普查显示，1896 年 9 月—1897 年 3 月，有 33 161 人逃离孟买，当地

人口下降到 78 万。

将这种传染病认定为鼠疫的人，是果阿医生阿卡西奥·加布里埃尔·维加斯，他最先在曼维发现了这种疾病，该地区靠近孟买码头，是仓库、粮商和密集、拥挤的住宅所在地。他随后发起了一场声势浩大的卫生运动，清理贫民窟并消灭老鼠。W. M. 哈夫金是一个来自敖德萨的犹太医生，他曾开发过霍乱疫苗，对付鼠疫也有心得，英国殖民政府向他施压。经过 3 个月努力，哈夫金在用酥油制成的高脂肪汤中，成功地培养出鼠疫培养物，并从这些培养物中创造出一种减毒疫苗。1897 年 1 月 10 日，哈夫金在对兔子测试成功后给自己注射了疫苗。随后，拜库拉监狱里的志愿者被用于对照试验，所有接种的囚犯，都在流行病中幸存了下来，而对照组的 7 名囚犯则死亡。尽管疫苗可以将风险降低 50%，但与其他早期疫苗一样，哈夫金的配方也有恼人的不良反应，而且不能提供完全保护。到世纪之交，仅印度的接种者数量就到达了 400 万人。哈夫金被任命为孟买鼠疫实验室（现名为哈夫金鼠疫研究所）主任。

抗击鼠疫的措施包括士兵和当地志愿者队伍强行进入患者家中，焚烧其被褥和个人物品，砸破屋顶并进行消毒。随后，他们的房子会被标记上 UHH（unfit for human habitation，意为"不适合人类居住"）。患者通常病得很重，被抬到鼠疫医院，以应对他们的低生存率。当地人普遍认为这些防疫措施带有攻击性和侵犯性，动手反抗，导致英国特别鼠疫委员会的主席 W. C. 兰特及其军事护卫被谋杀。通常情况下，受害者在到达医院时已经奄奄一息，所以医院里的死亡人数非常高也就不足为奇，这促使人们误以为医院在杀害患者。这实际上导致了 1896 年 10 月 29 日 800 个暴徒袭击亚瑟路医院，基本上是对医务人员的攻击。1898 年 3 月 9 日，当一支医疗队和鼠疫指挥官被拒绝进入一户人家检查疑似鼠疫病例时，马丹普拉暴发了骚乱。群众袭击了他们，警察开始开枪，造成 5 人被杀。

不受欢迎的控制措施和恐慌促使大量的移民劳工离开城市回到他们的村庄。他们把传染病带到了整个印度，运送货物的火车也是如此。

1896 年，孟买有 133 家棉纺厂。工厂工人和码头工的离开严重影响了城市经济。为了维持工厂运转，工厂代表只能在街头巷尾进行公开、激烈的劳动力竞标。

1900 年，鼠疫的死亡率约为 2‰。同年，肺结核的死亡率约为 12%，霍乱的死亡率约为 14%，其他各种被归为"发热"类疾病的死亡率约为 22%。所有这些死亡人数都被当地居民归咎于难以忍受的不卫生条件。

英属孟买城市改造信托基金采取更有创意的措施之一是修建道路，将海风引入该镇的拥挤地区。此外，鼠疫还改变了孟买的哪些方面呢？他们在这些道路下面铺设了排水和排污管道。然而，在这样做的同时，他们也在拆毁房屋，使人们流离失所，这些人从未被重新安置过。10 年后，他们还为中产阶级建立了规划中的郊区。他们把过去是"鼠疫营"的地区纳入了污水管道、道路、公共交通和便利设施的建设规划。这一时期也出现了更多的银行、大学、公园、宗教场所和铁路线的建设项目。

1. Catanach, I.N., 2001, The Globalization of Disease? India and the Plague, *Journal of World History* (University of Hawaii Press), Volume 12. 1.

2. Echenberg, Myron, 2007. *Plague ports: the global urban impact of bubonic plague, 1894–1901*. New York.

3. Echenberg, Myron, 2002. Pestis redux: the initial years of the third bubonic plague pandemic, 1894–1901. *Journal of World History*. 429(21) Vol. 13.

4. Ramanna, Mridula, 2010, Coping with Epidemics: Indian Responses, Bombay Presidency, 1900–1919, in Bandyopadhyay, Arun, ed, *Science & Society 1750–2000* New Delhi, 2010.

波尔图鼠疫（1899 年）

这次鼠疫暴发造成 132 人死亡，其重要原因是葡萄牙总理若泽·卢西亚诺·德卡斯特罗做出了一个有争议的决定：用军事力量将该城市封锁4个月。著名细菌学家路易斯·达·卡马拉·佩斯塔纳在检查一具鼠疫尸体时被抓伤，从而感染了这种疾病，不久后死亡。

鼠疫的暴发对政治、社会和经济造成了相当大的影响：它加剧了波尔图的共和党人和里斯本的保皇党政府之间的阶级分歧和紧张关系；在1909年的一场革命中，葡萄牙第一共和国会取代几百年的葡萄牙君主制；在危机发生后的几年，葡萄牙的公共卫生立法走向现代化，卫生服务总局得以成立。

旧金山鼠疫（1900—1904年）

卫生局随后"试图回避这一决定，故制定了一项隔离令，以避免提及种族，但该隔离令的起草精确地涵盖了整个唐人街地区……同时排除该地区外围的白种人企业"。这一点被法院驳回，并指出：隔离区的界限与建筑物居住者的种族相关，而非与疾病的存在相一致。

——布莱恩·迪安·艾布拉姆森，《疫苗、接种与免疫法》，2019年

美国本土发生的第一场鼠疫流行病首先出现在旧金山，该流行病于1900年3月被确认，它的存在被加州州长亨利·盖奇掩盖了2年多，这一做法主要出于商业考虑，目的是保护旧金山和加州的贸易声誉，并防止因检疫而造成收入损失。盖奇显然受到铁路和城市商业的巨大利益影响。他指责联邦政府，以及首次确认鼠疫的约瑟夫·J.金尤恩博士，盖奇说这个医生将鼠疫细菌注入尸体来伪造证据。

盖奇在1902年的选举中落选。新任总督乔治·帕迪实施了一项医疗计划，这场鼠疫疫情于1904年结束，前后共发现121个病例，多达119人死亡。

不过，在这之前的1900年2月7日，一个加州木材场的老板黄楚镜感染了医生所说的"伤寒或淋病"，在忍受了4周的痛苦后去

世。他的尸体被送到一个殡仪馆，由旧金山警察外科医生威尔森进行尸检。在发现可疑的淋巴结肿胀后，威尔森叫来了奥布莱恩，他是当地一名市卫生局官员。随后，威尔森和奥布莱恩召集了旧金山市细菌学家凯洛格，三个人再次进行了尸检。通过显微镜观察，凯洛格认为他看到了鼠疫杆菌。威尔森和奥布莱恩坚持要求立即对唐人街进行隔离。

华人受到了莫名的指责。唐人街被绳索隔离封控，有警察看守，阻止除白种人以外的人进出，有 2.5 万～3.5 万名华人居民身陷囹圄。清政府驻旧金山总领事何祐认为，隔离是基于错误的假设，是对华人的歧视，他决定寻求上诉以解除隔离。但旧金山市长詹姆斯·D. 费伦希望将说华语的居民与英裔美国人区隔开，他声称美裔华人"不干净、很脏，对公众健康是一种持续的威胁"。

3 月 9 日，在隔离令生效仅 2 天半后，卫生委员会就取消了隔离令。证实加利福尼亚存在鼠疫的科学家金尤恩博士，也受到了诽谤和仇恨运动的波及。卫生局通过对医生在官方死亡证明上所写的内容实施严格的规定，将有关疫情的所有信息掩盖在保密的外衣之下。

3 月 11 日，金尤恩的实验室提交了结果。两只天竺鼠和一只老鼠在接触到第一个受害者的样本后死亡，这证明鼠疫的确发生在唐人街。在没有恢复隔离的情况下，卫生局检查了唐人街的每一栋建筑，并对该地区进行了消毒。如果财产被怀疑受到污染，就会被没收和烧毁。警察使用暴力，强制要求居民遵守卫生委员会的指令。人们感到愤怒和担忧，社区管理者的反应是把生病的人藏起来。医生被禁止进入街区识别和帮助感染者。

政府计划是给居民接种哈夫金疫苗，这是一种预防性的抗鼠疫疫苗，旨在提供一些对鼠疫的预防，期限为期 6 个月。没有人提及该疫苗的不良反应，也没有人提及该疫苗尚未被批准用于人类。因此，大多数华人要求先在老鼠身上测试疫苗。最后，疫苗接种计划被停止了。然而，当时已经有数百名中国人、日本人和其他居民接种了疫苗，并出现了可怕的不良反应。

在鼠疫期间,美国白种人对华人的种族歧视是一种常态。华人的基本权利和特权被剥夺,如美国房东拒绝维护他们租给中国移民的房产。中国城里华人大多数住房都不适合人类居住。对唐人街进行长时间的隔离,更多的是出于对华人是疾病携带者的种族歧视,而没有任何临床证据。卫生局随后"试图回避这一决定,故制订了一项隔离令,以避免提及种族,但该隔离令的起草精确地涵盖了整个唐人街地区……同时排除了该地区外围的白种人拥有的企业"。

显然,允许欧裔美国人离开受影响地区,而华人需要有健康证明才能离开该市,这说明旧金山的隔离措施具有明确的歧视性和隔离性。居民们最初感到很愤怒,因为那些在旧金山以外地区工作的人谋生受到了阻碍。

在 1906 年旧金山地震之后,重建工作立即开始。随着重建工作的全面展开,第二次鼠疫在 1907 年 5 月和 8 月袭击了旧金山,整个城市都出现了病例。在 1907—1911 年期间,大约耗费了 200 万美元来尽可能多地杀死城市中的老鼠。1908 年 6 月,有 78 人死亡,所有被感染的人都是欧洲人,加利福尼亚的地松鼠被确认为该疾病的另一个传播媒介。一些排外的美国专家错误地认为,以米为基础饮食使亚洲人对鼠疫的抵抗力较低,而以肉为基础饮食使欧洲人免于患病。

1. Abramson, Brian Dean, 2019, *Vaccine, Vaccination, and Immunization Law*, Bloomberg Law Haas, Victor H., 1959. "When Bubonic Plague Came to Chinatown". *The American Journal of Tropical Medicine and Hygiene*. 8 (2): 141–147.

2. Kalisch, Philip A., 1972. "The Black Death in Chinatown: Plague and Politics in San Francisco 1900–1904". *Arizona and the West*. 14 (2): 113–136.

3. Risse, Guenter B., 2012. *Plague, fear, and politics in San Francisco's Chinatown*. Baltimore.

格拉斯哥鼠疫（1900年）

格拉斯哥鼠疫也可能以人类体外寄生虫（如体虱或人蚤）为媒介在人们之间传播。

——关于1901年格拉斯哥鼠疫的报告

1900年8月，在第三次大流行期间，格拉斯哥首次暴发鼠疫。8月25日，英国皇家学会报道称，奥斯陆大学生态与进化综合中心的一个研究小组成员做出了一些与疫情暴发相关的显著成果。

8月25日，格拉斯哥的卫生部门接到了几个疑似鼠疫病例的通知，尽管当时英国境内没有已知的鼠疫病例。当地政府有力地追踪了疾病的传播，并于8月25日发现了首位确诊病例，贝尔维迪尔医院的一名医生确诊感染耶尔森菌株。格拉斯哥的卫生官员立即对该疾病的传播进行了调查。这导致了先证病例的确定，一个名叫博吉的女鱼贩在8月3日（疫情暴发的第1天）患病，她和她的孙女都去世了。她和她的码头工人丈夫住在戈巴尔斯的玫瑰街。卫生部门搜索了博吉夫人的接触者和参加她葬礼的100多名参加者，这导致100多人被安排在一个用于观察的"接待室"中检查和隔离。他们发现，其中35个病例都可以通过与前一个病例的接触联系起来；家庭内部的二次传播率很高。

除了追踪和隔离接触者外，卫生当局采取了其他一些措施来控制瘟疫的传播，包括将病例送往医院；对因鼠疫死亡的病例停止安排悼念仪式；用二氧化硫液体熏蒸感染者的住宅；用福尔马林溶液进行消毒；清除并处理受害者的衣物和床单；用石灰氯化物（氯粉）溶液对受感染的租房住宅及所有家庭和公共区域进行消毒；清空灰坑；向公众和医疗专业人员发布有关该疾病的信息。

1898年，即格拉斯哥疫情暴发前两年，保罗－路易斯·西蒙德发现老鼠和鼠蚤可以将鼠疫传染给人类。因此，格拉斯哥的卫生当局对他们的老鼠在传播该病中所起的作用特别感兴趣。多亏了西蒙德，我们现在知道，过去鼠疫的大规模流行是由受感染的鼠蚤媒介寻找其他哺乳动物宿主引起的。然而，1901 年发表的一份关于鼠疫的官方政府报告显示，现在有一些证据表明，在格拉斯哥，鼠疫也可能通过体虱或人蚤等人类体外寄生虫载体在人与人之间传播。实验和流行病学研究表明，人类体外寄生虫是鼠疫的潜在传播媒介，在非洲的现代流行病中也发现了感染者。

尽管对该地区的 326 只老鼠进行了诱捕和检测，但在流行病暴发期间的任何时候都没有在老鼠群中发现鼠疫的证据，这让他们得出结论：鼠疫可能是通过衣物或其他方式在人与人之间直接传播的，也可能是通过"人类的寄生虫"——跳蚤和虱子传播的。

在官方报告中，当局确定了 1900 年 8 月 3 日至 9 月 24 日在格拉斯哥及其周边地区的 37 例鼠疫病例，其中大部分集中在人口密集的戈巴尔斯区域。接到通报后，发现大多数病例在外部淋巴结有肿块，据此来确定是原发性腺鼠疫或败血症鼠疫。

这里有一些数据：格拉斯哥的鼠疫疑似病例中，有 31 例（占总数的 88%）通过外部淋巴结肿块被诊断出来。男性和女性的病死率均为 42.8%，其中 21 例（占总数的 60%）为女性，14 例（占总数的 40%）为男性。在 15 例死亡病例中，症状期的中位数为 6 天。此外，异常高比例的感染发生在家庭接触中（62.5%）。疾病通报后，基本传染数（R0）下降，通报前约为 1.6。此次流行病暴发规模小且持续时间短，表明隔离和卫生措施在阻止鼠疫传播方面起到了积极作用，这也在控制措施实施后的基本传染数降至 1 以下中得到体现。

起初，流行病被认为是伤寒。格拉斯哥人要求对所有有轨电车、渡轮和硬币进行消毒，以防它们携带病菌。外国水手和妓女在这次流行病中受到了指责。

1. Dean, Katharine R., (2019) Epidemiology of a bubonic plague outbreak in Glasgow, Scotland in 1900; *Royal Society Open Science* January 2, 2019.

悉尼鼠疫（1900 年）

> 托马斯·达德利船长也在码头上做水手，他一直住在达令港东部附近，他注意到那里有几十只死老鼠。此外，他在生病前，一直能从厕所里掏出死老鼠。

鼠疫于 1900 年砸开了澳大利亚的国门。在此之前，澳大利亚殖民政府担心鼠疫通过航运贸易路线入侵澳大利亚，可能只是时间问题。果然，当它真的登陆时，空气中充满了恐慌和恐怖，因为这种疾病的恶名在它到来之前就已经存在了。科学界在很大程度上仍然认为，人类感染这种鼠疫是通过人与感染的老鼠接触而引起。然而，越来越多的证据表明，鼠疫的流行来自于老鼠。澳大利亚人开始制订预防策略，以阻止它通过港口进入。

所有这些都无济于事。1900 年 1 月 19 日，在悉尼，阿瑟·佩恩是澳大利亚的"零号患者"，他是一名 33 岁的搬运工，在悉尼中央码头公司工作。显然，当他那天晚上回到米勒斯角的渡轮小路 10 号后服用了蓖麻油，呕吐并昏倒在床上。第二天，他被正式诊断出患有鼠疫，他和他的家人被隔离，但当局并不知道传染源，后来的调查表明，佩恩很可能是被跳蚤咬伤的，这种跳蚤可能在毛里求斯开始了它的旅程，最终抵达澳大利亚。约 1 个月后，托马斯·达德利船长也出现了症状。他一直住在达令港东部附近，他注意到那里有几十只死老鼠。此外，他在生病前一直能从厕所里掏出死老鼠。杜德利是第一个被报告的鼠疫患者死亡病例。船长的死亡释放了一波恐慌。在接下来的 8 个月里，悉尼成为一座围城。

随后，在 1900—1925 年，由于船只运送了一波又一波的感染者，澳大利亚暴发了 12 次大规模的鼠疫。政府档案记录了 1371 起感染和 535 起死亡。悉尼受到的打击最大，但这种疾病也蔓延到北昆士兰、墨尔本、阿德莱德和弗里曼特尔。一个新生的公共卫生部门成立了，他们继续对鼠疫进行了开创性的研究。20 世纪，他们因发展了对该疾病的科学认识而受到称赞，特别是发现鼠疫耶尔森菌是通过受感染的老鼠身上的跳蚤传播给人类的，这是澳大利亚社会医学的一场革命。

当房地产经纪人被询问郊区房产的电话淹没时，那些有能力的人逃离了城市。恐惧滋生了一贯的指责游戏和敌意，人们在半夜被带去隔离，每天都会公布感染者或死亡者的名字。报纸上也出现了仇外的攻击，意大利和中国的移民受到指责，被称其卫生条件差，从而导致了鼠疫的输入。人们组成了捕鼠队，杀死数以万计的"害兽"及"害鸟"，并在专门建造的老鼠焚烧炉中焚烧它们。一些地方会为一只老鼠支付 6 澳元，这使捕鼠活动变得极为有利可图。

人们隔离了感染者，用生石灰埋葬了死者，据说这是为了加速他们尸体的腐烂，到年底，有超过 1700 人被送到隔离站。

鼠疫对悉尼的社会经济产生了深远影响。当时这个城市的人口接近 50 万。它为滨水区重要城市的重建铺平了道路，如岩石区、米勒斯角，百年来人们在那里乱修乱建，成为贫民窟和疾病的蓄水池。

政府视察员开展了一项对建筑物进行拍照的计划，以揭示城市中穷人的条件是多么的肮脏。这些照片被保存在新南威尔士州图书馆。到 1900 年 8 月底，疫情已经发展到一定程度。澳大利亚的情况相对较好：总共报告了 303 个病例，103 人死亡。卫生当局和政府的协调反应显然起到了作用。

克什米尔鼠疫流行（1903 年）

报告称，这名警察和他的兄弟（医院的护理者），他们在患者死后试图从帐篷里偷走他的物品时，曾与死者的仆人有过密切接触。据说，医院护理者曾试图用牙齿将尸体上的一枚戒指取下来。

——时任克什米尔首席医疗官的米塔尔的报告，
她追踪了鼠疫的起源和传播

1903 年 11 月 19 日—1904 年 7 月 31 日在克什米尔发生的鼠疫疫情说明，当患者隐瞒自己的感染情况，而当局抢夺监督下的尸体时，可能产生的后果。

　　这种疾病并不源自这里，但是当 1903 年 11 月 13 日三位旅行者——一位带着面纱、有影响力的克什米尔裔女性贝利夫人，以及她的两个仆人一起从鼠疫肆虐的拉瓦尔品第出发时，所有维护克什米尔安全的努力都白费了。他们乘坐一辆汤加车，在斯利那加·穆扎法拉巴德公路（当时被称为杰赫勒姆河谷车道）上通过了两个检查点而未被发现。在边境的健康检查中，旅客谎报了他们的来历，没有透露其中一个仆人身体不适。

　　当时，米塔尔是克什米尔的首席医务，她追踪了鼠疫的起源和传播，在《印度医学公报》上发表的一份报告中指出，1903 年 10 月 8 日，在乌里，一个来自拉瓦尔品第的人死于鼠疫，并在那里被火化。报告还称，对该地区的净化工作进行了精心安排。但是在 1903 年 11 月 13 日，一个"戴着面纱的克什米尔本地女性坐着马车，带着两个仆人穿过了乌里检查站，检查站对每个旅客进行体温测量。在这种情况下，检查人员没有发现这种疾病。随后的调查显示，他们为汤加旅行者测量了体温，但当时他们的体温是正常的"。

　　11 月 13 日，这三人到达斯利那加，并入住了印度斯里尼加尔附近石卡巴哈的一艘船屋。报告称，他们于 11 月 16 日前往巴德加姆县的克拉波拉，住在该女性的亲戚苏班·巴特的家里。5 天后，她的一个仆人古拉姆·穆罕默德在斯利那加的国立医院门口被发现。医生立即查明症状是鼠疫引起，他被转移到远离城市的一个空旷的帐篷里，在那里，有一个隔着 500 米远的警察作为警卫。报告指出，该仆人于 11 月 19 日晚死亡，成为克什米尔谷地第一例外来的鼠疫病例。他被埋在一个 10 英尺深的坟墓里，周围有 2 英尺高的石灰碳酸盐，以进一步防止疾病的传播。报告称，"只有两个人帮着埋葬"。

　　作为一项预防措施，当局将苏班·巴特的房子连同其所有财物和各经销商存放在院子里的谷物都付之一炬。当死者的亲密接触者，包括那个女人和第二个仆人、看守他帐篷的警察和一个医院护理者被隔离和检疫时，追踪和跟踪就开始了。"然而，苏班·巴特家的女性、仆人和其他接触者并没有出现鼠疫症状"。但在 1903 年 11 月 25 日晚上，守在仆人吉拉姆帐篷外的警察也死了。他被埋在一个 10 英尺深的坟墓里。

报告中提到，警察和他的兄弟（医院的护理员），在患者死后试图从帐篷里偷走他的物品时，曾与死者的仆人有过密切接触。据说，医院护理者曾试图用牙齿将尸体上的一枚戒指取下来。他被隔离起来，但在 1903 年 11 月 28 日从营地失踪，他不知怎么就到了格鲁村。但他很快就死在了那里。

1903 年 12 月 11 日，在这位警察死后不久，斯利那加暴发了鼠疫。据报道，在斯利那加的卡尔法利莫哈拉和克伦古恩德所在地的两所房子里有 5 人突然死亡；他们都是该警察和他兄弟的亲戚。

这种疾病一直持续到 1904 年 7 月，历时 8 个多月。它在克什米尔各地夺走了数千人的生命。

Mitra, A. The Plague in Kashmir, *Ind Med Gaz*. 1907 Apr; 42(4): 133–138.

满洲里鼠疫（1910—1911 年）

杰拉德·梅斯尼对伍连德关于戴口罩的建议提出了异议。几天后，他在探望患者时没有戴口罩而染上了鼠疫，不久后死亡。

人们认为这次鼠疫最早来自一只感染了细菌性肺炎的西伯利亚旱獭。在满洲里，蒙古旱獭因毛皮被猎杀。旱獭猎人在严冬季节聚集在一起，扩大了传播范围。满洲里广泛的铁路网络进一步导致了疾病的快速传播，因为铁路网络促进了大量回家过春节的民工流动。根据死亡率估计表明，大约有 6 万人死亡，包括许多医生和护士。它的死亡率达到了前所未有的近 100%。

由于德国化学工业开发了新的染料，廉价的旱獭皮可以被仿制成貂皮、水貂和水獭皮。因此，旱獭皮的价值从"几戈比一张皮涨价到一个卢布"，这像磁铁一样吸引着移民猎人。唯一的问题是，这些移民没有经验。当地猎人可以识别并避开患病的旱獭，而移居猎人则收集了不健康的旱獭，使自己感染上鼠疫杆菌。

剑桥大学毕业的伍连德医生领导了中国的抗击鼠疫工作，他提倡隔离和佩戴布面口罩。他还对追踪进行了部署，特别是针对火车上的乘客。伍连德得到了清朝政府的许可，因此得以焚烧死者的尸体，从而安全地处理了成千上万的尸体。同样，俄罗斯当局组织了卫生区，对人群进行监测，并烧毁了可能被鼠疫污染过的住所。伴随着这些措施和寒冬的结束，疫情在 1911 年 4 月底结束。

1911 年 4 月，伍连德在奉天（今沈阳）召开了国际鼠疫大会，这是此类会议中的第一次大型活动，该会议坚定地将中国科学家确立为国际科学界的成员。这次会议还在中华民国元年（1912 年）发起成立了北满洲鼠疫预防处，其目的是通过"图文并茂的信件、灯笼演示和大众小册子"来促进公共卫生。鼠疫还促使总统授权将人体解剖合法化，而此前的帝国也授权允许火化。因此，通过推动变革，取消了"大量围绕祖先崇拜的迷信"，这次鼠疫促进了中国科学和疾病控制的进步。

中国的国民政府争取到了外国医生的支援，其中一些人在抗疫中丧生，这强调了多国联合医疗的重要性，并为世界卫生组织等后来的医疗联盟奠定了基础。伍连德提倡医生、护士、患者、接触者及广大民众（在可能的情况下）佩戴布制鼠疫面具，这是这种流行病控制措施的首次尝试。该事件对建立个人防护装备的使用产生了影响，并被视为现代防护衣的起源。

然而，鼠疫对贸易和商业带来了严重的打击，尤其是毛皮和食品贸易。1911 年 2 月 27 日的《南华早报》在评论大豆贸易时报道，"鼠疫造成的损失估计为 700 万美元"。1911 年 2 月 4 日,《经济学人》记录了鼠疫对中国股票价格和政府债券价格的负面影响，显示了它对中国经济的不良影响。

1. Knab, Cornelia, 2011, "Plague Times: Scientific Internationalism and the Manchurian Plague of 1910/11", *Itinerario* 35:03 87–105.
2. Lynteris, Christos, 2018. "Plague Masks: The Visual Emergence of Anti-Epidemic Personal Protection Equipment". *Medical Anthropology*. 37 (6): 442–457.
3. Summers, William C., 2012, *The Great Manchurian Plague 1910–11: The Geopolitics of an Epidemic Disease*, London.
4. Yu-lin, Wu, 1995, Memories Of Dr Wu Lien-teh, Plague Fighter. *World Scientific*.

第51章 第六次霍乱大流行

（1910—1911 年）

在欧洲，公共卫生方面的进步逐渐对传染病产生显著的影响，这也正是欧洲比其他地区在第六次霍乱大流行中受到较少影响的原因。然而，俄罗斯和奥斯曼帝国仍受到沉重打击：1900—1925 年，俄罗斯有 50 多万人死于霍乱，革命和战争造成的剧变也于事无补。

这一波流行病也夺走了 20 万菲律宾人的生命，其中还包括菲律宾革命英雄、第一任总理阿波利纳里奥·马比尼。从 19 世纪末到 1930 年，麦加朝圣期间暴发了 27 次霍乱。第六次霍乱大流行造成了印度 80 多万人死亡。

指责游戏、仇外情绪和种族主义达到了各自丑陋的顶点。由于外来移民和旅行者常常从疫区携带霍乱，所以传染病就与每个社群的边缘群体联系在一起。意大利人指责犹太人和吉普赛人，英国人指责"原住民"，而美国人则把霍乱归咎于菲律宾。

1911 年，据马萨诸塞州医学会的《波士顿医学与外科杂志》报道，"截至 7 月 22 日，纽约有 11 人死于霍乱，其中一名死者是被斯温伯恩岛医院解雇的一名职员"。第 10 个死者是 17 岁的少年，他曾是"莫尔特克"号蒸汽船下等舱的乘客。当时采取的方案是，从所有在检疫局接受观察的人的肠道中提取培养物。通过这种方式发现，在"莫尔特克"号和"佩鲁贾"号的 500 名乘客中，虽然有 5 名乘客健康状况良好，但都携带着霍乱弧菌。

1913 年，正值第二次巴尔干战争，罗马尼亚军队在入侵保加利亚时暴发了霍乱，造成 1600 人死亡。

1. Azizi, Mohammad-Hossein, 2010, "History of Cholera Outbreaks in Iran during the 19th and 20th Centuries". *Middle East Journal of Digestive Diseases.* 2 (1): 51–55.

2. Moraña, Mabel, "Modernity and Marginality in Love in the Time of Cholera". *Studies in Twentieth Century Literature* 14:27–43.

3. Smallman-Raynor, M., 2000, The Epidemiological Legacy of War: The Philippine—American War and the Diffusion of Cholera in Batangas and La Laguna, South-West Luzón, 1902–1904. *War in History*, 7(1), 29–64.

第52章 昏睡性脑炎大流行

（1915—1926 年）

昏睡性脑炎是一种非典型的脑炎，也被称为"昏睡病"或"嗜睡病"（有别于采蝇传播的昏睡病）。这种疾病攻击大脑，使一些受害者处于像雕像一样的状态，沉默不言，一动不动。在1915—1926年，昏睡性脑炎的流行在全球范围内蔓延，折磨了近500万人，其中1/3的人在急性期死亡。许多幸存下来的人再也没能恢复到发病前的活力。

患者会留有意识和知觉，但还不算完全清醒，他们整天坐在椅子上一动不动，无法说话，没有能量、情感、主动性、食欲或欲望。他们能注意到发生在自己身上的事情，但不会主动认识，对一切无动于衷。简而言之，他们无精打采，像幽灵一样虚幻，像僵尸一样被动。

这种流行病没有再次发生，但仍有个别病例散发。体征和症状繁多，五花八门。它的特点是高热、喉咙痛、头痛、嗜睡、复视觉、身体和精神反应延迟、睡眠倒置和肌肉紧张。在严重情况下，患者可能进入类似昏迷的状态（无动性缄默）。他们还可能出现眼球运动异常（间歇性的眼动危象）、上身无力、肌肉疼痛、震颤、颈部僵硬和行为变化（包括精神病）。有时会出现克拉佐马尼亚病（一种发声抽搐症）。

在1915年大流行之前，有一些经历可能是昏睡性脑炎的表现。

1580 年，欧洲部分地区受到一种严重的发热和昏睡病的困扰，这种疾病会导致帕金森病和其他神经系统后遗症。

1673—1675 年，伦敦发生了类似的严重流行病，托马斯·西德纳姆将其描述为"恶性间歇热"。

1695 年，希尔德斯海姆的阿尔布雷希特博士描述了德国一名 20 岁的女性，这位女性在昏睡、发热发作后出现了"眼部危机"、帕金森病特征、复视、斜视和其他症状。

1712—1713 年，德国图宾根暴发了严重的嗜睡病的流行，许多病例随后出现了持续的行动迟缓和缺乏主动性。

1750—1800 年，法国和德国经历了嗜睡病的小规模流行，其具有帕金森病特征，还包括运动功能亢奋引起的打嗝、肌阵挛、舞蹈症和抽搐。

1848—1882 年，巴黎的神经学家让·马丁·查可记录了许多青少年帕金森病的单独病例，症状与复视、眼病、呼吸急促（换气过度）、倒抽、抽搐和强迫症有关，几乎可以肯定，这些都是脑炎的后遗症。

1889—1890 年的流感流行后，1890 年意大利出现了严重的嗜睡症流行病（俗称"诺娜病"）。对于"诺娜病"的少数幸存者，几乎所有病例都出现了帕金森病特征和其他后遗症。

那么，当这一流行病开始蔓延时，是否有重要的数据可以告诉临床医生和科学家，什么是他们正在处理的问题？不幸的是，情况并非如此。1916 年末至 1917 年初，一种"新型"疾病突然出现在维也纳和其他城市，并在接下来的 3 年里迅速蔓延到全球。多变的症状和一场世界大战并没有促进国际交流，反而使该疾病的国际交流缓慢而混乱。这种混乱体现在对这种千变万化的疾病的命名和归属上。这件事一直持续到 1917 年，直到神经学家康斯坦丁·冯·伊克诺莫博士在已故患者的大脑中发现了一种独特的损害模式，并将其命名为昏睡性脑炎。它们包括肉毒杆菌病、中毒性眼炎、流行性昏迷、流行性昏睡性脑炎、急性脊髓灰质炎、Heine-Medin 病、眼球麻痹、子宫性癫痫、急性痴呆，有时只是"一种具有脑部症状的不明显的疾病"。在冯·伊克诺莫博士做出突破的前几天，病理学家让－勒内·克鲁切特刚描述了法国 40 个"亚急性脑脊髓炎"的病例。

昏睡性脑炎在世界范围内造成了可怕的损失，在大流行病肆虐的 10 年里，近 500 万人死亡。它在 1927 年突然消失了，一如它的到来那样迅速又神秘。当然，这次脑炎大流行与 1918 年的流感大流行几乎同时发生。流感病毒增强了脑炎病毒的潜在性影响，或者以一种具有真正破坏性的方式降低了人们的免疫力。

许多大流行病的幸存者似乎完全康复，并恢复了正常生活。但大多数幸存者后来都患上了神经或精神疾病，并且往往是在几年、几十年看似健康的生活之后。如今，昏睡性脑炎流行的原因仍不确定。一些人认为，脑炎和 1918 年流感大流行的共同发生并非巧合，流感病毒在某些情况下影响了大脑，导致了昏睡性脑炎。其他人认为，昏睡性脑炎的病因是与脊髓灰质炎病毒相关的病毒。

2020 年 11 月，在一篇博客中，谢菲尔德大学医学人文系的凯特·麦考利斯特反思了 COVID-19 和 20 世纪初脑炎流行之间的相似之处。

1. Badrfam, Rahim, 2020, "From encephalitis lethargica to COVID-19: Is there another epidemic ahead?." *Clinical neurology and neurosurgery* vol. 196.

2. Hoffman, L.A., 2017, Encephalitis lethargica: 100 years after the epidemic. *Brain* 140.

3. Koch, Christof, 2016. "Sleep without End". *Scientific American Mind*. 27 (2): 22–25.

4. McAllister, Kate (November 2020), https://thepolyphony.org/2020/11/17/look-out-forchanges-in-behaviour-encephalitis-lethargica-and-covid-19/

5. Reid, A.H.; 2001. "Experimenting on the Past: The Enigma of von Economo's Encephalitis Lethargica". *J. Neuropathol. Exp. Neurol.* 60 (7): 663–670.

6. Sacks, Oliver, 1990. *Awakenings*. London.

7. Sacks, Oliver, 1983. "The origin of 'Awakenings'". *Br. Med. J. (Clin. Res. Ed.)*. 287 (6409): 1968–1969.

第 53 章　美国脊髓灰质炎流行
（1916 年）

　　1953 年，一项关于美国人最害怕什么的调查将脊髓灰质炎排在第二位，仅次于核毁灭。

——加雷斯·威廉姆斯，2013 年

　　在昏睡性脑炎大流行造成了大量的人员死亡时，美国同时还受到脊髓灰质炎流行病的袭击。1916 年 6 月 17 日，纽约的布鲁克林正式宣布存在脊髓灰质炎流行病。这一年，美国有超过 2.7 万个脊髓灰质炎病例，超过 6000 人死于脊髓灰质炎，仅纽约市就有超过 2000 人死亡，主要集中在布鲁克林区。截至 1916 年 7 月 1 日，纽约市有 259 个脊髓灰质炎确诊病例，59 人死亡。疫情似乎仅限于婴儿和幼儿，5 岁以上儿童的病例不到 10%。疫情在 8 月初达到高峰，数万人受其影响，死亡人数超过 1000 人。随后，在该年剩余的时间里，该疾病的发病人数开始缓慢下降。1894 年，美国第一次暴发脊髓灰质炎流行是在佛蒙特州，发病人数为 132 例。

　　尽管"公共卫生局从一开始就被蒙在鼓里，但纽约还是迅速做出了反应。公共卫生专员（他被戏称为'最后的清教徒'）犯了很多错误"。尽管如此，在纽约市卫生局可预防疾病局的西蒙·R.布拉特斯博士的领导下，一支特别的实地部队被召集起来，负责隔离那些感染了脊髓灰质炎的人，并制定了当局认为可以减缓疾病传播的卫生措施。为了协助布拉特斯，招募了一个由医疗检查员、卫生检查员、护士和卫生警察组成的小组，负责每天随访所有病例，确保严格的检疫得到维持，并保证所有存在脊髓灰质炎病例的场所都有标牌。

卫生局在金斯敦大道医院设立了一个特殊的临时性建筑，让患者接受儿科专家、骨科专家和神经病学专家的护理。卫生局规定，为了让患者留在家里，每位患者应该有一个单独房间、独立厕所、一个指定护理人员和处理所有垃圾的设施。如果这些都无法保证，卫生局将免费让患者住院治疗。到 1916 年 7 月 8 日，布拉特斯在布鲁克林设立了 6 家诊所，专门接收脊髓灰质炎患者。

此时，人们对脊髓灰质炎的认识还很不足，因此公共卫生措施一般主要包括隔离、关闭公共场所和使用化学消毒剂来消杀已有确诊患者的区域。公共卫生措施从洗手和污水处理开始，当这些措施没作用后，该市每天都用 400 万加仑的水清洗城市道路。据称，为了尽可能地消灭可能的病媒，特别是苍蝇和猫，在那个夏天，有 5 万只猫被射杀。在城市的不同地点还设立了专门的脊髓灰质炎诊所，用于治疗和隔离患者。

几周以来，每天都有超过 1000 名儿童离开纽约市，他们携带着无症状的医疗证明，但这不可避免地遗漏了许多无症状而又有高度传染性的病例。许多人逃到附近的山区，而城市则关闭了剧院、游泳池、海滩和游乐园。儿童被警告不要喝喷泉里的生水。新闻界每天都会公布确认患有脊髓灰质炎人的姓名和地址。他们的房子被贴上标语牌，他们的家人被隔离。邻近的城市禁止纽约霍博肯地区的人进入，新泽西州部署警察拦截从布鲁克林乘坐渡轮、火车或私人船只抵达的 16 岁以下儿童，并护送他们返回布鲁克林。宾夕法尼亚州也这样做了。可想而知，尽管过去意大利人受到了指责，被排斥、诋毁和攻击，但他们的感染率却很低。

许多流行病的补救措施或预防措施并不规范，大多是由焦虑、惊恐的市民自发实施的措施。除了庸医的伎俩，还有一些甚至很危险的措施。在约翰·哈文·爱默生的论文《1916 年纽约市脊髓灰质炎疫情专论》中，提到过一种补救措施建议。

用正电流对下肢给氧。经常用杏仁粉洗澡或把水氧化。外用混合了罗马洋甘菊、滑榆树、山金车、芥末、斑蝥、苦杏仁油的膏药，以及特殊功效的刺五加油和黄嘌呤。内服咖啡因、可乐、奎宁萃取物、金鸡纳圣水、镭化水、氯化金、石灰液和胃蛋白酶酒。

是中世纪魔法？是异教？还是巫术？看着这些，一系列名词涌上心头。

在疾病的早期和急性期，令人心碎的强制隔离家庭的做法导致了对脊髓灰质炎的强烈恐惧和害怕。儿童和父母在10～14天不允许任何接触，此后几周内只能进行有限探视。当患者在数周或数月后回到家中时，适应改变了的环境会带来更多的压力。

以下是一位父亲的悲惨经历。

由于找不到医生，他把孩子放进汽车，开往史密斯医院，但孩子在路上就死了，医院的医生不愿接收尸体……他载着孩子的尸体在斯塔滕岛周围绕了几小时，就为了寻找愿意接收的人。

——《纽约时报》，1916 年 7 月 26 日

许多人认为，脊髓灰质炎与厕肥苍蝇有关系，因此卫生局在相关场所开展调查，确保受影响地区所有厕肥和粪便得到妥善处理，以防止苍蝇滋生。

1. Arita, I., 2006. Is polio eradication realistic? *Science* 312: 852–855.

2. Oshinsky, David, 2005, *Polio: An American Story*, Oxford.

3. Paul, John, 1971, *A History of Poliomyelitis*, New Haven CT.

4. Roberts, L., 2006. Polio eradication: Is it time to give up? *Science* 312:

832–835.

5. Rogers, Naomi, 1992, Dirt and Disease: Polio before FDR, Health and Medicine in American Society New Brunswick, NJ.

6. Williams, Gareth, 2013, *Paralysed with Fear: The Story of Polio*, Basingstoke.

第 54 章 20 世纪的流感

　　流感病毒有甲型、乙型、丙型和丁型四种类型。甲型和乙型流感病毒都会感染人体，几乎每年冬季都会引发熟悉的流感。甲型流感病毒是唯一能引起流感大流行的流感病毒，换句话说，它会导致全球流感疾病的流行。当一种截然不同的新型甲型流感病毒出现，具有感染人类的能力，并且能在人与人之间有效传播时，就可能发生大流行。丙型流感病毒感染通常会引起轻微疾病，但不会引起人类流感流行。丁型流感病毒主要影响的是牛，已知不会感染人或引起人患病。

　　甲型流感病毒会引起鸟类和一些哺乳动物的流感。虽然有亚型的甲型流感病毒都已从野生鸟类中分离出来，但是疾病并不常见。一些甲型流感病毒的分离株在家禽中引起严重的疾病，在人类中却很少发生。偶尔，病毒会从野生水生鸟类传染给家禽，这可能会导致流感暴发或引起人类流感的大流行。甲型流感病毒依据病毒表面的两种蛋白质分为两种亚型：血凝素（H 型）和神经氨酸酶（N 型）。虽然可能有198 种不同的甲型流感亚型组合，但在自然界中只发现了 131 种亚型。目前经常在人体内循环的甲型流感病毒的亚型包括：甲型 H_1N_1 和甲型 H_3N_2。

　　目前，流行的甲型 H_1N_1 流感病毒与 2009 年出现并导致流感大流行的 H_1N_1 病毒有关。这种被称为 "2009H_1N_1" 的病毒，从那时起一直在季节性地循环出现。随着时间推移，这些 H_1N_1 病毒的基因发生了不易察觉的变化，其抗原性（影响免疫力的病毒特性）也随即发生了变化。

按照已知的人类大流行死亡人数，已在人类身上得到证实的甲型流感病毒亚型依次为：

H$_1$N$_1$ 在 1918 年引起"西班牙流感"和 2009 年"猪流感大流行"。

H$_2$N$_2$ 在 20 世纪 50 年代末引起"亚洲流感"。

H$_3$N$_2$ 在 20 世纪 60 年代末引起"中国香港流感"。

H$_5$N$_1$ 通过其在 20 世纪中期的传播，被视作全球流感大流行的威胁。

H$_7$N$_9$ 是 2013 年在中国发生的流行病的罪魁祸首，《怎么不去死》一书的作者迈克尔·格里格博士认为它是甲型流感病毒中最具大流行威胁的。

H$_7$N$_7$ 有一些人畜共患的潜力，它很少在人类中引起疾病。

H$_1$N$_2$ 目前在猪种群中流行，但在人类中不流行。

还有 H$_9$N$_2$、H$_7$N$_2$、H$_7$N$_3$、H$_5$N$_2$ 和 H$_{10}$N$_7$。

1. Barry J.M., 2004, *The great influenza: the epic story of the deadliest plague in history.* New York.
2. Brown, J., 2018, Influenza: The Hundred Year Hunt to Cure the Deadliest Disease in History. New York Emerging Infectious Diseases. 12 (1): 9–1.
3. Fergus, R., et al. 2006. Migratory birds and avian flu. *Science* 312: 845.
4. Gust, I. D., 2001. Planning for the next pandemic of influenza. Review in *Medical Virology* 11: 59–70.
5. Kilbourne, E.D., 2006. Influenza pandemics of the 20th century. Emerging Infectious Diseases 12: 9–14.
6. Johnson, N.P., 2002. Updating the accounts: Global mortality of the 1918–1920 "Spanish" influenza pandemic. *Bulletin of the History of Medicine* 76: 105–115.
7. Snacken, R., et al. 1999. The next influenza pandemic: Lessons from Hong Kong, 1997. Emerging Infectious Diseases 5: 195–203.

8. Taubenberger, J.K., 1997. Initial genetic characterization of the 1918 "Spanish" influenza virus. *Science* 275: 1793–1796.

9. Webster, R.G., 1997. Predictions for future human influenza pandemics. *Journal of Infectious Diseases* 176: S14–S19.

10. "The next pandemic and how to head it off: eat a plant-based diet." *South China Morning Post*. 19 October 2020.

西班牙大流感（1918—1920 年）

当时天气潮冷，寒气逼人，它潜入了营地，蹑手蹑脚地从卫兵身边走过，用一只湿漉漉、瘦骨嶙峋的手杀害了我的伙伴们。它的呼吸带着冰冷和发霉的潮湿，它杀人的速度迅雷不及掩耳，幸灾乐祸而又贪婪，它带走了整个连队的人。

——二等兵乔希·李，《流感》，1919 年

据说第一次世界大战被后人称为"结束一切战争的战争"。同样，与大战最后几个月同时发生的西班牙大流感，也被称为"结束所有大流行病的大流行病"。如果这两句话都是真的就好了。催生这两句话的理想和希望，很快就变成了讽刺和不甘，展现了人类如何轻视战争和疾病的过程及其诸多影响。战争和疾病不可能被完全分割，也无法被归入同一个历史的鸽子笼，两者都比那要宏大得多，而且普遍持续地存在，因此值得我们适当地关注和尊重。古往今来的一切战争和一切大流行病都会产生许多持续的后果，它们会为我们留下一个必须面对和处理的烂摊子。

西班牙流感是由甲型 H_1N_1 流感病毒引起的一次异常致命的流感大流行。1918 年 2 月—1920 年 4 月，它分 4 次感染了 5 亿人，约占当时全世界人口的 1/3。

韦弗和范·伯根（2014年）的一篇论文从有趣的角度介绍了该大流行病对第一次世界大战的影响。其背景是默兹－阿尔贡战役，这是一场决定战争走向的战役，至今仍是美国军事史上最大的前线投入的战役，总共涉及120万美军。由于美军死亡人数超过26 000人，这场战役也被认为是"美国最惨烈的战斗"。尽管人数众多，但两位作者提醒我们，"据说，在法国因1918年大流感死去的美国人，比死于炮火的还要多"。韦弗和范·伯根这样描述道：

> 1918年流感大流行造成在欧洲和美国陆军训练营中约45 000名美国士兵死亡。这为"美国最惨烈的战斗"称号的归属留下悬念。流感大流行的起源，与第一次世界大战期间占据军营和战壕的人关系密切。这种疾病对军事机构和每个士兵都产生了深远影响。它袭击了整个军队，战役期间可能造成10万名士兵死亡，并导致数百万人失去工作能力。

事实上，发病率最高的正是美国人，因为该疾病感染了26%的美国军队，即超过100万人。相比之下，德国军队记录了70多万个流感病例，而英国远征军1918年在法国记录了31.3万个病例。

关于这场大流感的起源有很多说法。有些人认为，它源于埃塔普勒的一座英国军事基地，其中挤满了士兵，附近海岸沼泽有很多候鸟，还有许多农场，饲养的猪、鸭、鹅是士兵的粮食储备，还有一处储存战争毒气的设施。这些条件可能促成了1916年12月—1917年3月间急性呼吸道感染的暴发，这在临床表现上类似1918年的大流感。

还有人说，大流感可以追溯到在法国作战的来自越南、老挝和柬埔寨的印度士兵，他们中暴发了几次急性呼吸道感染的流行病（安南肺炎）。

最适合受到怀疑的是芬斯顿军营，这是一个位于堪萨斯州的美国陆军训练营，1918年3月，在那里的外籍劳工营地出现了流感。很快，这种疾病蔓延到整个营地，在 3 周内有 1100 多名士兵住院治疗，另外还有数千人在营地周围的医务室接受治疗。从 3 月初到夏天，该营地连续暴发了 5 次流感，与大量新兵入伍发生在同一时间。流感从福斯顿营突然袭击到其他美国陆军训练营，并搭乘军舰前往欧洲。在美国陆军训练营的 120 多万人中，总共有 11.8%（143 986 人）因流感住院。1918 年 3—5 月，陆军训练营的人有不少因呼吸道疾病住院，尽管呼吸道疾病死亡率在这一时期只显示了有限的增长。

如此多疲惫不堪的人是如何产生影响的？韦弗解释道：

在法国，流感于 1918 年 4 月出现在英国远征军中。在第一军团中，5 月 18 日至 7 月 2 日，因流感而进入野战医院的总人数为 36 473 人，尽管病例死亡率低说明了第一波流感的温和特性。在第二军团中，6 月 25 日达到了野战医院每日最高病例数，有 683 人入院。法国军队在 1918 年 5 月每天相应运走 1500～2000 个病例。

齐格弗里德·萨松描述了这一疾病的影响："流感病毒无视师部的一切行动命令，在 6 月下旬，我们旅一半以上的人都病得无法离开他们的营房。"同样，德国将军埃里希·鲁登道夫说："流行性感冒很猖獗……每天早上都要听参谋长们讲述流感病例的数量，以及他们对英国人再次进攻时，抱怨他们部队的弱点，这真是令人沮丧。"

第二次超级致命的流感浪潮在 1918 年 8 月和 9 月袭来，到了 10 月：

流感和肺炎……增加了成千上万的病例。肺炎的病例死亡率为 32%，在 10 月 11 日的那一周，甚至进一步增加到 45.3%。在那一周，在默兹 – 阿尔贡战役的高峰期，美国远征部队因流感而死亡的人数达到了最高点，据报道有 1451 人死亡。

截至 10 月 23 日，美国远征部队的患者比正常情况下的床位容量多出 20 000 人。皇家陆军医疗队的杰弗里·凯恩斯上尉永远不会忘记在法国博汉的停尸帐篷的景象："那里有一排排的尸体，绝对是一排排的，有数百人，死于完全不同的疾病。看到他们躺在那里，死于我没有办法治疗的疾病，那是一种可怕的景象。"回到波士顿附近的德文斯营后，"到 9 月底，超过 14 000 个流感病例……约占营地人数的 1/4，导致 757 人死亡，病例死亡率超过 5%"。在第二波浪潮中，美国陆军训练营的 150 多万人中有 27.5%（437 224 人）因呼吸道疾病住院，病例死亡率在 9 月达到了 5.1% 的高峰，而在 10 月 4 日的那一周，因流感死亡的人数达到了最高水平，为 6160 人。

据韦弗和范·伯根的所说：

> 尽管如此，直到今天，对死于 1918 年流感大流行的士兵遗体的病毒学和细菌学分析对未来大流行病的准备工作仍具有重要意义。

然而，1918 年流感大流行是否对第一次世界大战进程产生了直接影响，目前仍不确定。

战后，一位军事医学史家甚至指出，"在第一次世界大战中，美国远征军没有遭受重大的流行病问题"，这说明了人们对流感是不重视的，甚至完全忽视了它。

1. Breitnauer, Jaime, 2020, *The Spanish flu epidemic and its influence on history*, Barnsley.
2. Byerly, C.R., 2005, *Fever of War. The Influenza Epidemic in the U.S. Army during World War I.* New York.
3. Byerly, C.R., 2005, The U.S. military and the influenza pandemic of 1918–1919. *Public Health Rep.* 2010;125 (Suppl 3):82–91.
4. van Bergen, L., 2009, *Before My Helpless Sight. Suffering, Dying and Military Medicine on the Western Front, 1914–1918.* Farnham.

5. Wever, P.C., 2014, Death from 1914–1918 pandemic influenza during the First World War: a perspective from personal and anecdotal evidence. Influenza Other Respir Viruses. 5:538–546.

1957 年秋天，公共卫生实验室的麦克唐纳德对全科医生学院流行病观察组的主任伊恩·沃森说：

> 尽管我们（在 1918 年暴发后）有 30 年的时间来准备在（其他）流感大流行时应该做什么，但我认为我们都在匆匆忙忙地试图即兴调查，没有足够的时间来做正确的事情。我们只能希望人们会利用他们的机会，最后可能会对发生的事情做出充分的解释。

结果在大流感期间，该观察组和公共卫生实验室都没有进行任何大规模的研究项目，后来的研究也很有限。

在 1918—1920 年的流感大流行后，流感恢复了其通常的季节性模式，直到 1957 年的一次流感大流行。这场流行病在短期内影响了 25 万人。2016 年的一项研究估计，尽管到 1957 年末已有疫苗，但 1957—1958 年的大流感在全世界造成的死亡人数为 110 万。这是流感历史上的一个独特事件，因为是我们第一次可以通过实验室调查来研究病毒的快速全球传播。该病毒很快被确认为甲型 H_2N_2 流感病毒亚型，属于禽流感（可能来自鹅）和人类流感病毒的重组。

1956 年 4 月 17 日，《泰晤士报》报道，"一场流感已影响到成千上万的中国香港居民"。到了月底，新加坡也发生了流感，在 5 月中旬达到顶峰，有 680 人死亡。在中国台湾，5 月中旬有 10 万人受到影响，而印度在 6 月时有 100 万个流感病例。6 月下旬，这场流感大流行抵达英国。大约在同一时间，它也到达了美国，一些最先受到影响的人是罗得岛州纽波特海军基地的美国海军人员和其他地方的新兵。第一波疫情在 10 月达到高峰，主要影响到暑假后刚刚返校的儿童。

第二波是在 1958 年 1 月和 2 月，在老年人中更为明显，因此死亡率更高。

在英国，截至 10 月 17 日的一周，死亡人数达到高峰，在英格兰和威尔士报道了 600 人。第一批疫苗直到 10 月才在英国分发，而且是在极其有限的基础上。

除了 70 岁以上的人可能接触过1898年的流感大流行——也可能是 H_2N_2 大流行，人类再次面对病毒，发现自己仿佛是处女猎物，而且这种病毒也可能发展成致命的肺炎。然而，人们很快就发现，这些患者中的大多数都有潜在的健康状况，如慢性心脏疾病或肺部疾病。妊娠 3 个月的女性也很脆弱。一位全科医生回忆说："我们对这种疾病的非凡感染性感到惊讶，对它的突然发生感到震惊，对它的症状多样性感到惊讶"。人们从 1918 年的经验中没有学到多少东西。

1957 年的大流行也是医学研究人员第一次有机会观察大多数以前没有接触过这种新型病毒的人的疫苗接种反应。到 1960 年，随着病毒作为季节性感染不断出现，由于自然感染或首次免疫的"引爆"反应，普通人群的免疫水平提高了，疫苗反应也更好。

正如克莱尔·杰克逊（2009 年）所说：

尽管沃森早期预测说："最终，尽管外行媒体上有很多恐慌性的内容，我们将会有流感流行，其类型与我们已经知道的没有什么不同，并在通常的年龄组中出现并发症。"但主要患者群体为 5—39 岁，49% 在 5—14 岁。在伦敦，有 11 万名儿童被怀疑患有流感而休学。成人通常与儿童有联系，例如，父母、教师、医生。或者在某些封闭的人群中流行，如军队、足球队。

杰克逊继续说道："患者往往能够准确地说出亚洲流感发病开始，他们的双腿摇晃，身体发冷，然后是瘫痪、喉咙痛、流鼻涕和咳嗽，再加上四肢疼痛（成人）、头部疼痛（儿童），以及随后的高热。年轻的孩子，特别是男孩，会流鼻血。"症状大多比较轻微，3% 的病例有并发症，死亡率为 0.3%。肺炎和支气管炎占了其中的一半，其余的是由流感引起的脑部和心血管疾病。

沟通，或者说缺乏沟通是一个大问题。杰克逊问："是否向公众传达了明确的信息，告诉他们在患病时应该做些什么？医学组织，如英国医学会或全科医师协会是否没有发挥领导作用？"全科医师协会的一些成员呼吁英国政府就该病毒带来的危险发出警告，并协调全国性的应对措施。卫生部犹豫不决，任由病毒发展下去，造成英国 2 万人死亡。到 9 月下旬，《英国医学杂志》的通信栏里充满了抱怨："现在是英国医学会采取紧急措施抵制……的时候了……媒体的夸大宣传……一位健康状况最好的女性听从了一本女性杂志上的指示。"

新型 H_2N_2 流感病毒，完全取代了之前的 H_1N_1 型，成为新的季节性流感病毒类型。H_2N_2 流感病毒继续传播，直到 1968 年，当时它通过抗原转移转变为 A 型流感病毒亚型 H_3N_2，这就是 1968 年流感大流行的起因。

在美国，道·琼斯工业平均指数在 1957 年下半年缩减了 15%。

据估计，截至 1958 年初，"在 1957 年流行期间，英国有不少于 900 万人得了亚洲流感。在这些人中，有 550 多万人得到了治疗。约 14 000 人死于发病之初"。不仅在疾病津贴上花费了 1000 万英镑，而且随着工厂、办公室和矿井的关闭，经济也受到了冲击。

——"生产退步：流感引起的衰退"，载于《曼彻斯特卫报》，
1958 年 11 月 29 日

1. Jackson, Claire, 2009. "History lessons: the Asian Flu pandemic". *British Journal of General Practice*. 59 (565): 622–623.

2. Viboud, Cécile, 2016. "Global Mortality Impact of the 1957–1959 Influenza Pandemic". *The Journal of Infectious Diseases*. 213 (5): 738–745.

"香港流感"（1968—1969 年）

> 当歇斯底里盛行时，我们不妨试着回顾历史。
>
> ——西蒙·詹金斯《卫报》

随后的 1968 年流感大流行（也被一些人称为"香港流感"）将产生更加巨大的影响，在英国有 3 万多人死亡，在美国有 10 万人死亡，其中一半的死者都在 65 岁以下。然而，尽管在 1968 年 12 月暴发的高峰期，当时《纽约时报》将这场大流行病描述为"美国历史上最糟糕的一次"，但很少有学校关闭，大多数企业继续正常运营。

这次流感始于 1968 年中期，并在几个月内通过船舶、飞机和火车凶猛地传播到印度、菲律宾、澳大利亚、欧洲和美国。在美国，该病毒由从越南战争中返回的部队携带到加利福尼亚。到 1969 年，流感已经蔓延到日本、非洲和南美。在世界范围内，死亡人数在 12 月间达到顶峰，约 100 万。

在柏林，由于死亡人数众多，尸体被存放在地铁隧道中，而在联邦德国，由于缺乏殡仪馆，垃圾收集者不得不将死者随意埋葬。联邦德国和民主德国共登记了约 60 000 名死亡人数。在法国的一些地区，一半的劳动力卧病在床，缺勤导致了制造业的严重混乱。英国的邮政和火车服务也受到了不利影响。

然而，死亡率比 1957—1958 年要低。原因有很多，包括：病毒在某些方面与亚洲流感变异体相似，可获得部分免疫力；抗生素的普及，意味着继发性细菌感染的问题较少；大流行直到接近学校放寒假时才抬起头，这限制了感染的传播；在美国的流行病达到顶峰后 1 个月，专门针对这种新病毒的疫苗已经问世。

不久后，人们发现所有甲型流感病毒的自然宿主是水禽，而且，鸟类中的病毒比人类中的病毒更加多样化。

虽然这场流感在很大程度上都被遗忘了，但世界确实学到了关键的经验教训，如需要积极开发疫苗，以及有效和严格地部署疫苗接种计划。但是，我们也忘记了一些教训，如经常洗手的必要性，对卫生意识的忽视使流感在一个又一个的季节中保持活力。

罗伯特·格雷夫斯的兄弟查尔斯·格雷夫斯透露，他的出版商Icon 公司推迟出版了他的《病毒入侵：它会卷土重来吗？》（1969 年）一书。推迟的理由是"担心吓坏公众"。在这本书中，格雷夫斯将 1957 年、1968 年的大流行病与 1918—1919 年的大流感进行了比较，并在副标题中提出一个问题：大流感会再次发生吗？他的答案是肯定的。英国很幸运，近期的大流行病都是"温和型"流感。最后他还向读者保证，在 1998 年之前，历史不太可能重演，"到那时，医学界对免疫的了解将比 1918 年时多得多，或者现在也是如此"。

格雷夫斯在这两方面都是正确的，但他认为更好的疫苗医学知识和统计模型会减少公众对大流行病的焦虑，那就错了。

1. Graves, Charles, 1969, Invasion By Virus: Can it Happen Again? London.

2. Honigsbaum, M.A., 2020, *The Pandemic Century: A History of Global Contagion from the Spanish Flu to Covid 19*, London.

3. Honigsbaum, M.A., 2020, *A history of the great influenza pandemics: death, panic and hysteria, 1830–1920*. London.

4. Kilbourne, E.D., 2006, Influenza pandemics of the 20th century. *Emerg Infect Dis*. 12(1):9–14.

苏联流感（1977 年）

1977 年 5—11 月，一场流感疫情在中国东北和苏联境内蔓延开来。然而，这种疾病仅限于 25 岁以下的人群，而且一般很温和。人们很快发现，这种病毒与 1918—1958 年期间流行的 H_1N_1 病毒完全相同，后者被亚洲流感和中国香港流感先后取代。这显然很奇怪，因为人们已经知道甲型流感病毒在繁殖过程中会迅速变异，而且已经有 20 年没有在人类身上看到西班牙流感或 H_1N_1 流感了。这也解释了为什么感染者仅限于年轻人，任何在 1958 年之前感染过季节性流感的人都会受到免疫保护。

有人猜测，这次大流行是一次试验中释放了不充分的灭活或减毒疫苗造成的，甚至有人说是从生物战实验室的冰柜中泄漏出来的，这引起了人们对生物恐怖主义的担忧。至今，两种猜测的确切证据都仍未找到。

第 55 章　鹦鹉热大流行

（1929—1930 年）

鹦鹉风靡的时期里，流动小贩挨家挨户为寡妇和无聊的家庭主妇推销"爱情鸟"。一个人的宠物鹦鹉或野生鹦鹉可能藏有来自亚马孙的致命衣原体，这是家庭噩梦的开始，很少有报纸编辑能够抵制这种故事。

——马克·霍尼斯鲍姆，2019 年

1880 年，医生雅各布·利特尔描述了一组 7 个人患非典型肺炎的情况，当时没有人把疾病与那所房子里生病的外来鸟类联系起来。瑞士苏黎世附近乌斯特的一个书房里，关着 12 只雀鸟和鹦鹉。7 个受感染的人中有 3 人死亡，包括利特尔的兄弟和到家修理鸟笼的金属工匠。

利特尔详细地介绍了这种疾病的自然历史，并注意到其与伤寒和斑疹伤寒相似的特征，他将其称为"肺炎伤寒"，提出鸟类可能是病媒。这 12 只鸟都是近期从汉堡进口来的。随后，在 1882 年，伯尔尼暴发了第二次疫情，有 2 人死亡。人们都指责来自伦敦的患病鹦鹉。随后，欧洲其他地区也出现了类似疫情，其中包括 1892 年在巴黎的疫情，疫情主要发生在 2 位鸟类爱好者的家里，他们最近从布宜诺斯艾利斯进口了 500 只鹦鹉。在过境时，有 300 只鸟死亡，与幸存的鹦鹉有接触的人都出现了流感症状。

在 1895 年，安东宁·莫兰奇将这种疾病命名为"鹦鹉热"。在美国 1929 年的鹦鹉热暴发之前，最后一个已知的病例是在 1917 年宾夕法尼亚州一家百货公司的地下室里发现的圈养鸟。直到 20 世纪 60 年代，致病的病原体鹦鹉热衣原体才被发现。被感染的人通常会出现头痛、睡眠不好、疲劳和发热数天后的咳嗽。一些人随后变得神志不清，半身不遂，之后一些人过世了，而另一些人则经过长时间的疗养而康复。

1929—1930 年，鹦鹉热大流行是一系列同时暴发的鹦鹉热。出于贸易目的在拥挤、不卫生的集装箱中饲养和运输鸟类，从而加速了这一流行。在 1929 年中期和 20 世纪 30 年代初之间，人们最初发现它由全世界几个国家的各种鸟类传染到人类身上。事实上，尽管这种传染病的名字叫鹦鹉热，但病媒并不仅仅局限于鹦鹉类，大约 450 种其他鸟类也能分离出相关病毒，包括金丝雀、雀鸟、家鸽、野鸽和红隼。在非鹦鹉类鸟类中，这种传染病被称为鸟瘟。

这种疾病在全球范围内影响了 750～800 人，死亡率为 15%（因此，最多 120 人），1929 年 11 月至 1930 年 5 月，美国记录了 33 人死亡。在 167 个感染者中，除了未知性别的人，有 105 名女性，即 2/3 是女性。德国也受到了严重打击，有 215 个病例和 45 人死亡。柏林动物园不得不关闭大门，以防受惊的鹦鹉主人绝望地抛弃他们的鸟。

1929 年中期，英国伯明翰出现了病例。1929 年 12 月，一位船上的木匠因患伤寒类疾病到伦敦医院就诊。他之前购买了 2 只来自布宜诺斯艾利斯的鹦鹉，这 2 只鹦鹉在前往伦敦的途中死亡，该木匠也过世了。到 1930 年 3 月，整个英格兰和威尔士共报道了 100 个疑似病例。虽然大多数病例似乎涉及持续接触活鸟，但英国研究人员观察到，情况并非总是如此，他们举了一个例子，一个人去酒吧喝啤酒，一只（生病的）鹦鹉也在酒吧里，在没有密切接触的情况下将疾病传染给了这个人。1930 年，英国颁布了《禁止进口鹦鹉条例》，它禁止鹦鹉贸易，除非用于研究。到 1930 年 1 月，在德国、意大利、瑞士、法国、丹麦、阿尔及利亚、荷兰、埃及和檀香山也有鹦鹉热暴发的报道。

这种疾病是如何传染人类的？当时没有人知道，它是通过嘴对嘴的接触或吸入干燥后的鸟类分泌物和排泄物。病因是鹦鹉衣原体，与传播衣原体的病菌家族相同，是人类眼睛和生殖道的一种常见感染菌，不过，直到大流行病平息后才被发现。衣原体通常在鸟类中保持休眠状态，但在食物短缺、压力和对捕获和禁闭恐惧的情况下才被激活。最常见的症状是腹泻。鸟类的粪便对人类构成主要威胁，特别是当它们变得干燥和干化，并在空气中循环时，如仅仅是扇动一下翅膀。尽管在许多情况下，患者没有接触过病鸟或处理过它们的粪便，但只要和它们在同一个房间里，没有戴口罩或其他保护措施，就足够传染了。

这场大流行是如何开始的？阿根廷科尔多瓦市的疫情起源于从巴西进口的 5000 只鹦鹉，它们被关在不卫生和拥挤的集装箱中。尽管阿根廷禁止鹦鹉贸易，但在布宜诺斯艾利斯停靠的游轮上的乘客大多不知道这一禁令，这为无良商人创造了机会，他们将病鸟卖给容易受骗的游客。正是这一点很可能导致了鹦鹉热传入美国、德国和英国。

1930 年 1 月，鹦鹉成为焦点，当时科尔多瓦的一个阿根廷剧团在布宜诺斯艾利斯购买了一只亚马孙鹦鹉，他们的病例报告被刊登在 1 月 5 日的《美国周刊》上，标题是无助而又耸人听闻的"被一只宠物鹦鹉杀死"。两名演员死于这种疾病。医院的一名医生发现了其中的联系。他从剧团的道具师中得知，演员们被要求在舞台上抚摸鹦鹉，后来这只鸟死了。因此，阿根廷国家卫生局发出警报，很快就出现了与生病鹦鹉有关的类似疫情报告，但被错误地诊断为伤寒或流感。在科尔多瓦，有 50 个病例都追溯到一个鹦鹉商人，他在当地的一个寄宿所里开店。尽管他的鸟都被宰杀了，但已来不及防止其他疑似鹦鹉热的传染。阿根廷的疫情是完全可以避免的，如果经销商遵守一些简单的预防措施，就不会发生这种情况，这些预防措施是习惯于在自然栖息地与野生鸟类一起生活的森林原住民所熟悉和经常遵守的。

随后在其他几个国家，包括德国、法国和澳大利亚，也有病例被报道，在更多的病例出现后，对鹦鹉贩运的禁令得以实施。后来人们发现，美国鹦鹉热的主要来源是数百个独立的加州后院鸟舍中饲养的家养"爱情鸟"，这些饲养者在最近的华尔街股灾后打算提高他们的收入。马克·霍尼斯鲍姆将这种情况归纳为以下几点：

> 今天，很少有人记得 1929—1930 年围绕鹦鹉热大流行的歇斯底里，但是在鹦鹉风靡的时期里，流动小贩挨家挨户为寡妇和无聊的家庭主妇推销"爱情鸟"。一个人的宠物鹦鹉或野生鹦鹉可能藏有来自亚马孙的致命衣原体，这是家庭噩梦的开始，很少有报纸编辑能够抵制这种故事。

正如我们所看到的那样，其结果是美国的大多数受害者是女性。女性可能更有可能亲吻她们的鸟，并在它们生病时照顾它们。1929 年冬天，流感的大流行使情况更加恶化，人们担心西班牙流感会反弹。

《纽约时报》报道："这里有 30 000 只鹦鹉，它们是亚马孙最好的演讲者，1930 年 1 月 29 日。"报纸宣称仅纽约市就有约 30 000 只鹦鹉，《国家地理》杂志采用了这一说法，将亚马孙鹦鹉和非洲灰鹦鹉称为"鸟界的叫卖者，热带森林中嘈杂、聪明的卖艺小丑"。霍尼斯鲍姆补充说：

> 它们的小表弟，鹦鹉或爱情鸟（情侣鹦鹉属），以类似的小丑行为而闻名，它们有倒挂或在主人肩上跳舞的天赋，是孩子们无尽的快乐来源，也是家里客人的娱乐。因此，1929 年有近 50 000 只鹦鹉、长尾葵和爱情鸟，以及约 500 000 只金丝雀被进口到美国。

从 1930 年 1 月初开始，新闻界逐渐将鹦鹉热炒得沸沸扬扬，成了后来行业里所谓"头条新闻题材"。霍尼斯鲍姆阐述道：

> 这种体裁的作品以潜伏在日常物品中的危险为主题，如硬币、

图书馆书籍或饮料杯。灰尘和昆虫也是类似的恐吓对象，因此，广告敦促家庭主妇定期用消毒剂拖地，用杀虫剂喷洒房屋。到20世纪20年代，随着美国人有意识采用新的预防细菌制度，甚至连握手和亲吻婴儿都被禁止了。

一场"神秘肺炎"暴发引起了媒体的注意，当时马里兰州一个家庭的三名成员——莉莉安、伊迪丝和李·马丁的病例被追溯到去年圣诞节从南美进口的鹦鹉。那年圣诞节前几天，马里兰州安纳波利斯商会秘书西蒙·马丁从巴尔的摩的宠物店里买了一只鹦鹉，他的女儿和女婿把鹦鹉放在家里，计划在圣诞节送给母亲莉莉安作为惊喜。莉莉安、女儿、女婿都得了重病，圣诞节那天鹦鹉死了。

1930年1月，当科尔多瓦的辛迪加的病例传到马里兰州家庭医生那里时，人们把它与戏剧团体联系起来，"鹦鹉热"在美国媒体上暴发了。同时，马丁的医生向华盛顿特区的美国公共卫生局发了一封电报，要求提供关于鹦鹉热的建议。这件事引起了外科医生休·S. 康明的注意，他收到了来自巴尔的摩、纽约、俄亥俄和加利福尼亚的大量类似信息和紧急电报。解决鹦鹉热病因的任务被分配给了乔治·W. 麦考伊，麦考伊是公共卫生局卫生学实验室（卫生学）主任，也是一位著名的细菌学家，他的副手查理·阿姆斯特朗也被委以重任，但他们都没有听说过鹦鹉热的情况。在阿姆斯特朗辉煌的职业生涯中，他从疟疾、登革热、脑炎、Q热和土拉菌病的感染中幸存。在这个令人担忧的时刻，他正是你需要的人，而且"绝对不是那种会拥有鹦鹉的人，更不用说亲吻它了"。

但是，到1月8日，莉莉安和她的女儿和女婿并不是唯一被认为感染了鹦鹉热的人。位于北尤托街的宠物店的四名员工也患病了，还有一名在巴尔的摩东南部另一家商店购买了鹦鹉的女性也患病了。1月10日，有人死亡。第一个死者是一名巴尔的摩女性路易丝·谢弗，她的死亡最初被认为是肺炎，但后来人们发现她在几天前曾接触过一只鹦鹉。第二起死亡事件发生在俄亥俄州的托莱多，在巴尔的摩西北方向约 500 英里。死者是珀西·Q. 威廉姆斯夫人。她丈夫从古巴出差带回了 3 只鹦鹉作为礼物，3 周后，她死于特莱多的慈善医院。其中一只鹦鹉在她丈夫回来后不久就死了。这显示了该流行病的真正范围和程度，也是州和联邦卫生官员所面临挑战的第一个迹象。

康明警告全国人民避免进口鹦鹉。他说他"不担心发生流行病"，因为人们普遍认为鹦鹉热"只在鸟与人之间传播，而不是人与人之间"。他宣布："在确定患病鹦鹉的来源之前，我们认为对进口实行禁运是不切实际的。"这样一来，在抑制这种疾病方面就失去了宝贵的时间。在此期间，巴尔的摩官员已经走访了该市的 7 家宠物店和 38 位最近购买过鹦鹉的人家。这些人中有 36 人患病。这一反应清楚地证明了追踪系统的有效性，这是绝对必要的。

一名美国海军上将命令船员把他们的鹦鹉扔进海里。一位卫生专员鼓励人们灭杀自家的宠物鹦鹉，有些人直接把它们放生在街上，因为鹦鹉是疾病携带者。

传染病局局长丹尼尔·S. 哈特菲尔德下令没收巴尔的摩宠物店的所有鸟类。由于赫伯特·胡佛总统于 1 月 24 日发布行政命令，立即禁止"将鹦鹉从任何外国港口进口到美国及其属地和属国"，直到研究能够找到疾病传播的原因和方式，美国六大宠物经销商每年将损失 500 万美元。新成立的美国鸟类经销商协会否认该疾病与鹦鹉进口之间的联系。"如果鹦鹉热可以传染给人类，那么没有任何鸟类经销商会置身度外，因为他们每小时都与带羽毛的宠物接触，这可能会使他们感染鹦鹉热"。

在国家卫生实验室里，接触到这种疾病的 16 人中有 2 人死亡。尽管阿姆斯特朗警告说病原体可能是一种传染性的病毒而不是细菌，细菌学家威廉·罗亚尔·斯托克斯在开始研究查理·阿姆斯特朗给他的鹦鹉粪便样本后，仅数周就去世了。因此，他们未能分离出致病菌，麦考伊随后被迫杀死鸟类并对卫生实验室进行熏蒸消杀。

美国国立卫生研究院的建立是马里兰州疫情暴发后的一个结果。

由于未能分离出病原体，世界各地的实验室争先恐后地进行研究，希望在美国国家卫生实验室和美国其他机构没有成功的地方取得成功。第一个分离出病原体的是伦敦医院的塞缪尔·贝德森领导的团队，他们得出的结论是："鹦鹉热的病原体是一种病毒，不能在普通的细菌培养基上培养，而需要通过一些多孔过滤器来分离。"不久后，纽约卫生局的查尔斯·克鲁姆维德证明，这种病毒可以很容易地从鹦鹉身上转移到白鼠身上，从而促进了更安全的实验室研究。克鲁姆维德病倒后，洛克菲勒医学研究所的细菌学家和病毒学家托马斯·里弗斯接过了衣钵，他是"现代病毒学之父"。里弗斯非常清楚，鹦鹉热具有高度的传染性，因此他坚持让他的团队成员穿上全身的防护服，头盔里有玻璃护目镜，橡胶手套连着衣服的袖子。个人防护用品将会成为任何从事生物医学研究或治疗传染性疾病医生的生物安全标准。里弗斯还证明，鹦鹉热可以转移到兔子、豚鼠和猴子身上，并确定人类的主要感染途径是通过呼吸道，而不是通过抓伤或鹦鹉咬伤。

如今，鹦鹉热已经在很大程度上退出了公众视野。这主要归功于卡尔·弗里德里希·迈耶（1884—1974 年）的工作，他被誉为"20 世纪的巴斯德"，是人类和动物传染病方面最杰出的科学家之一。1948年，在立达实验室开发出金霉素这种氯四环素之后，迈耶前往哈茨山分销公司（当时美国最大的鸟粮供应商），开发了一系列添加药物的鸟粮。到 20 世纪 50 年代中期，经过金霉素浸泡后的鸟粮已经成为养鸟业的标准。现在仍有一些孤立的疾病暴发，主要是在火鸡养殖场或家禽加工厂，从过去到现在这些地方都存在职业风险。在大多数情况下，只需使用一个疗程的氯四环素就能根除人类感染，恢复健康。

1. Honigsbaum, Mark, 31 May 2014. "In search of sick parrots: Karl Friedrich Meyer, disease detective". *The Lancet*. 383 (9932): 1880–1881.

2. Honigsbaum, Mark, 2019. "*The Great Parrot Fever Pandemic*". *The Pandemic Century: One Hundred Years of Panic, Hysteria and Hubris*". London.

3. Lepore, Jill, 1 June 2009. "The Spread; Outbreaks, media scares, and the parrot panic of 1930". *The New Yorker.*

4. Ramsay, Edward C., 2003. "The Psittacosis Outbreak of 1929–1930". *Journal of Avian Medicine and Surgery.* 17 (4): 235–237.

第 56 章　第七次霍乱大流行

（1961—1975 年）

遗憾的是，第七次霍乱大流行所涉及的菌株埃尔托至今仍存在。1897 年，埃及埃尔托的一个实验室首次记录了这一新型霍乱，那时，埃尔托菌株与它的近亲有 30% 的差异。据大卫·舒尔茨（2016 年）的说法：

> 接下来的 10 年对该病菌的进化至关重要。它在中东地区四处游荡，获得了一个名为毒力协同调节菌毛的关键基因，该基因在其表面编码了一种毛发状结构，可以附着在小肠壁上。这种变化本身并没有使该菌株成为致病菌，但对于往返于麦加的宗教朝圣者而言，这种变化有助于病菌在他们肠道中活得更久。随后，在 1903—1908 年的某个时候，埃尔托菌株搭上了便车，获得了一个关键的 DNA 片段，这很可能触发了它在人类身上致病的能力。

这一埃尔托菌株已经开始在印度尼西亚的望加锡存活，并获得了新的遗传物质，可能增加了传播性。随后，它传播到了孟加拉国（1963 年）、印度（1964 年）和苏联（1966 年）。1970 年 7 月，霍乱在敖德萨（1972 年）和巴库暴发，但消息被苏联压下来了。1973 年，它从北非来到了意大利。20 世纪 70 年代末，日本和南太平洋地区暴发了霍乱疫情。1991 年，全球报告的病例数为 57 万。然而，随着政府开始采取现代治疗和预防措施，死亡率急剧下降。20 世纪 80 年代，死亡率从通常的 50% 下降到 10%，到 20 世纪 90 年代，死亡率已经低于 3%。

1. Ryan, E.T., January 2011. "The cholera pandemic, still with us after half a century: time to rethink". *PLoS Neglected Tropical Diseases*. 5 (1): e1003.

2. Schultz, David, How today's cholera pandemic was born. Nov. 18, 2016, *Science* AAAS.

第57章　军团病

（1976年）

挡风玻璃雨刷液可能是造成英格兰和威尔士 20% 军团病的病因。英国卫生防护局健康保护局表示，只要在挡风玻璃雨刷中加入雨刷液就能杀死细菌，并能挽救生命。

军团病即军团菌病，是一种非典型肺炎，由任何类型的军团菌引起。然而超过 90% 的军团病是由嗜肺军团菌引起，症状和体征包括咳嗽、呼吸急促、高热、肌肉疼痛和头痛，也可能有恶心、呕吐和腹泻。大多数人通过吸入水或土壤中的细菌感染军团菌。这种细菌天然存在于淡水中。它可以污染淋浴头、热水箱、热水浴缸和大型空调的冷却塔。它通常通过呼吸含有该细菌的雾气而传播。英国卫生安全局西南地区主任伊莎贝尔·奥利弗博士说，人们可能需要检查一下他们的汽车里是否有玻璃清洗器，因为它们通常含有可以阻止细菌生长的药剂。发表在《流行病学杂志》上的一份报道发现，不在挡风玻璃雨刷中添加挡风玻璃清洗液将面临很大的风险。

它通常不会在人与人之间直接传播，大多数接触到的人不会被感染。目前还没有疫苗。1976 年，费城的贝尔维尤·斯特拉福德酒店举办了美国军团大会，尽管世界各地都有军团病的病例，但是这种疾病在大会上被首次报道，因此得名。在费城报道的 182 个病例中，大部分是男性，其中有 29 人死亡。1977 年，致病菌被确定为一种以前未知的细菌菌株，随后被命名为军团菌。疫情暴发后的负面宣传导致贝尔维尤·斯特拉福德酒店的入住率骤降至 4%，该酒店最终于 1976 年 11 月 18 日关闭。经过 2500 万美元的修缮，1979 年该酒店改名为费尔蒙酒店，重新开业，现为柏悦酒店。

在 1995—2005 年期间，欧洲军团菌感染工作小组收到了超过 32 000 个军团病病例和 600 多起暴发事件的报告。2002 年，巴罗因弗内斯发生疫情，6 名女性和 1 名男子死于军团病，另有 172 人也感染了这种疾病。原因是该镇的 28 号论坛艺术中心的冷却塔被污染。巴罗行政区议会后来成为英国第一个被指控犯有过失杀人罪的公共机构，但最终其洗脱了罪名。然而，2006 年，他们与建筑师吉莉安·贝肯汉姆一起，因违反健康和安全规定而遭到罚款。2012 年，19 人在斯托克城附近的芬顿一个仓库热水浴池中受到感染，1 人死亡。

在各种暴发期间，军团病的死亡率为 5%～30%，对于医院内感染，特别是在抗生素治疗被推迟的情况下，死亡率接近 50%。医院感染军团菌肺炎的死亡率为 28%，这种情况下的主要感染源是饮用水分配系统。

1. Altman, L.K., 1 August 2006. In Philadelphia 30 Years Ago, an Eruption of Illness and Fear'. *The New York Times.*

2. Tsai, T.F., 1979. "Legionnaires' disease: clinical features of the epidemic in Philadelphia". Annals of Internal Medicine. 90 (4): 509–517.

3. Wilkinson, E. "Windscreen water infection risk". BBC News 13/6/2010.

第 58 章　艾滋病大流行

（1981 年以来）

> 有很多人相信你可以通过接吻、打喷嚏或咳嗽感染艾滋病，这并非危言耸听。缺乏了解会造成对人类免疫缺陷病毒感染者的污名化和歧视。
>
> ——国家艾滋病信托基金，2014 年，30 年后的今天，
> 英国公众仍对人类免疫缺陷病毒一无所知

> 如果你仔细研究一下这三种疾病，健康的主要"杀手"——艾滋病、结核病和疟疾，就会发现，我们真的有好药来治疗艾滋病，原因很简单，这类药物在美国和欧洲有市场。
>
> ——金辰勇，2012—2019 年世界银行行长

任何在 1990 年前后出生的人都会有些焦虑地记得，从 1981 年开始，人类免疫缺陷病毒和艾滋病是如何在英国和世界的其他地方肆虐的，尽管正如我们将展示的那样。有重要的证据表明，在 20 世纪 70 年代某些人口统计中，艾滋病患者已经存在。根据世界卫生组织的统计，到目前为止，已经有超过 7000 万人感染了人类免疫缺陷病毒。自这一残酷的流行病发生以来，约有 3500 万（50%）人死于艾滋病，如今艾滋病仍在非洲肆虐。

英国公共卫生局的统计数据和国家艾滋病信托基金公布的数据显示，2017 年，英国约有 10.16 万名艾滋病感染者，这意味着所有年龄

段的人类免疫缺陷病毒感染率为 1.7‰，或 15—74 岁人群中的 2.2‰。同年，新增 4363 人被确诊为人类免疫缺陷病毒感染者，这一数字每年都在稳步下降，仅在 2016 年和 2017 年间就下降了 17%，主要是因为英国人是受人类免疫缺陷病毒影响最严重的群体，即使同性恋和双性恋男性的新诊断率下降了近 1/3（31%）。2015—2017 年，新增确诊病例下降了近 1/3（31%）。尽管如此，2017 年英国新增确诊的人类免疫缺陷病毒患者中有一半（53%）是同性恋者、双性恋者和其他与男性发生性行为的男性，而异性恋男性和女性分别占新增确诊人数的 8% 和 24%。尽管非洲黑种人男性和女性在英国总人口中所占的比例较小，但在 2017 年，他们占新确诊异性恋成年人类免疫缺陷病毒感染者的 38%。

人类免疫缺陷病毒通过体液传播，如血液、精液、阴道分泌液、肛门分泌液和母乳传播，并侵犯人的免疫系统，尤其是 CD4 细胞（或 T 细胞）。过去，病毒主要通过无保护措施的性行为传播、共用针头传播或母婴传播。

各种因素促使下，人类免疫缺陷病毒能够破坏如此多的 CD4 细胞，以至于身体对传染病和疾病毫无抵抗力，最终导致最严重的人类免疫缺陷病毒感染，也就是艾滋病（或称获得性免疫缺陷综合征）。任何一个艾滋病患者都非常容易患癌症和感染（如肺炎）并危及生命。目前还没有治愈艾滋病的方法，但现在的好消息是，如果得到足够的早期治疗，人类免疫缺陷病毒感染者的寿命几乎可以和没有病毒的人一样。2019 年，《柳叶刀》的一项研究展示了一种抗病毒治疗的方法是如何有效地阻止了人类免疫缺陷病毒在试验患者中的传播。

我们知道，人类免疫缺陷病毒来源于猴免疫缺陷病毒，类似于人类免疫缺陷病毒，其主要攻击猴类和猿类的免疫系统。1999 年，研究人员确定了黑猩猩的猿免疫缺陷病毒的一个毒株，简称为 SIVcpz，它与 HIV 非常相似。后来发现，黑猩猩以两种较小的猴子——白眉猴和大白鼻长尾猴为食，这两种猴子都携带并感染黑猩猩两株 SIV 菌株，两者可能结合起来形成了 SIVcpz，而 SIVcpz 又在 19 世纪末或 20 世纪初开始感染黑猩猩和人类。

当非洲猎人吃了受感染的黑猩猩，黑猩猩的猿免疫缺陷病毒会作为一种人畜共患病毒跨越到人类身上。或者是猎人或丛林肉贩在狩猎或屠宰动物时被咬伤或割伤，沾上了黑猩猩的受感染血液。1910年，猴免疫缺陷病毒首次传播到人类是在金沙萨（原比利时属刚果的雷堡市），现在是刚果民主共和国的首都和最大城市。因此，我们可以将人类免疫缺陷病毒的流行与当代殖民主义的崛起、争夺非洲及随之而来的非洲大型殖民城市中心的发展联系起来。这导致了社会变迁，如人口的快速增长，城市拥挤和卫生恶化，在医疗诊所使用未经消毒的针头，随意性活动的激增，不寻常数量的未婚女孩和有些离婚女性享受着脱离部落社会的相对自由。劳动力、种植园工人和行政职位推动了无人陪伴的男性涌入，卖淫人数的增长，导致在早期殖民城市中，梅毒、软下疳、性病淋巴瘤和生殖器疱疹等生殖器溃疡疾病的频率相应增加。

这些疾病大大增加了人类免疫缺陷病毒的传播概率，从每次异性行为的 0.01%～0.1% 增加到 4%～43%，因为生殖器溃疡提供了病毒进入的门户，并包含许多激活的 T 细胞，这是人类免疫缺陷病毒的主要袭击目标。许多男性劳动力会以丛林腐肉为食，这是一个经证实的感染源，人们更容易获得枪支为其提供了便利，其肉类供应量急剧增加。

免疫系统受损或劳累，也会加速传播。1910—1940 年（就在 HIV-1 开始传播的时候），绝望的生活条件，艰苦的劳动，被污染、未经消毒的枕头，多次注射如天花、锥虫病（昏睡病）、麻风病、雅司病和其他传染病的疫苗，伴随着性传播疾病的发生，它们都在抑制人类免疫系统的抵抗力，并促进人类免疫缺陷病毒适应和连续通过人类宿主进行传播。

从金沙萨开始，它像其他病毒那样，通过移民、旅行者和性交易沿着公路、铁路和河流传播。2014 年，牛津大学和比利时鲁汶大学的一项研究显示，由于每年约有 100 万人涌入金沙萨，乘坐该地区比利时铁路列车的乘客能够轻松地将病毒传播到更大的地区。

20世纪60年代，当在刚果的海地人回国时，人类免疫缺陷病毒从非洲传播到了海地和加勒比地区。然后，该病毒在1970年左右从加勒比海传播到纽约市，然后又传播到旧金山。该病毒最终渗透到美国其他大城市的男同性恋社区，在那里，人们平均每年有超过11个无保护的性伴侣，进行随意、多人及与肛交有关的相对较高传播率的性活动，使人类免疫缺陷病毒爆炸性地传播，以至于最终被注意到。除此之外就是国际旅行了，它帮助病毒在全球其他地方传播。

由于人类免疫缺陷病毒的潜伏期很长，长达10年甚至更久，才会出现艾滋病的症状，并且由于最初的低发病率，似乎没有什么事情发生，但是HIV正在阴险、隐蔽地发挥作用。在美国大城市发现第一批报道的艾滋病病例时，一些社区的HIV感染率已经超过5%。在世界范围内，人类免疫缺陷病毒感染已经从城市蔓延到农村地区，并开始出现在中国和印度等地区。

直到1981年，美国疾病控制和预防中心在《发病率和死亡率周报》中发表了一份报告，称5名先前健康的男子感染肺囊虫肺炎，肺囊虫肺炎通常是由对人无害的微生物肺囊虫引起。疾病预防控制中心指出，这种类型的肺炎几乎从未影响到免疫系统功能正常的人。该报告标志着人类免疫缺陷病毒（艾滋病）大流行的正式开始。在接下来的18个月里，在全国各地的城市中，在更多"健康"男性中发现了肺孢子菌肺炎，以及其他机会性疾病，如卡波西肉瘤和持续的全身性淋巴结病，这些在免疫抑制患者中很常见。

1981年5月18日，第一篇关于"一种外来的新疾病"的新闻报道出现在《纽约市民报》上。1982年，《纽约时报》发表了一篇关于一种新的免疫系统疾病的文章，敲响了警钟。该疾病已经感染了335人，其中136人死亡（41%）——无论从哪个角度看，死亡率都很高。在这一点上，这种疾病似乎主要针对同性恋者，它最初被称为"与同性恋有关的免疫缺陷"，有点轻蔑和贬低的意味。然而，卫生当局很快意识到他们的失误，因为他们发现近一半被确诊患有该综合征的人不是同性恋。在血友病患者、静脉注射毒品者和海地移民中也报告了同样的机会性感染，导致一些研究人员将其称为"4H"疾病。到1982年8月，疾病控制和预防中心创造了"艾滋病"的名词，这种疾病才有了新的名称。

到这一年年底，一些欧洲国家也报告了艾滋病病例。尽管疾病控制和预防中心已经发现了一些主要的传播途径，以及1983年"改变游戏规则"的发现，即艾滋病阳性男性的女性伴侣也可能被感染，但公众（在媒体的帮助下）仍然认为艾滋病是一种同性恋疾病，并且在之后的许多年里，被无益地冠以"同性恋瘟疫"的名称。

1981年6月5日是人类免疫缺陷病毒/艾滋病大流行正式开始的日子。然而，有大量的证据表明，在过去的10年里，它在某些社区蓬勃发展，当时它被称为吸毒者流感、萎缩症、迪斯科热或吸毒者肺炎。1984年，研究人员最终确定了艾滋病的病因——人类免疫缺陷病毒，使美国食品药品管理局在1985年批准了第一个HIV的商业血液测试。如今，许多测试可以识别人类免疫缺陷病毒，通常是通过检测人类免疫缺陷病毒抗体。尽管由于血液中人类免疫缺陷病毒抗体水平较高，血液测试在感染后能更快地检测到人类免疫缺陷病毒，但是其他，如唾液或尿液测试都可以检测到人类免疫缺陷病毒。

这种恶性病毒继续快速发展，到1985年底，已有报道的艾滋病病例超过2万个，它已经渗透到世界的每个地区。1987年是抗击艾滋病值得纪念的一年，因为这一年，第一种治疗艾滋病的抗逆转录病毒药物——齐多夫定开始上市。此后又有许多其他药物加入，这些药物通常在所谓的抗逆转录病毒疗法或高活性抗逆转录病毒疗法中被联合使用。它们是如何发挥作用的？通过抑制病毒的繁殖，使免疫系统有喘息的机会来对抗感染和与人类免疫缺陷病毒相关的癌症。该疗法还有助于减少人类免疫缺陷病毒的传播风险，特别是在受感染的母亲和她未出生的孩子之间。

1991年，篮球运动员"魔术师"约翰逊宣布他感染了人类免疫缺陷病毒，这有助于提高人们对这一问题的认识，并减少人们对它是一种同性恋疾病的刻板印象。1994年，美国食品药品管理局批准了第一个口服（和非血液）人类免疫缺陷病毒测试，2 年后又批准了第一个家庭测试工具和第一个尿液测试。

2001 年，仿制药制造商开始向发展中国家出售价格更便宜、受专利保护的人类免疫缺陷病毒药物的复制品，迫使几家全球主要制药商降低其人类免疫缺陷病毒药物的价格。2006 年，研究人员发现，阴茎包皮环切术可以将女性与男性之间的人类免疫缺陷病毒传播风险降低 60%。乌利·林克认为，女性割礼，无论是阴蒂切除术还是阴部扣锁术，都是造成非洲艾滋病高发的原因，因为与接受割礼的女性性交有血液交换。

2009 年，美国时任总统奥巴马废除了 1987 年美国制定的对人类免疫缺陷病毒阳性入境者的禁令。在 2012 年，美国食品药品管理局批准了针对人类免疫缺陷病毒阴性者的暴露前预防措施，或者称 PrEP。根据 CDC 的数据，每天服用一剂 PrEP 可以将因性行为感染 HIV 的风险降低 90% 以上，将因静脉注射毒品感染人类免疫缺陷病毒的风险降低 70%。2019 年，一项重要的研究表明，超过 750 名接受抗病毒治疗的男同性恋者未能将病毒传播给他们的伴侣，这是更加喜闻乐见的消息。这篇发表在《柳叶刀》上的论文指出："我们的研究结果提供了确凿的证据，结果表明，当人类免疫缺陷病毒载量被抑制时，通过肛交进行的性行为传播人类免疫缺陷病毒的风险实际上是零。"

鉴于过去 20 年中新的疾病大流行的出现和时事性，如 SARS、埃博拉病毒病、寨卡病毒病、中东呼吸综合征，当然还有 COVID-19。人类免疫缺陷病毒和艾滋病近年来似乎在某种程度上已经从媒体的雷达上消失了。这并不奇怪。这种忽视是一种耻辱，因为治疗人类免疫缺陷病毒和艾滋病而开发的疗法是全球医学的成功故事之一，至少可以与针对 COVID-19 的加速疫苗开发计划相提并论。从不利的方面来看，无论如何，人类免疫缺陷病毒并没有消失。以下是联合国艾滋病规划署在日内瓦编制的一些令人警醒的统计数据，这些数据将使任何人不再相信世界上现在已经没有艾滋病了。

全球艾滋病感染者和艾滋病患者统计（2020 年）

全球人类免疫缺陷病毒统计数据

截至 2020 年 6 月底，约有 2600 万人（2510 万～2620 万人）在接受抗逆转录病毒治疗。

2019 年，全球约有 3800 万人（3160 万～4450 万人）感染了人类免疫缺陷病毒。2019 年，新增约有 170 万（120 万～220 万）人类免疫缺陷病毒感染者。

2019 年，有约 69 万人（50 万～97 万人）死于艾滋病相关疾病。

自艾滋病成为流行病以来，已有约 7570 万人（5590 万～1 亿人）感染了人类免疫缺陷病毒（截至 2019 年年底）。3270 万人（2480 万～4220 万人）死于艾滋病相关疾病（截至 2019 年年底）。

获得抗逆转录病毒治疗的人类免疫缺陷病毒感染者

截至 2020 年 6 月底，有约 2600 万人（2510 万～2620 万人）在接受抗逆转录病毒治疗。2019 年，约 85%（63%～100%）感染人类免疫缺陷病毒的孕妇能够获得抗逆转录病毒药物，以防止将人类免疫缺陷病毒传染给孩子。

女性

每周约有 5500 名青年女性（15—24 岁）感染了人类免疫缺陷病毒。

在撒哈拉以南的非洲，15—19 岁的青少年中，每 6 个新感染者中就有 5 个是女孩。15—24 岁的青年女性感染人类免疫缺陷病毒的概率是男性的 2 倍。

世界上超过 1/3（35%）的女性在其生活中的某个时期经历过亲密伴侣的身体暴力和（或）性暴力，或者非伴侣的性暴力。

在一些地区，经历过亲密伴侣身体暴力或性暴力的女性比没有经历过这种暴力的女性感染人类免疫缺陷病毒的概率高出 1.5 倍。

2019 年，妇女和女孩约占新增人类免疫缺陷病毒感染者总数的 48%。在撒哈拉以南的非洲，妇女和女孩占新增感染人类免疫缺陷病毒总数的 59%。

感染人类免疫缺陷病毒的风险为：

- 男同性恋者（或有男男性行为者）的感染风险是正常人的 26 倍。
- 注射毒品人群的感染风险是正常人群的 29 倍。
- 性工作者的感染风险是正常人群的 30 倍
- 跨性别者的感染风险是正常人群的 13 倍。
- 结核病仍然是人类免疫缺陷病毒感染者死亡的主要原因，约占艾滋病相关死亡人数的 1/3。据估计，44% 的人类免疫缺陷病毒感染者对合并感染结核病不知情，因此没有接受治疗。

1. Cohen, Myron S., 15 June 2019, Successful treatment of HIV eliminates sexual transmission. *The Lancet* 393, 2366–2367.

2. Crimp, Douglas 1987. "How to Have Promiscuity in an Epidemic". October Vol. 43, AIDS: Cultural Analysis/Cultural Activism pp. 237–271.

3. Davies, Russell, T., January 2021, It's A Sin, Channel 4.

4. Fowler, Norman 2014. *AIDS: Don't Die of Prejudice.* Biteback Publishing.

5. Pépin, Jacques 2011. *The Origins of AIDS.* Cambridge.

6. Shilts, Randy 1987. *And the band played on: politics, people, and the AIDS epidemic.* New York.

7. Sontag, Susan, 2002. *Illness as Metaphor & AIDS and its Metaphors.* London.

8. Watney, S., 1996. Policing Desire: Pornography, AIDS, and the Media. University of Minnesota Press.

21 世纪

第 59 章　麻风病

受麻风病影响的女孩和妇女还面临着性别和社会歧视的问题，这也可能会使她们迟迟不敢去检测。在一些国家，法律允许一个人在被证明患有麻风病的情况下与配偶合法离婚。不幸的是，这会使许多女性陷入贫困，无家可归，无法照顾她们的孩子。

——国际麻风节：打破神话，了解事实，国家新兴和人畜共患传染病中心，高重要性病原体和病理学部，2018 年

麻风病是由麻风分枝杆菌引起的感染性疾病。麻风分枝杆菌生长缓慢，平均潜伏期为 5 年。症状可在感染后的 1～20 年出现。1873 年，挪威科学家格哈德·亨里克·阿玛尔·汉森发现了这种缓慢生长的细菌，找到了病因，后来这一疾病越来越多地以"汉森病"为人所知。麻风分枝杆菌也成为第一个被确认为造成人类疾病的细菌。

麻风病主要影响皮肤、周围神经、上呼吸道黏膜和眼睛。然而，通过多种药物治疗，该病是可以治愈的。该病大概率是在与未经治疗的麻风病患者密切接触时，通过咳嗽和打喷嚏所产生的飞沫传播。麻风病患者不会在妊娠期间传染给未出生的孩子，也不会通过性接触传播。如不治疗，麻风病会对皮肤和神经系统造成渐进性或永久性损伤，而在早期阶段的治疗可以防止残疾。

该病有两种主要类型：少菌型和多菌型。这两类的麻风病所存在的细菌数量有所不同。2018 年，全球共有 208 619 例新等级麻风病病例，比 20 世纪 80 年代的 520 万例有所下降。根据世界卫生组织的数据，新病例通常集中在 14 个国家，其中印度占比超过一半（60%），

其次是印度尼西亚（8%）。在 1994—2014 年的 20 年间，全世界有 1600 万麻风病患者被治愈。

回顾历史，除临床问题外，受麻风病折磨的人往往遭到社会和家人的排斥和边缘化。围绕这种疾病的神话传说和固有的刻板印象通常是罪魁祸首。

现代化治疗的第一个突破发生在 20 世纪 40 年代，当时诺华公司研制了氨苯砜。但是，氨苯砜必须长期服用才有效，这使得服药的依从性难以得到保障。20 世纪 60 年代，麻风分枝杆菌开始对氨苯砜产生耐药性。幸运的是，诺华公司发现了利福平和氯法齐明，并作为联合化疗药加入到治疗方案中。对少菌型的麻风病例，这种治疗方法需持续 6 个月，对多菌型的麻风病例需持续 12 个月。联合化疗的作用是杀死病原体并治愈患者。利福平是一种抗生素，用于治疗细菌感染，包括结核病、鸟分枝杆菌复合群、麻风病和军团病。

自 1995 年以来，世界卫生组织就已经开始免费提供联合化疗。2000 年以来，通过与诺华公司签订捐赠协议，日本财团最早开始资助免费的联合化疗。自 2000 年以来，诺华公司一直通过世界卫生组织向所有麻风病患者免费提供联合化疗药物，已经捐赠了超过 5600 万份吸塑包装的联合化疗药片，价值超过 9000 万美元，治疗了全球 600 多万麻风病患者。2015 年，作为《关于被忽视的热带病的伦敦宣言》承诺的一部分，诺华公司宣布将这种联合化疗药物捐赠延长至 2020 年。这项为期 5 年的协议包括价值超过 4000 万美元的治疗，以及高达 250 万美元用于支持世界卫生组织处理捐赠和物流。总体而言，在这 5 年期间，该项目将惠及约 130 万名患者。2000 年，全球实现了消除麻风病这一公共卫生问题（定义为每 10 000 人中登记的麻风病发病低于 1 例，即麻风病发病率低于 1‰）。

自 1981 年以来，超过 1600 万人接受了麻风联合化疗，麻风病全球负担减少了 99%。无论从哪个角度看，这都是一个公共卫生的成功案例。在过去的 10 年里，麻风病的病例发现率稳定在 20 万～25 万，但麻风病仍然在亚洲、非洲和拉丁美洲的许多国家流行，即使是总体流行率较低的国家，也可能有局部的高负担地区。新确诊的麻风病患者中约有 10% 是儿童。目前的挑战仍然是如何阻断麻风病的传播。

卡介苗除了通常用于治疗结核病外，还能对麻风病提供一些保护。除了通常的结核病适应证外，麻风病也有一定的保护作用。世界卫生组织在 2018 年得出结论，出生时接种卡介苗可以降低麻风病风险，建议在结核病和麻风病高发的国家使用。一种更有效的疫苗开发正在进行中。

如今，麻风病主要影响较贫穷国家的人们，他们生活在拥挤的环境中，由于距离熟悉该疾病的诊所往往很远，而且看病的费用也很高，因此他们很难获得医疗保健服务。正因为如此，许多患者没有报告他们的疾病，或者没有完成他们的治疗计划，甚至没有得到治疗计划。此外，由于患者对麻风病持续存在的耻辱感，他们可能在出现最初症状时不寻求帮助，导致诊断的延误和残疾的发生。

麻风病羞耻

在印度、中国、非洲和泰国的一些地区，将麻风病患者置于麻风病院进行隔离的野蛮做法仍然存在。由于麻风病的传染性不是特别强，大多数殖民地都已经关闭。英属印度于 1898 年颁布了《麻风病法案》，将麻风病患者送入机构，并按性别进行隔离，以防止繁殖。该法案难以执行，最终于 1983 年被废除，但只是在联合化疗广泛普及之后。

"麻风病人"（leper）这个词由于其负面含义，现在通常被认为是冒犯性的。"受麻风影响的人"（person affected with leprosy）这个用语也能起到同样的作用，却没有"麻风病人"的贬义；国际麻风病协会主张停止使用"麻风病人"这个词。世界麻风病日始于 1954 年，旨在唤起人们对麻风病患者的关注。

1. Barret, Ronald 2005. "Self-Mortification and the Stigma of Leprosy in Northern India". *Medical Anthropology Quarterly*. 19 (2), 216–230.

2. Jopling, William, 1991, "Leprosy stigma", *Leprosy Review* 62, 1–12.

3. Leprosy Mission, Don't call me a leper – Campaign With Us – Join with us – The Leprosy Mission. www.leprosymission.org.uk.

4. White, Cassandra, 2017. "Clinical and Social Aspects of Leprosy (Hansen's Disease) and Contemporary Challenges to Elimination", *Journal of Dermatology and Clinical Research*. 5: 1097 https://www.nippon-foundation.or.jp/app/uploads/2019/01/en_wha_pro_lep_03.pdf.

历史

2009 年发现的遗骨，是有记载的最古老的麻风病证据。约公元前 2000 年，位于印度西北部拉贾斯坦邦的巴士拉。在耶路撒冷老城的一座坟墓中发现的一具裹尸布上的 DNA 证实了这一病例，其日期为公元 1—50 年。关于麻风病或被认为是麻风病的描述可以追溯到几千年前。各种被翻译成麻风病的皮肤病出现在公元前 600 年的古印度著作《阿阇婆吠陀》中。《摩奴法典》(公元前 200 年) 中禁止与麻风病患者接触，并规定与麻风病患者结婚为犯罪。梵文医学论文《索纳塔》和《揭罗迦》提到麻风病 (maha kustha)。根据前者记载，麻风病是一种通过性行为、触摸、呼吸和接触被感染者处理过的物品而传播的传染性疾病。印度医生对麻风病感染性的描述非常精确，是疾病诊断中的一个里程碑，表明麻风病在公元前 1000 年的印度很猖獗。

在古埃及，1910 年有两具来自阿斯旺附近的科普特木乃伊，是来自约公元前 500 年的一男一女。男子的手和脚都有明显的骨质破坏，而女子则表现出麻风病面容。麻风病的特点是鼻部的变化和鼻骨的回吸，出现前鼻椎，上切牙槽区和上颌骨前牙槽突的结合，与上门牙的脱落有关。丹麦古生物学家默勒·克里斯坦森证实这些是麻风病的病例。

在法老时期，波兰研究人员 T. 杰尔济克雷－罗加尔斯基（T.Dzierzykray-Rogalski）在达赫拉绿洲的一个 2 世纪的墓园中发现了 31 个头骨，其中 4 个有麻风病的印记。这是不是拉吉德统治时期的麻风病患者的驱逐站？在古代法国，人们发现了一个墨洛温王朝（6 世纪）的头骨，上面有麻风病的印记，而英国的 5 个病例则是描述于公元 550—600 年。

在《圣经》中，任何进展性的皮肤病，如皮肤变白或有斑点的漂白，凸起的鳞片、结痂、感染、皮疹，以及普遍的霉菌和任何衣物、皮革的表面变色，或者整个家庭的墙壁或表面变色——统统都属于"麻风病的发生规律"（《利未记》）。《塔木德》明确指出，tsara 或 tzaraat（צרעת-tsaw-rah'，指麻风病感染）是指与仪式上的不洁有关的各种病变或污点，发生在布、皮革、房屋及皮肤上。

《新约圣经》中描述了耶稣在《路加福音》中治愈了麻风病患者，尽管对这种疾病、麻风病和汉森病之间的关系并不清楚。《圣经》认为，麻风病患者是不洁净的，这是在《利未记》中的一段话记载："但如果他身上的亮斑是白色的，而且看起来不比皮肤深，上面的头发也没有变白，那么祭司就要把感染的人隔离七天。"一些早期的基督徒认为，麻风病患者是因罪恶的行为在接受上帝的惩罚。在历史上，麻风病与道德上的关联一直存在。教皇格雷戈里（540—604 年）和塞维利亚的伊西多尔（560—636 年）认为麻风病患者是异端分子。

公元前 460 年，希波克拉底对麻风病进行了报道。1846 年，弗朗西斯·亚当斯出版了《保卢斯－阿吉内塔七书》，其中包括罗马人、希腊人和阿拉伯人的所有医学和外科知识，以及与麻风病有关的描述和疗法的评论。庞培军队的士兵在公元前 62 年返回意大利时带来了麻风病，根据老普林尼的说法，这可能是一种新疾病。伊壁鸠鲁派哲学家卢克莱修（公元前 98 至公元 55 年）称麻风病为大象病，将其与大象病混淆。帕拉塞尔苏斯（25 年）称麻风病在意大利很罕见，但还是对其做了很好的描述。1966—1973 年，在英国多塞特郡庞德伯里营的 4

世纪罗马英国墓地的发掘工作中，发现了一具带有麻风病独特痕迹的骨架（《泰晤士报》1974 年 11 月 8 日）。第一所救济麻风病患者的医院于 4 世纪初（君士坦丁统治时期）在罗马建立。372 年，圣巴西尔在塞萨尔纳建立了一所麻风病医院。

盎格鲁－撒克逊时代的英格兰也有几家"麻风病院"，尤其是由坎特伯雷大主教兰弗兰建立的。他在他的教区组织了慈善救济，并于 1084 年在布林的或巴尔登捐赠了一所麻风病医院。后来，在坎特伯雷郊外的坦宁顿为 25 名麻风病修女建立了一所医院。1137 年为麻风病僧侣建造了一所医院，名为圣劳伦斯医院。其他麻风病院位于诺丁汉（625 年）、约克（936 年）、伦敦和贝弗利（均在征服前）、查塔姆（1078 年）和北安普顿（威廉一世统治时期）。十字军从麻风病流行的土地上回来也无济于事。十字军向教会提出了一个巨大的神学悖论，因为教会用它的祝福和不可侵犯的承诺送受害者上路，同时又教导说麻风病是上帝对错误行为的惩罚。这给麻风病患者带来了一种圣洁的光环。麻风病患者甚至被称为基督的穷人。高贵的女士们，甚至像亨利一世的妻子玛蒂尔达女王这样的皇室成员，都会为麻风病患者洗脚和亲吻，作为一种怜悯和慈善的行为，而且可能默默地希望在审判日获得有利的待遇。

在中世纪，基于 12—13 世纪为治疗麻风病患者而建立的医院数量增加，麻风病在西欧似乎有了上升。仅法国就有近 2000 家麻风病院。

一般来说，中世纪的社会对感染麻风病的人充满了恐惧，他们认为这些人是不洁、阴险、道德败坏的。与主流社会的隔离是常态，麻风病患者常常被要求穿上能表明他们是麻风病患者的衣服，或者带着铃铛宣布他们的存在，这很丢人。不过，从好的方面来说，铃铛对于吸引慈善机构是很有用的。1179 年的第三次拉特兰会议和爱德华三世 1346 年的一项法令均要求将麻风病患者驱逐出城市范围。更多的羞辱来自于对那些被怀疑患有麻风病的人进行的原始和粗糙的测试技术，这些测试是由不合格的村庄长者和其他患者组成的杂牌委员会进行的。这些方法包括观察盐粒在他们血液中溶解的时间，检查头发和尿液，用针刺他们的四肢，通过炭火观察面部特征。在不太科学的层面上，诊断的依据是患者是否"看起来令人厌恶"或"像好色之徒"。

挪威在麻风病的追踪和治疗方面采取了开明的立场，并在欧洲对麻风病的理解方面发挥了有影响力的作用。1832年，约尔特博士进行了第一次麻风病调查，从而为以后的流行病学调查奠定了基础。随后的调查导致了国家麻风病登记处的建立，以研究麻风病的原因并追踪感染率。

其他早期的麻风病研究是由挪威科学家丹尼尔·科尼利厄斯·丹尼尔森和卡尔·威尔海姆·博克开展的，他们的工作促成了国家麻风病研究与治疗中心的建立。丹尼尔森和博克认为麻风病的传播原因是遗传性的，这也是主张通过性别隔离感染者以防止繁殖的一个有说服力的因素。

印度殖民地的存在使英国接触到了一个对麻风病祸害非常熟悉的国家。在宗教传教士的财政和后勤援助下，英国驻印度殖民地的外科医生亨利·范迪克·卡特少校倡导隔离治疗方法。在麻风病流行的发展中国家，殖民和宗教，以及相关的耻辱感一直是影响麻风病治疗和公众认知的主要因素，直到20世纪中期。

在麻风病流行的发展中国家，麻风病的耻辱感仍然是一个主要问题。麻风病在贫困或边缘化人群中最为常见，在这种情况下，社会污名很可能因其他相关的社会不平等现象而变得更加复杂。对被排斥、失去工作或被家庭和社会驱逐的恐惧可能会导致诊断和治疗的延误。一些患过麻风病的人描述说，尽管麻风病只有轻微的传染性和可治愈性，但社会污名的影响远比身体表现更严重。

误解

这里只是一些仍在流传、需要被揭穿、愚蠢的误解，假新闻以另外一个名字煽动了自古以来一直困扰麻风病患者的指责和偏见。

表 5 部分内容来自国家新兴和人畜共患传染病中心、高后果病原体和病理学部门、疾病控制和预防中心。

表 5　对麻风病的误解

误解：麻风病的传染性很强，很容易感染

事实：不，麻风病很难被感染，事实上，95% 的成年人不会被感染，因为他们的免疫系统可以抵御导致麻风病的病菌。麻风病曾经被认为具有高度传染性，并被用汞治疗，正如 1530 年首次描述的梅毒一样。许多早期被认为是麻风病的病例实际上可能是梅毒

误解：麻风病导致手指和脚趾脱落

事实：不，肯定不会。麻风病并不会导致手指和脚趾的脱落。实际发生的情况是导致麻风病的病菌攻击手指和脚趾的神经，导致它们变得麻木。因此，麻木部位的烧伤和割伤可能不会被注意到，这可能导致感染和永久性损伤，最终造成骨骼、肌肉的萎缩。这种情况发生在未经治疗的人发病晚期阶段

误解：历史和宗教文献中描述的麻风病就是我们今天所知的麻风病

事实：历史上的麻风病与现代的麻风病并不相同。历史和宗教文献中的"麻风病"描述了各种皮肤状况，从皮疹、斑点到肿胀。他们被指出具有很强的传染性，而麻风病则不然，同时也没有麻风病的一些最明显的症状，如毁容、失明和失去痛觉。该术语也被用于指一个人的衣服、财物或生活区的霉菌

误解：麻风病是罪恶或诅咒的结果

事实：并非如此。麻风病是由麻风分枝杆菌引起的

误解：麻风病患者需要住在特殊的房子里（麻风病院），与健康人隔离

事实：正在接受抗生素治疗的麻风病患者可以与家人和朋友一起过正常的生活，并且可以继续工作或上学

误解：坐在麻风病患者旁边就会感染麻风病

事实：通过偶然的接触，如与麻风患者握手、坐在其旁边或交谈，是不会感染麻风病的。绝大多数（95%）暴露于麻风病的人不会发展成麻风病

误解：一旦染上麻风病，就会死亡

事实：麻风病可以而且已经能够通过抗生素治疗得到治愈

误解：在治疗结束之前，是有传染性的

事实：一个人在开始使用抗生素治疗的 72h 内就不再具有传染性。然而，必须按规定完成治疗（可能需要 2 年），以确保感染不再复发

在世界许多地方，麻风病的民间信仰、教育水平低下及其污名化的内涵仍然影响着社会对麻风病患者的看法。例如，在巴西，民间传说认为麻风病是由狗传播的，它是一种与性乱交有关的疾病，有时它被认为是对所犯罪过或道德过失的惩罚，与其他疾病不同的是，它是由上帝的意志决定的。当麻风病患者的皮肤病表现变得明显时，下层的家政工人会认为他们的工作处于危险之中。在印度北部，根据罗纳德·巴雷特的说法，麻风病有时等同于"贱民"的身份，在麻风病患者被治愈后，这种身份往往会长期存在，造成他们不断离婚、被驱逐、失去工作，以及被家庭和社会网络所排斥。

英国最后一例麻风病发生在 18 世纪末设得兰群岛。受麻风病影响的女孩和妇女还面临着性别和社会歧视的问题，这也可能会使她们迟迟不能去检测。在一些国家，法律允许一个人在被证明患有麻风病的情况下与配偶合法离婚。不幸的是，这会使许多女性陷入贫困，无家可归，无法照顾她们的孩子。

迫害

在中世纪的欧洲，麻风病的存在是一个悖论。例如，克莱尔沃的伯纳德认为麻风病是一种神圣礼物，可以向患者灌输忏悔思想。法国外科医生基·德·肖里雅克（卒于 1368 年）同样认为，麻风病不是一种诅咒，而是一种神圣选择的表现，因为在生活中所承受的折磨而缩短了在炼狱中的强制性停留。其他人则认为麻风病是对性犯罪的惩罚，是一种性传播疾病。社会上对麻风患者的恐惧越来越大，促使教会在 1220 年前后立法将麻风患者与社会隔离。他们在 1200 年、1273 年被禁止出现在伦敦的街道上。

1. Covey, Herbert C., 2001. "People with leprosy (Hansen's disease) during the Middle Ages" *Social Science Journal.* 38 (2): 315–321.
2. Grzybowski, Andrzej, 2016, "Leprosy in the Bible". *Clinics in Dermatology.* 34 (1): 3–7.
3. Inskip, S; Taylor, 2017. "Leprosy in pre-Norman Suffolk, UK: biomolecular and geochemical analysis of the woman from Hoxne" *Journal of Medical Microbiology.* 66 (11): 1640–1649.
4. Rawcliffe, Carole, 2009, *Leprosy in Medieval England*, Woodbridge.
5. Worobec, S.M., 2008. "Treatment of leprosy/Hansen's disease in the early 21st century". *Dermatologic Therapy.* 22 (6): 518–537.

第 60 章　结核病

我们正面临着一场前所未有的大流行病。世界上 1/4 人口被感染，而且，在 2020—2021 年，预计将有 1000 万人患病，300 万人没有被诊断或接受护理，超过 100 万人（主要是最易感的人）将死亡。

这种大流行病不是 COVID-19，而是结核病。

——《柳叶刀·呼吸医学》

这篇有先见之明的文章继续告诉我们，"这两种疾病都有相当大的社会影响，不仅包括污名化、歧视和孤立，此外还包括经济影响，如国家生产力的损失、个人及家庭面临沉重的医疗费用负担……COVID-19 像结核病一样，几乎可以肯定的是，这与医疗方面的贫困陷阱有关，在这种情况下，穷人更有可能感染、患病和出现不良后果。此外，失业人口、非正式或所谓的临时工将经历进一步的贫困，这增加了结核病的风险"。

结核病是一种传染病，通常由结核分枝杆菌引起，影响肺部，但也可能影响身体的其他部位。大多数感染是无症状的，此种情况被称为潜伏期。大约 10% 的潜伏期感染会发展为活跃期感染，如果不加以治疗，大约 50% 的患者会死亡。活跃期肺结核的典型症状是慢性咳嗽、有含血的黏液、发热、盗汗和体重下降，其他器官的感染会引起广泛的症状。当肺部有活跃期结核的人咳嗽、吐痰、说话或打喷嚏时，结核分枝杆菌会通过空气在人与人之间传播。潜伏期的结核病患者不会传播这种疾病。活跃期感染经常发生在人类免疫缺陷病毒携带者 / 艾滋病患者和吸烟者身上。感染结核分枝杆菌的人一生中患结核病的风险为 5%～15%。治疗需要在很长一段时间内使用多种抗生素。抗生素耐药性是一个日益严重的问题，耐多药结核病和广泛耐药结核病的发病率不断增加。这些统计数据令人震惊，令人吃惊。

- 截至 2018 年，世界上有 1/4 的人口被认为有结核病的潜伏期感染。每年约有 1% 的人口发生新的感染。

- 2019 年共有 140 万人死于结核病（包括 208 000 名人类免疫缺陷病毒感染者）。这使得它成为传染病死亡的头号原因。

- 在世界范围内，结核病是所有死亡病因中的前 10 名之一。

- 活动性结核病患者在 1 年内可以通过密切接触感染 5～15 人。如果没有适当的治疗，没有感染人类免疫缺陷病毒的情况下，平均 45% 的结核病患者死亡。同时感染人类免疫缺陷病毒和结核分枝杆菌的患者几乎都会死亡。

- 2019 年，全球估计有 1000 万人罹患结核病：560 万男性、320 万女性和 120 万儿童。导致 150 万人死亡。儿童和青少年结核病常常被医疗保健服务的提供者遗漏，而且可能难以诊断和治疗。

- 人类免疫缺陷病毒感染者患活动性肺结核（活跃期）的可能性是普通人的 18 倍。患有其他损害免疫系统疾病的人患活动性肺结核的风险也更大。营养不良者的风险要大 3 倍。在全球范围内，2019 年有 220 万个新的结核病例是由营养不良引起的。

- 酗酒和吸烟会使结核病的风险分别增加 3.3 倍和 1.6 倍。2019 年，全世界有 72 万个新的结核病例可归因于酗酒，有 70 万个可归因于吸烟。

- 结核病在所有国家和所有年龄组中都存在。好消息是，结核病是可以治愈和预防的。

- 2019 年，30 个结核病高负担国家占到了新增结核病病例的 87%。8 个国家占总数的 2/3，其中印度最多，其次是印度尼西亚、中国、菲律宾、巴基斯坦、尼日利亚、孟加拉国和南非。全球大约一半耐多药结核病的患者由 3 个国家占据——印度、中国和俄罗斯（占报告病例的 60%），其次是巴西（13%）和印度尼西亚（8%）。

- 耐多药结核病仍然是一个公共卫生危机和健康安全威胁。2019 年，全球共发现和通报有 206 030 名耐多药或耐利福平结核病患者，比 2018 年的 186 883 人增加了 10%。

- 在全球范围内，结核病发病率正以每年约 2% 的速度下降，在 2015—2019 年，累计下降了 9%。这还不到结束结核病战略里程碑的一半，即在 2015 年和 2020 年之间减少 20%。

- 2000—2019 年，估计有 6000 万条生命通过结核病诊断和治疗得到挽救。

到 2030 年终结结核病流行是联合国可持续发展议程设定的健康目标之一（引自 WHO https://www.who.int/news-room/fact-sheets/detail/tuberculosis）。

几个世纪以来，结核病有很多名字。古希腊人称其为 phthisis（Φθισις），意思是"痨病"。希波克拉底将咽喉炎描述为一种干燥季节的疾病。缩写"TB"是结核分枝杆菌的简称。肺结核（consumption）是 19 世纪英语中最常见的疾病词汇。拉丁词根"con"意为完全，与"sumere"相连，意为"从地狱里带上来"。约翰·班扬的《培德曼先生的一生》一书中，称肺结核是"所有这些死亡之人的船长"。"大白色瘟疫"也有它到来的一天。

2014 年图宾根大学的一项基因组研究结果表明，结核病比以前认为的更晚。科学家们能够从秘鲁南部发掘的 1000 年前的骨架遗骸中重现该细菌的基因组。通过 DNA 确定时间，发现它的历史不到 6000 年。然而有证据表明，第一次结核病感染发生在大约 9000 年前的新石器时代的亚特利特雅姆古村落，这是地中海东部的一个定居点，当时它沿着贸易路线传播给其他人类。它也感染了非洲的驯化动物，如山羊和奶牛。在非洲海滩上繁殖的海豹和海狮被认为已经获得了这种疾病，并将其跨越大西洋带到南美洲。在利古里亚阿米代尔阿奎拉的一个山洞里发现了受感染的骨骼，时间大约在公元前 5800 年。在图宾根研究之前，在南美洲的第一个证据是在公元前 1050 年左右的阿拉瓦克文化的遗骸中发现的这种疾病。最重要的发现是阿瓜娑罗大农场的一具 8—

10 岁的纳斯卡儿童的木乃伊，其日期为公元 700 年。科学家们有证据表明能够分离出这种杆菌。

在公元前 3000 至公元前 2400 年的埃及木乃伊中也发现了这种疾病的痕迹，其中最令人信服的是格雷巴特在 1881 年发现的内斯佩尔恩祭司的木乃伊，它显示了脊柱结核的证据，并有典型的腰部脓肿。在其他木乃伊上也发现了类似的特征，如菲洛克祭司的木乃伊和整个底比斯的墓地。阿肯那顿和他的妻子奈菲尔提提很可能都死于肺结核，而且有证据表明，早在公元前 1500 年，埃及就有治疗肺结核的医院。埃伯斯纸莎草纸，即公元前 1550 年左右的重要埃及医学论文，描述了一种与颈部淋巴结有关的肺部疾病。它建议用外科手术切除囊肿，并涂抹槐树皮、豌豆、水果、动物血、昆虫血、蜂蜜和盐的混合物来治疗。公元前 2700 年的一篇中文文献提到了这种疾病。

《申命记》提到了一种痨病，如果犹太人偏离了上帝，他们就会受到这种疾病的折磨。它被列在他们进入迦南地之前的诅咒部分。在古印度，最早的记载是在公元前 1500 年的《梨俱吠陀》中，该书称这种疾病为 yaksma。公元前 600 年左右写成的《苏斯拉他撒密塔》建议用母乳、各种肉类、酒精和休息来治疗这种疾病。《夜柔吠陀》建议患者搬到高海拔地区。

中国有许多参考文献，包括最早的医学经典《黄帝内经》，其中描述了一种被认为是结核病的疾病，称为"虚痨"。症状为"大骨枯槁，大肉陷下……至其所不胜之时则死"。宋代道士首次记录了结核病，称为"尸瘵"，字面意思是"尸病"，将活人变成尸体。

在古罗马时期，第一次提到结核病的是在希罗多德的《历史》，他讲述了公元前 481 年一位波斯将军法努奇如何被留在萨尔迪斯，因为他显然病得很重。他从马背上摔了下来，因肺痨而吐血。他的仆人从膝盖处砍掉了马腿，法努奇被迫停止了作战指挥，放弃了薛西斯对斯巴达人的作战。希波克拉底在他的《流行病学》中描述了这种疾病的特点：发热、无色尿、咳嗽导致脓痰、口渴和食欲缺乏。他指出，大多数患者在患病之前都会变得神志不清。希波克拉底和当时的许多人认为咽喉炎是遗传性的。亚里士多德不同意，认为这种疾病是会传染的。

在罗马，年轻的普林尼给普里斯库斯写的一封信中，详细描述了芬尼亚的咽喉炎症状："她高热不退，咳嗽声越来越大，极度憔悴，并且虚弱无力。"盖伦还描述一系列治疗疾病的方法，包括把鸦片作为安眠药和镇痛药，放血，使用大麦水，吃鱼和水果。他还描述了肺部的肿块。建筑师维特鲁威在他的《建筑术》中指出，"气管发冷、咳嗽、胸膜炎、咽喉炎、吐血"，是风从北向西北方吹来的地区常见病，并建议建造墙壁，以使个人免受风的影响。阿雷泰斯是第一个详细描述这种疾病症状的人，在他的《疾病持续时间长的原因和体征》一文中，他的描述以"否则就是尸体"结束。在他的《论慢性病和急性病的起因、症状和治疗》中，他建议患者到高海拔地区旅行，乘船旅行，吃好的食物并喝大量的牛奶。

11世纪20年代，伊本·西纳（阿维森纳）在著作《医典》中记载对结核病的首次研究。他首次将结核病确定为一种传染病，并将其与通过土壤和水传播联系起来。他还开创了对结核患者进行隔离的先河。

圣巴多罗买的教规建议用白酒、甘草和河蟹进行治疗，并偶尔用煮熟的动物洗澡。

中世纪的匈牙利很有意思，在宗教裁判所期间，异教徒被送上法庭，一份12世纪的文献记录了对肺结核的描述，异教徒声称肺结核的产生是由于一个狗形的恶魔占据了这个人的身体并开始吃他的肺。当被附身的人咳嗽时，恶魔在吠叫并准备杀死受害者。

吉罗拉莫·弗拉卡索罗在1546年的《传染病学》中首次提出，肺结核是由一种看不见的病毒传播的。他声称，病毒可以在患病者的衣服上存活2~3年，而且通常通过直接接触或被感染者排出的液体传播。

结核病的发病率在中世纪和文艺复兴时期稳步增长，取代麻风病成为最流行的疾病，并在18—19世纪达到顶峰，因为工人们从田间转移到城市工作。在1808年，威廉·伍尔科姆对18世纪英格兰的结核病流行情况感到震惊：在 1790—1796 年布里斯托尔的 1571 例死亡中，有 683 例是由结核病引起的。即使是偏远的城镇也慢慢屈服。1750—1759 年，什罗普郡的霍利克罗斯村有 1/6 的人死于肺结核；10 年后，每 3 人中就有 1 人死于肺结核。18 世纪初，在伦敦，每 7 人就有 1 人死于肺结核；到 1750 年，这一比例增加到 1/5；到 19 世纪初，则为 1/4。工业革命，以及过度拥挤、贫困和肮脏的环境使情况变得更糟。

由于艺术界的感染人数众多，结核病获得了"浪漫主义"疾病的荣誉。诗人济慈、雪莱和埃德加·爱伦·坡都患有肺结核，肖邦、契诃夫、卡夫卡、凯瑟琳·曼斯菲尔德、艾米莉、安妮、夏洛特和布兰威尔·勃朗特、陀思妥耶夫斯基、托马斯·曼、毛姆、乔治·奥威尔和罗伯特·路易斯·史蒂文森，以及艺术家华托、爱德华·蒙克、奥布里·比亚兹莱和莫迪利阿尼，他们要么患有这种疾病，要么与患有这种疾病的人住在一起。

有趣的是，勃朗特姐妹中的三人都写过肺结核患者：《简爱》中的海伦·伯恩斯，《呼啸山庄》中的弗朗西斯·辛德利和《阿格尼斯·格雷》中的工人马克·伍德。

结核病也出现在托马斯·曼的著作《魔山》中，该书以疗养院为背景；出现在流行音乐中，如范·莫里森的《T.B.sheet》；出现在歌剧中，如普契尼的《波希米亚人》和威尔第的《茶花女》；出现在绘画中，如莫奈画的第一任妻子卡米尔在病床上；出现在电影中，如 1945 年的《圣玛丽的钟声》，由英格丽·褒曼主演的一个患有结核病的修女。

结核病在 19 世纪和 20 世纪初引起了人们的恐慌，因为这种疾病在越来越多的城市贫民中盛行。1815 年，英国每 4 人中就有 1 人死于"肺结核"。到 1918 年，在法国，每 6 人中仍有 1 人死于结核病。1859 年，赫尔曼·布雷默在西里西亚的戈尔伯斯多夫（今索科沃夫斯科）开设了第一家结核病疗养院。在 19 世纪 80 年代，在发现结核病具有传染性后，它被列入英国的法定传染病名单中。英国开始禁止人们在公共场所吐痰，并"鼓励"受感染的穷人进入疗养院。不幸的是，虽然中产阶级和上层阶级的疗养院提供了良好的护理和医疗服务，但这些疗养院就像监狱一样。然而，即使在最好的条件下，50% 的人在 1916 年前后的 5 年内死亡。1913 年，英国医学研究委员会成立之初是专注于结核病研究的。

1. Azher, M., 2013, The next Pandemic–Tuberculosis: The oldest disease of mankind rising one more time. *Br J Med Pract.*6: a615.

2. Comstock, G.W., 1994. "The International Tuberculosis Campaign: a pioneering venture in mass vaccination and research". *Clinical Infectious Diseases*. 19 (3): 528–540.

3. Karamanou, Marianna, 2012, The Masterful Description of Pulmonary Tuberculosis by Soranus of Ephesus (c. 98–138 A.D.), *American Journal of Respiratory and Critical Care Medicine* 186.

4. Morens, D.M., 2002. "At the deathbed of consumptive art". *Emerging Infectious Diseases*. 8 (11): 1353–1358.

5. Wilsey, A.M., 2012. "Half in Love with Easeful Death": Tuberculosis in Literature. Humanities Capstone Projects (PhD thesis). Pacific University.

6. Wingfield, T., 2018, Addressing social determinants to end tuberculosis. *Lancet* 391: 1129–1132.

第61章　严重急性呼吸综合征

（2002 年）

几年前，科学家们即将研制出一种冠状病毒疫苗。后来资金枯竭，"我们根本无法产生多大的兴趣。"一位研究员（彼得·霍特兹博士）谈到在人类身上测试疫苗的资金困难时说。

——麦克·希克森博，《纽约时报》，2020 年 3 月 5 日

这篇令人不安的文章继续写道：

根据霍特兹和其他疫苗科学家所言，这是一次错失的良机，他们认为严重急性呼吸综合征（SARS）和 2012 年的中东呼吸综合征本应促使联邦政府和全球投资开发疫苗，以应对未来的疫情。恰恰相反，霍特兹团队研制的 SARS 疫苗被放在冰箱里，与 4 年前相比，并未接近商业生产半步。

彼得·霍特兹是得克萨斯州儿童医院疫苗研发中心的联席主任，也是休斯顿贝勒医学院国家热带医学院的院长。

SARS 是一种通过空气传播的病毒，可以像感冒和流感一样通过唾液飞沫传播。SARS 还可以通过病毒感染者接触过的表面间接传播，随后转移到黏膜，并通过人类粪便传播。它是 21 世纪第一个严重且容易传播的新疾病，并显示出沿着国际航空旅行路线和其他交通线路传播的明显便利性。世界卫生组织这样介绍 SARS：

SARS 是由 SARS 冠状病毒引起的一种人畜共患病毒性呼吸道疾病。人们认为，SARS 病毒是一种动物病毒，可能与亚洲棕榈果子狸和云南穴居的一群马蹄蝙蝠有关。2002 年 11 月，这种病毒在中国南部的广东省发生变异，并首次感染了人类。同月，报告的第一个病例为佛山顺德的一位农民，他被收治在佛山市第一人民医院。

第一个"超级传播者"被广州中山大学孙逸仙纪念医院收治，并很快感染了附近的医院。2003 年 2 月，来自中国的美国商人约翰尼·陈在飞往新加坡的航班上出现了类似肺炎的症状。飞机在越南河内停留，陈在河内法国医院去世。尽管有基本的医院交叉感染程序，但治疗他的几名医务人员很快就患上了这种疾病。意大利医生卡洛·厄尔巴尼发现了这一威胁，并将其告知了世界卫生组织和越南卫生部，他说服越南开始隔离患者和筛查旅行者，从而减缓了疫情的早期蔓延速度。厄尔巴尼后来于 2003 年 3 月死亡。2003 年 3 月 12 日，卫生组织发布了一项全球警报，随后美国疾病控制和预防中心发布了一项健康警报。SARS 的局部传播发生在多伦多、渥太华、旧金山、乌兰巴托、马尼拉、新加坡、河内和中国大陆、中国台湾和中国香港。广东医生刘剑伦当时在中山大学孙逸仙纪念医院治疗患者。他于 2 月抵达中国香港，住在九龙大都会酒店 9 楼。酒店里的客人携带着 SARS 前往加拿大、新加坡、中国台湾和越南。

在多伦多，第一例病例于 2003 年 2 月 23 日出现，一名老年妇人关水珠于 3 月 5 日死亡。她的儿子谢志葵无意中感染了斯卡伯勒格雷斯医院的其他患者，并于 3 月 13 日去世。第二波主要病例集中在北约克总医院，源自患者、访客和工作人员之间的意外接触。

安大略省政府和加拿大联邦政府的官方反应被描述为"非常基本，充其量是最低限度"，保护医护人员和识别感染患者的草案没有得到很好的概述和执行，这被描述为导致病毒继续传播的一个主要因素。由于疫情暴发的恐惧与不确定性，医护人员纷纷辞职，而不愿冒着暴露于 SARS 的风险。

2019 年，发现了相关的病毒株新型冠状病毒。这导致了 2019 年底出现的 COVID-19 大流行。

最后，SARS 影响到 26 个国家，2003 年造成 8098 例病例，774 人死亡（9.56%）。65 岁以上的人尤其危险，死于感染的人中有一半以上处于这个年龄段。大多数感染 SARS 的患者都是 25—70 岁的健康人。据报告，15 岁以下儿童中只有少数疑似病例。24 岁以下的患者死亡率最低（低于 1%），65 岁及以上的人最有可能死亡（超过 55%）。与中东呼吸综合征和 COVID-19 一样，SARS 导致的男性死亡人数远远超过女性。

自 2003 年 7 月全球疫情结束以来，SARS 已出现 4 次——3 次是由于新加坡和中国台北的实验室事故，一次是在中国南方，尽管有间接证据表明动物向人传播，但传染源仍未确定。大多数人传人病例发生在感染控制预防措施缺乏的医疗机构之中。随后采取了适当的感染控制措施，结束了全球疫情。

全球 SARS 情况见表 6。

表 6　全球 SARS 情况

国家或地区	病例	死亡人数	死亡率（%）
中国大陆	5327	349	6.6
中国香港	1755	299	17.0
中国台湾	346	73	21.1
加拿大	251	43	17.1
新加坡	238	33	13.9

SARS. 严重急性呼吸综合征

SARS 潜伏期通常为 2～7 天，但也可能长达 10 天。这种疾病的第一症状通常是发热（38℃以上），并时有伴随发冷与寒战。它也可能伴有其他症状，包括头痛、全身不适和肌肉疼痛。发病时，部分病例出现轻微呼吸道症状。通常，皮疹和神经或胃肠道的表现是没有的，尽管少数患者报告在早期发热阶段腹泻。3～7天后，下呼吸道阶段开始出现干咳、非生产性咳嗽或呼吸短促，可能伴有或发展为低氧血症（低血氧水平）。在10%～20%的病例中，呼吸道疾病严重到需要插管和机械通气。在发病早期，白细胞计数经常下降，许多人在发病高峰期血小板计数较低。

目前尚无SARS的治疗方法或疫苗。根据世界卫生组织的说法，控制疫情依赖于遏制措施，包括：通过有效的监测网络和早期预警系统及时发现病例；疑似病例隔离；追踪以确定感染源和可能感染病毒的患者的接触者；疑似接触者隔离10天；通过询问问题和测量体温，对来自近期有本地病毒传播地区的出境旅客进行出境检查；按照世界卫生组织的规定，对有SARS病例的飞机和邮轮进行消毒。防止病毒传播的个人预防措施包括经常使用肥皂或含酒精的消毒剂洗手。对于那些感染该疾病的高风险人群，如医护人员，应强制使用个人防护装备，包括口罩、护目镜和防护衣。只要有可能，家庭接触者也应佩戴口罩。正如我们在本章开头所说的那样，由于用于测试其是否对人类有效的资金被剥夺了，彼得·霍特兹可能改变世界的疫苗仍在冰柜里苦苦挣扎。

1. Abraham, Thomas, 2004. *Twenty-first Century Plague: The Story of SARS.*

2. Fauci, Anthony, "Pandemic Preparedness in the Next Administration: Keynote Address by Anthony S. Fauci". YouTube video 14 February 2017.

3. Hixenbaugh, Mark, March 2020, https://www.nbcnews.com/health/health-care/scientists-were-close-coronavirus-vaccine-years-ago-then-money-dried-n1150091.

4. Kahn, Joseph, 12 July 2007. "China bars U.S. trip for doctor who exposed SARS cover-up". *The New York Times.*

5. Low, Donald, 2004. Learning from SARS: Preparing for the Next Disease Outbreak: Workshop Summary.

2009 年猪流感（H_1N_1 型流感）

2010 年 1 月，欧洲委员会卫生委员会主席沃尔夫冈·沃达格声称，各大公司组织了一场"恐慌运动"，向世界卫生组织施加压力，要求世界卫生组织宣布一场"虚假大流行"，以夸大疫苗的销售。沃达格说，世界卫生组织的"虚假大流行"流感运动，是"本世纪最大的医药丑闻之一"。

该病毒的首次命名是在 2009 年 4 月，病毒 H_1N_1/09，似乎是一种新的 H_1N_1 毒株，它是由之前的鸟、猪和人流感病毒的重组导致的，进一步与欧亚猪流感病毒结合，被赋予了"猪流感"这一称呼。批评的焦点集中在不恰当的名字会混淆或误导公众。猪流感本身就错误地暗示这种疾病是由接触猪或猪产品引起的。

对病毒不恰当的命名和标签通常会导致对某些群体的污名化和指责，尤其是在这次事件中的墨西哥人。2013 年发表的一项研究得出结论，墨西哥裔美国人和拉丁裔美国人确实因新闻媒体上频繁使用的"墨西哥流感"一词而遭到污名化。

《科学》发表了一篇题为《猪流感的名字，比猪流感本身进化得更快》的文章。2009 年 4 月，阿塞拜疆禁止从整个美洲进口畜牧产品。印尼政府也停止了猪的进口，并开始对 900 万头猪进行检查。4 月 29 日，埃及政府果断地屠杀了所有的猪。这就是草率、带有偏见的命名后果。

该病毒起源于墨西哥的维拉克鲁斯州或美国西南部，可能直接来自于集约化饲养的猪。它让每个人都感到惊讶，因为尽管多年来关于新传染病的警告一直定期发布，但人们一直预计下一次大流行将涉及自 1997 年以来一直反复出现的高致病性 H_5N_1 禽流感病毒。值得庆幸的是，新病毒被证明是相对温和的。

感染症状与季节性流感相似，但腹泻和呕吐的发生率较高。研究还发现，与季节性流感病毒相比，这种病毒更倾向于与肺部深处的细胞结合。这解释了为什么它通常是温和的，因为它通常不会那么深入地渗透；也解释了为什么它可能是致命的，因为如果穿透足够深，它有可能导致严重和突然的肺炎，就像 1918 年的流感一样。与肠道细胞的结合也解释了不寻常的恶心和呕吐。研究还发现，疾病涉及不同的高危人群，包括孕妇和肥胖人群。与大多数流感毒株不同，$H_1N_1/09$ 不同寻常的是，它并没有过多地感染 60 岁以上的成年人。

2009 年 6 月疫苗开始生产。然而，就像发生在其他大流行病时一样，没有生产出足够多的疫苗来有效应对大流行病，尽管这种病毒与 1977 年暴发的病毒有相似之处，这意味着大多数中年人对它已经有了免疫力，他们或未被感染，或感染的严重程度减轻。这也意味着，当最初认为成人需要注射 2 次时，一次剂量就已足够了。因此，疫苗库存上涨了 2 倍。2011 年，美国流感疫苗有效性网的一项研究估计，疫苗整体有效性为 56%。美国 CDC 在 2013 年发布的一项研究估计，甲型 H_1N_1 流感疫苗挽救了美国约 300 人的生命，预防了约 100 万例疾病。这项研究的结论是，如果疫苗接种计划能早 2 周开始，近 60% 的病例将得到预防。

虽然在大多数病例中，这种疾病可能比较轻微，最初的死亡人数也被认为很低，但据统计，到 2012 年，可能有 30 万或更多的人死亡，主要集中在非洲和东南亚地区。这种病毒现在已经成为一种正常的季节性毒株，取代了之前传播的 H_1N_1。但有趣的是，它并没有取代自 1968 年以来传播的 H_3N_2。

正如我们所看到的，世界卫生组织和跨国制药公司受到了许多批评，涉及利益冲突和妄图增加利润。2010 年 6 月，《英国医学杂志》主编菲奥娜·戈德利发表社论批评世界卫生组织，称一项调查披露，一些向世界卫生组织提供疫情咨询的专家与生产抗病毒药物和疫苗的制药公司间存在利益来往。

伦敦国王学院研究 20 世纪医学和技术的历史学家凯特詹·甘蒂对猪流感的应对有一个有趣的态度倾向。她告诉我们，在流感大流行期间，实验室记录的死于猪流感的人数超过 18 500 人，但统计模型显示，真实的死亡人数可能高达 57 万人。她注意到，有关猪流感的说法更接近于国家安全，而不是医疗保健服务。

在冷战时代普遍采用的准备工作和国家安全用语，可以很好地适用于传染病。在"9·11"事件后，这种语言从有用的比喻变成现实政策，这在美国非常明确，自然灾害和流行病被置于国土安全部的职权范围内。猪流感就像今天的新型冠状病毒一样，不仅仅是国家安全的威胁，它还是官方的死对头。

1. Chan, M., 8 June 2010. "WHO Director-General's letter to BMJ editors". World Health Organization.

2. Fineberg, H.V., April 2014. "Pandemic preparedness and response – lessons from the H1N1 influenza of 2009". *The New England Journal of Medicine*. 370 (14): 1335–1342.

3. Flynn, P., 23 March 2010. "The handling of the H1N1 pandemic: more transparency needed" memorandum, Social, Health and Family Affairs Committee, The Council of Europe.

4. MacKenzie, Debora, 29 April 2009. "Swine flu: The predictable pandemic?". *New Scientist*.

第62章　中东呼吸综合征

（2012年）

　　2014年6月4日，发表在《新英格兰医学杂志》上的一项研究表明，骆驼与人之间的病毒传播是可能的。2013年11月，一名男子在照看一只生病的骆驼后患上了中东呼吸综合征。……2014年4月24日，一名来自约旦的25岁男子的冠状病毒检测呈阳性。他有接触骆驼的历史，并喝过骆驼奶。

　　在SARS大流行的20年后，冠状病毒再次袭击，这次是以中东呼吸综合征的名义。中东呼吸综合征是一种由新型冠状病毒——中东呼吸综合征冠状病毒（MERS-CoV）引起的病毒性呼吸道疾病。它于2012年9月24日由埃及病毒学家阿里·默罕默德·扎基博士在沙特阿拉伯的吉达首次报告。

　　2013年2月，英国首例病例在曼彻斯特被证实，患者是一位最近访问过中东和巴基斯坦的老人，这是全球第10个病例。该男子的儿子（因脑瘤而受到免疫抑制，并感染了病毒）在伯明翰的医院看望他，为人际传播提供了第一个明确的证据。他于2013年2月19日死亡。第2个死亡病例是一名49岁的卡塔尔男子，他在患病前曾访问过沙特阿拉伯。在卡塔尔的一家医院住院48小时后，他需要插管和通气，并于9月11日被空中救护车转到伦敦。在转院期间，他的病情不稳定，需要手动通气。他被送入圣玛丽医院，后来又被转到盖伊斯·圣托马斯医院。由于阿里·穆罕默德·扎基在Pro-MED上的帖子，很快就确诊为新型冠状病毒。他接受了呼吸系统疾病的治疗，但与沙特阿拉伯的第一个患者一样，于 2012 年 10 月死于肾衰竭。另一名患者自 2012 年 9 月访问中东后一直在英国的盖伊斯·圣托马斯医院，并于 2013 年 6 月 28 日死亡。该医院的一位发言人表示，盖伊斯·圣托马斯医院可以确认，由于中东呼吸综合症冠状病毒而导致严重呼吸道疾病的患者于 6 月 28 日周五死亡，尽管做出了各种努力并进行了全面支持性治疗，但他的病情仍然持续恶化。

截至 2014 年 4 月，欧洲疾病预防和控制中心报告英国共有 4 个病例，其中 3 个是死亡病例。

2012 年 4 月—2013 年 11 月的中东呼吸综合征确诊和死亡人数如表 7 所示。

表 7　中东呼吸综合征确诊和死亡人数（2012 年 4 月—2013 年 11 月）

国　家	确诊人数（死亡人数）
法国	2（1）
意大利	1（0）
约旦	2（2）
阿曼	1（0）
卡塔尔	8（3）
沙特阿拉伯	127（53）
突尼斯	3（1）
英国	4（3）
阿拉伯联合酋长国	6（2）
总计	154（65），42.2%

引自 http://www.cdc.gov/coronavirus/mers/

冠状病毒是一个庞大的病毒家族，可以引起从普通感冒到严重急性呼吸系统综合征的各种疾病。中东呼吸综合征的典型症状包括发热、咳嗽和呼吸急促。肺炎很常见，但不一定出现。胃肠道症状，包括腹泻，也有报道。一些实验室确认的中东呼吸综合征冠状病毒感染病例被报告为无症状，但在实验室检测后，他们的中东呼吸综合征冠状病毒感染呈阳性。这些无症状病例中的大多数是在对实验室确诊病例进行积极的接触追踪后发现的。在报告的中东呼吸综合征冠状病毒感染者中，大约40%的人已经死亡。

尽管大多数中东呼吸综合征冠状病毒感染病例都是在医疗环境中人与人之间的感染，但目前的科学研究表明，蝙蝠和单峰骆驼可能是中东呼吸综合征冠状病毒的主要人畜共患病储存宿主和人类中东呼吸综合征感染的动物来源。2014年6月4日，发表在《新英格兰医学杂志》上的一项研究表明，骆驼与人之间病毒传播是可能的。2013年11月，一名男子在照看一只生病的骆驼后患上了中东呼吸综合征。从该男子（后死于病毒）和患病动物身上提取的DNA样本几乎完全相同。这提供了非常有力的证据，证明该男子从骆驼身上感染了病毒。2014年4月24日，一名来自约旦的25岁男子的冠状病毒检测结果呈阳性。他有接触骆驼的历史，并喝过骆驼奶。

然而，世界动物卫生组织宣布："目前没有强有力的证据表明骆驼是人类中东呼吸综合征病例的感染源"。到2013年5月，22名死者中的10人和44个报告病例中的22人都在沙特阿拉伯，超过80%是男性。这种性别差异可能是因为沙特阿拉伯的大多数女性戴着遮盖口鼻的面纱，减少了她们接触到病毒的机会吗？沙特卫生和宗教官员自然非常担心来自世界各地的约600万穆斯林在秋季朝圣期间有可能接触到这种病毒。它不仅可能感染沙特阿拉伯的朝圣者，而且许多朝圣者将返回其他国家，有可能将其传播回国。

1. Arabi, Y.M., 2017, Middle East respiratory syndrome. N Engl J Med.; 376:584–594.

2. *The Economist*, 20 April 2013, An ounce of prevention: "As new viruses emerge in China and the Middle East, the world is poorly prepared for a

global pandemic".

3. Khazan, O., 21 June 2013. "Face Veils and the Saudi Arabian Plague". *The Atlantic*.

4. Oh, M.D., 2018 Middle East respiratory syndrome: what we learned from the 2015 outbreak in the Republic of Korea, *Korean J Intern Med*.; 33, 233–246.

第 63 章　埃博拉病毒病

（2013—2016 年）

西非埃博拉病毒病的暴发对全世界的卫生系统来说意义深远。正如危机的严重程度促使人们做出前所未有的应对措施一样，领导层的失败表明有必要进行创新改革。

——华盛顿特区乔治敦大学法律中心奥尼尔国家和全球卫生法研究所教授，劳伦斯·戈斯廷

2013 年，当埃博拉病毒在几内亚、塞拉利昂和利比里亚暴发时，传染病医学界将焦点转向西非。2013—2016 年，疫情首次达到流行病的程度。早些时候，疫情得到了有效控制，但在 2013 年，极端贫困、脆弱的医疗系统和人们在多年武装冲突后对政府的不信任，以及延迟数月的应对措施，共同导致了疫情防控的失败。其他不利的因素还包括：当地埋葬习俗要求清洗死者尸体，以及埃博拉病毒在该地区人口稠密的城市中前所未有地蔓延。这种邪恶的病毒其实已经存在了一段时间。

埃博拉病毒病，也被称为埃博拉出血热，或简称为"埃博拉"，是一种由埃博拉病毒引起的人类和其他灵长类动物的疾病。1976 年，埃博拉病毒在两个几乎同时暴发的疫情中首次被描述：一个是在南苏丹的恩扎拉；另一个在刚果民主共和国北部的延布库。延布库的疾病发生在埃博拉河附近的一个村庄，该疾病的名字就来源于此。

1990 年，位于弗吉尼亚州雷斯顿的菏泽尔顿研究产品公司雷斯顿

检疫中心，发现在一批从菲律宾进口的食蟹猕猴中暴发了神秘的致命疾病。一种被称为酶联免疫吸附测定的检测（ELISA检测）显示出埃博拉病毒的抗体。此后不久，美国陆军传染病医学研究所的一个团队对那些尚未死亡的猴子进行了处理，将这些猴子和那些已经死于该疾病的猴子带到陆军的兽医病理学家和人体病毒学家那里进行研究，并最终在安全条件下进行处理。菲律宾和美国都没有埃博拉病毒感染的历史，在进一步隔离后，研究人员认为这是埃博拉病毒的另一个毒株，或者是一种源自亚洲的新丝状病毒，他们以事件发生地命名为雷斯顿型埃博拉病毒。

截至2007年8月30日，刚果民主共和国甘平古村有103人（100名成人和3名儿童）疑似患有出血热。疫情是在2名村长的葬礼之后暴发的，当时4个村庄里有217人患病。世界卫生组织派出一个小组提取血样进行分析，并证实许多病例是埃博拉病毒造成的。2007年11月30日，乌干达卫生部证实在本迪布焦区暴发了埃博拉病毒。经过美国国家参考实验室和美国疾病控制中心对样本的检测确认，世界卫生组织确认存在一种新的埃博拉病毒，该病毒被暂时命名为本迪布焦型埃博拉病毒。该病毒于2008年2月20日正式结束，但在此之前已经报告了149例这种新菌株的病例，其中37例是致命的。

据报道，2008年圣诞节，在刚果民主共和国的西开赛省，埃博拉病毒已经导致9人死亡，21人被感染。在12月29日，无国界医生组织报告在同一地区有11人死亡，并补充说还有24个病例正在接受治疗。在2009年1月，安哥拉关闭了其与刚果民主共和国的部分边界，以防止病毒的蔓延。

患者的症状和体征通常在感染病毒后2天～3周开始，出现发热、喉咙痛、肌肉疼痛和头痛。然后，呕吐、腹泻和皮疹随之而来，并伴有肝脏和肾脏功能下降。一些患者开始出现内出血和外出血。这种疾病的死亡率很高，25%～90%的感染者死亡，平均约为50%，通常在症状首次出现后的6～16天，这通常是由于液体流失造成的低血压。

那么它是如何传播的呢？通过直接接触受感染的人或动物的体液，如血液。它也可以通过接触最近被污染的物品表面来传播。在实验室或自然条件下，还没有关于空气传播的记录。如果受感染的人幸存下来，可能很快就会完全康复。长时间的病例，如我们所看到的埃博拉病毒后综合征，往往因长期问题而复杂化，如睾丸炎症、关节疼痛、肌肉疼痛、皮肤脱皮或脱发。眼科症状，如葡萄膜炎、光敏感、过度流泪、虹膜炎、虹膜睫状体炎、脉络膜炎和失明也被描述过，鉴于西非地区眼科医生的短缺，这些症状尤其令人担忧。

　　我们怀疑果蝠是埃博拉病毒的自然携带者，能够传播病毒而不受其影响，它们是人类和野生动物的重要食物来源。据了解，蝙蝠至少携带九十种不同的病毒，这些病毒可以过渡到人类宿主。传播途径是接触病毒感染者的血液和体液，以及接触蝙蝠和猴子等野生动物的肉，这是西非人民重要的蛋白质来源。传染性的体液包括血液、汗液、精液、母乳、唾液、眼泪、粪便、尿液、阴道分泌物、呕吐物和腹泻物。

　　2015 年 9 月 14 日，国家埃博拉应对中心证实，邦巴利区的一个村庄里有一名 16 岁女性死亡。从尸体上提取的拭子检测埃博拉病毒呈阳性，该村被置于疫情管控之下。尽管她没有出村旅居史，但人们怀疑她接触了 2015 年 3 月出院的一名埃博拉幸存者的精液。2016 年 8 月，发表在《柳叶刀·全球卫生》上的一项研究表明，根据一名男子的案例，在他病愈至少 565 天后，他的精液中还有埃博拉病毒潜伏。

　　在康复后的 2 周内，母乳中可能含有病毒，并有可能通过乳汁将疾病传染给婴儿。在 2014 年 10 月，人们怀疑，接触一张被污染的纸就足以感染疾病，这显然对病历记录和记录保存有影响。

　　2012 年 7 月，乌干达卫生部证实，基巴莱区暴发疫情导致 13 人死亡。7 月 28 日，据报道，在基巴莱，20 人中有 14 人死亡（70% 死亡率）。8 月 8 日，乌干达卫生部记录了 23 个疑似和确诊病例，包括 16 例死亡。乌干达病毒研究所确认了 10 个埃博拉病例。在 21 天的潜伏期中，政府对 185 名与疑似和确诊埃博拉病例有过接触的人进行了随访。

在 8 月 17 日，刚果民主共和国卫生部报告在东部地区暴发了病毒。到 8 月 21 日，世界卫生组织报告共有 15 个病例和 10 人死亡。到 2012 年 9 月 13 日，世界卫生组织透露，该病毒已夺去 32 条生命，暴发的可能原因是当地村民猎取的受污染的野味。

2013 年，世界卫生组织报告了 24 次暴发中的 1716 个病例。住院患者的最终死亡率为 57%～59%。截至 2016 年 5 月 8 日，世界卫生组织和有关政府共报告了 28 646 个疑似病例和 11 323 例死亡（39.5%），不过世界卫生组织认为这一数字被严重低估。尼日利亚和马里发生了小规模的暴发，美国和西班牙发生了医务工作者的二次感染。在塞内加尔、英国和意大利也有个别病例。案件数量在 2014 年 10 月达到顶峰。此后，在大量国际资源的投入下，病例数量开始逐渐下降。

几内亚

一名 1—2 岁的幼童埃米尔于 2013 年 12 月 2 日发病，4 天后在几内亚梅里安杜村死亡。研究人员认为，该男童在一棵树附近玩耍时感染了病毒，这棵树是感染了病毒的犬吻蝠的栖息地。随后，这名男童的姐姐，以及他的母亲和祖母相继感染。埃米尔是非洲西部流行病的典型病例。埃米尔的接触者可能把疾病传播到了其他村庄。当地医生和村民知道其他致命疾病，如科特迪瓦的塔伊森林埃博拉病毒，早期的病例被误诊为该地区更常见的其他疾病，如拉沙热。因此，这种疾病在被确认为埃博拉病毒之前已经有几个月的传播时间。

截至 2014 年 4 月 10 日，几内亚报告了 157 例疑似和确诊病例，以及 101 个死亡病例，利比里亚报告了 22 个疑似病例，包括 14 个死亡病例，塞拉利昂报告了 8 个疑似病例，包括 6 个死亡病例，马里报告了 1 个疑似病例。到 5 月底，疫情已经蔓延到几内亚首都科纳克里，那里有大约 200 万居民。截至 2014 年 6 月底，死亡人数达到 390 人，报告病例超过 600 个。截至 2014 年 7 月 23 日，世界卫生组织报告了

1201 个确诊病例，包括 672 例死亡。2014 年 7 月 31 日，世界卫生组织报告，死亡人数增至 1440 例。

8 月，几内亚总统阿尔法·顾德宣布全国卫生进入紧急状态，为了控制埃博拉病毒，措施包括禁止埃博拉患者离家、边境管制、旅行限制和对疑似感染者的住院治疗，直到实验室结果得到确认。他还禁止在城镇之间运送死者。有效的疾病追踪对于防止疫情蔓延至关重要。此前埃博拉疫情发生在偏远地区，遏制疫情的难度较小。此次疫情发生在一个流动性高、人口密集的地区，这让追踪变得更加困难，"这一次，病毒通过飞机、汽车和步行轻松地跨越边境，从森林转移到城市，并在远离以往任何已知感染的地方聚集起来"。边境关闭、航班禁令和大规模隔离措施都不起作用。

埃博拉病毒的共同发现者彼得·皮奥特说："这次埃博拉病毒并不是线性流行的。它到处乱窜，尤其是在利比里亚、几内亚和塞拉利昂，被感染者和他们接触过的人逃避监测，随意走动，隐瞒自己的疾病，而他们又传染给其他人。整个村庄因恐惧而封闭了，给疾病在另一个地区袭击的机会。"

由于对医护人员的非理性恐惧，遏制工作也很困难。在一些地区，人们认为医疗工作者是故意传播疾病的，而其他人则认为这种疾病是捏造的。在地区首府恩泽雷科雷暴发了骚乱。有传言说，当医护人员在市场区域喷洒消毒剂时，人们被污染了。医护人员穿着强制性的防护服，将那些被怀疑患有埃博拉病毒的人或接触者带到治疗中心，也许再也见不到了，这种可怕的景象引起了关于摘取器官、政府和部落阴谋的讨论。根据 9 月的一篇新闻报道，"许多几内亚人说，当地和外国医护人员是阴谋的一部分，他们要么故意引入病毒，要么发明了它作为一种手段，引诱非洲人到诊所来采集他们的血液和器官"。另一个危言耸听的新闻报道称：

> 这些卫生工作者看起来不像你见过的任何一个人。他们的表演僵硬而缓慢，然后他们消失在帐篷里，你的母亲或兄弟可能就

在里面，而里面发生的一切就留给你想象了。村民们开始相互窃窃私语——他们在摘取我们的器官，他们在夺走我们的肢体。

更糟糕的是，许多受到惊吓的人不去医院治疗其他疾病，而是用药店的非处方药自我治疗。

2013—2014 年埃博拉病毒在西非地区的流行情况如表 8 所示。

表 8　2013—2014 年埃博拉病毒在西非地区的流行情况

国　家	病　例	死亡人数	疫情结束日期
利比里亚	10 675	4809	2016 年 6 月 9 日
塞拉利昂	14 124	3956	2016 年 3 月 17 日
几内亚	3811	2543	2016 年 6 月 1 日
尼日利亚	20	8	2014 年 10 月 19 日
马里	8	6	2015 年 1 月 18 日
美国	4	1	2014 年 12 月 21 日
意大利	1	0	2015 年 7 月 20 日
英国	1	0	2015 年 3 月 10 日
塞内加尔	1	0	2014 年 10 月 17 日
西班牙	1	0	2014 年 12 月 2 日
共计	28 646	11 323	截至 2016 年 5 月 8 日

9 月 18 日，在恩泽雷科雷附近的沃美镇，一个医疗队的 8 名成员被当地村民杀害，事情陷入了悲惨的血腥局面。该团队由几内亚卫生和政府官员组成，并有记者陪同，他们一直在发布埃博拉信息并进行消毒工作。他们遭到了砍刀和棍棒的袭击，尸体在一个化粪池中被发现。11 月 20 日，康康省当地的红十字会通过一名快递员发送血样，该快递员的出租车被强盗劫持了。匪徒们抢走了装有血样的冷藏袋。

塞拉利昂

7月29日，塞拉利昂唯一的出血热专家、著名病毒学家谢克·乌马尔·汗在其位于凯内马的诊所感染埃博拉病毒后死亡。汗多年来一直在研究拉萨热，这种疾病每年在非洲造成超过5000人死亡。他扩大了他的诊所，以接纳更多的埃博拉患者，并在其逝世前治疗了100多名患者。尽管汗在临床上严格穿戴个人防护装备，"也确保他的护士都穿戴防护装备"，但他有一个习惯，就是在治愈的埃博拉患者离开他的病房时与他们拥抱，以鼓舞他们的精神，减轻埃博拉患者面临的耻辱。

由于种种原因，他没有得到实验性药物ZMapp的治疗，尽管有一种可用的。ZMapp是一种由三种烟草单克隆抗体组成的生物制药实验制剂。Mapp Biopharmaceutical位于圣地亚哥的子公司Leaf Biopharmaceutical正在开发这种复合药物。

该药物强调了药物开发和临床试验中存在的种族主义指控问题。据《洛杉矶时报》报道，ZMapp最初是给美国人和欧洲人，而不是给非洲人的，这激起了愤怒，让非洲人认为西方的冷漠和傲慢，对殖民时代的剥削和虐待仍有深深的不信任和背叛感。然而，南非一个艾滋病研究中心的主任萨利姆·阿卜杜勒·卡里姆在回答"如果ZMapp和其他药物首先被用于非洲人身上，人们可能会作何反应"的问题时，或许添加了一些背景，他说："它可能会成为头版头条的惊叫标题：非洲人被用作美国制药公司的药物试验小白鼠。"

7月30日，塞拉利昂宣布进入紧急状态，部署部队对热点地区进行隔离，并在8月颁布了一项法律，对任何窝藏据信已感染患者的人处以2年监禁。预防措施还包括限制受感染动物向人类传播疾病，方法是只在穿着防护服的情况下处理可能受感染的野味，并在食用前彻底煮熟。

世界卫生组织9月21日估计，塞拉利昂治疗埃博拉病例的能力不足，仅532个床位。有报道说，政治干预和行政无能阻碍了医疗用品流入该国。

塞拉利昂在9月19—21日对其人口实施了为期3天的封锁，在此期间，2.85万名训练有素的社区工作人员和志愿者挨家挨户提供如何预防感染的教育，并成立了社区埃博拉监测小组。这场战役在克里奥语中被命名为"Ouse to Ouse Tbck"，该行动涉及目标家庭的80%，至少发现了150个新病例。在封锁期间，一支殡葬队遭到袭击。

截至2014年10月2日，塞拉利昂估计每小时有5人感染埃博拉病毒。10月4日，该国有121人死亡，是单日死亡人数最多的一天。10月8日，塞拉利昂殡葬人员举行罢工。在此之前，有报道称，醉酒的掘墓人把埃博拉患者的坟墓挖得太浅，导致野生动物挖出尸体并吃掉，还出现了尸体数日未被埋葬的情况。与此同时，其他疾病，如疟疾、肺炎和腹泻得不到治疗，因为卫生系统被埃博拉患者占据。官员们报告称，很少有孕妇能在埃博拉病毒中存活下来。一个医疗小组试图从一具尸体上提取血液样本，被一群愤怒的挥舞着砍刀的暴徒拦截，当局努力维持小镇的秩序。当安全部队赶来保护医疗队时，发生了一场骚乱，造成2人死亡。

11月1日，英国宣布计划在塞拉利昂再建立3个埃博拉实验室。当时，由于涉及量大，测试一个样本需要长达5天的时间。据灾难紧急委员会称，在弗里敦，食品短缺和严格隔离加剧了局势。11月12日，400多名卫生工作者在该国为数不多的埃博拉治疗中心之一举行罢工，抗议工资问题。12月，无国界医生组织与卫生部合作，在塞拉利昂进行了有史以来最大规模的抗疟药物分发。一名发言人说，研究小组在弗里敦及其周边地区分发了150万份抗疟药物，目的是在疟疾高发季节保护人们免受疟疾的侵袭。一位发言人说：

> 就埃博拉病毒而言，疟疾是一个主要问题，因为疟疾患者与埃博拉患者有相同的症状。因此，大多数来到埃博拉治疗中心的人都以为自己得了埃博拉，而实际上他们得了疟疾。医疗卫生系统负载太大了……

10 月 5 日的《纽约时报》报道说，一个装满防护服、手套、担架、床垫和其他医疗用品的集装箱自 8 月 9 日以来一直放在弗里敦的码头上没有打开。这批价值 14 万美元的设备包括 100 袋医院床单、100 箱防护服、80 箱口罩和其他物品，全部由美国的个人和机构捐赠。然而，政治再次战胜了公共卫生。政府官员表示，由于没有遵守适当的程序，运输集装箱无法通关。塞拉利昂政府拒绝支付 6500 美元的运输费，尽管正如《纽约时报》所指出的，政府已经从国际捐助者那里收到了超过 4000 万美元的现金来对抗埃博拉。在集装箱被搁置在弗里敦码头的 2 个月里，塞拉利昂的卫生工作者严重缺乏个人防护装备，一些护士被迫穿着便装上班。

10 月 21 日，东部的科伊杜镇发生了与埃博拉有关的暴力事件。一位前青年领袖带她的亲戚去做埃博拉测试，但被卫生部门拒绝，当地青年随后用霰弹枪向警察开火。几栋建筑遭到袭击，青年团伙在街上游荡，高喊"不要再感染埃博拉了"。一位当地的领导人报告称，事后看到 2 具有枪伤的尸体。但警方否认有人被杀。医生报告说有 2 人死亡。当地的地区医疗官员说，由于骚乱，他被迫放弃了当地医院。

恐慌和迷信盛行：以下是三种阴谋论。

- 埃博拉病毒暴发是由一架被施了魔法的飞机在塞拉利昂的一个偏远地区坠毁引发的，这架飞机在三个西非国家上空下了魔咒，但一种名为"苦科拉"的烈性酒精饮料可以治愈病毒。
- 埃博拉病毒是一种恶灵、魔鬼或毒药。
- 埃博拉病毒不存在，"我认为这是一个为了赚钱而编造的谎言，因为那时我还没有看到我的社区有人感染埃博拉病毒"。

以下是该病毒在塞拉利昂造成的一些较为明显的影响，有好有坏：

- 疫情的暴发增加了洗手池，减少了握手等肢体问候的流行。利比里亚放弃了传统的弹指问候。

- 2014 年 6 月，由于埃博拉病毒的传播，所有学校都关闭了。
- 2014 年 8 月，塞拉利昂卫生部长被免职。
- 10 月 13 日，联合国国际农业发展基金报告称，在埃博拉疫情最严重的地区，多达 40% 的农场被遗弃。
- 2014 年 10 月，塞拉利昂启动了一个"校园广播节目"，在当地 41 家电台和唯一一家电视台播出。

利比里亚的埃博拉疫情

在《洛杉矶每日新闻》（2014 年 10 月 13 日）一篇题为"有些人宁愿死于埃博拉也不愿停止拥抱生病的亲人"的文章中，展示了利比里亚无国界医生的卫生专家威尔德是如何在蒙罗维亚组织遗体收集的。他说在 9 月底，主要的火葬场满负荷运转，在火葬堆上一次燃烧了 80 具尸体。在 10 月初，尸体的数量下降到每天 30～40 具。她说，这意味着它们被隐藏起来，或被秘密掩埋。为什么会有人把会传染的尸体藏起来或者秘密掩埋呢？理由很充分：为了纪念逝者，并看着他们安全到达另一个世界，这是生命序列的必要条件。因为埃博拉，有尊严的仪式被一个匿名的感染控制小组取代：他们穿着紧急防护服、面罩和口罩，用车带走你的亲人，进行一场没有灵魂、完全没有人情的大规模火葬和大规模危机葬礼。

在埃博拉暴发之前，利比里亚还处于内战的阴影中。2003 年内战结束，全国 430 万人口几乎没有医生。2014 年 3 月 30 日，利比里亚确诊了首批 2 个埃博拉病例；截至 4 月 23 日，记录了 34 例和 6 例死亡；到 6 月 17 日，已有 16 例死亡。最初的病例被误诊为疟疾，导致医生感染了埃博拉病毒。6 月 17 日，救赎医院有 7 名患者死于这种疾病，其中包括 1 名护士和她的家庭成员。7 月 2 日，救赎医院的首席外科医生死于这种疾病。救赎医院被关闭，患者被转移到该地区的其他地方。7 月 21 日，邦县菲比医院的 4 名护士感染了这种疾病。7月27日，利比里亚的主要医生之一塞缪尔·布里斯班去世。来自乌干达的1名医生也死于这种疾病。2名美国医疗工作者肯特·布兰特利博士和1名护士南希·莱特博尔也感染了这种疾病。两人都是传教士，从利比里亚撤离后被送到美国接受治疗，在那里他们完全康复了。

到7月28日，大多数过境点已关闭，在其余港口设立了医疗检查站。一些地区实行了隔离。一些航班暂停，学校关闭。8月27日，有人看到野狗在吃未掩埋的尸体，可能使这些狗成为该疾病的携带者。8月18日，一群来自贫困的蒙罗维亚郊区的西点军校暴民袭击了当地一家埃博拉诊所。他们诉诸暴力，威胁看护人员，释放受感染的患者，并抢劫诊所的供应品，以及血迹斑斑的床单和床垫。这引发了人们对西点军校大规模感染的担忧。卫生一直是蒙罗维亚大部分地区的一个问题。西点军校地区有4个公共厕所，供7万居民使用。一条河是饮用水的来源，水中的鱼是许多人的主要食物来源。

这里贿赂盛行，要么伪造死亡证明，掩盖埃博拉是死亡原因，从而为死者举办传统葬礼，要么逃避检疫命令。一个贩卖埃博拉幸存者血液的黑市涌现出来，买家希望通过临时输血获得免疫力或康复。对于那些在手术中幸存下来的人来说，他们更多地暴露在人类免疫缺陷病毒/艾滋病、疟疾和其他血液传播疾病的环境中。

尽管蒙罗维亚的一个新诊所提高了救治能力，但世界卫生组织估计，截至9月23日，共有3458个病例，1830人死亡（52.9%）。蒙罗维亚的3个诊所都挤满了患者，有些人在外面等待治疗时死亡。在蒙罗维亚有一些病例，尸体被扔到了河里。1名女性在照顾其他4名生病的家庭成员时，用垃圾桶来保护自己。10月3日，至少有8名利比里亚士兵从军营的1名女性访客那里感染了这种疾病后死亡。10月10日，所有记者被禁止进入埃博拉诊所。2016年1月14日，利比里亚宣布摆脱了这种病毒。

除了塞拉利昂、几内亚和利比里亚这3个主要地区之外，在塞内加尔、尼日利亚和马里也有有限的暴发。

非洲之外的病例

亚特兰大的埃默里大学医院是第一家收治暴露于埃博拉病毒的患者的美国医院。正如我们所看到的，2 名美国医护人员肯特·布兰特利和南希·沃瑞博尔在利比里亚治疗受感染的患者时职业暴露。他们被安排用一架特殊的飞机运送到埃默里医院。埃默里医院拥有一个专门建造的隔离病房，该病房是与美国疾病预防控制中心合作建立的，用于治疗暴露于某些严重传染病的人。这对夫妇接受了实验性药物 ZMapp。

2014 年 9 月 30 日，疾病控制和预防中心宣布了第一例埃博拉病例。埃里克·邓肯在利比里亚被感染，并回到了得克萨斯州的达拉斯。9 月 26 日，他生病了，但医院只给他简单用了抗生素。他于 9 月 28 日返回，被隔离并接受埃博拉病毒测试。他于 10 月 8 日死亡，并感染了 2 名曾治疗他的护士，但后来他们被宣布为没有埃博拉病毒。10 月 23 日，在非洲西部治疗埃博拉患者后返回美国的医生克雷格·斯宾塞的病毒检测结果呈阳性。后来斯宾塞康复。

美国的这些输入性病例，以及西班牙的病例，导致了医务工作者的二次感染，但没有进一步扩散。2014 年 8 月 5 日，圣约翰兄弟福音会证实，在利比里亚从事志愿工作的米格尔·帕亚雷斯修士被感染了。他被转移到西班牙，虽然接受了 ZMapp 治疗但依然于 8 月 12 日死亡。9 月 21 日，另一位西班牙公民曼努埃尔·加西亚·维埃霍修士（伦萨的圣胡安·迪奥斯医院担任医务主任），在感染病毒后被从塞拉利昂转移到西班牙，于 9 月 25 日去世。10 月，曾护理过这些埃博拉患者的护理助理特雷莎·罗梅罗的埃博拉病毒检测结果呈阳性，这成为非洲以外的第一例埃博拉病毒传播确诊病例。到 10 月 19 日，罗梅罗已经康复。

2014 年 8 月 24 日，一名英国护士威廉·普勒，在塞拉利昂为埃博拉病毒疫情救援工作时感染了该病，被皇家空军用一架特别装备的 C-17 飞机进行医疗撤离。他被送入皇家自由医院的高级隔离病房，并于 2014 年 9 月 3 日出院。

2014 年 12 月 29 日，刚刚从凯里镇治疗中心工作返回格拉斯哥的救助儿童会的英国援助人员宝琳·卡弗基在格拉斯哥的加特纳维尔总医院被诊断出患有埃博拉。她接受了治疗并宣布治愈，于 2015 年 1 月 24 日出院。然而，10 月 8 日，她因病毒引起的严重并发症而再次入院。10 月 14 日，她的病情被列为"危急"，58 人被隔离，同时 25 名密切接触者接受了实验性疫苗接种。10 月 21 日，据报道，她被诊断为脑膜炎，原因是病毒驻留在她的大脑中，并在非常低的水平上复制，直到它复制到能够引起临床脑膜炎的程度，疑似为埃博拉后综合征。11 月 12 日，她在完全康复后出院。2016 年 2 月 23 日，她第三次入院，"接受传染病科的常规监测……进行进一步调查"。

与卡弗基女士一起从塞拉利昂回来的精神病学顾问马丁·迪尔博士批评希思罗机场的检查过程有点混乱。他说，处理返回的卫生工作者的工作人员太少了，处理他们的房间太小了，而且处理小组分发的家庭测试温度包也用完了。迪尔博士将隔离建议描述为"古怪的建议"，并补充说他发现"奇怪"的是，乘客可以自由地从希思罗机场回家，但之后却被建议尽量减少使用公共交通工具。

3 月 17 日，据报道，一名担任护士的英国军人被从塞拉利昂遣返，原因是担心她在凯里镇治疗中心治疗患者时被针刺伤而感染病毒。安娜·克洛斯下士被一辆特别改装的救护车带到伦敦皇家自由医院的高级隔离病房。她的埃博拉病毒检测呈阳性，是世界上第一个接受实验性埃博拉药物"MIL77"治疗的人。后来她完全康复了。

这些并不是第一批英国病例。1976 年，威尔特郡坡顿镇的前微生物研究机构的实验室技术员杰弗里·普莱特在处理来自非洲的样本时，因被污染的针头意外刺伤而感染了埃博拉。他接受了人类干扰素和疗养血清的治疗，之后完全康复了。

截至 2014 年 12 月 18 日，世界卫生组织和各自政府共报告了 19 078 例疑似病例和 7413 例死亡，尽管世界卫生组织认为这一数字被大大低估了。

一些相关的卫生保健系统的脆弱性和不完善显然无助于疫情的控制。许多受影响严重的地区极为贫困，获得肥皂和自来水洗手的机会有限，因为几乎没有足够的清洁水可以饮用。传统的民间医疗和文化习俗开始发挥作用，这些习俗涉及与死者的身体接触，特别是清洗死者尸体等丧葬习俗。一些医院缺乏基本用品，特别是个人防护装备，而且人员不足，这只会增加工作人员感染病毒的机会。8月，世界卫生组织报告说，10%的死者是卫生保健人员，这导致了招聘外国医务人员的额外问题。

9月26日，世界卫生组织宣布，肆虐西非部分地区的埃博拉疫情是当代最严重的急性公共卫生紧急情况，其总干事称"这次暴发是我们所见过的最大、最复杂和最严重的疫情"。2015年3月，联合国发展集团报告说，贸易的减少、边境的关闭、航班的取消、因污名化而导致的外国投资和旅游活动的减少，对西非直接受影响的地区及其他没有埃博拉病例的非洲国家都造成了巨大的经济损失。

在几内亚进行了一项涉及1.1万人的实验性埃博拉疫苗的试验后，该疫苗的达姆施塔特制造商默克公司在2019年宣布，美国食品药品管理局批准的第一种预防埃博拉病毒病的疫苗Ervebo被发现对该病毒具有"高度保护作用"。这证实了2015年发表的一项研究结果，该研究在对几内亚与埃博拉患者有过密切接触的3537人进行测试后，授予该疫苗100%的有效性。然而，由美国国家卫生研究院、美国食品药品管理局、美国卫生和人类服务部等机构发起的一项研究，对该疫苗的有效性提出了质疑。尽管如此，世界卫生组织于2017年5月29日批准了该疫苗的使用。

埃博拉病毒很快被发现有一条长长的尾巴，它迄今所造成的破坏还没有结束。2015年8月，世界卫生组织召开了一次会议，为埃博拉病毒幸存者制定了一个全面的护理计划，并确定了现在需要进行的研究，现在被认为是"紧急情况中的紧急情况"。特别令人担忧的是，研究显示，一些埃博拉幸存者经历了所谓的"埃博拉后综合征"，症状非常严重，幸存者需要进一步的医疗护理数月甚至数年。2015年12月，当联合国宣布有 22 000 名儿童因埃博拉病毒而失去父母一方或双方时，其他严重的长期社会后果被确认。

鉴于其致命性，埃博拉被美国疾病控制和预防中心列为生物安全 4 级制剂，以及列为 A 类生物恐怖主义制剂。它很有可能被武器化并用于生物战。

该地区的感染控制特别要求通过火化或埋葬对死者进行适当的处理。传统的埋葬仪式，特别是那些需要对尸体进行防腐处理的仪式，应该被劝阻或修改。例如，对居住在塞拉利昂部分地区的基西人来说，就近埋葬死者的尸体很重要。葬礼仪式包括用油擦拭尸体，给他们穿上精美的衣服，然后让参加葬礼的人拥抱和亲吻尸体。事实上，死于埃博拉病毒的人在死后体内会保留高浓度的病毒。正如我们所看到的，塞拉利昂疫情暴发的起因与 5 月下旬一位传统治疗师的葬礼有关，他一直试图在几内亚治疗其他人的埃博拉病毒。世界卫生组织估计，在那里有 14 人感染埃博拉病毒后，多达 365 人死于该疾病。

刚果民主共和国政府于 2020 年 6 月 1 日宣布，在赤道省姆班达卡的万伽塔卫生区出现了新的埃博拉病毒暴发。在宣布这一消息的同时，该国还在与 COVID-19 和世界最大的麻疹疫情作斗争。卫生部证实，迄今为止在当地发现了 6 个埃博拉病例，其中 4 人已经死亡，2 人正在接受治疗。这是刚果民主共和国自 1976 年首次在该国发现埃博拉病毒以来的第 11 次暴发。自 2019 年以来，已经报告了 369 520 个麻疹病例和 6779 例死亡。如果需要确认埃博拉病毒没有离开该地区，那么这就是证据。人们预测会有新的埃博拉病毒暴发。经过近 6 个月的时间，有 130 人感染，刚果民主共和国于 2020 年 11 月 18 日宣布其第 11 次埃博拉病毒暴发结束。这次暴发夺去了 55 人的生命。

2017 年 4 月，卡弗基宣布她将于 5 月返回塞拉利昂，为埃博拉幸存者和因该疾病成为孤儿的儿童筹集资金。

2019 年 6 月，卡弗基在格拉斯哥的一家医院生下一对双胞胎儿子，时年 43 岁。她在一份声明中说：“这表明埃博拉之后还有生命，遇到这种疾病的人还有未来”。

1. Bausch, D.G., 2007. "Assessment of the Risk of Ebola Virus Transmission from Bodily Fluids and Fomites". *The Journal of Infectious Diseases* 196.

2. Bullard, Stephan Gregory, 2018. A Day-by-Day Chronicle of the 2013–2016 Ebola Outbreak. Berlin.

3. Kibadi, Mupapa, 1999. "Ebola Hemorrhagic Fever and Pregnancy". *The Journal of Infectious Diseases*. 179 Suppl 1: S11–2.

4. Parshley, Lois, 8 August 2014. "ZMapp: The Experimental Ebola Treatment Explained". *Popular Science.*

第 64 章　寨卡病毒病

（2015—2016 年）

> 寨卡病毒突如其来，让我们措手不及，但它给我们上了重要的一课。还有多少其他被忽视的病原体在那里，潜伏在暗处，等待着下一场"完美风暴"的到来？这是一个可怕的问题。在这个世界里，全球化日益发展，国际旅行越发频繁，城市更加拥挤，全球气候变化的影响加剧，也许现在是时候让我们重新思考我们的疾病控制战略，加强我们的研究和公共卫生基础设施，并针对未来可能的疾病暴发制订预防措施。
>
> ——艾静文，复旦大学附属华山医院传染病科，2016 年

寨卡病毒是一种黄病毒，主要由埃及伊蚊和白纹伊蚊传播。在美洲的大部分地区包括美国的部分地区都发现了埃及伊蚊，它还传播登革热和基孔肯雅病毒。基孔肯雅病是一种由基孔肯雅病毒（CHIKV）引起的感染。

1947 年，科学家们在乌干达发现了寨卡病毒，当时他们在寨卡森林中对黄热病进行例行监测。他们从一只猕猴身上分离出寨卡病毒，1952 年在乌干达和坦桑尼亚发现了第一个人类病例。2 年后，在尼日利亚东部的一个年轻女孩身上分离出了病毒。1964 年，乌干达的一名研究人员在研究从蚊子身上分离出来的寨卡病毒株时病倒了，首次证明了寨卡病毒会导致人类疾病。尽管持续 5 天的粉红色皮疹（不痒）最终覆盖了他的大部分身体，包括他的手掌和脚底，但他报告说他的

症状是"轻微"的。

从 20 世纪 60—80 年代，非洲和赤道亚洲各地出现了人类感染，包括印度、印度尼西亚、马来西亚和巴基斯坦，通常伴随着轻微的疾病。后来的研究人员提出，寨卡病毒感染与登革热和基孔肯雅病的临床相似性可能是该疾病在亚洲很少报道的原因之一。另一个原因是，自最初发现以来的 50 多年里，寨卡病毒似乎对人类没有构成什么威胁。寨卡病毒感染在大约 80% 的受感染者中是无症状的，在那些发病的人中，症状通常很轻微，很少导致人类死亡。

2007 年，密克罗尼西亚联邦的雅浦岛报告了由寨卡病毒引起的第一次大规模疾病暴发。在此之前，没有暴发过任何疾病。全世界只有 14 例人类寨卡病毒疾病的记录。对该岛 11 250 人的逐户调查中发现了 185 例疑似寨卡病毒病，其中确诊病例 49 例。据估计，雅浦岛 3 岁以上的居民中有 73% 感染了寨卡病毒，但没有人死亡、住院或神经系统并发症的报告。涉及东南亚受感染者或蚊子的旅行或贸易被认为是这次暴发的最可能来源。2008 年，一位在塞内加尔工作的美国科学家在回到科罗拉多州的家中时感染了寨卡病毒，并感染了他的妻子，这可能是第一个有记载的性传播案例，因为通常情况下是由昆虫传播感染的。

2013—2014 年，该病毒在法属波利尼西亚、复活节岛、库克群岛和新喀里多尼亚暴发，第一次产生了成千上万的疑似感染。后来的调查表明，寨卡病毒感染与先天性畸形和严重的神经系统和自身免疫性并发症之间可能存在关联。在 2013 年底寨卡病毒感染率上升之后，吉兰 – 巴雷综合征的发病率也随之上升，这是一种罕见的疾病，人的免疫系统会攻击周围的神经，并可能发展为瘫痪。2013 年 12 月，在塔希提岛，一名寨卡病毒病患者康复后出现了血精的症状。从他们的精液中可以分离出寨卡病毒，这使人们相信，寨卡病毒可以通过性传播。有一位患者在感染 2 周后发现，精液中的病毒量是血液或尿液的 10 万倍。任何性行为都可以传播该疾病。

2014 年 3 月 20 日，法属波利尼西亚发现了 2 名产妇及其新生儿可能通过胎盘传播或在分娩时感染了寨卡病毒。11 天后，当局报告了 1505 名献血者为无症状寨卡病毒感染者，并提醒注意输血后寨卡热的风险。2015 年 5 月 7 日，巴西国家参考实验室证实，寨卡病毒在 12 个州流行——这是美洲首次报告当地感染的寨卡病毒病。7 月 17 日，巴西报告了 49 例吉兰－巴雷综合征确诊病例，除两人外，其余人都有寨卡病毒、基孔肯雅病毒或登革病毒的感染史。2015 年 10 月，巴西报告了寨卡病毒与小头畸形之间的联系，这是一种与大脑发育不全有关的罕见情况，处于出生缺陷谱系中较严重的一端，有时被称为先天性寨卡综合征。

2015 年 10 月 5 日，佛得角共和国的医疗卫生中心开始报告首都圣地亚哥岛普拉亚的皮疹疾病病例，伴有或不伴有发热。截至 10 月 14 日，共报告了 165 例疑似病例。3 天后，巴西报告了对 138 名神经系统综合征患者临床记录的审查结果。其中 58 人（42%）以前有病毒感染史。在这 58 人中，有 32 人（55%）的症状据说与寨卡病毒病或登革热一致。2015 年 10 月 8 日，哥伦比亚报告了对临床记录的回顾性审查结果，从中发现了 90 例临床症状与寨卡病毒感染一致但未被确诊的病例。另外，哥伦比亚在 13 个城市里确诊了 156 个寨卡病毒病例，大多数确诊病例集中在人口密集的玻利瓦尔省。2015 年 11 月 5 日，哥伦比亚确诊了 239 例本土寨卡病毒感染病例。

2015 年 10 月 30 日，巴西报告说，自 8 月份以来，新生儿小头症的病例数出现了不寻常的、令人担忧的增长，截至 10 月 30 日，已达 54 例。2015 年 11 月 11 日，巴西公布了伯南布哥州的 141 例小头症疑似病例，同时在另外两个州进一步调查了疑似病例。当疑似小头症病例继续增加时，巴西宣布进入国家公共卫生紧急状态。巴西在处理寨卡病毒和相关疾病方面得到了帮助。

统一的公共卫生系统覆盖面广，包括 80% 以上的婴儿在其中的医院分娩。这个社区的公共卫生产科医生和新生儿科医生，每月处理数以百计的分娩，是最先怀疑有问题的人……在公共卫生系统内工作的从业人员和研究人员的密切网络，包括医生、助产士、流行病学家和其他学者，及时交流信息和报告新的发现。从2015年11月开始，疑似小头症病例的报告在短短几周内增加了10倍。

2015年11月12日，巴拿马宣布了与寨卡病毒病症状相符的病例。到2015年11月17日，巴西报告，在2名孕妇的羊水样本中检测到寨卡病毒，超声检验证实这些孕妇的胎儿为小头畸形。现在，东北部7个州总共有399个疑似小头症的病例正在接受调查。这一数字很快上升到正在调查的739例小头症。2015年11月24日，萨尔瓦多报告了首批3个确诊病例。

法属波利尼西亚公布了一项回顾性调查的结果，记录了2014年3月至2015年5月期间胎儿和婴儿的中枢神经系统畸形数量的异常增长。至少发现了有17个病例患有不同的严重脑部畸形，包括小头症和新生儿脑干功能障碍。2015年11月25日，墨西哥报告了3例寨卡病毒感染的确诊病例，其中2例是本土感染的，第3例是通过哥伦比亚输入的。不久之后，危地马拉宣布了第1个病例；巴拉圭报告了6例；委内瑞拉报告了7个疑似病例，其中4例经聚合酶链反应检测呈阳性。2015年11月28日，巴西在一名患有小头症和其他先天性异常的婴儿的血液和组织样本中检测出寨卡病毒基因组，该婴儿在出生后5分钟就夭折了。

就在11月25日，死亡开始了——巴西宣布2名成年人和1名新生儿的死亡与寨卡病毒感染有关。12月2日，巴拿马报告了另外3个确诊病例，另有95人出现了相应的症状。但12月6日尤为重要，佛得角宣布了4744个寨卡疑似病例。12月16日和21日，洪都拉斯、法属圭亚那和马提尼克公布了他们的首个确诊病例。

2015年12月22日，巴西研究人员发布了从几个国家的病例报告中得出的证据：普遍认为寨卡病毒是"登革热温柔的近亲"，这实际上可能不是真的，特别是对于免疫力低下的患者。月底，巴西报告了

2975 个疑似小头症病例，而美国披露了波多黎各的首个确诊病例。新年伊始，巴西的 2 名孕妇首次被诊断出宫内传播寨卡病毒，通过超声诊断，她们的胎儿被证明患有小头症，包括严重的大脑畸形。尽管对这 2 名女性的血液样本的测试是阴性的，但在羊水中检测到了寨卡病毒。当月晚些时候，巴西眼科医生报告了 3 名出生时患有小头症的婴儿的严重眼部畸形。圭亚那宣布了第一个聚合酶链反应确诊病例。

2015—2016 年，巴西是寨卡病毒暴发的中心，估计 2015 年有 44 万～130 万巴西人被感染。为什么是巴西？一个促成因素是，巴西是 2014 年 FIFA 世界杯赛和 2015 年国际独木舟赛的主办国，这可能是寨卡病毒进入美洲的主要途径。但最重要的是，巴西大部分地区属于热带气候，亚马孙雨林的很大一部分也位于这里，所有这些都预示着与蚊子的斗争将很艰难。事实上，登革热（另一种以埃及伊蚊为主要媒介的虫媒病毒）2015 年的报告病例比 2014 年增加了 227.12%，突出表明巴西对伊蚊的控制不足。巴西人缺乏对寨卡病毒的免疫力也许是暴发的最令人信服的因素。在一个没有寨卡病毒病历史的国家，巴西人提供了对病毒的完全易感性，从而进一步加速了疾病的广泛传播。

2016 年 1 月 12 日，巴西卫生官员和美国疾病控制和预防中心公布了巴西 4 个小头症病例，其中 2 名新生儿在出生后 24 小时内死亡，2 个流产，实验室通过聚合酶链反应和 2 名新生儿的脑组织样本免疫组织化学进行研究，结果表明其存在寨卡病毒核糖核酸。对妊娠 12 周流产的 2 个胎儿的胎盘检测结果呈阳性。所有的 4 名女性在妊娠期间都出现了发热和皮疹。美国随后发布了孕妇旅行指南，"出于谨慎考虑"，建议孕 3 个月的女性考虑推迟前往当地正在传播病毒的地区，或者在必须旅行时采取预防措施防止蚊虫叮咬。

厄瓜多尔报告了其首批 8 个病例，其中 3 例来自哥伦比亚，1 例来自委内瑞拉。巴巴多斯宣布了其首批 3 个病例，而夏威夷报告了 1 个小头症病例，该病例是由 1 名在妊娠初期居住在巴西的女性所生。玻利维亚和海地也报告了首批病例（5 例）。2016 年 1 月 18 日，法国公布了圣马丁的首批病例。1 月中旬，萨尔瓦多报告了吉兰 - 巴雷综合征的增加。46 个病例被详细列出，包括 2 个死亡病例。在有病史的 22名患者中，12 人（54%）在发病前的 7～15 天有发热和皮疹，与吉兰 - 巴雷综合征相符。巴西宣布了 3893 个疑似小头症病例，包括 49 例死亡。在 6 个病例中，从新生儿或死胎的样本中检测到了寨卡病毒。月底，马提尼克岛出现 2 个吉兰 - 巴雷综合征确诊病例，美属维尔京群岛出现首个病例，尼加拉瓜出现首批 2 例病例。

寨卡病毒感染紧急状况于 2016 年 11 月被解除，截至 2017 年 3 月，仍有 84 个国家报告了病例。

寨卡病毒造成 3700 多名儿童出生时有出生缺陷，其中最严重的是小头畸形，正如我们所指出的那样。在 2015—2019 年，为了战胜这种病毒，已经发表了 6000 多篇研究论文。迪迪埃·穆索于 2019 年 10 月在《新英格兰医学杂志》上发表的论文中对这些发现进行了总结。

虽然寨卡病毒病没有已知的治疗方法，但在寨卡疫苗接种方面已经有了可喜的进展，有 3 种疫苗显示出对该病毒的高度保护。科学家们已经对恒河猴进行了测试，并在 2016 年底开始进行人体试验。然而，还需要几年时间才能广泛使用。

坐落于西雅图的生物技术公司奇莱达正在积极研究治疗方法，并获得了美国国家过敏和传染病研究所的资助。

1. Enserink, M., 2015, Infectious Diseases. An obscure mosquito-borne disease goes global. United States: *Science*; 1012–1013.

2. Jing-Wen, Ai, 2018, Zika virus outbreak: "a perfect storm" *Int J Environ Res Public Health* 15(1): 96.

3. Kindhauser, Mary Kay, 2016, Zika: the origin and spread of a mosquito-borne virus. *Bulletin of the World Health Organization*.

4. Liu, Z.Y., The evolution of Zika virus from Asia to the Americas. Nat Rev Microbiol 2019;17:131–139.

5. Musso, Didier, 2019, Zika Virus Infection — After the Pandemic, N Engl J Med 2019; 381:1444–1457.

第65章　新型冠状病毒病

（2019 年以来）

　　在我们举国上下与 COVID-19 斗争中，我们正处于一个类似 2020 年 3 月的转折点，但如果我们现在就行动起来，就能防止历史重演……在今年早些时候，我们正在与一种半隐形的疾病作斗争，我们对它知之甚少，它以极快的速度在社区内播种。现在我们知道它在哪里，以及该如何解决——让我们抓住这个机会，防止历史重演。

——2020 年 10 月 11 日，副首席医疗官
乔纳森·范特姆教授概述了 COVID-19 的情况

　　这就是人们期待已久的、勇敢的、新世界疾病管理方法吗？让我们希望如此，正如本书清楚地表明，世界在过去 2600 年里几乎没有做任何事情来"防止历史重演……"。不幸的是，在范特姆宣布的 6 个月左右，我们知道我们未能"抓住这个机会"，历史确实在"重演"。

　　我们以第 8 批内蒙古自治区医护人员登上飞机奔赴武汉抗击 COVID-19 大流行开始本章。2021 年 3 月，世界卫生组织官员前往武汉调查疫情的原因和来源。2021 年 3 月，世界卫生组织得出结论，"冠状病毒从武汉病毒研究所的一个实验室逃脱的可能性微乎其微"，但华南海鲜市场很可能牵涉到中间动物——可能是在市场上出售的动物在感染了蝙蝠身上携带的冠状病毒后将新型冠状病毒传染给人类。

是哪里出了问题

在 2020 年，如果你是德国人，你死于 COVID-19 的可能性比英国人少一半以上。一个英国人死亡的机会是越南人的 4000 倍。大流行病是你自己的运气之一：中国的人口是我们的 20 倍，死亡人数是我们的 1/20。显然，他们正在做一些我们没有做的事情。2020 年 2 月，SAGE 报告称，"目前英格兰公共卫生局可以应对每周 5 个新病例（需要 800 个隔离密接者）"。SAGE 解释说，他们已经为大流行病做了准备，但只是为流感大流行做了准备，其中存在着明显的临床和流行病学差异。SAGE 预计每周最多有 50 个新病例，但"当英国出现持续传播时，接触者追踪将不再有用"。相比之下，这相当于向疾病投降，而韩国的反应则是积极主动且非常有效的。3 月 12 日，在 1200 人死亡后，英格兰副首席医疗官珍妮·哈里斯宣布"口罩不是一个好主意"；在 2021 年 4 月 1 日，她终于反悔。9 月，当 SAGE 强烈建议采用封路措施时，财政部强烈反对此举（《泰晤士报》，2021 年 1 月 27 日）。

全世界的感染情况（截至 2021 年 5 月 22 日）[①]

全球病例 165 069 258
全球死亡人数 3 422 907（2.05%）
英国病例 4 500 000
英国死亡人数 128 000（2.87%）

疫苗接种[②]

下面是截至 2021 年 5 月 22 日，接受过至少一剂疫苗的人口比例，括号内为接种剂量。

马耳他 66.4%（446 000）

---

① 引自 JHU CSSE COVID-19 数据
② 引自 Our World in Data and gov.uk

以色列 62.8%（10 500 000）

不丹 62.5%（482 000）

英国 55.2%（59 200 000）

阿联酋 51.4%（11 600 000）

英国的接种人数：第一剂 37 500 000；第二剂 21 700 000

截至 2021 年 4 月 26 日，疫苗接种工作大获成功，数据显示，已有 3 375 288 人接受了第一次疫苗接种，12 897 123 人接受了两次疫苗接种。疫苗犹豫正在下降，不愿意接种疫苗的黑种人比例从 44% 下降到 4 月下旬的 22%。

住院人数

截至 2021 年 5 月 22 日，有 913 名 COVID-19 患者住院，其中 123 人使用呼吸机[①]。

截至 2021 年 4 月 2 日，在 1 周内，有 8201 人因各种原因死亡，其中 COVID-19 患者占 4.9%。每周的死亡人数比该时间段的五年平均数低 1929 人（24%）[①]。

所有在死亡证明上提到 COVID-19 的数字如表 9 所示。

表 9　COVID-19 确诊和死亡人数

截至 2021 年 3 月 29 日，英国确诊 434 万，死亡 12.7 万		
地　点	确诊人数	死亡人数
英格兰	380 万	111 000
威尔士	221 万	7596
苏格兰	209 万	5506
北爱尔兰	117 万	2115

引自 JHU CSSE COVID-19 Data

---

① 引自 OHS

已有的健康状况是死亡的主要因素，60 岁以上的患者有
96%～97% 死亡，40—60 岁的患者有 90% 死亡，20—40 岁的患者有
86% 死亡 *。

年龄是 COVID-19 死亡的另一个重要因素。自大流行开始到 2021
年 4 月 26 日，英国总共有 150 841 例涉及 COVID-19 的死亡登记。其
中 75 岁及以上的人有 77 245 人：占比 74%。死亡者的平均年龄为 83
岁，男性为 81 岁，女性为 85 岁[①]。

人种也是关键。COVID-19 检测阳性后的死亡人数如表 10[②] 所示。

表 10　不同人种 COVID-19 检测阳性后的死亡人数

人　种	确诊人数	死亡人数	每 10 万人死亡人数
白种人	47 862 900	50 478	105
黄种人	4 336 440	4337	99.3
黑种人	1 959 300	2044	104.3
混血种人	1 287 540	315	2

死亡地点：截至 1 月 15 日，65 443 例死亡发生在英格兰和威尔士医院（不包括精
神病院）（63%），22 892 例（22%）在护理院，4662 例在家里，1277 例在安宁医院[①]。

大家族也面临风险，因为只有 21% 与他人同住的人能够有效分离。
其中许多人无法在家工作，因此他们将病毒传播到工作场所。

事实是，我们本可以做得更好……任何明智的风险登记册都会将
大流行病的风险放在首位——高于核战争或气候变化。
　　——约翰·贝尔爵士，英国政府疫苗咨询小组和牛津大学医学部教授

该大流行病继续在世界各地肆虐，因此有关其进展的数据仍然处
于快速变化的状态。只是现在，该病毒在其新的变异中得到了强化和

---

① 引自 OHS
② 引自 NHS England

激活，其中一些变异可能比其原始形式更具感染性和传播性，有人说其感染性高达70%。到目前为止，它对疾病的严重程度、死亡率及对正在推广或试验中的疫苗的影响还不清楚。明确的是，世界面临着一个新的挑战。

COVID-19享有一个正在进行的工作状态，而这本书却没有这个状态，因为本书有一个结束日期和交付日期。然而，在2021年4月27日撰写本报告时，这里有一些数字可以说明其不懈的进展。

截至4月24日，英国是欧洲报告死亡人数最多的国家，尽管英国显然不是人口最多的国家。英国在美国、巴西、墨西哥和印度之后位居世界第五。每百万人口的死亡人数有1876人，这一数据表示，英国有一个不光彩的记录，即仅次于意大利（1958人），超过了巴西、秘鲁和波兰。

新型冠状病毒变异

我们知道，病毒的变异是为了使自己更适合、更敏捷、更具传染性和破坏性。当然，这给科学家、临床医生、流行病学家和政策制定者带来了沉重的挑战——事实上，任何坚持关注病毒及其传播的人都会遇到这种挑战。幸运的是，新型冠状病毒已被证明是相对稳定的，但在过去的几个月里，所谓的肯特、南非、巴西和最近的印度出现了一些变种。这些变种的毒性、耐药性和普遍性如何，目前还无法判断，但急性监测和谨慎是必不可少的。目前席卷印度的"大屠杀"在其他国家是可以避免的，但前提是我们都要对该病毒可能造成的破坏保持高度警惕。

COVID-19常用语

正如我们所看到的，我们现在有了一个全新的词汇和短语，迄今为止，这些词汇和短语对普通人来说基本上是陌生的，这里只是其中的几个。

社交距离、手部卫生和隔离

大流行性或流行性病毒喜欢人群，它们变异以使自己在拥挤的环境中更好地工作，它们蹂躏着大量的人口。更具体地说，它们破坏社区，并有能力撕裂既定的社会单位：宗教社区、行军中的军队和被关在船上的水手、军营中的军人、学校的学生和工作人员、医疗机构中的医务人员，都感受到了病毒的致命能力，包括感染性强、致病力高、不分青红皂白地"杀人"。挫败这些病毒库的方法之一是实施强有力的社会疏导和严格的检疫措施。有时，病毒是其自身成功的受害者：如果它们在特定人群中感染并杀死足够多的人，它们就会发现自己无处可去。它们的致命工作已经完成。

社交隔离绝非新事物，这种措施至少可以追溯到公元前5世纪。正如我们所看到的，《圣经》中包含了已知的最早、明显不符合基督教的做法之一，即《利未记》："患麻风病的人……要独自居住，他的住处要在营外。"在541—542年汝斯汀瘟疫期间，君士坦丁堡的人们尝试了这一做法，而汝斯汀则通过将尸体倾倒入海，对拜占庭帝国实施了无效的隔离。他们保持着比你更"神圣"的选择，将疾病的暴发归咎于"犹太人、撒玛利亚人、异教徒、异端分子、阿里派、蒙坦派……"。其实谁都有责任，不仅仅汝斯汀。新石器时代的中国和1377年瘟疫肆虐的拉古萨都是早期的隔离措施的代表。

最近，社会隔离措施得到了成功的实施：例如，在圣路易斯，在1918年流感大流行期间发现第一例流感病例后不久，当局实施了关闭学校、禁止公共集会和其他社会隔离干预措施。圣路易斯的流感死亡率远低于费城，费城的流感病例较少，但仍然允许继续举行大规模游行，直到9月17日第一例流感病例发生2周多后才引入社交距离。当局继续推进计划中的游行，在9月28日聚集了20多万人。在接下来的3天里，该市31家医院人满为患。在10月16日结束的1周内，有

4500 多人死亡。

在英国 COVID-19 流行的早期，政府同样犹豫不决，模棱两可，推迟了有效的封锁，甚至允许利物浦和马德里竞技之间的欧洲冠军联赛（3 月 11 日）继续进行，尽管西班牙处于封锁状态，但马德里的支持者大量出席。同样奇怪的是，拥挤的 2020 年切尔滕汉姆金杯赛被允许在 3 月 13 日继续进行。大约 25 万人参加了为期 4 天的活动，在国家封锁措施开始前 10 天结束。2000—2007 年，曾担任政府的首席科学顾问大卫·金爵士说，这是"加速病毒传播的最佳方式"。

政府说它遵循了当时的建议。伦敦国王学院的蒂姆·斯佩克特教授说，这两项活动分别举行于 3 月 11 日和 3 月 16—19 日，造成了更多的痛苦和死亡，如果不举行就不会发生。安菲尔德球场内约有 52 000 人观看了利物浦的比赛，其中包括从马德里赶来的 3000 名客座支持者——在那里此类活动已经被暂停。来自世界四面八方的飞机继续，而且令人惊讶的是，在机场本应关闭的几个月里，仍然有数以万计的乘客在英国机场卸货。这听起来可能很熟悉。

布茨马和弗格森在 2007 年的一项研究中分析了 1918 年流行病期间美国 16 个城市的社交隔离干预措施，发现其影响有限，这是因为干预措施引入得太晚，解除得太早，所以效果往往非常有限。

1957—1958 年亚洲流感大流行期间，有证据表明，关闭学校可以减少 90% 的发病率；在 2004—2008 年美国控制流感的过程中，有证据表明，关闭学校可以减少 50% 的发病率。据联合国教科文组织称，截至 2020 年 3 月 23 日，120 多个国家的小学、中学和高等院校普遍关闭，这意味着有超过 12 亿学生因应对新型冠状病毒而"失学"。英国首相仍在吹嘘他如何在 2020 年 3 月仍在握手，"前几天晚上我在一家医院，我想那里有一些冠状病毒患者，我和每个人都握了手，你会很高兴知道，我继续握手。"他说。SAGE 对此不敢苟同："人们显然可以决定自己的想法，但我认为科学证据是……我们的判断是，洗手是最关键的事情。"

截至 2020 年 7 月，居住在巴西马托格罗索州受保护的原住民领地内的欣古亚马孙部落在隔离方面的尝试最为成功。16 个家庭的 142 人已经抵御了病毒，但他们急需药品、肥皂，以便继续他们的自我隔离。他们越是要长途跋涉去获取物资，他们的风险就越大。最近的医疗设施在 100 多英里之外。

个人防护装备和通风设备

医护人员穿着看起来像宇航员的标准装备蹒跚而行的景象在媒体上已经成为一个非常熟悉的景象，他们给新型冠状病毒的恐怖故事带来了一种慢动作的歇斯底里般的气氛，让患者（和潜在的患者）感到害怕，尽管他们给敬业的医护人员带来多么不人性化的感觉，但是同时也提供了事情得到控制的保证。

下面的报道显示了对这一问题的严肃、富有同情心，甚至是极端的态度。萨利直播的记者艾玛·彭杰利告诉我们，一位有着 4 个孩子的母亲担心她 9 周龄的婴儿和年迈的祖父母的健康，穿上防护服来到 Tesco 超市，试图保护她的家人免受新型冠状病毒的伤害。来自霍利的朗朗肖的梅丽莎·法里买了 8 套防护服，还戴着护目镜、手套和面罩进行保护。法里夫人之所以这样做，是因为她担心自己、她的家人，以及她 76 岁和 77 岁的祖父母（其中一位患有癌症晚期）会被感染。

"我在 Tesco 走来走去，玩'捉鬼敢死队'，因为当我走进去的时候，我觉得这感觉很病态。"她说，"每个人都在走来走去，好像这是他们的葬礼。"

在《卫报》的一篇文章中，记者西林·科娥（2020 年 3 月 26 日）告诫说，你永远不想站在防护服的错误一边，因为如果你站在那里，你就会知道出了可怕的问题。科娥继续揭示了供应防护服的隐藏成本，获得防护服的许可证是一项昂贵而费力的工作。英国防护服制造商 PPS 的帕姆·帕克称："获得生产一件防护服的证书可能要花费 63 000 英镑。"

我们经常描述早期基于流行的瘴气传染理论而进行的预防传染的尝试。在使用防护服之前，在个人防护设备方面有一些勇敢的尝试。当然，可怕的威尼斯瘟疫"医生"制服是医务人员（或那些伪装成医务人员的人）在频繁的鼠疫期间保护自己的最早尝试之一。法国医生查尔斯·德·洛姆是这方面的先驱，他的装备包括一件长及脚踝的大衣和一个可怕的鸟嘴面具，面具上的眼睛是用玻璃开的。面罩上有两个小鼻孔，作为一种呼吸器，里面装有芳香物品，如干花、薰衣草和薄荷等草药、香料、樟脑或醋海绵。口罩的目的是抵御不良气味，即瘴气，在被病菌理论推翻之前，瘴气被认为是该病的主要原因。医生相信草药可以抵御瘟疫的"邪恶"气味，防止自己被感染。这套装备还包括手套和靴子、一顶独特的宽边皮帽和一根手杖。

可悲的是，这种早期的个人防护装备可能使事情变得更糟。林特里斯指出了这种可怕的服装的重要缺点："如果没有脱衣协议和消毒剂，永久的防护服将成为疾病的载体，而不是阻止疾病的东西。"

我们已经提到了在 1910 年东北鼠疫之后采取的有远见的预防措施是如何开辟新天地的，他们发展的个人防护装备对于我们今天与COVID-19 的斗争取得胜利意义重大。"伍连德医生"林泰里斯说，"坚持让所有医生、护士和医务人员都戴上他设计的简单纱布口罩。这是我们第一次设计出在流行病期间使用的口罩。"口罩在瘴气棺材上又钉了一颗钉子，让科学家们可以不用徒手与瘟疫作斗争了。

正如多年来医疗创新中经常发生的那样，伍连德的措施遭到了嘲笑。然而，理智和实用性占了上风，在整个 20 世纪，消防、化学和核部门等开发了现代防护服，医疗版的防护服在 20 世纪 90 年代埃博拉病毒暴发期间得到了广泛使用。

令人难以置信的是，包括英国在内的一些国家花了几个月的时间才强制要求在公共场所佩戴面罩，而面罩的功效已经在其他国家和历史上得到了证明。

有效和良好的个人防护装备供需物流也是至关重要的。在某种程度上，尽管有警告，所有的国家都没有进行充分的储备。英国也是最拖沓和准备不足的国家之一，在采购、供应和尽职调查方面连续失败，导致仓库里充满了价值数百万英镑的无法使用的口罩。我们的大部分个人防护装备都是在市场上匆忙购买的，如果有一点远见，可能会节省很多钱，也会拯救很多人，特别是医务人员。在大流行病开始时，英国有 8000 台呼吸机。作为呼吸机挑战项目的一部分，又制造了 14 000 台呼吸机。

穿上和脱下防毒服没有任何浪漫或可容忍之处，正如今天与 COVID-19 斗争的任何英勇的医疗工作者会告诉你的那样。因此，当你下次看到穿着防护服的医护人员与 COVID-19 作战时，请记住，患者不是独自在面对可怕的现实，用科娥的话说，"他们不再是一个人，而是疾病的载体……因为，尽管穿着防护服的人可能看起来很遥远，甚至无动于衷，他们正在做可以想象的最人道的事情：把自己置于危险境地，以拯救一个陌生人的生命"（引自 Guardian News & Media Ltd）。

心理影响

与病毒本身一样阴险的是大流行病及其所有后果，临床和非临床带来的心理影响。在英国，2020 年 12 月约有 19% 的成年人报告了抑郁症的症状，比 3 月份的 10% 有所上升。我们需要制订预防措施，以支持孤独者、残疾人和任何自我隔离超过 2 周的人。

疫苗

截至 2020 年 12 月，英国已经订购了以下几种不同的疫苗纳入库存（表 11）。

表 11　一些获得批准或正在试验中的疫苗

公　司	疫苗品种	价　格
美国/德国 Pfizer-BioNTech 公司（40m）	mRNA 疫苗	每剂 15 英镑
美国 Moderna 公司（17m）	mRNA 疫苗	每剂 25 英镑
英国 Oxford-Astra Zeneca 公司（100m）	腺病毒疫苗	每剂 3 英镑
比利时 Janssen 公司（30m）	腺病毒疫苗	每剂 10 美元
美国 Novavax 公司（60m）	蛋白亚单位疫苗	每剂 16 美元
英国/法国 GSK-Sanofi Pasteur（60m）	蛋白亚单位疫苗	
法国 Valneva（100m）	灭活疫苗	
德国 CureVac（60m）	mRNA 疫苗	

　　总共 3.95 亿剂，来自几家公司生产的 4 种不同类型的疫苗。其他的疫苗也有，包括俄罗斯的加马列亚公司的 Sputnik V、中国科兴公司的科兴疫苗及国药集团的一种。因疗效不佳，葛兰素史克公司在 12 月中旬决定停止人体试验，严酷地现实提醒我们，世界是多么幸运，能够如此迅速地拥有可行的疫苗选择。大多数疫苗都是失败的，因此 BioNTech（辉瑞）、Astra Zeneca-Oxford（牛津与阿斯利康）、Moderna（莫德纳）疫苗的明显成功使各国有了一个点菜式的疫苗菜单，每一种都可以根据需要进行注射。

mRNA 疫苗

　　传统的疫苗是利用病毒的弱化形式生产的，而 mRNA 疫苗则可以只利用病原体的遗传密码快速构建。许多标准疫苗的工作原理是将死亡或弱化的病原体注射到体内，其目的不是让你生病，而是建立免疫力。建立这种免疫力的关键是，病原体中被称为抗原的部分能训练免疫系统识别和应对传染病原体。

　　mRNA 疫苗的工作原理是将 mRNA 序列引入体内，其中包含了被接种者自身细胞的基因指令，使其产生一块无害的所谓"突起蛋白"，并产生免疫反应。突起蛋白存在于导致 COVID-19 的病毒表面。

mRNA 疫苗不使用导致 COVID-19 的活病毒。

腺病毒疫苗

由来自黑猩猩的普通感冒病毒（腺病毒）的弱化版本制成。它已被修改为看起来更像冠状病毒，尽管它不能引起疾病。当该疫苗被注射到患者体内时，它会促使免疫系统制造抗体，并为攻击任何冠状病毒感染做好准备。它可以被快速开发，因为牛津大学的研究人员已经做了大量的工作来开发一种可以适应不同疾病的疫苗。

蛋白质亚单位疫苗

这些疫苗包括导致新型冠状病毒的无害部分（蛋白质），而不是整个病菌。一旦接种疫苗，我们的免疫系统就会识别出这些蛋白质不属于体内，并开始制造 T 淋巴细胞和抗体。如果我们将来被感染，记忆细胞将识别并对抗病毒。

灭活疫苗

这类疫苗所含的病毒，其遗传物质已被高温、化学品或辐射破坏，因此它们不能感染细胞和复制，但仍能引发免疫反应。这种技术已经成熟，并已用于季节性流感、甲肝、脊髓灰质炎和狂犬病疫苗。

由中国科兴公司和国药集团、印度的巴拉特生物制药开发的 COVID-19 疫苗都是灭活疫苗，它们都已被批准在其国家紧急使用。

检测、跟踪和追踪：疾病控制的必要条件

令人吃惊的是，英国在 2020 年 3 月 12 日暂停了社区检测，并吹嘘其有一个"世界一流"的跟踪和追踪应用程序，它将在 6 月启动和

运行，以防止第二波和进一步封锁——有效的跟踪和追踪沉没了好几个月。这几个月病毒都没有重新出现，在此期间，生命被不必要地剥夺。还有一个明显的灾难性过失，当政府把成千上万的老年医院患者放进护理院而不对他们进行测试时，造成了不必要的和可避免的大规模死亡。政府在 5 月 15 日承诺的围绕护理院的"保护圈"未能实现。事实上，2021 年 1 月 28 日，据报道，老年患者从医院出院进入护理院时，检测结果为阴性，但在护理院的检测结果为阳性。

英国面临着不可避免的社区传播增加，需要一个充分运作的"测试系统"。

——杰里米·法拉尔爵士，惠康基金会主任和
SAGE 委员会成员，2020 年 9 月

中国人在新石器时代就掌握了检测、跟踪和追踪技术。日本人在 1 世纪就掌握了这些技术。这两种文明都迅速意识到，战胜病毒传播的唯一方法是在它自己的游戏中击败它，知道它要去哪里，让它无处可逃。要做到这一点，检测、跟踪和追踪是必不可少的，而这些的基础是疾病监测和警惕，以及在广大民众中报告疾病暴发的政策。尽管 SAGE 发出了警告，但在新型冠状病毒被发现 1 年后，英国仍然没有一个完善可行的测试制度或可靠的追踪计划，当你意识到这些程序有 5000 年的历史时，就更令人瞠目结舌了。难道我们还没有从 2002 年的 SARS 中学到任何东西吗？

有关 COVID-19 的假新闻

我很不情愿给伴随着 COVID-19 大流行的大量假新闻留出篇幅，但为了完整起见，还是在这里说一下。欧洲刑警组织在其"围绕 COVID-19 的虚假信息和错误信息"中提到了这一点，将其描述为一

种"偷偷摸摸的威胁",指出了传播错误信息的开始方式:来自个人,如犯罪分子,为了某种利益;来自国家和国家支持的行为者,为了推进地缘政治利益;来自机会主义者,为了破坏官方来源。只有当公众通过社交媒体分享它时,它才会获得牵引力。

传播有关 COVID-19 的虚假信息和错误信息,虽然不一定是刑事犯罪,但会产生非常严重的影响,危害公众健康,直接影响人们的生活。通过推广假冒产品和服务(如假冒的新型冠状病毒测试和疫苗)将人们置于危险之中,宣传虚假的安全感(如关于治疗的误导性信息),煽动对官方指南和来源的怀疑。

反口罩、反疫苗、反封锁的人

在格拉斯哥,似乎很少有反疫苗接种者,在 1942 年暴发天花时,"建议每个人都去接种疫苗。诊所对外开放,当然是免费的。到了周末,有 25 万人接种了疫苗"。遵守规定似乎不是因为对天花的恐惧,而是因为担心如果它变得更糟,那么旅行将受到限制,当然,"最近就是假期"。在 1918 年流感流行期间的"大口罩战争"中,尽管人们在很大程度上接受了那些厚厚的多层纱布口罩可以限制或阻止疾病的传播观点,但仍有抵制和不遵守的情况。戴口罩有时会被罚款、逮捕、监禁,甚至在一个案例中还被枪击。在西雅图,不戴口罩的人被禁止乘坐公共交通工具,或者遭到警察的(戴口罩的)"流感小组"罚款。这些"口罩懒汉"受到了与逃避兵役者同等的谩骂。违反旧金山一项新法律的人被罚款 5~100 美元,并有可能被监禁 10 天。《旧金山观察家报》的标题是"监狱里有 1000 个所谓的面具懒汉案件"。

当该法律被撤销时,"公民们在街上把他们的口罩烧成了篝火",但在后来流感病例激增后,不得不恢复该法律,导致形成了 2000 名成员的反口罩联盟。一枚装满玻璃和铅弹的炸弹被送到了旧金山的公共卫生负责人那里。

美国的经验很重要，因为它预示了今天反口罩辩论的原因：恐惧、不确定性、对被认为是政府干预的不满、对公民自由的限制、对口罩功效的怀疑。显然，有很好的医学理由说明，为什么有些人应该免于强制佩戴口罩，但是尽管有各种创造性的借口，那些拒绝佩戴口罩的人只是出于自私。

《柳叶刀数字健康》发表了《COVID-19 时代的网上反疫苗运动》，其中报道说：

> 反数字仇恨中心的一份新报告对社交媒体公司允许反疫苗运动留在他们的平台上进行抨击。该报告的作者指出，自 2019 年以来，所谓的反疫苗主义者所持有的社交媒体账户至少增加了 700 万~800 万人的关注。"决定继续托管已知的错误信息内容和演员，让网上的反疫苗者准备好扑向冠状病毒带来的机会。"报告称。反数据仇恨中心警告说，不断增长的反疫苗运动可能会破坏未来任何针对 COVID-19 疫苗的推出。

报告指出，有 3100 万人在 Facebook 上关注反疫苗团体，有 1700 万人在 YouTube 上订阅了类似的账户。根据 CCDH 的计算，反疫苗运动可以为社交媒体公司实现 10 亿美元的年收入。发表在《自然》杂志上的一篇论文描绘了网上对疫苗接种的看法。他们警告说："在 10 年内，反疫苗运动会压倒网上支持疫苗的声音。如果这一点成为现实，其后果将远远超出 COVID-19。"

COVID-19 后综合征

2020 年 10 月 30 日公布的国家卫生与临床优化研究指南将 COVID-19 后综合征（COVID-19 后遗症）定义为，符合 COVID-19 在感染期间或之后出现的症状和体征，这些症状持续了 12 周以上，并且无法用其他诊断来解释。该定义表明，这种情况通常表现为一系列的症状，往往是重叠的，可能会随着时间的推移而改变，并可能影响身体的任何系统。它还指出，许多患有 COVID-19 后综合征的人还可能出现全身疼痛、疲劳、持续高热和精神问题。

2021 年 4 月 2 日，国家统计局报告说，到 2021 年 3 月 6 日这一周，5%（110 万人）的新型冠状病毒感染者患有 COVID-19 后综合征。其中，67.4 万人说这种情况影响了他们的日常生活，19.6 万人说这种情况非常严重。小儿多系统炎症综合征发病率的上升也令人担忧，特别是 3/4 的患者来自少数民族背景。目前，每 5000 名儿童中就有 1 名受影响。目前，每 20 名曾患 COVID-19 的人中就有 1 人会出现至少 1 个月的长期症状。

它是这一代人的脊髓灰质炎……大量的患者将在危重病后出现身体、认知和心理残疾，需要长期管理。我们必须提前做好计划。

——尼古拉斯·哈特教授，盖伊和圣托马斯医院莱恩·福克斯呼吸系统服务的临床和学术主任

1. Bhagat, Abhishek, 2020, COVID-19 The Pandemic: its impact on health, economy and the world.

2. Clarke, Rachel, 2021, *Breathtaking: Inside the NHS in a Time of Pandemic*, London.

3. Horton, Richard, 2020, The COVID–19 Catastrophe: What's Gone Wrong and How to Stop It, London.

4. Mackenzie, Debora, 2020, COVID-19: The Pandemic that Never Should Have Happened, and How to Stop the Next One, Bridge Street Press.

5. Maxmen, Amy, 2021, WHO report into COVID pandemic origins zeroes in on animal markets, not labs; *Nature* 31 March 2021.

6. Zhang, Wenhong, 2020, Covid-19: From Basics To Clinical Practice, World Scientific Publishing Co Pte Ltd.

附录 A　安东尼瘟疫进攻哈德良长城

"驱散肆虐的瘟疫的喧嚣。"

1807 年出现的证据证实了哈德良长城上的豪斯斯特德鼠疫的存在。它是以墓碑的形式出现的，上面刻着这样的话："按照克拉里安·阿波罗的神谕的解释，向众神致敬。第一批顿格里亚人（设立了这个）。"虽然这是公式化的（我们知道至少有 10 个其他类似的墓碑），所有的墓碑都会重复，但这似乎是对马库斯·奥勒留召唤阿波罗以保护他们的堡垒和城市免受天花侵袭的一般命令的反应。在拉文格拉斯发现了一个相同的铭文。

罗马人对瘟疫并不陌生，但为了安全起见，他们求助于古老的预防措施——神谕。事实上，根据克拉里安·阿波罗神谕的解释，总共有 11 个献给众女神的祭品被发现建在墙上以抵御瘟疫。我们的通格林人比 W.H. 奥登创作的《罗马墙蓝调》（*Roman Wall Blues*）中的人更恐惧。

湿润的风吹过石楠，
我的外衣上有虱子，鼻子里有病毒。

雨水从天空中淅淅沥沥地落下，
我是一个站在墙边的士兵，我不知道为什么。

雾气在坚硬的灰石上爬行，
我的女孩在突尼斯，我独自睡觉。

奥卢斯在她家附近闲逛，
我不喜欢他的举止，我不喜欢他的脸。

皮索是个基督徒，他崇拜一条鱼。
如果他有自己的愿望，就不会有接吻。

她给了我一个戒指，但我把它切掉了。
我想要我的女孩，我想要我的报酬。

当我成为一个只有一只眼睛的老兵时，
我将什么都不做，只看天空。

另一位来自克拉罗斯的预言，曾经保存在帕加姆的一块石头上，告诉人们要向不朽的人乞求对抗瘟疫的良方，这样它就可以传播到敌方的土地上。

2011 年，罗杰·托姆林发表了对 1989 年在伦敦市文特里发现的护身符的研究，为瘟疫蔓延到不列颠提供了更多证据：它给我们提供了30 行希腊语，是为一个希腊语名字为德米特里的人写的。它翻译为："……把肆虐的瘟疫的喧嚣从空中传播出去……穿透性的疼痛，沉重的心情，肌肉萎缩，融化，静脉凹陷。伟大的伊奥，伟大的千万军马，保护的持有者。菲伯斯未修剪的头发，阿切尔，驱散瘟疫的乌云！主，保佑德米特里奥斯。"（《石灰中的生活》）

附录 B 他们的合同

　　也许是由于恐慌，也许是由于缺乏采购技能，也许是为了灌输一种"友善"的政府氛围，在任命高级职员和采购个人防护装备方面，英国政府以无能和可疑的做法闻名，典型的是负责我们大部分检测工作的朗道科技公司。他们的组织被认为是"寒酸的"，对其员工中的交叉感染采取了令人恐惧的轻率做法，对及时交付结果缺乏关注，有时甚至根本不关心。2020 年 8 月 7 日，英国药品和健康产品管理局要求朗道公司出于安全考虑召回朗道新型冠状病毒家庭检测试剂盒，管理局称这是一项预防性的措施。

　　朗道公司已被授予近 5 亿英镑，为私营机构提供检测，无须与其他公司竞争投标。2019 年 3 月，前内阁部长和保守党议员欧文·帕特森是朗道公司的顾问，他曾游说政府与他们合作，从而违反了规定，即议员不得代表付费客户进行游说。当被问及帕特森是否代表该公司进行游说时，卫生和社会保障部的发言人说他们"无法对其他组织的人事问题进行评论"。

　　无奈的哈丁男爵夫人，她是国家医疗服务体系改进部的主席，曾是切尔滕纳姆赛马场的董事。她的丈夫是托利党国会议员政治家约翰·彭罗斯，自 2017 年以来一直担任英国反腐败拥护者。她是一名骑师和赛马所有者，曾获得1998 年切尔滕纳姆金杯赛"Cool Dawn"冠军。然而在 COVID-19 大流行时期，她在 2020 年切尔滕纳姆金杯赛前做出了惊人、致命的决定。

　　她在 2010 年被任命为 TalkTalk 的第一任首席执行官，当时英国手机零售商 Carphone Warehouse 将其电信业务从其零售业务中分离出来。2015年10月，TalkTalk遭到网络攻击，期间有多达400万客户的个人和银行信息疑似曾遭人访问，这些信息并不都是加密的。《城市早报》将她的反应描述为"天真的"，因为在早期，当被问及受影响的客户数据是否被加密时，她回答说："可怕的事实是，我不知道。"她在合同中止费上的强硬路线也受到了批评。市场部的标题是："TalkTalk老板迪多·哈丁的完全无知是给我们所有人的一个教训。"《旗帜晚报》指出，"对于TalkTalk的老板迪多·哈丁来说，这是艰难的一周，她面临着客户的投诉和要求她下台的呼吁"。该公司承认这一事件使其损失了6000万英镑，并失去了95 000名客户。信息专员伊丽莎白·丹汉姆指责该公司"未能实施最基本的网络安全措施"，因此该公司被罚40万英镑。

其他数百万英镑的受益者包括信佳（4.1亿英镑），他们在公布前编辑了部分文件，解释了政府将如何监测他们的表现。2019年7月，信佳公司因其为司法部提供的电子标签服务存在欺诈和虚假会计而被罚款1920万英镑。该公司还被指控广泛掩盖贝德福德郡亚尔斯伍德移民驱逐中心对移民的性虐待，以及未能制定战略来管理原子武器机构的高活性放射性废物。

信佳的失败包括对病理实验室的糟糕处理和患者记录的致命性错误。在圣托马斯医院，由于信佳的非临床管理引起的临床事件的增加，导致患者接受了错误和被感染的血液，以及由于信佳提供了用于医疗计算的错误数据而导致患者的肾脏受损。

还有聚思鸿公司，在2016年被一个跨党派的议会福利委员会批评，因为他们错误地关闭了数万名索赔者的拆求渠道，使他们没有钱购买必需品。一份政府报告披露，在针对聚思鸿的36 000项上诉中，87%的上诉得到支持。2016年9月，英国税务海关总署宣布不再续签将于2017年到期的合同，尽管财政部迄今一直抵制全面调查的要求。由于聚思鸿的失误，数以千计的索赔者也将因错误地停止索赔而收到补发的款项。处理由此产生的案件审查花费了英国税务海关总署4300万英镑。

政府纵容自己的鲁莽行为，削弱了国家的合规性；多米尼克·卡明斯对巴纳德城堡的轻率之行严重影响了合规性，最终可能导致不必要的死亡。

篇幅有限，无法一一列举。但是，如果我们要在以后的大流行病中保持清醒，那么这种自私自利、肮脏不堪的不专业行为就必须被根除。当我们需要最高的诚信和可靠性的时候，最好的公司及办事透明和高效的人需要到位。

附录 C　埃亚姆瘟疫村

当然，1965^①—1666 年"伦敦大瘟疫"的肆虐并不局限于首都。阴险的瘟疫渗入了整个王国的许多其他城市、城镇和村庄。其中之一是埃亚姆，一个迄今为止不起眼的德比郡峰区村庄，位于切斯特菲尔德和巴克斯顿之间。

1666 年 11 月 1 日，农场工人亚伯拉罕·莫顿去世了，他是 260 名埃亚姆村民中最后一个死于鼠疫的人。当年 7 月，整个村子的村民不可思议地同意对自己进行隔离，并签下了自己的死亡证明，英勇地阻止大瘟疫的蔓延。

亚伯拉罕是在教区登记册上被列为鼠疫受害者的 18 名莫坦斯人之一。他的死亡及其他所有人的死亡始于 14 个月前，来自一包从伦敦运来的布，没有人知道，这包湿布是致命的跳蚤的家，是瘟疫的载体。因为伦敦猖獗的疾病已经杀死了成千上万的居民。

一个名叫乔治·维克卡斯的裁缝助手打开了这包布，把布放在壁炉前晾干，不知不觉中包裹里孵化了的带病跳蚤。乔治·维克卡斯成为伊亚姆的第一个鼠疫受害者。他当时只是来村子里帮忙为威克斯周做衣服，遗憾的是他没有离开。从维克卡斯开始，瘟疫在整个社区蔓延开来。1665 年 9—12 月，有 42 名村民染病，到 1666 年春天，许多人自然而然地处于逃离家园和放弃生计的边缘，以求自救。

这时，新任校长威廉·蒙佩森介入了。他坚信，作为教会的一员，他有责任防止瘟疫蔓延到附近的村庄，以及人口众多的谢菲尔德和巴

---

① 原著 1965 有误，应为 1665。

克威尔镇。他决定对该村进行隔离。

他说服教区居民牺牲自己的生命，进行不折不扣的利他主义行动已经够难的了，还有一个困难就是，蒙佩森已经在村民中很不受欢迎了，他于 1664 年 4 月被派往埃亚姆，此前的校长托马斯·斯坦利是克伦威尔的支持者，被免职了。斯坦利拒绝承认 1662 年的《统一法案》，该法案规定在宗教活动中必须使用查理二世推出的《公祷书》。斯坦利反映了埃亚姆人的亲清教主义倾向，其在村民中仍有影响力。因此，如果蒙佩森的计划要取得成功，他的支持至关重要。

斯坦利现在被排斥在村子的边缘，他同意见面，两个人制订了非凡的、开创性的计划，并于 1666 年 6 月 24 日向教区居民公布。蒙佩森宣布村子必须被围起来，不允许任何人进出，并补充说，如果村民同意被隔离，住在附近查兹沃斯的德文郡伯爵愿意送来食物和物资。

为了向他的人群提供保证，并触及他们的基督教信仰，蒙佩森说，如果他们同意留下，实际上是选择死亡。他将尽其所能减轻他们的痛苦并与他们在一起。他解释说，他愿意牺牲自己的生命，而不是看到邻近的社区受到折磨。

他的妻子凯瑟琳在她的日记中指出，人们对他的计划是否明智有很多疑虑，但她得出结论，在斯坦利的帮助下——他曾断言封锁线是处理瘟疫的最有效方法——怀疑者们勉强同意了这个计划。

1666 年 8 月，感染者人数达到高峰，每天有五六个人死亡。那年夏天的天气异常炎热，使跳蚤特别勤劳，因此瘟疫在整个村庄肆意蔓延，不过几乎没有人打破警戒线。同月，伊丽莎白·汉考克将她的丈夫和 6 个孩子埋葬在家庭农场的附近。他们在短短 8 天内全部死亡，她被迫把孩子们的尸体一个个拖到可以埋葬的地方。另一位也不得不埋葬家人的幸存者是马歇尔·豪，他承担了村里殡仪馆的角色。他在疫情暴发的早期阶段就被感染了，但却活了下来，他认为这种免疫力意味着他不可能被感染两次。当我们得知他经常用死者的财产作为自己劳动奖励时，我们也许可以理解他喜欢这样一份"危险"的工作的原因了。

9 月和 10 月的病例逐渐减少，到 11 月 1 日，疾病已经消失，警戒线起作用了。当然，埃亚姆的死亡率明显高于受困扰的伦敦市民的死亡率。在 1 年多的时间里，有 76 个不同的家庭 260 名埃亚姆居民死亡。在瘟疫袭击之前，埃亚姆的总人口估计在 350～800 人。

1669 年，蒙佩森离开埃亚姆，到诺丁汉郡的埃克林工作，但由于"瘟疫村"的耻辱和声誉，他只能住在拉福德公园的一个小屋里，直到居民们克服恐惧。

1. Carew, Jan, 2004, *Eyam: Plague Village*, Nelson Thomas, Cheltenham
2. Race, Philip, 1995, "Some Further Consideration of the Plague in Eyam, 1665/6", *Local Population Studies* 54, 56–65.
3. Wallis, Patrick, 2006, "A Dreadful Heritage: Interpreting Epidemic Disease at Eyam, 1666–2000", *History Workshop Journal*, Vol.61, No.1, 31–56.
4. Whittles L.K. & Didelot, X. 2016, "Epidemiological Analysis of the Eyam Plague Outbreak of 1665–1666", *Proceedings of the Royal Society B: Biological Sciences*, Vol.283, No.1830.

结语或墓志铭，取决于我们自己

我们要学习吗？我们有很多机会这样做，但正如我们发现的那样，在 1958—1959 年、1968 年和 2009 年的大流行病之后，我们没有采取任何重大措施。这一次会不会有所不同呢？消除风险是不可能的，但为下一次大流行病做充分的准备是可能的，而且这比在危机到来后争分夺秒的做法成本要低得多。希望公司将安全置于利润之上，希望人们不再坚持无休止的飞行和巡航，希望习惯于吃各种野生动物的人停止这种做法，从而减少新的动物病毒传播到人身上的机会，这是不是太过分了？我们将在几个月和几年后看到。

——瓦茨拉夫·斯米尔，《全球灾难与趋势》

这不一定是一个墓志铭，但如果决策者和政策规划者不能把他们的脑袋从拖延、优柔寡断和惰性的泥沙中挪出来，就有可能成为墓志铭。我们必须开始聆听历史上与大流行病和传染病斗争的经验教训。正如这些瘟疫以令人恐惧的规律性和可预测性相继发生一样，来自科学界的"聪明人"认为，在 21 世纪 20 年代结束之前，还会出现另一场破坏性的大流行，造成类似的健康和经济混乱后果。为了英国超过127 000 名因 COVID-19 而伤亡的人，也为了我们的子孙后代，我们有责任尽可能地减少和减轻这种不良影响。正如本书所清楚表明和阐述的那样，历史和证据就摆在那里，需要吸取的教训就摆在那里。我们所要做的就是，注意它们并采取行动。这就是历史和实证的作用，也正是我们研究历史的原因。

现在是时候开始做一些事情了，要有果断、透明、诚实和强有力的规划，要有专门的投资和融资。那些对恢复"正常"感到焦虑和不耐烦的人肯定会感到失望，他们将等待很长的时间。COVID-19不是一个恼人的不便，它是从一个模糊的外国地方送来破坏你的假期、你的购物、你在海滩上的一天、你的夜晚或你的圣诞节。新型冠状病毒不会消失。随着时间的推移，它可能会减少到可容忍的和社会医学上可接受的水平，就像我们对流感病毒的容忍度，我们需要习惯与它一起生活，并在某种程度上接受它的影响和冲击。要知道，英国每年平均有10～15 000人死于流感的并发症。

尽管疫苗已经普及，但流感每年仍会造成数十万的全科医生就诊和数万人住院，因此明确的信息是"接种疫苗"。与COVID-19有关的同样明确的信息是"接种疫苗"。

根据国家统计局的数据，2020年，英格兰和威尔士死于COVID-19的人数是死于流感和相关肺炎的3倍以上。2020年1—8月，有48 168人死于COVID-19，而死于肺炎和流感的人数为14 000人。

简单地说，今天的规划、模型和预算越好，我们就越能更好地应对其他类似或更高毒力的病毒，这些病毒更有能力摧毁你的身体、你的家庭、你的个人财富、你的社会地位、你的教育、就业前景和你的社区。对你的孩子和你孙子的长期影响是什么？

也许我们应该提醒自己了解一下《牛津英语词典》对疾病的定义。从1623年开始，它表示"没有安逸，是一种不安、不便、烦恼"。我们在COVID-19上的经历肯定会证实所有这些（次要的）事情。在1529年，它也被定义为身体或精神的错乱，一种疾病，一种病态——所有这些都更接近于我们今天从这个词中得到的东西。我们需要接受这个词的所有含义。是的，它令人讨厌，让我们担忧，但与此同时，疾病和病毒可能是一种病态的疾病，会杀死我们，并在此过程中增加摧毁一些人心理的可能性。

在2021年2月的许多英国人中，自2019年12月以来政府做出的政策决定（或没有决定），疫苗开发、生产和推广蓝图，准确地说明了如何不计划、不准备、不起诉大流行管理。英国应采取一种更谦虚的方式，看看并采纳一些其他国家采取的防疫措施，也不会有什么坏处。

以下是为下一次病毒来袭做好有效和果断的大流行管理的先决条件。

1. 系统地回顾以前的流行病和大流行病，并吸取教训，特别是近些年新出现的大流行，如艾滋病、SARS、中东呼吸综合征、寨卡病毒病和埃博拉病毒病。

2. 坚持以最权威来源的前沿科学为基础，在可信和权威的公共卫生专家、科学家、执业医生的支持下，由总理定期提供清楚、准确、可理解和最新的公共信息。停止有选择地"追随科学"。结束"亲密关系"，坚持让最适合这项工作的人担任负责人。伦敦弗朗西斯·克里克研究所所长保罗·诺尔斯爵士说："我有一种感觉，英国一直处于被动状态，不断地被追赶上，在接连不断的危机中急救。"他敦促"制定一个更加清晰的公开展示的战略，介绍我们试图做的事情，以及它所依据的证据"。在 4 月份，没有太大的变化。因此，在 2020 年 12 月 20 日，卫生部长马特·汉考克别无选择，只能宣布新的病毒株"失控"。明确决定不遵循科学，不在 2020 年 9 月宣布电路中断，显然付出了许多人的生命。

3. 敦促世界卫生组织做出更好、更快的反应。他们在宣布大流行方面犹豫不决，直到 3 月份才宣布大流行，而 1 月份的情况已显而易见，这造成了代价高昂的困惑和自满。如果他们的协议不允许这样做，那么就敦促对协议进行修改和现代化，以便他们确实允许这样做。爱丁堡大学全球公共卫生主席德维·斯里德哈尔说，他们是一个 2 年一次的组织。

4. 确保以合理的市场价格在当地谨慎地制造和储存远期购买的个人防护装备。结束及时和（或）为时已晚的心态；减少进口的需要。2020 年，当医疗保健用品提供者变成患者时，会造成更多生命损失。呼吸器和其他 ICU 或 COVID-19 病房的基本、常规和其他设备也是如此。英国在 2020 年采购必需品简直是令人尴尬的无能，我们需要一劳永逸地结束这种偏向于政府亲信的可疑合同分配。

5. 在当地储存或生产COVID-19护理所需的药物（许多最关键的救命处方药是在中国或印度制造的），结束这种危险的虚拟垄断，扩大关键药品的生产。大多数（如果不是全部）是仿制药，因此制造成本相对较低。当中国和印度处于封锁或隔离状态时，重要药品的出口将放缓甚至停止，在全球需求明显激增的情况下，这可能是灾难性的。同样，我们现在无须提醒，作为一条主要的商业动脉，苏伊士运河是多么脆弱。

6. 药品、疫苗和设备应被视为全球公共产品，所有国家都可在全球范围内不受限制地获得这些产品。在所有国家都没有新型冠状病毒之前，世界不会停止COVID-19流行。流行病防备创新联盟、全球疫苗免疫联盟和世界卫生组织启动了COVID-19疫苗实施计划，以确保公平获得COVID-19疫苗，并在2021年底结束大流行的急性阶段，取得了进展。他们的工作及其他相关组织的工作不能在2021年结束。全球疫苗和免疫联盟是一个创建于2000年的国际组织，旨在改善生活在世界较贫穷国家的儿童获得新的和未得到充分利用的疫苗的机会。全球疫苗免疫联盟是COVID-19疫苗实施计划的联合负责人，COVID-19疫苗实施计划是COVID-19疫苗获取加速器的支柱。这涉及协调COVID-19疫苗实施计划基金，这是一个全球风险分担机制，用于集中采购和公平分配COVID-19疫苗。

7. 大力投资于长期研究，以了解更多关于新型冠状病毒阳性的黑种人、黄种人及少数族裔社区更有可能罹患严重疾病和死亡的原因。

8. 加大对防疫创新联盟的投资——这是一个于2017年启动的全球伙伴关系，旨在开发疫苗以缓解未来的流行病。"新型冠状病毒已经让世界屈服了。现在是团结起来打破恐慌—忽视循环的时候了，这种循环是我们对流行病和大流行病的反应特点。防疫创新联盟有一项 35 亿美元的行动计划，旨在大幅降低全球 COVID-19 大流行的风险"。这与当地加紧疫苗研究并驾齐驱。全球科学界已经证明，它可以安全地压缩迄今繁琐的监管程序，并在无国界研究和全球非政治的基础上合作。目前，无国界医生和无国界医学研究正在研发的潜在疫苗不少于 184 种，处于 Ⅰ～Ⅲ 期的试验有 79 项。13 项已获批准，其中 5 项已进入第 4 阶段，并在更广泛的人群中进行监测。

9. 结束幼稚的"疫苗民族主义"，这在英国、欧盟和俄罗斯尤为明显，也是一种胜利主义。疫苗开发不是一场竞赛，疫苗推广也不是。它们都是令人惊叹的全球努力和全球合作的结果，都是为了全球利益。

10. 英国政府已经任命了一位专门负责疫苗推广的部长，在他已经担任商务秘书的卫生和商业部门的基础上开展工作。虽然这是向前迈出的一大步，但它确实更像是英国特有的短期主义和及时的政策制定：我们已经知道即将推出的疫苗有几个月了——他本可以在几个月前就被任命并开始工作。奇怪的是，这位部长只负责英格兰，这个职位是一个临时任命。我们需要的是在内阁中设立一个牢固扎根于卫生和社会保障领域的永久性职位，而不是试图平衡国家的商业和公共卫生要求之间的矛盾。该职位应包括流行病和大流行病管理的所有方面，包括疾病监测。出于经济和后勤方面的原因，该任务当然应该扩展到英联邦的所有国家。为下一次大流行做更好的准备是一项长期、渐进和持续的任务，如果执行得当，将节省资金，保障经济并避免许多人死亡。

11. 在国家和国际层面上深度合作研究。我们需要更多的投资，特别是在人员和研究经费方面，哪怕只是为了让那些借调到 COVID-19 疫苗研究和开发的科学家能够回到他们的常规工作中。我们必须吸引来自世界各地的最优秀的科学家，并使他们能够轻松进入英国工作。

据《泰晤士报》报道：

英国的研究和创新预算在明年将面临近 1/4 的有效削减……它们相当于"一次毁灭性的削减，这将扭转 2 年来的预期增长，并意味着英国成为科学超级大国的雄心将在本届议会的大部分时间里被推迟"。尽管政府承诺到 2024—2025 年将研究和开发的公共资金增加 1 倍以上，达到 220 亿英镑，但对英国研究和创新——资助科学研究的机构的削减还是发生了。

——里斯·布莱克利，2021 年 3 月 26 日

这是多么令人困惑和矛盾的事情？汤姆·惠普尔补充说：

除了海外援助预算已经损失的 1.2 亿英镑的研究资金，还有 20 亿英镑的削减，几乎占到了公共研究预算的 1/4。

"资金短缺将打击许多从事冠状病毒应对工作的团队，也会危及政府将英国打造成科学超级大国的计划。"英国皇家学会、医学科学院和英国大学的负责人在内的研究人员说。

12. 对贫穷国家的国际援助应该增加，而不是像英国那样削减。这个令人吃惊的短视决定是英国将大流行病管理视为一项短期任务的另一种表现，它可以被强制性地处理，然后永远地存档。削减国际援助将影响到教育，而教育对于缓解较贫穷国家的流行病至关重要，它影响到行为、卫生和遵守。削减国际援助将不利于疫苗的供应和推广，以及个人防护装备的分配，所有这些都是防止疾病在发展中国家和外部世界传播的关键。

13. 坚持采取更多的"开箱即用"的预防措施。我们最近宣布，可能对新型冠状病毒感染有预防性保护作用的维生素 D，将提供给 COVID-19 的高风险群体，这是我们需要更多的启发性思维。

14. 游说要更严格地执行《濒危野生动植物种国际贸易公约》

（CITES）的法律，以防止蝙蝠传染给穿山甲，或者在患 SARS 情况下传染给果子狸新型冠状病毒。游说要制定一项法律，允许在发现潜在的大流行病病原体时，临时禁止国际旅行。

15. 承认气候变化和生态学在引发大流行病中的作用。当我们清除森林时，我们破坏了无数动物、昆虫和鸟类的自然习性，这些动物、昆虫和鸟类迁移到已建立的人类群体中，并带来了作为病毒载体进入人类社区的可能性。此外，我们在类似工厂的条件下饲养动物的方式，为制造生物武器和生物恐怖主义提供了便利。一些专家预测，下一个大流行病将是 H_7N_9 禽流感，到目前为止，它已经杀死了 40% 的感染者，使其比 COVID-19 还要致命 100 倍。它将从"电池鸡场"开始。在某种程度上阻止它的一个方法是少吃廉价、工厂化养殖的肉类和鸡蛋，多吃植物性的替代品。

16. 最重要的是，评估所有准备将花费多少钱，并确定如果我们在下一次破坏性的大流行病中像对 COVID-19 一样准备不足，那么这些钱加起来是否超过了对经济的潜在财政负担的总和，即直接和间接成本。每个人都知道，谨慎的先发制人的行动往往比在最后一分钟拼命地与已经形成的、肆虐的大流行病作斗争的代价要小得多。

17. COVID-19 大流行暴露了世界各国的许多缺陷和不平等，其中最突出的是英国。现任政府声称致力于我们的社会更加平等，大幅缩小富人和穷人、有产者和无产者之间的巨大差距；缩小南方和北方、分权国家的投资和基础设施之间的鸿沟；在女性和男性、黑种人和白种人、非残疾人和残疾人之间、有身体和精神特殊需要的人和身心健康的人之间、移民和英国人之间建立真正的普遍平等机会。COVID-19 就像它的战友"死亡"一样，是一个有效的平衡器，但它也揭示了作为一个国家，我们在哪些方面是不平等的，我们在哪些方面是有缺陷的。更重要的是，COVID-19 显示了穷人和弱势群体及那些被歧视的人是如何在发病率和死亡率方面遭受了不成比例的伤害。现在是时候了，正是大流行病中期，为这种平坦化奠定基础。这将是一笔很好的、明智的钱，因为在拉平我们社会的差距时，下一轮的伤亡就会减少，因为穷人和弱势群体会减少。

18. 通风在抗击病毒的过程中至关重要：良好的通风可以降低空气中的病毒浓度，从而将空气传播的风险降低 4 倍——这就是我们在外面不那么容易受到伤害，并被敦促打开窗户，给房间通风的原因。但它远不止这些。利兹大学土木工程学院的凯丝·诺克斯教授是研究病原体在建筑物内传播方式的领先专家，特别是在大量人员聚集的地方，如医院、护理院或其他公共建筑，她是SAGE 小组的成员。她目前的一个研究项目（HECOIRA）是工业界和两个 NHS 信托机构之间的合作项目，目的是开发设计和监测医疗环境的新方法，以改善感染控制，并使其成为患者和工作人员的健康空间。在未来设计或改造这些设施时，我们必须考虑到这项重要的工作。

19. 关于铜，我们正在做什么？导致 COVID-19 大流行的冠状病毒在玻璃和不锈钢上可以存活数日，但在铜上落地后数小时内就会死亡。吉姆·莫里森在 Smithsonianmag.com 上（2020 年 4 月14 日）讲述了南安普顿大学的比尔·基维尔是如何研究铜的抗菌效果超过 20 年的，他从引起军团病的细菌开始，然后转向耐药性的杀手感染，如耐甲氧西林金黄色葡萄球菌。他测试了引起大流行的病毒，如中东呼吸综合征和 2009 年的 H_1N_1 大流行。在每个案例中，接触铜后几分钟内病原体即被杀死。

南卡罗来纳医科大学的迈克尔·施密特研究铜在医疗环境中的应用，他的研究重点是在经常接触的表面使用铜合金是否能减少医院的感染。根据美国疾病控制和预防中心的数据，在任何一天，约有 1/3 的医院患者至少有一次医疗相关的感染，每个患者的成本高达 3.5 万英镑。施密特的里程碑式研究，由国防部资助，考察了全国三家医院的床边扶手、托盘桌、静脉注射杆和椅子扶手等表面的铜合金。这项为期 43 个月的调查显示，与常规感染方案相比，感染率降低了 58%。

2020 年发表的一项为期 2 年的研究比较了一个重症监护室的塑料表面和铜表面的床。塑料表面的床栏杆在近 90% 的样本中超过了公认的风险标准，而铜床的栏杆只有 9% 超过了这些标准。施密特说："我们再次证明了铜可以保持建筑环境的清洁，不受微生物影响。"

基维尔和施密特发现，只要在 10% 的表面上安装铜，就可以防止感染，每天可以节省 800 英镑。

基维尔说，法国和波兰正开始将铜合金用于医院。在生产铜的秘鲁和智利，它被用于医院和公共交通系统。他说："因此，铜正在全世界范围内进行，但它仍然没有兴起。"

病毒是全球性的；我们的反应却不是，我们必须做出全球性的反应。

——爱丁堡大学全球公共卫生主席德维·斯里达尔

我们能做些什么

所有国家都需要吸取过去的教训，但英国尤其反感，它通过内阁部长投射出一种态度——我们最了解自己，因为我们是最好的。COVID-19 强有力地证明了这种信念的愚蠢和傲慢。英国显然没有准备好，也是没有准备的；更危险的是，政府认为他们已经准备好了——这句话来自一些会议上看到的一个团队，他们在手机上根据拖到唐宁街的白板上的涂鸦来计算 COVID-19 案例。

这回提醒我们自己一些失败之处，并从这个平台上预测未来的积极和联合行动，同时吸取历史在某个时候留给我们的教训，可能是有启发的。

1. 英国 COVID-19 患者死亡总人数是欧洲最多的。

2. 英国的人均超额死亡率位于欧洲第二，是法国的 2 倍，是德国的 8 倍。

3. 英国未能保护年老体弱的人，以令人震惊的数字描述了养老院居民的死亡情况。布莱恩·贾曼教授告诉《泰晤士报》（2020 年 7 月 4 日）（卫生局局长）观看了正在进行的活动，如罗马观众观看角斗士被扔向狮子。布莱恩·贾曼于 1983—1998 年在帝国学院医学院任职，曾是初级卫生保健教授，并担任英国医学协会主席。

4. 英国未能在当地暴发的情况下控制疾病，最终使其在全国范围内传播。

5. 英国封锁得太晚，而又过早地放松了封锁。担任 SAGE 委员会成员的伊恩·博伊德爵士教授说，如果早 1～2 周封锁，对冠状病毒的死亡率会有很大影响。

6. 英国关闭边境的时间太晚了，边境仍然存在令人震惊的漏洞。

7. 英国对"以科学为指导"持模棱两可、不透明的态度。

8. 英国在高级工作人员的任命和个人防护装备的采购方面培养了一种"亲密关系"。一个典型的例子是负责我们大部分测试工作的朗道科技公司的巨大失败。他们的组织被认为是"寒酸"的，对其员工中的交叉感染和按时交付结果采取了令人恐惧的轻视态度，有时甚至根本不交付。2020 年 8 月 7 日，英国药品和健康产品管理局要求朗道公司出于安全考虑召回朗道新型冠状病毒家庭检测试剂盒，该公司称这是一项预防性的措施。然而，朗道公司已被英国政府授予近 5 亿英镑，用于提供私营机构的测试，而无须竞争投标。

9. 英国设定了无法实现的愚蠢目标（如跟踪和追踪），吹嘘的政策是不现实的（如教育）。

10. 英国制订的"世界一流"的计划是有缺陷的（如 8 月的 IOW 应用程序）。2 月 12 日建议进行大规模追踪，但被驳回。英国公共卫生局要求将其测试能力提高 10 倍。然后是 GCSE 和 A 级的算法……

11. 英国助长了一种不健康的、胜利的民族主义，把疫苗的开发和推广说成是一种学校竞赛，英国赢了，因为"我们是最好的"，比其他国家都好。

12. 我们盯错了目标：流感。当时最成功的抗击 COVID-19 例子——中国香港、韩国、新加坡、中国台湾把所有的资源都投入到对抗新型冠状病毒这种类型的呼吸道病毒。我们几乎没有注意到他们的经验，特别是他们如何在 2003 年对抗 SARS 的。

13. 英国创造了"一幅画面：一个国家的系统性弱点以令人震惊的残酷方式暴露出来，一个相信自己比实际情况更强大的国家，为多年来积累的失败付出了代价"。（《泰晤士报》，2020 年 8 月 15 日，在与英国和其他欧洲国家的外交官和官员交谈后，发表在《大西洋月刊》上的一篇文章的编辑版本）

14. 英国需要部署更多、更好的经济学和社会心理学专家。例如，大肆吹嘘的"不堂食"并不像传说中的那样成功，它实际上造成了更多的感染，而且总体而言，大多数餐馆和咖啡馆看到的经济效益非常小。这些钱本来可以更好地用于加强跟踪和追踪。一位病毒学家建议应该把它改名为"吃出病毒"。

15. 在政府将疫苗生产能力和供应链降至不足水平的 10 年后，我们需要重新启动。我们需要有一个能够根据需求进行生产的系统。"这不是阿斯利康的错——这是一个国家的遗留问题，这是我们必须解决的问题之一。"约翰·贝尔爵士说。

16. 皇家全科医学院告诉我们，有 4 万名退休医生和护士申请帮助接种疫苗，但许多人对其中涉及的荒谬官僚主义感到畏惧。

例如，志愿者需提供 21 项检查清单，例如：

- 护照和工作权利证明。
- 最高学历证书。
- 1 级冲突解决方案。

- 1 级消防安全。
- 1 级防止激进化。

现实是，出现了重大的系统性失败。

——伊恩·博伊德，圣安德鲁大学生物学教授和 SAGE 成员

我列举这些严重的不足之处，并不是为了指责，而是为了制定明确而简单的目标，我们应该在下一次努力实现。我们需要更多的成功案例，例如：

1. 英国国家医疗服务体系突然面临着巨大挑战。

2. 经济安全网。

3. 新的南丁格尔医院如雨后春笋般出现，尽管当时并不需要这些医院。

4. 国内外科学家的出色工作，他们发现了新的治疗方法，并在创纪录的时间内取得进展，他们为疫苗研发做了大量工作。

正如牛津大学全球史教授彼得·弗兰克潘所指出的，政府如何理解和处理 COVID-19 大流行在医疗和经济领域的影响，将决定人类的未来。因此，正如我们所见所闻，较高的感染率，往往与一个地区的社会贫困相伴相随，但这个问题可以追溯到 100 多年前，而且会不断回来困扰我们。就在 2021 年 3 月 3 日，我们听到英国内阁财政大臣里希·苏纳克为他的预算辩护时说，"这（COVID-19）是百年一遇的事件"，而我们现在都知道了，自 2000 年以后已经发生了 6 次大的流行病，他这话真的令人失望和担忧。这样的心态，对未来灾难的规划和管理绝非一个好兆头。

本书的核心主题是，大流行病和流行病往往改变了历史的进程。全世界现在需要做的是，通过有效、及时的大流行病规划和管理，在其发生之前改变可预测的历史进程。换句话说，如果你愿意，一开始

就不要让可以预测的"COVID-19 经验"再次出现。

历史总是期待后来人，让我们回应这种期许吧。

1. Choi, Bernard C.K., 2005, What could be future scenarios？Lessons from the history of public health surveillance for the future, *AIMS Public Health*, 2, 27–43.
2. Frankopan, Peter, 2020, Covid can be the catalyst for a safer and better world, *The Times* 12 December 2020.
3. Osterholm, Michael T., 2020, *Deadliest enemy, our war against killer germs*, London.
4. Whipple, Tom, 2020, The world must prepare now to fight the next pandemic, *The Times* 14 November 2020.

尾声

他知道，这群快乐的人没有意识到人们可以在书中读到的东西，那就是鼠疫杆菌永远不会死亡或完全消失，它可以在家具或衣服里休眠几十年，耐心地在卧室、地窖、箱子、手帕和旧文件中等待，也许有一天，根据人类的指示或不幸，瘟疫会唤醒它的老鼠，把它们送到某个满足的城市去死。

——阿尔贝·加缪，《鼠疫》，1947 年

毕竟，我们已经对国际上的疾病暴发发出了公平的警告，近千年以来已经有 13 起……我当然希望世界已经看到，我们需要为大流行的规划投入资金……一个国家的疾病关系到世界的利益，也关系到世界的责任。

——卡莉娜·蒂勒尔，剑桥大学医学研究理事会
流行病学部临床研究员

后记　印度：小心这个世界

（2021 年 4—5 月）

就在本书英文版付梓之际，袭击印度的悲惨和真正的灾难性局势给人以清醒和及时的震撼，形象地说明了当我们做错事时可能发生的情况。这本书告诉我们，过去我们在哪些方面出了问题，以及人群疾病是如何在全球范围内造成无情的破坏的。多年来，巨大的死亡人数令人难以置信。同样，这本书也为我们提供了如何避免重蹈覆辙的历史教训。

然而，在我们急于恢复"正常"和尽快解除封锁，不断缩短重要的安全社交距离的过程中，我们有可能破坏谨慎的大流行病战略和有效的疫苗计划为我们提供的所有良好的、拯救生命的工作。

问问印度政府，它现在是否相信以神圣的宗教、政治集会和体育的名义造成人群拥挤是正确的？讽刺的是，当他们看到自己的亲人死在街上，死在医院外的临时救护车里，喘息着寻找氧气，而氧气就在身边，但不是以印度政府能提供的形式。

正如我们在本书一开始引用巴斯德的话："先生们，微生物会有最后的发言权。"但前提是我们要让它们得逞。

致　谢

　　感谢新南威尔士州立图书馆馆长安妮·德雷顿允许我使用悉尼鼠疫的照片，以及卫报传媒集团有限公司提供的各种简短摘录。我还要感谢菲尔·西德内尔和他在 Pen & Sword 出版社的同事，感谢他们承担了这个棘手而又重要的项目。我还要感谢在医疗卫生、教育、社会照护、通信、酒店和食品等行业的所有工作人员，以及不懈努力的科学家和临床医生，显然，我们在治疗和疫苗开发方面已经取得了进展。最后，我必须铭记约 12.7 万条生命，还需要记住他们的亲朋好友因最反复无常且多变的疾病过早地失去了所爱之人。